精品课程谈 Ⅲ

主　　编　樊代明　戴旭光
副 主 编　殷进功
执行主编　陈景元
编　　委　张俊沧　刘　涛　曾　艳　王显超
叶晓龙　蔡锋雷　李绍青　刘　洋
田　丹　洪　涛　冯　春

第四军医大学出版社 · 西安

图书在版编目（CIP）数据

精品课程谈.Ⅲ / 樊代明，戴旭光主编. —西安：第四军医大学出版社，2012.10
ISBN 978-7-5662-0284-0

Ⅰ.①精… Ⅱ.①樊… ②戴… Ⅲ.①高等学校－医学－课程设置－西安市
Ⅳ.①R-41

中国版本图书馆CIP数据核字(2012)第254560号

精品课程谈Ⅲ

主　　编：樊代明　戴旭光
责任编辑：杨耀锦
出版发行：第四军医大学出版社
地　　址：西安市长乐西路17号（邮编：710032）
电　　话：029-84776765
传　　真：029-84776764
网　　址：http://press.fmmu.sn.cn
印　　刷：西安奇良海德印刷有限公司
版　　次：2012年12月第1版　2012年12月第1次印刷
开　　本：889 × 1194　1/16
印　　张：20.5
字　　数：480千字
书　　号：ISBN 978-7-5662-0284-0/R · 1134
定　　价：280.00元

PREFACE 前言

时光如白驹过隙，弹指一挥间，精品课程已经伴随我们走过了四年半的时光。在这不平凡的四年半间，精品课程就像一朵奇葩，绚丽地绽放在学校精品建设的沃土上。

宝剑锋从磨砺出，梅花香自苦寒来。沐浴在精品建校的春风中，在学校党委的正确领导下，学校全体教员发扬“5+2”“白+黑”的优良作风，完成了从“要我出精品”到“我要出精品”这一重要意识形态的转变。大家心态正、干劲足，不断拼搏奋进、探索追寻，以高标准要求自己，争创精品。到目前为止，已有1218位教员参加了精品课程课堂选拔评审，有251位教员已被评为“精品课教员”。参与精品课程建设的教员积极性之高、人数之多、范围之广、效果之好，在学校历史上绝无仅有！

咬定精品不放松，教学评价创辉煌。2010年，是注定要载入四医大史册的一年。学校在2010年军队院校教学工作评价中取得了“四战四捷”的优异成绩，“课堂教学质量”这个评价点获得近年来全军院校唯一的A级评价，赢得了总部首长、机关和评价专家组的充分肯定。这便是精品战略结出的硕果。拥有这样一流的教师队伍、一流的教学内容、一流的教学方法，四医大想不夺优都难。

一流的大学出一流的课程，一流的课程推进大学走向更强。精品课程建设作为我校教学质量与教学改革工程的重要组成部分，其根本目标是实现我校的教育国际化，为军队培养出更多高素质人才。我校广大本科学员，作为精品课程的直接受益者，在精品课堂上，呈现出了一片不同以往的新气象。上课睡觉的学员越来越少，取而代之的是一双双对知识渴求的眼睛；交头接耳的学员不见了，教员启发式的授课，让学员们无暇顾及左右；玩手机、看小说的同学消失了，精美的幻灯，配上教员丰富的肢体语言，更会吸引他们的眼球。精品课程，真正改变了学员们的精神风貌，把学员带入了一辆高速前进的精品列车。

本书的出版，继承了前两期《精品课程谈》的脉络主线，记述了第八至第十二批精品课教员的教学内容和经验感悟，以及学员们上精品课的心路历程，内容翔实，情感真切。希望全校广大教职员工在品读之后，有所收获，在今后的工作中，百尺竿头、锐意进取，实现一个又一个的超越。

梦想是瑰丽的，值得我们每一个人去奋斗。执着的人，才会有隐形的翅膀。待到我们展翅翱翔时，那浩瀚的苍穹便是我们的天堂。

校长：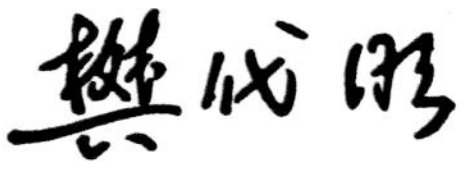

政委：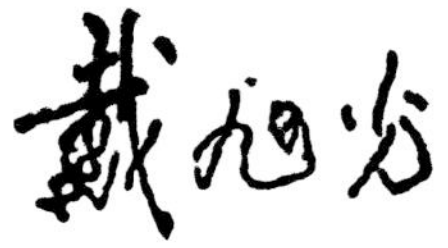

目录 CONTENTS

第一篇 精品课教员风采

基础部

军事预防医学系

药学系

护理系

生物医学工程系

西京医院

唐都医院

口腔医院

第二篇 学员精品课程感想

学员感言

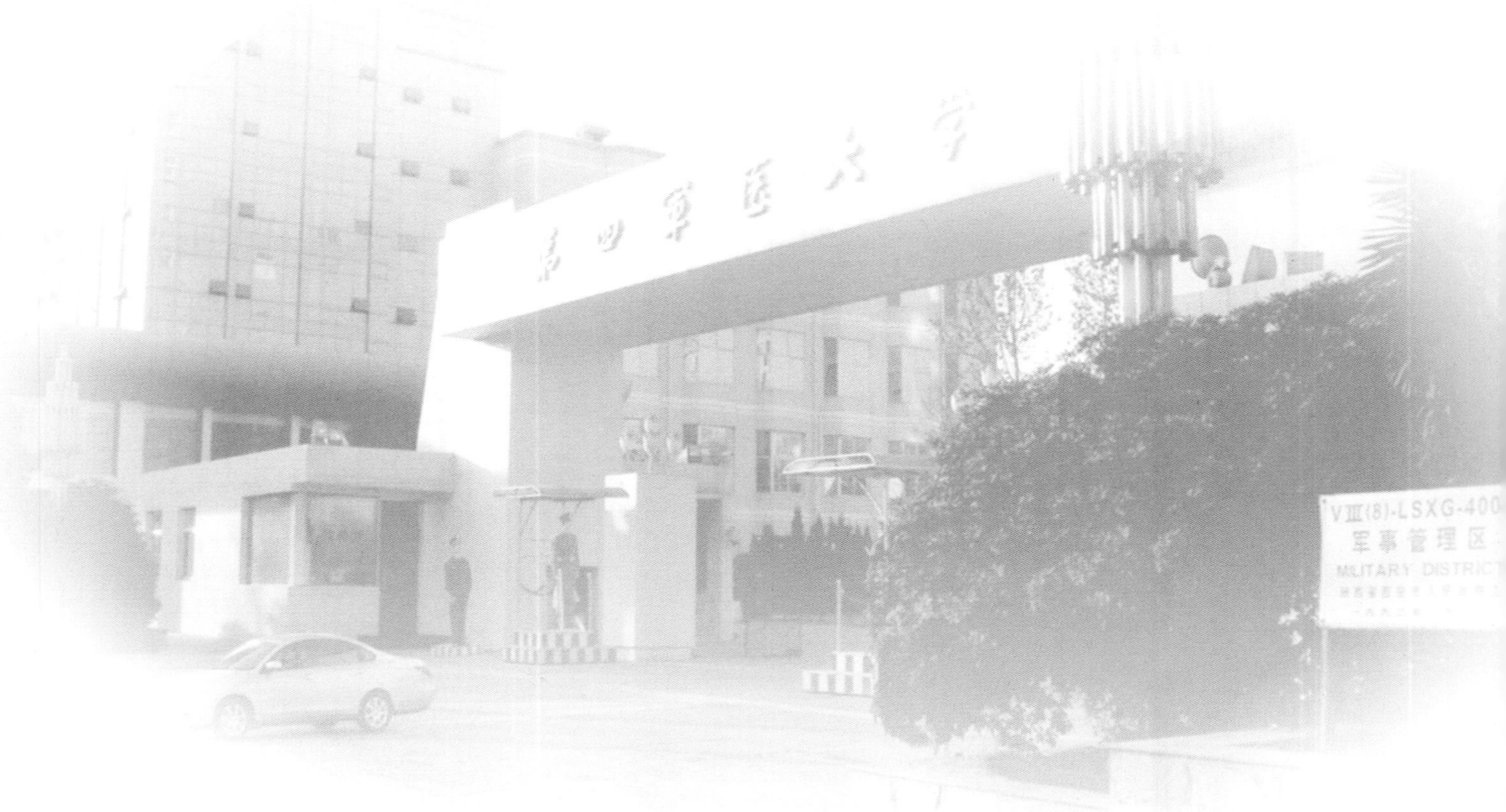
VⅢ(8)-LSXG-400
军事管理区

1 第一篇
精品课教员风采

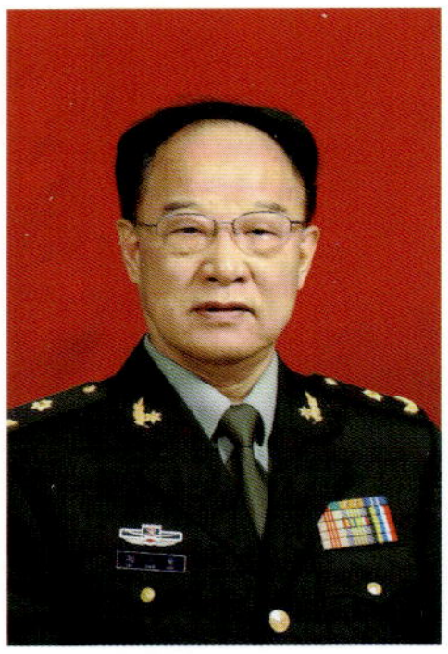

胡三觉

男，1937年2月生，基础部神经生物学教研室教授，博士生导师。从教57年，上世纪80年代率先组织生理学“综合实验课”，实施启发式教学取得较好效果，获“总后军队院校优秀教师”称号。培养研究生60多名。发表SCI论文50多篇。

从教格言：
学无止境。

教学内容简介

本次课是在同学们学习了生理学“生物电现象和兴奋性”等知识的基础上，针对电压钳原理，Na^+通道功能状态以及影响兴奋性的基本因素等重要问题进一步深入学习，为进入临床学习和相关实验研究奠定基础。

授课题目：神经元的兴奋性

1. 什么是神经元的兴奋性

兴奋性，动作电位的时相与特征。

2. 测量不同膜电位水平Na^+ 通道电流的方法(电压钳)原理

测量Na^+通道电流遇到的问题，电压钳的负反馈调控原理，快内向流与慢外向流的测量，识别离子流类型（K通道离子流，Na通道离子流）的方法，理论计算（HH方程）。

3. Na^+ 通道的功能状态

静息状态：膜电位在静息水平，Na^+通道激活门关闭，失活门开放，Na^+不能通过。

激活状态：膜电位去极化，Na^+通道激活门开放，失活门开放，Na^+顺电化学梯度大量内流。

失活状态：膜电位去极化，通道失活门自动关闭，Na^+停止内流，此时Na^+通道不能再被激活。只有当膜电位复极化到静息水平时，Na^+通道恢复到静息状态后才可能再次被去极化激活。

4. 影响神经元兴奋性的基本因素

影响神经元兴奋性的基本因素是膜电位水平，改变膜电位的常见因素是血钾浓度的变化，临床上滴注KCl可调节兴奋性水平，但是滴注过快可能引起兴奋性显著降低的严重后果。

5. 我校学员创新事例

发现大脑皮质层新的功能活动区。

经验和感悟

对于一位教师“讲好一堂课”既是一项基本功，也是终生不断努力追求的目标。就自己的体会而言，“讲好一堂课”需要着重在下述几方面多下功夫。

首先是精选内容。大学的课程内容通常涉及面广，深浅参差不齐，大体可分成三种类型。一类是学生通过自学阅读基本可以明了与掌握；第二类难度较大但是并非需要学生现阶段透彻理解；第三类是既要求学生重点掌握又难以被学生理解接受的内容。课堂讲授精选的内容应该属于第三类，从其中选定一次课的“讲点”。备课时对各个“讲点”应倍下功夫，弄清来龙去脉，识别精髓所在，找到难在何处。

第二是理清思路。讲清与理解一个复杂问题，往往有多条路径或方式，但是作为主讲教师在熟悉内容的基础上需要尽力理清自己的讲授思路，使之达到符合逻辑，启发思考，简捷明了的基本要求。同一个难点或同一堂课内容，不同教师可以有不同的讲授思路，应该鼓励与提倡各自不同的思路。实际上只有具备独自特色的讲授思路才可能将一堂课推向生动活泼，深入浅出，印象深刻的境界。在这里，讲授思路是决定课堂效果成败的灵魂。此外，适当与巧妙地应用一些教具或新的技术手段，恰到好处时可能起到“画龙点睛”的作用。

第三是关注学生。学生是听课的对象也是决定课堂成效的主体，应当给予高度关注。除了课前对学生程度、课程进度以及相关背景的了解外，课堂上可以通过气氛反映随时掌握与调整讲授的方式与深度，想方设法启动同学们参与课堂交流的积极性。适时的提问，给予同学们发言讨论的机会，特别是对同学中提出的新问题或新想法应及时给予鼓励或者展开讨论，常常起到事半功倍的效应。课堂上逐步增加学生提问讨论的比例和分量，是培养自学能力和创新思维的发展方向。切身的体会告诉我们，只有那些经过一番独立思考或者经历过争论交锋的问题，才会留下长久的记忆并起着“举一反三”解决实际问题的放大作用。当前迫切需要加强的是充分发挥学生的主动学习积极性，尽快从应试教学的束缚状态中解脱出来。

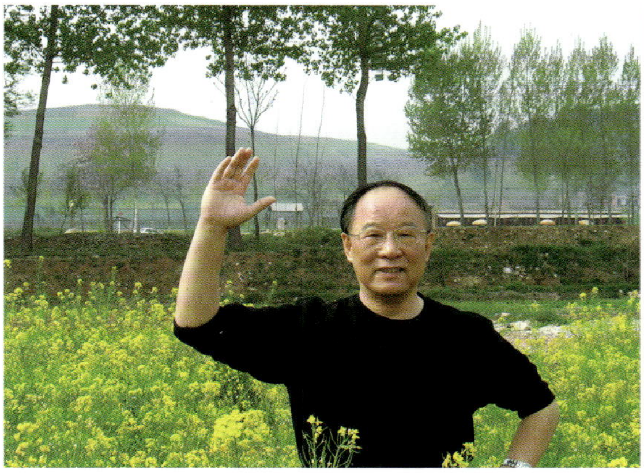

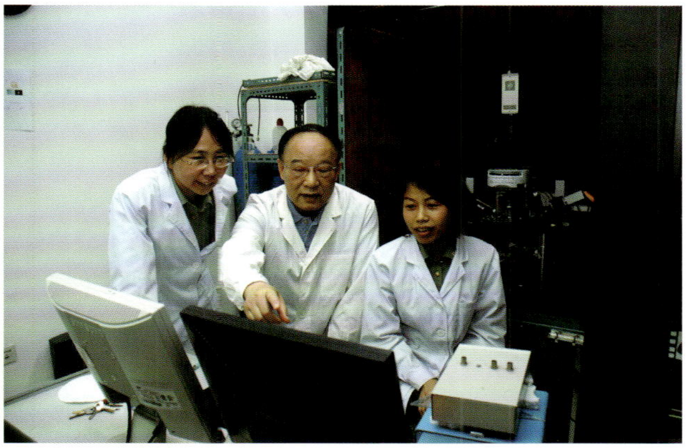

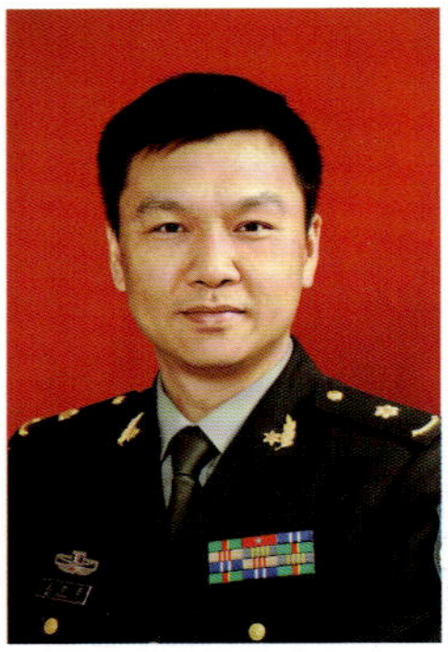

武胜昔

男，1967年10月生，基础部人体解剖与组织胚胎学教研室副主任、教授、博士生导师，从事基础教学20年，先后获教育部新世纪优秀人才、军队院校育才奖银奖、总后科技新星等。参编论著7部，发表SCI论文50余篇。

从教格言：

在付出中享受快乐，在收获中感受幸福。

教学内容简介

“神经元的变性与再生”是神经科学基础第四章的内容，授课对象为五、八年制学生，授课时间2学时。重点学习周围神经及中枢神经损伤后神经元的变性特点和再生的规律，让学生通过学习理解变性与再生的研究对严重危害人类健康的神经系统损伤和疾患的重要意义。

该部分的教学内容存在以下特点：周围神经变性与再生的基本规律较明确，但中枢神经的再生仍是尚未解决的科学难题；是神经科学的研究热点，新观点、新进展不断出现；相关知识与临床密切相关。针对上述特点，我们在教学中进行了以下层次的教学内容安排：

1. 引入问题。从低等动物存在的组织和器官的新生现象，引出再生的概念，进而分析周围和中枢神经存在的损伤和神经变性疾病，提出探讨神经变性和再生的重要性，引出本次课的学习内容。

2. 讲述概念。对比较明确的周围神经变性和再生教学内容重点在于讲清其神经元病理变化特点，让学生掌握基本的概念。采用比较分析的方式，讲述中枢神经变性和再生的规律，提出尚未解决的问题。

3. 联系临床。结合临床上周围神经损伤，分析周围神经变性和再生机制的研究对临床治疗的指导作用，指出一些注意要点。讲解时采用启发式和讨论式手段，引导学生主动思考，加强对基础知识与临床实际关联性的理解。

4. 阐述进展。对中枢神经再生这一尚未攻克的难题，通过讲述3个重要的研究进展进程和阶段性成果，让学生了解科学研究历程的艰辛以及对脑的奥秘探索的乐趣，启迪学生的科研思维和激发学生的学习兴趣。

5. 归纳总结。对本次课内容小结，归纳主要概念和知识点，明确课程要求，提出思考问题。

本次课内容是传统知识与研究进展、基础知识与临床问题密切结合的典型。在授课中合理地使用举例和图像素材，能大大增强课堂的授课效果；采用生动、叙事般的表述方式讲解新进展，可充分调动学生的学习兴趣；通过有层次地设计和提出启发式的问题，可有效激发学生的主动思考。

经验和感悟

转眼间，从事人体解剖学和神经科学基础的教学已经二十年了。二十年前，刚开始教学时，在解剖室内独自解剖尸体和反复研究脑标本的场景依然历历在目，旧教案上手工绘制的结构图和红红绿绿的标注还是那样清晰。依然记得初登讲台时的紧张，感觉脑子里装的东西总是不够讲，两节课的时间总是那么长；依然记得带小课时的忐忑，担心自己找不到尸体上的结构和脑片上的核团，担心学生提的问题回答不上来；依然记得备课时的辛苦，大部头的国内外教科书秉烛研读，授课幻灯的一遍又一遍细细推敲。慢慢的，带的大课和实习课越来越多，对教学内容的掌握越来越深入，积累的经验越来越多。伴随着技术的进步，授课的手段不断发生着变化，多媒体、信息化的比例越来越高，教学资源和素材越来越丰富，教学条件也变得越来越好，对教学质量的提高起到了推动作用。再后来，相继参加了学校十佳青年教师评选、现代媒体教学评比、总后院校信息化教学竞赛、学校精品课程评审等活动，在准备与参评的过程中不断接受挑战，得到锻炼，教学水平得以提升。通过辛勤的汗水赢得了荣誉，我倍加珍惜，对教学的热爱也越来越强烈。

作为一名教师，我觉得热爱是做好教学的根本，这是岗位使然，是责任使然，是师德使然。唯有装满爱，才可能真心的投入、真正的负责、真诚的奉献。

作为一名教师，应该始终记得教书育人的职责，不仅要重教书质量，更要重育人。老师的言行、思想对学生的影响是很大的，因此要以敬业的精神、阳光的心态、勤勉的作风做到润物细无声。还要注重启迪学生的思维能力、学习能力和创造能力，“授人以渔”对学生们未来发展的支撑更为重要。

作为一名教师，不断更新自身的知识结构和提高教学能力是始终的要求，这是飞速发展的时代的需要，是新型教育改革的需要，也是育人标准不断提升的需要。教师也必须紧跟发展的潮流，做到与时俱进。

精品课程的实施也是学校顺应教学工作科学发展的需要，以提升教师水平和育人质量为重要目标。可喜的是，精品课程开展4年来，已经成为学校教学工作强大助推力，重教爱教氛围浓厚，教师水平普遍提升，教学质量大幅增强。200多名精品课教员的方阵成为学校的一道亮丽的风景、一笔宝贵的财富。精品课程和精品课教员的成果成为我校参加教学评价时课堂授课夺优的关键原因。作为一名精品课教员，能在学校发展的滚滚洪流中尽心参与、发挥力量并作出贡献，感到由衷自豪。

作为一名教师，教学已成为我的享受。我享受于作为传道授业解惑者的神圣、享受于将自己所学所思传授，享受于和学生们面对面的交流。

作为一名教师，教学已成为我的幸福。我幸福着学生们理解知识后的豁然开朗，幸福着授课结束后学生们由衷的掌声，幸福着我以我的付出哺育学生们的成长。

作为一名教师，我深知责任重大，适应新的教学改革需求，追求“创精品，育精英”的永恒目标，我们仍需不断努力，不断前行。

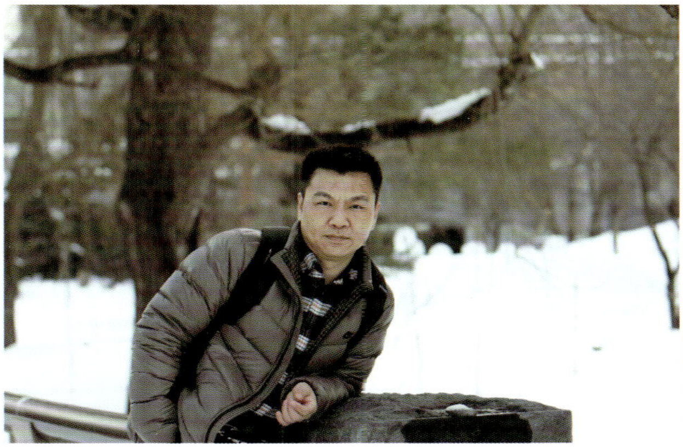

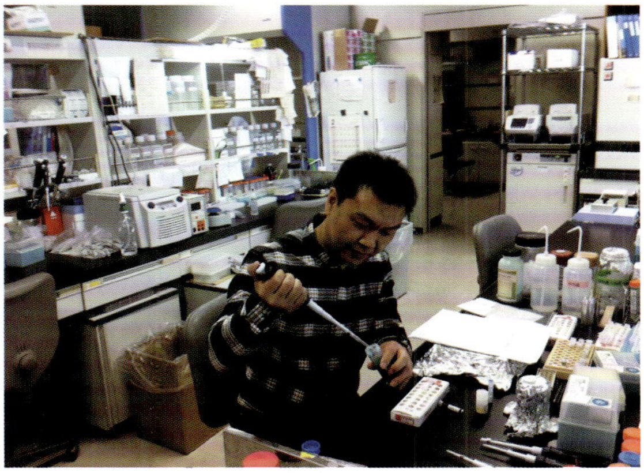

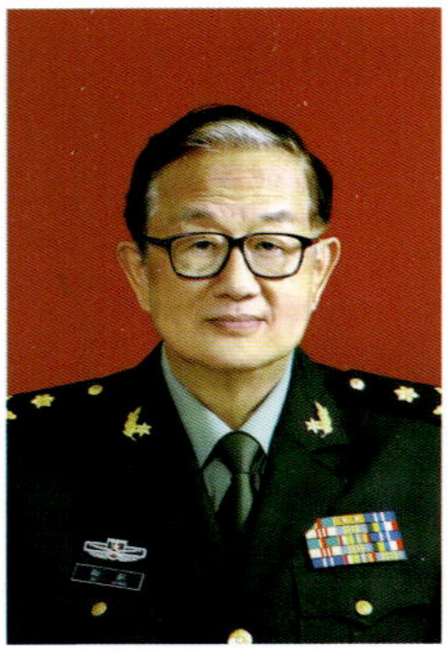

鞠 躬

男，1929年11月生，中国科学院院士，我校神经生物学教研室教授。1953年来解剖学教研室任教，1985年在我校成立神经生物学教研室，自2005年起担任神经科学基础课程教学。1983年前研究神经系纤维联系，其后重点研究神经内分泌学，近年来集中研究脊髓损伤修复。

教学格言：
教不为教，学为创造。

教学内容简介

主要内容：通过神经科学的发展分析神经科学各学科间的互相依存关系，方法学的发展对科学发展的作用及综合性神经科学研究的形成。

在19世纪末和20世纪初，以Cajal（1906年获诺贝尔奖）为代表的神经形态学研究奠定了现代神经科学的基石。随后以Sherrington为代表，相继有5位神经生理学家因对神经元的基本活动的研究而获诺贝尔奖（1932，Sherrington，提出突触概念，突触部位信息单向传递，中枢内抑制、兴奋平衡概念；1932，Adrian，动作电位；1939，Dale及Loewi，突触的化学传递；1944，Erlanger，Gasser，单根神经纤维功能分化；1945，Eccles，Hodgkin，Huxley，离子通道）。其间神经形态学的发展有近二十年的停滞，面临迫切需要解决的是追踪神经纤维联系的方法。直至20世纪50年代Nauta氏发明的神经系束路追踪法，开辟并统治了中枢神经系束路学研究约二十年。其后被新出现的辣根过氧化物酶方法替代。在50年代还有一重大进展，电子显微镜初次用于生物学，开拓了神经系超微结构的研究（Palade因其用电镜进行的研究工作而于1974年获诺贝尔奖）。这几项方法学的突破开创了中枢神经系纤维联系及微环路的研究。在20世纪60、70年代更有两项十分重要的进展，20世纪60年代的神经系单胺类递质的诱发荧光法及70年代的神经系免疫组织化学。神经形态学从而得到了突飞猛进的发展。

当时神经生理学界惊呼，神经生理学已大大落后于神经形态学的发展。其实形态学与功能学相辅相成，交替前进，正是生命科学发展的规律，事实上正因为得益于形态学的发展，神经生理学的研究不仅在数量上，而且在质上得到飞跃性发展。在80年代初国际上许多有名的神经生理学实验室均已建立了形态学组。单胺类递质诱发荧光法，尤其是神经系免疫组织化学的出现对神经科学的发展的影响是巨大的，它们提供了化学神经科学的研究平台，把神经科学的研究推进到一个新的纪元。在此基础上才有细胞及分子神经生物学、发育神经生物学的发展，使神经科学达到了前所未有的广度及深度。

对80年代以来与神经科学有关的诺贝尔奖项的分析，进一步说明方法学的革新对科学促进的意义。

方法是钥匙，是工具。科学的发展史是由利用各种手段进行研究的科学家们创造的理论写成的。理论的形成靠的是创新思维和洞察力，是科学研究者所追求的，是学员在大学生涯中需要得到培养的重点内容。

经验和感悟

我在20世纪50年代就是四医大的名教师，书本内容讲得很清晰，很生动，印象很深刻，深得学生的好评。今日反思起来，我充其量不过是一个不错的“教书匠”而已。核心问题是没有认识到大学教育的主要目的，以为在智育方面学员的任务是“读书”，教员的责任是“教书”，一切围绕书本转。今天国际上的竞争说到底是创新人才的竞争，而仅靠书本知识的教育是培养不出创新人才的。

大学教材中的大部分内容学生是有能力自学的，学习能力强的学员往往对在课本上详细讲解书本内容感到厌烦。关于教材内容，教师只需要归纳内容纲要，讲解难点。在课堂上教师的主要精力应放在创新思维培养上，其基本方法是启发、讨论、互动。

例如《神经科学基础（二）》绪论课，在说明神经形态学在奠定现代神经科学后的基础后神经生理学得到了长足的进展，而形态学却长期停滞后，提出为什么形态学滞后的问题。用Cajal在19世纪末、20世纪初已对神经系各部分的组织结构进行了详尽的描述，写了两卷本约

800页的巨著，并且其内容甚至在绝大多数今日还是正确的事实，启发学员思考，在课堂上和学生进行讨论，同时也鼓励同学之间发表不同看法，当场互相争论。教师最后分析学生的不同论点，得出结论。

在说明50年代形态学的大发展后，要学员根据已学习过的神经生理学知识举例说明在形态学进展的基础上神经生理学的发展。以单胺类神经元及纤维在脑内的分布来启发，学员通常会想到黑质、多巴胺、帕金森综合征之间的关系，然后进一步要学员讨论如何证明此关系。我的做法是经过鼓励，讨论可以很热烈，学员中会形成两大“派”，互相争论。教师根据讨论的进展随时小结，指出正确或不正确的逻辑思维，补充或矫正一些知识。讨论的目的不在于深度，根据课堂时间可随时终止，目的是让学员体会逻辑思维的方法，这是创新思维的基础。

在说明技术发展对科学发展的重要性后需“矫偏”，强调科学发展是以理论为主要里程碑，在举一些明显的例子后（如神经元学说，DNA双螺旋等），介绍1986年获诺贝尔奖的Rita levi-Montalcini在她的诺贝尔讲座（Nobel Lecture）中有一段关于发育神经生物学的富有启发意义的描述，她引用了P. Medawar 在1967年的一段话：“Of many papers delivered at embryologicl meetings, however good they may be in themselves…one too often feels that they might have been delivered five years before without making anyone much the wiser, or deferred for five years without making anyone conscious of a great loss….There is no theory of development in the sense in which Mendelism is a theory that accounts for the results of breeding experiments.”

（“胚胎学会议上的很多论文报告，无论这些论文本身如何精彩……常常会让人感觉到即使这些论文在5年前发表也不见得使人今天更聪明一些，或者推迟5年后发表也不见得让人感到有多大损失……因为没有对发育提出像孟德尔的杂交实验中得到的那种理论。”）

这段话的理解是要经过一段思考的，课堂上到此为止，学员课后自己去思考。

这种课有预先准备好的幻灯片，有策划好的启发点和讨论点，或难以有讲稿，但可根据当时情况随机应变，甚至启发点、讨论点也可临时改变、增删，以如何能最好培养学员创新思维为主，据反映这种教学方法很受学员欢迎。

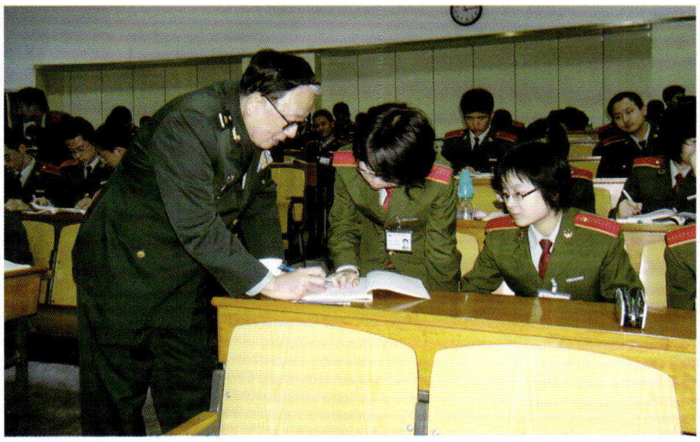

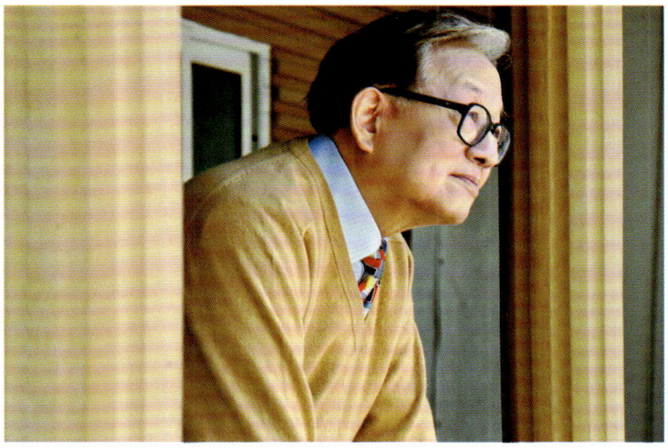

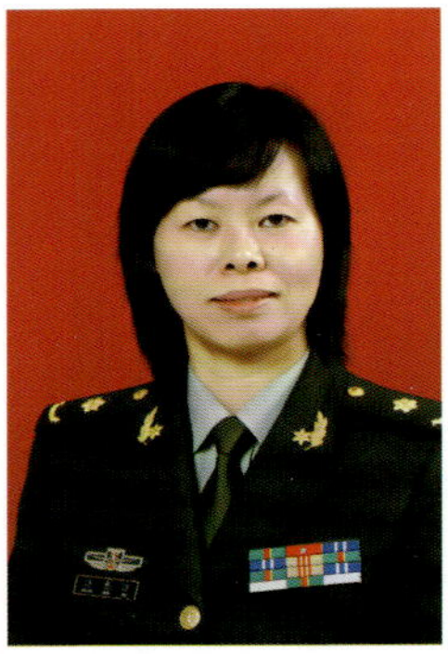

边惠洁

女，1970年6月生，博士、教授、博士生导师、基础部细胞生物学教研室副主任、德国癌症研究中心客座研究员，从教12年。目前任中国细胞生物学学会理事、基因工程与转基因生物分会秘书长、陕西省细胞生物学学会副理事长。获军队院校育才奖“银奖”，解放军总后勤部科技新星。

教学格言：

教而不研则罔、研而不教则殆。

教学内容简介

讲授内容：细胞生物学的“小分子物质的跨膜运输”章节

细胞质膜在细胞生命活动中具有重要的作用，细胞内外环境所发生的一切联系和反应，都必须通过质膜来完成。细胞在生命活动中所需要的物质从周围环境中获得，细胞的代谢产物也要通过细胞膜排至细胞外。细胞膜对于物质进出细胞有选择性调节作用，它是细胞与外环境间的半透性屏障，这种选择性通透作用使细胞得以保持相对稳定的内环境。由于质膜脂双层的中间部分是疏水性结构，所以细胞膜对大多数极性分子是不通透的屏障，防止细胞内水溶性物质外溢。但是细胞膜以一种特殊的方式使水溶性物质通过细胞膜，以保证摄入营养物质和排除代谢产物。除少数溶质如CO_2和O_2能以自由扩散方式通过细胞膜脂双层，绝大多数溶质需通过膜转运蛋白进行跨膜运输。相对于大分子和颗粒物质如蛋白质、多核苷酸、多糖、病原体等，本节主要讨论质膜对小分子物质（如气体、葡萄糖、无机离子等）的跨膜转运功能和机制。小分子物质的跨膜运输分为被动运输和主动运输。被动运输包括简单扩散和载体蛋白介导的易化扩散，运输方向是由高浓度向低浓度，不需细胞提供代谢能量。主动运输是由载体蛋白介导的物质逆浓度梯度或电化学梯度由低浓度向高浓度一侧进行的跨膜运输，需要与某种释放能量的过程偶联，主要由ATP直接或间接提供能量。主动运输分为Na^+梯度驱动的同向运输和对向运输。同向运输是指Na^+顺浓度梯度转运入胞时，同时带动葡萄糖（或氨基酸）逆浓度梯度转运进入细胞，Na^+浓度越大，葡萄糖进入细胞的速度越快。对向运输转运物质的方向则与Na^+运输方向相反。除气体等的简单扩散不需要膜转运蛋白协助外，其他大多数的小分子物质的跨膜运输需要膜转运蛋白的帮助，膜转运蛋白分为载体蛋白和通道蛋白。载体蛋白既可介导易化扩散（属于被动运输），又可介导主动运输。Na^+-K^+泵是典型的载体蛋白，具有ATP酶的活性，通过消耗ATP，将Na^+泵出胞外，而将K^+摄入胞内，从而维持细胞渗透压平衡。通道蛋白形成跨膜的亲水通道，允许大小适宜的分子和带电荷离子通过，因此又称离子通道，介导被动运输。离子通道的开闭受配体、膜电位和压力应激的调控。细胞膜时细胞与环境间的屏障，膜结构与功能改变和异常，会导致细胞发生病理变化，甚至引起机体功能紊乱，发生疾病。特别是在肿瘤发生中，正常细胞而变为癌细胞过程中，肿瘤细胞许多表型及恶性行为均与细胞膜的结构、功能和理化性质的改变有密切关系，因此肿瘤称为“膜分子病”。

经验和感悟

细胞生物学是生命科学的重要支柱和核心学科之一。21世纪的细胞生物学是生命科学前沿的一个活跃的、具有良好发展前景和辐射力的学科。我们医学院校开设的细胞生物学课程是基础医学和临床医学的重要基础。现代细胞生物学虽然以细胞为研究对象，以完整细胞的生命活动为着眼点，但已从细胞和亚细胞水平深入到分子，即蛋白质和基因水平，而且新理论和新方法不断涌现和补充，因此细胞生物学的教学要时时体现科学性、前沿性和适用性，从内容到形式都达到“更新、更深、更精”。要做到这些，有以下几点体会：

一、　授课的逻辑性

认真钻研教材，按照逻辑思维规律，分析本章本节教材编排体系的逻辑性，周密组织有利于教学的知识体系，整理出逻辑结构框架图。“小分子物质的跨膜运输”这节课内容概念多，跨膜转运方式可从多个层面分门别类讲授，但是从哪个角度入手，根据大学一年级学员的知识结构和认知特点，找出一条逻辑性的中轴线呢？经过认真思考并结合以往教学活动中学员的反馈，从大家无时无刻离不开的呼吸开始，即抛出第一个概念“气体分子的简单扩散”转运方式，此后以生命同样也离不开的食物引出第二个问题，即食物降解消化为小分子物质后，如何被机体吸收的呢？诸如此类，开始环环相扣、层层递进的讲授。可以看到，由于教员提出的问题和大家生命活动息息相关，而同学们目前又回答不了，因此学员学习的兴趣高涨，并且在一种清晰、轻松、愉悦的氛围中完成学习。

二、教研相长

教学是立校之本。对于高校来说，科研是办学水平的重要体现，科研能力和水平的提高可以促进内涵发展。对于教员来说，只有始终站在科研的第一线，结合自身的科研工作，才能将教材中的基础理论讲得深刻和透彻，才能讲得生动；也只有时刻关注学科前沿，捕捉前沿性的发展动态，才能启迪学员的创新性思维。本节课中涉及到Na^{+}-K^{+}泵载体蛋白，为了更好地理解这种蛋白复合体，结合本教研室在蛋白质晶体结构方面的工作，我们将发表在Nature期刊有关Na^{+}-K^{+}泵、Ca^{2+}泵、质子泵的高水平研究工作介绍给同学们，并适当地介绍该工作的研究团队，同学们不但惊叹于这支精英团队的杰出成就，更被他们朝气蓬勃、创新求实的科研精神所感染，达到了学科知识讲授和人文精神传授的双重效果。

三、 授之以渔

随着新技术、新方法的不断发明和创建，旧的理论不断完善和补充，新理论也不断涌现，带来的是教材内容的编写越来越厚重，如何使学员在有限的学年、有限的学时下获得知识，那么我想，帮助学员运用科学的思维、掌握学习方法是我们每一个教员的重要职责之一。首先培养学生的洞察力，在潜移默化中使学生能感受到哪些是最基本、最重点而且是必须要掌握的知识点，而哪些是为了扩大知识面的阅读材料，这样有利于提高学习效率。其次，培养学员有机联系的能力。学习本节课，学员的思维模式不能孤立在本节课的知识点，教员要时时启发他们和前面学过的内容，甚至与其他课程的知识联系起来，对于这节课尚不能回答的问题留作悬念，待后面讲解或鼓励学员课后查阅文献。当学员自己能用所学知识来解决现在面临的问题时，会有一种小小的成就感，也真正体会到事物之间相互影响、相互联系这一哲学思想。再次，培养学员获取资料的技能。面临当今的信息化时代，如何从浩瀚的知识海洋中快速、准确地找到自己有用的信息也很重要。利用课堂的五分钟时间，告诉学员互联网检索、图书馆资料的查找等有用的检索工具如何使用，也是学员提高学习效率的有益途径。

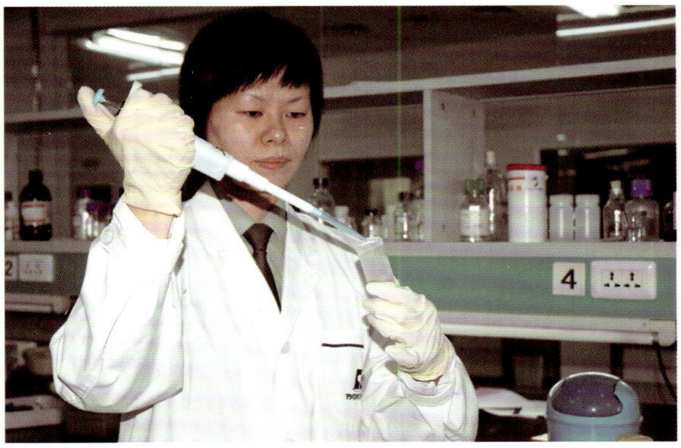

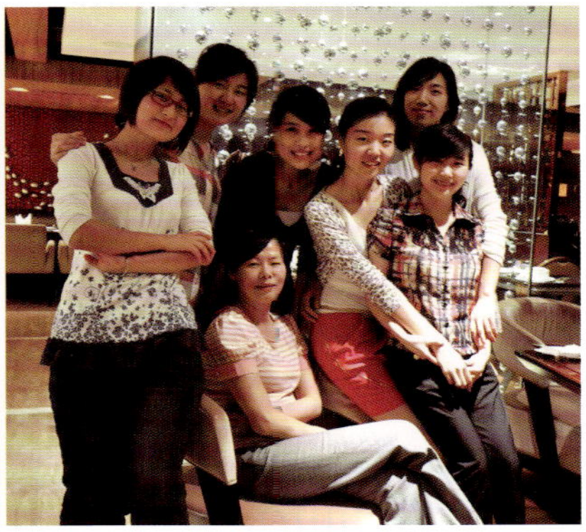

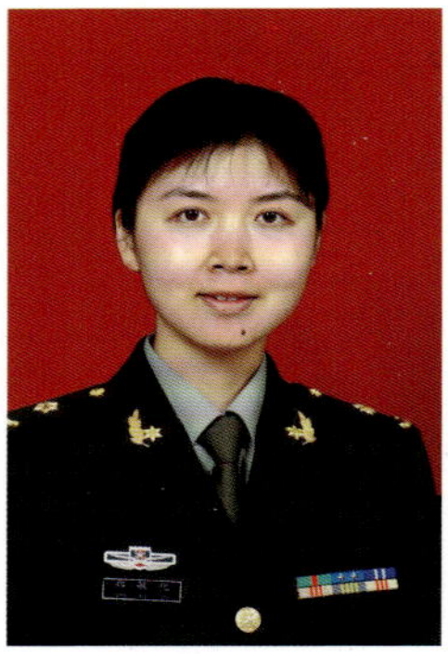

郑敏化

女，1980年10月生，基础部医学遗传学与发育生物学教研室讲师。从教3年，先后承担本科生医学遗传学、分子遗传学及微生物遗传学不同轨道的理论课和实验课教学任务；发表教学论文2篇、科研论文9篇，参编专著2部，承担国家自然科学基金1项。为中国神经科学学会及美国神经科学学会会员。

从教格言：

让书本上的知识点，成为课堂上的信息流。

教学内容简介

本次课的内容为医学遗传学中的“单基因遗传病”。

引子：学习遗传病的重要性在哪里？

在我国每年新生人口中，遗传病患儿占4%~6%。上海儿童福利院近八年收养的4802例弃婴中，遗传病为1829例。系统的学习遗传病，不仅具有科学价值，同时具有社会意义。

1. 背景知识回顾

以豌豆花色性状为例回顾同学们在高中生物课学过的孟德尔遗传规律和概念：分离律、自由组合律；等位基因、显性基因、隐形基因。

2. 单基因遗传病的概念、分类

单基因遗传病是指受一对主基因影响而引起的疾病，符合孟德尔遗传规律，所以又称为孟德尔式遗传病。

现有的单基因遗传病有3000余种，用分类的方法进行学习是一个好办法。不管未来还会鉴定出多少新的单基因遗传病种，其致病基因不是位于常染色体上，就是位于性染色体上；不是显性基因，就是隐形基因。从这两条标准出发，单基因遗传病可以划分为五大类。

3. 五大类单基因遗传病

依次学习五大类单基因遗传病的典型病例、系谱特点和发病风险估计方法。

（1）常染色体显性遗传病：亨廷顿氏舞蹈病、短指（趾）症；

（2）常染色体隐性遗传病：白化病、早老症；

（3）X连锁显性遗传病：抗维生素D型佝偻病；

（4）X连锁隐性遗传病：红绿色盲、甲型血友病；

（5）Y连锁遗传病：外耳道多毛症。

4. 影响显性性状遗传的四大类因素

影响单基因遗传性状的因素有很多，在课堂上，我们依次列举影响显性性状遗传的四大类主要因素：不完全显性、不规则显性、共显性和延迟显性。

经验和感悟

随着医学教育模式的转变，新的教学观念已经融合了许多新的元素，如以学生为中心的教育理念，以问题为基础的教学方法，以培养创新思维为目标的教学思路等。讲精品课就是要改革传统的“传道、释疑、解惑”单纯传授知识型教育方式，从而实现教育新理念、新方法和新目标。讲精品课需要具备以下五个要素：

一、精心的教学设计

在设计课程时要做到三个清楚：一是清楚为何要讲这堂课，课前要做调查研究，对于不同专业、层次和学历的学生制订相应的有针对性“课程标准”，杜绝混用同一本教材，同一份教案，同一个多媒体课件的问题发生。

二是清楚讲什么，课前要对授课内容作分析甄别，要讲好重点，弄懂难点，解决疑点，少讲书本上已经详尽叙述的“描述性”内容，可以留给学生自学。

三是清楚怎么讲，课前要有技术储备，将课程的学术性、条理性、逻辑性和创新性有机地结合起来，做到有启发、有引导、有指点，最终达到教书育人目的。

二、精粹的教学内容

授课内容是以“课程标准”（也称教学大纲）为指导，以教科书作参考，紧扣重点内容，精心设计、编排、制作的再创作过程。医学遗传学是一门基础医学与临床医学密切联系的学科。我们在教学中，先回顾孟德尔遗传的基本理论和概念，再列举由孟德尔遗传所决定的正常人类性状，而后通过一个代表性病例，讲清本节课的重点内容，同时激发学生的学习兴趣和求知愿望。这样就避免了照搬书本，照本宣科的灌输式讲课，将书本上的知识点，用合理的逻辑主线串联起来，变成课堂上的信息流，循循善诱，易于让学生接受。

三、精湛的教学艺术

教学艺术是教师教学素质的综合体现，包括形象生动的语言表达能力，恰当的形体表现，辩证的思维和逻辑推理，深入浅出的说理，合理的创新思维和有效的课堂掌控能力。

四、精当的教学技术

教学技术包括模具、图表、幻灯、动画、录像、视频、网络等，随着现代电教技术的飞速发展，课堂教学的效果越来越生动、直观、形象；但是还要避免另一种倾向，缺少必要的板书，学生不写课堂笔记，课后拷贝课件，致使课堂教学的记忆能力减弱。

五、精彩的教学效果

教学效果是以上四个“精”的结果，也是教学的最终目标。通过讲授精品课，用紧扣主题的课堂设计、形象贴切的比喻、真实生动的举例、相关知识的串联、神采奕奕的讲解，使得晦涩难懂的知识变得易于理解和记忆；使得枯燥乏味的理论变得生动活泼；使得深奥莫测的技术变得应用自如。让学生享受听课的乐趣、收获知识的满足和发挥创新思维的空间。

目前，我校教员争讲精品课已蔚然成风，一个个凝聚了教师们心血的精品课，有效地提升了教学质量，促进了优质课程的建设，推动我校向国际一流大学的方向迈进。

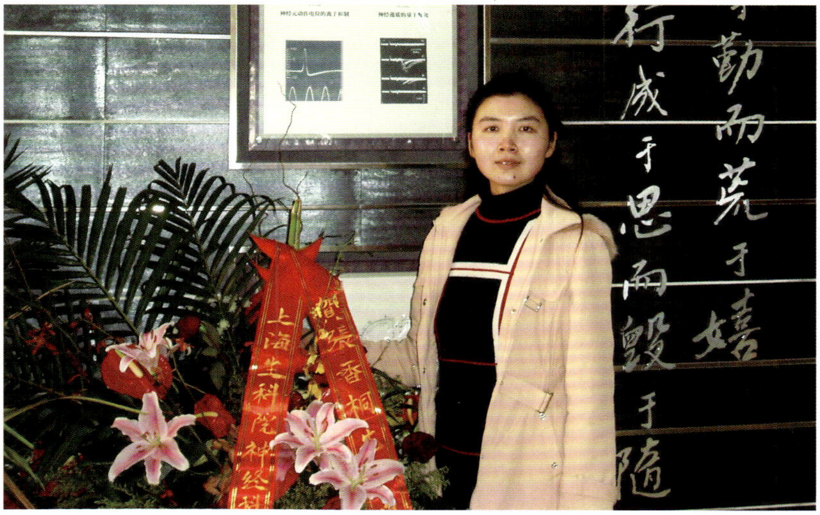

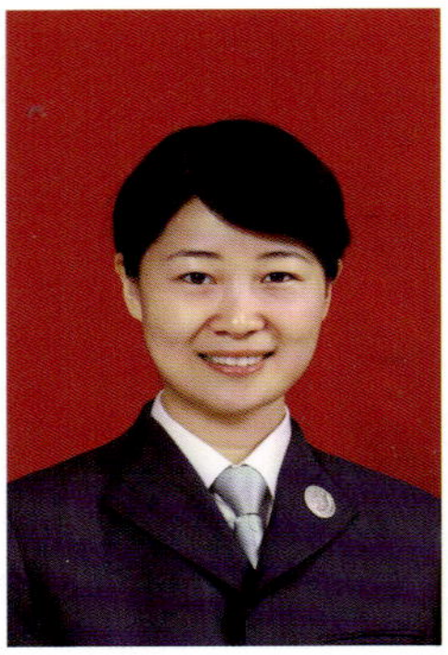

王庆怡

女，1981年11月生，基础部外语教研室讲师。从教五年，先后承担本科、八年制和硕士多层次、多轨道的教学任务。2010年被评为学校“精品课教员”及“全军先进文职人员”，并在全军做巡回报告。2011年获陕西地区“外教社杯”听说教学二等奖。

从教格言：

教师之为教，不在全盘授予，而在相机诱导。

教学内容简介

本堂课讲授的内容是《新视野大学英语读写教程》第一册第八单元Section A，题目是《Birth of Bright Ideas》，即《绝妙想法的产生》。本文是一篇叙议结合的议论文，通过作曲家瓦格纳谱曲《莱茵河的黄金》，庞加莱发现富克斯函数，笛卡尔找到“我思故我在”的哲学思想这三个事例来论证潜意识在产生绝妙想法时的作用。本文层次清晰，语言丰富，寓意深刻。

在文章开篇，我使用启发式教学，以牛顿为例，引入科学发现中的偶然性，结合学员的亲身经历，与学员共同探索绝妙想法产生的过程。在分析三个例子时，借助冰山图，让学员深入思考意识与潜意识的相互关系。最后提出疑问“Will bright ideas always come as a gift from the god?”让学员思考，并用“Chance favors only the prepared mind!”即“机会是留给有准备的人的”来作答，让学员明白只有不断的积累思考，才能给潜意识提供创造绝妙想法的机会，从而结束本文分析，升华文章主题。

本文长句较多，让学员掌握分析难长句的技巧是本次授课的一个重点。在词汇方面，学员熟悉的“personality”、“function”和“class”等词都出现了老词新义的现象。文中事例对比中的句型都值得学员在写作中借鉴和应用。对于叙议结合的文章，学员需要对其遣词造句深入理解，并分析其内涵，做到思考内涵与欣赏文字并行。

经验和感悟

外语教学不是简单的读、写、译的培训，而是对学员思维方式和语言能力的综合培养。特别是在大学英语阅读课中，缺乏思想的讲授会使一堂课缺少灵魂，也无法把大学英语课与中学甚至小学英语课区分开来。因此，阅读课的讲授如同用根茎、枝干和果实来描摹一幅美丽的图画：

一、思维是“根茎”

对文章的解读不应局限在字面上，很多英语文章都需要读者“read between the lines”来揣摩出真正的含义。教师的任务是引导学员去领会、发掘这些内涵。同时，在教授阅读课时，要与现实生活相结合，用批判的精神来看待事物和作者的观点，也就是我们常说的“critical thinking”。例如在本次精品课讲解中，对文章的阅读唤起了我对少年时学习绘画经历的回忆。如何构思一幅叫“夏夜”的画令我几个夜晚都辗转难眠，终于在半梦半醒之中看到一个小女孩在窗内学习，窗脚上还爬着一只小壁虎。这种经历与文中的事例极为相似，也让学员体会到闪光的想法绝不是仅靠潜意识就会出现，没有日夜的思考，就没有想法的产生。这种个人经历与文章内涵的结合为我迎来了学员的阵阵掌声，我也意识到，若要学员去思考，作为教师，我们必须去思考更多。

二、文化是“枝干”

文化是支撑语言内涵的一个巨大的树干，没有文化的浸染，也无法促成学员对文章的理解。多次的教学调查也发现学员对英语课程中最感兴趣的是文化部分。这就需要教师在授课中传递相关文化知识，但在文化知识传递的过程中也要注意方式、方法。以本次授课为例，《莱茵河的黄金》为歌剧《尼伯龙根的指环》的一部分，该歌剧耗时26年才写作完成，光演奏完就需要四天时间。笛卡尔的“我思故我在”世人皆知，但需要哲学背景才能深刻理解。对于这些文化信息，可在课前通过作业方式让学员去查阅资料，了解内容；课堂上学员发言，教师点到即止，不能赘述。恰当的文化补充，即不冲淡文章的核心内容，又能做到锦上添花。

三、应用是“果实”

一棵树需要枝繁叶茂、果实丰硕，最后还得落实在学员的应用能力上。在我的执教经历中，讲授过二百多人的大课，也上过三十多人的小课；无论是大课还是小课，我都执著于如何才能把知识和技能转化为学员自己的东西。应用不单体现在课堂上给学员创造练习的机会，更在于课下，让他们在实际生活中运用和使用英语，譬如在网络BBS上与世界交流，在校园办英文海报，参加英文会议等。教师需要帮助学员营造英语环境，才能使一堂堂“精品课”的思想得到延伸。

打造精品课的过程是锻造自身能力的过程。精品课是一个催化剂，激励年轻教员不断向资深教员学习，不断地对教学做出探索。从科室选拔到进入学校终审，在教授们和同事们的帮助下，我对“教学”有了真正的认识，对课堂设计、教学方法、教学手段、课堂互动有了更全面的思考。在准备过程中，数次试讲，反复演练，仅幻灯就修改了十几次。正应“宝剑锋从磨砺出”这句话，让精品课成为我们年轻教员铸剑之旅的开端吧！

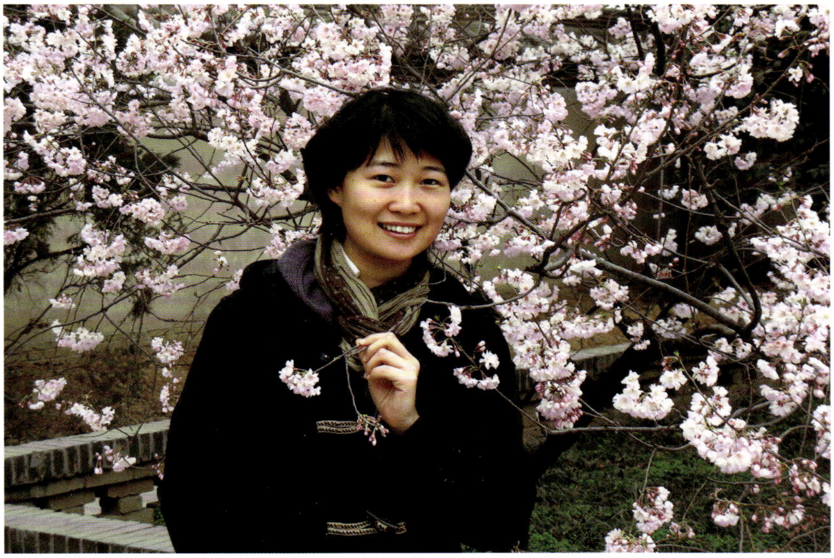

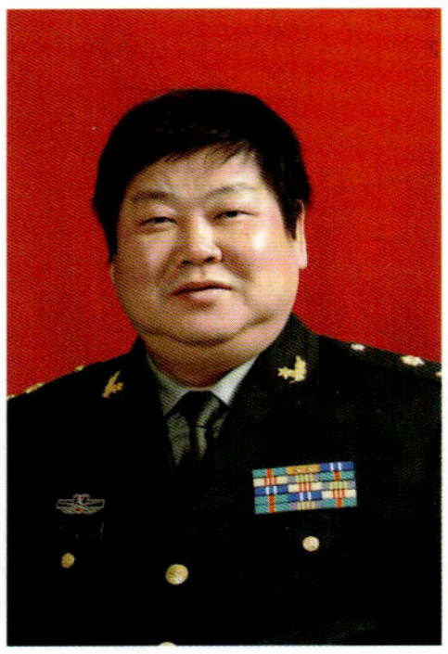

李云庆

男，1961年8月生，基础部人体解剖与组织胚胎学教研室主任、教授、博士生导师。从教20年，是长江学者及国家杰出青年科学基金、全国优秀博士论文指导教师奖、军队院校育才金奖获得者。在国际期刊发表SCI论文90篇，获国家科技进步一等奖1项、省部级科技进步一等奖3项、二等奖5项。主编著作和教材8部，副主编3部。现任中国科协委员、国务院学位委员会学科评议组成员、中国解剖学会理事长、中国神经科学学会常务理事、全军解剖与组织胚胎学专业委员会主任委员、《神经解剖学杂志》主编。

教学格言：
读万卷书，育济世材。

教学内容简介

本次授课的内容是《神经科学领域形态学研究方法的发展和变迁》。听课对象是2007年级临床和口腔专业第三学年的八年制学员。授课的基本内容有：①传统神经解剖研究方法的发展；②神经束路追踪方法；③化学神经解剖学的基本原理及步骤；④神经科学领域各种研究手段的综合运用。

学科研究方法的发展和变迁是学科发展的动力，也忠实地记载学科前进的脚印。学习、了解和掌握神经科学常用的研究方法对于开拓视野、启发思维、培养学员的科研兴趣具有重要的意义。追溯神经科学的研究方法大致可以分为以下3个阶段。

第一阶段，传统神经解剖研究方法，始于19世纪50年代。当时世界化工业的迅速发展使很多化学染料广泛应用于生活和生产。神经科学家们尝试用不同的染料对神经组织进行染色，以揭开神经系统的“神秘面纱”。有代表性的染色方法有Golgi、Cajal、Nissl、Weigert、Marchi、Nauta染色法等。他们各有优缺点，联合使用能够对神经组织的细胞构筑、纤维构筑和联系进行研究。

第二阶段，神经束路追踪方法。出现于20世纪70年代，以辣根过氧化物酶的出现最具代表性。上述的传统神经解剖染色技术虽能对神经细胞和主要的纤维联系束路进行了研究，但核团和核团、核团和纤维之间的投射对应关系却成为难以逾越的鸿沟。辣根过氧化物酶(HRP) 可以进行顺行追踪、逆行追踪和跨节标记，它的出现打破了这一制约，为神经解剖学的研究带来了革命性的变化。

第三阶段，免疫组织化学染色方法。经历第一和第二两个阶段的发展，人们对神经系统内的细胞构筑、纤维组成和联系有了新认识，但细胞和细胞之间如何通讯，他们通过什么递质和受体进行“对话”的问题仍未阐明。免疫组织化学就是将抗原抗体反应引入到组织化学中，利用特异性抗体对抗原进行识别并呈色的技术。它的出现大大推动了化学神经解剖学的发展。免疫荧光组织化学是免疫组织化学的衍生物，是将荧光素直接偶连于抗体上以显示抗原的方法。

以上三个阶段从浅入深，从宏观到微观一步步将神经解剖学的研究向纵深推进。现在，人们更侧重于多种技术的联合应用来解决实际问题。除了以上3种基本方法以外，又有一些新兴的研究手段，如原位杂交、电镜、分子生物学、细胞解剖、活细胞实时观测、电生理记录等技术应运而生。巧妙的设计和多种技术手段的联合使目前人们对神经系统基本问题的认识更加全面和深入。

授课体会：方法学是学科发展的不竭动力和源泉。向学员们讲述方法学的主要目的在于帮助学员认识学科发展的历程，启迪思维，熏陶情操，为后续的学习和科研打下基础。因此，本次课不在于讲细，而在于把握轮廓和理清思路。在授课过程中，要注意结合科学家们的逸闻趣事讲解重要方法的诞生、发展和用途；要关注时间主线，与学员一起探索神经科学发展的足迹；要注重联系实际，设置问题场景，启发学员设计合理的实验方案；要有意识地渗透人文教育，让学员们明白追求与奉献、勤奋与刻苦、热情与坚持是科技工作者最为可贵的品质。

经验和感悟

中国最早的教育著述《礼记·学记》曾这样阐述“教”与“学”的辩证关系：“虽有嘉肴，弗食不知其旨也；虽有至道，弗学不知其善也。是故，学然后知不足，教然后知困。知不足，然后能自反也；知困，然后能自强也。故曰：教学相长也。”在《神经科学领域形态学研究方法的发展和变迁》的讲授过程中，我深刻地感悟到：教学相长是实现从“科研的精深”向“课程的精彩”转化的持久动力，是造就高素质医学人才的奠基石。

2007级八年制临床和口腔专业的《神经科学领域形态学研究方法的发展和变迁》课程纵贯神经科学发展的百年历史，方法繁多，理论知识多于实践操作认识，讲解起来难免枯燥，是该门课程历年教学中的难点。为了调动学员的听课积极性，提高课堂吸收效果，我结合自身科研实际，积极备课，准备了充足的第一手资料。上课时，我把本研究室制作的各种形态学标本和照片呈献给学员，既分别介绍各种染色方法的基本原理、优缺点及其的应用，又对其中重要方法的产生、实施、结果分析及功能意义等一一举例，使学员对神经形态学的认识更加形象直观，理解得更加透彻。学员被我的讲解吸引着，我也被学员对知识的好奇与追求目光感动着。最后，学员对这堂别开生面的授课报以热烈的掌声。

要使广大学员开阔新的视野、学到新的知识、掌握新本领，同时又调动学员学习的积极性、主动性，新颖的教学方式势在必行。像这样教学相长的教学方式，既有利于提高教学质量，又能够活跃课堂学习氛围，我将在今后的教学实际中继续发扬光大。

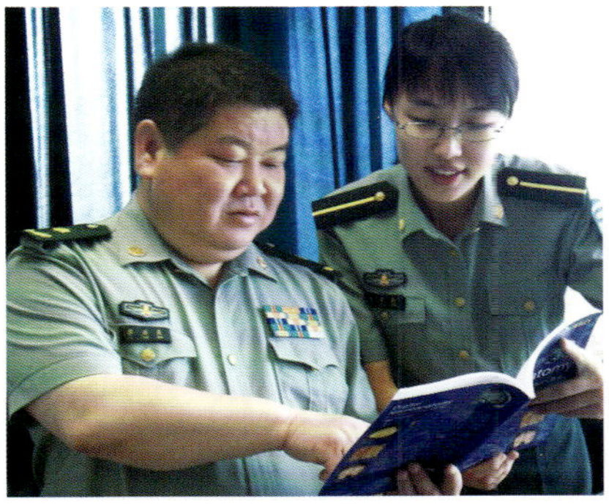

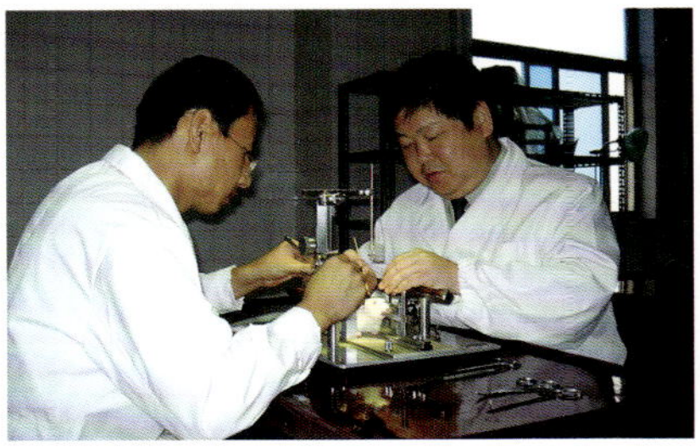

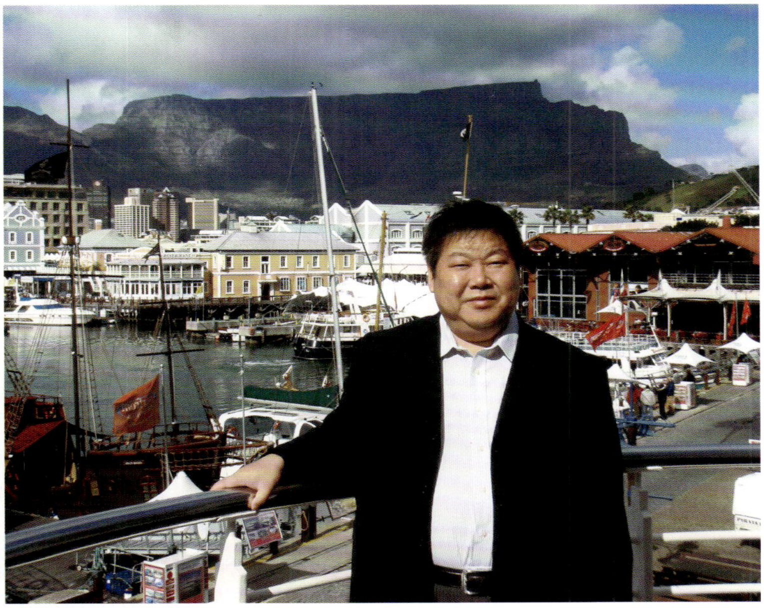

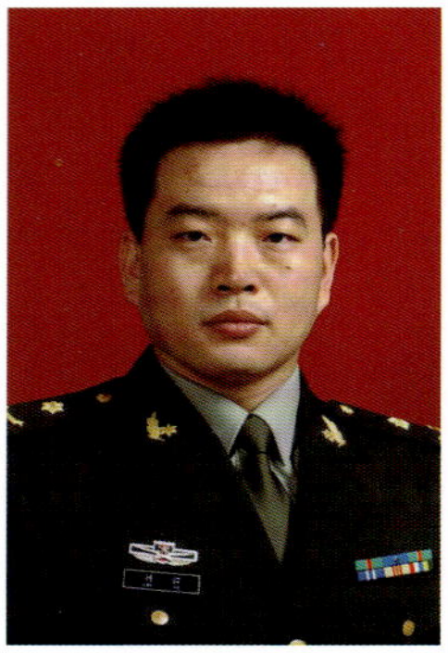

刘 毅

男，1978年4月生，基础部病理学与病理生理学教研室讲师，2001年毕业留校任教，教龄10年。中国病理生理学学会、生理学会会员，发表SCI收录论文3篇，教学论文4篇，承担基金项目1项，参与教育部教改课题1项，获得全国多媒体教学软件三等奖、校级教学成果一等奖。

教学内容简介

《休克》是病理生理学的核心章节之一，是医学专业学生，尤其是临床医学专业学员必须掌握的单元，对于指导临床工作至关重要。本章的主要内容是休克的概念、原因、分类，休克的发生发展过程和发病机制，休克时各系统器官的功能变化等，重点内容是休克发生发展的三个阶段，难点是休克早、中期微循环的变化特点、发生机制及对机体的影响。

整体设计上，为了吸引学员的注意力，提高他们自主学习、主动思索的能力，采取了基于问题的学习方式（PBL）。以一个失血性休克的病例为引导，提出了现有知识水平不能解释的三个问题。学员们带着问题进入到“休克”的学习之中，在由浅入深、由表入里，一步步揭开休克神秘面纱的过程中，掌握了休克的基本知识，并分析、思索、解释了前面提到的三个问题。教学中，为了便于记忆，还把其中一些重点、难点知识点编成押韵的短句，既达到了很好的教学效果，又丰富了课堂教学手段。

内容设计上，打破教材固有顺序，层层递进，逐步深入，自始至终吸引学员的注意力。具体的实施方案如下：

首先，让学员们回答“什么是休克？”，对这个名词最通俗的理解就是“昏过去”，有些临床医生会认为是“血压下降”，到底是什么？

接着，引入一个车祸伤的病例，提出“为什么入院时血压基本正常，治疗后血压反而下降？为什么后期给予缩血管药物血压不回升？治疗过程还有改进的方面吗？”等三个问题，这些现象用以前的知识无法解释，因为我们不知道“休克”的本质。

下面，讲述医学工作者在临床实践中，一步步揭示休克本质的过程，并把认识的四个阶段总结为“症状描述已百年，循环衰竭二战前。本质归结微循环，细胞分子展前沿。”

而后，简要介绍休克发生原因，并把休克的原因总结为七个字“血（失血）染（感染）烧（烧伤）过（过敏）创（创伤）心（心衰）神（神经刺激）”，解释为一个浑身“染”“血”的人又被“烧”“过”，“心”“神”受到了巨大创伤。

之后，以失血性休克为例，引导学生一步步揭开休克发生发展的过程。微循环的变化由缺血期的“前紧后松，便道开通”，到淤血期的“前张后阻，血液淤堵”，最终到衰竭期的“血管麻痹，血栓堆砌”。三期相应的组织灌流状态是“少灌少流，灌少于流；多灌少流，灌多于流；不灌不流，血液高凝”。三个阶段的临床表现分别是“面白肢冷脉压小，神清脉快尿量少；昏迷血压降，发绀无尿量；低压难复开，凝血多脏衰”。

最后，在掌握了休克发生发展过程的基础上，由学员回答前面提到三个问题。并进一步提问，该医生为什么没有注意到这些问题而延误了患者的治疗？因为他不了解休克的本质，以血压下降作为休克起始的标志。因此，休克既不是昏过去，也不是血压下降，而是微循环的障碍。

经验和感悟

从教十年，经历了学校从“构建临床医学专业本科教育新体系”，到“医学课程信息化教学新模式”，再到正在进行的“教育国际化”等一系列教学改革，切身感受了我校教书育人水平的快速提高和跨越发展。在个人成长上，我也从紧张怯场到轻松自如，从照本宣科到即兴发挥，从墨守成规到别出心裁，从学习模仿到突出特色，基本形成了符合教学规范、具有个人风格的授课形式。

一、精心设计，巧妙组织

精妙的课堂设计是授课成功的关键，就像电影剧本决定着影片的档次。课本教材绝不是课堂讲授的剧本，因为文字表述和语言讲述的组织形式不会相同，因此备课时要超越教材，形成自己的剧本。这个剧本要有主线，有引子，有起伏，有结局，这样才会引人入胜，牢牢地抓住学员的注意力。例如，《休克》这章主线就是“休克的本质”，引子是面对病例时的几点困惑，授课中的兴奋点就是经过一层层地揭示后终于解决了困惑，结局不仅是学到了休克的本质，而且明白了作为医生要“透过现象看本质”的道理。

二、自表入里，由零归整

基础医学课程理论多、实践少，概念多、实例少，教员授课难度大，学员接受程度差，总有学这些有什么用的困惑。因此在授课的过程中最好由具体的现象引入，以实例串联知识点，最后还要回归到应用。比如病理生理学中《酸碱平衡紊乱》是最难的章节，可以从血气分析报告单入手，把本次课的教学目的转换为“看懂这几张检查单”。再根据认识的一般规律，先弄清楚每个指标是什么意思，然后搞明白指标之间相互组合又反映了什么，这个过程中就自然地把这章的基本知识全部串起来了。最后，通过几个病例分析，让学员立即体会到了把所学的知识应用到实践中的乐趣。

三、讲授为主，课件为辅

当前有不少教员过分依赖课件，授课其实已经成为对一张张幻灯片的旁白。我认为，教员本身的讲授才是主体，课件只能作为讲述的辅助手段，如果能用语言表述清楚，就没有必要在幻灯片上做文字的重复，否则反而会干扰听者的思路。最精彩的演讲一定是不配有幻灯片的，比如我们看到的百家讲坛、世界名校的公开课、壹周立波秀等。对于医学课程，课件不可或缺，但一定要恰当使用，不能让它成为授课的提示器，最好是在不容易表述清楚或者呈现图片和视频时使用。

四、列好提纲，轻松驾驭

提纲不同于教案，教案是正式文本的教学预案，提纲是授课的剧本，要更加具体化、口语化。提纲首先要包括设计好的开场白，可以是幽默的、哲理的或震撼的几句话，从一开始就激发起学员的求知欲。要包含每一个知识点之间的串词，过渡要自然而平稳，让学员紧紧地跟随教员的思路，最好能达到要讲的下一个知识点，恰恰是听者在脑子里正在思索的问题。提纲还要包括合理恰当的轻松幽默的展示，因为学员不可能一节课40分钟都在聚精会神地听讲，要在听者注意力下降的时候，以或轻松、或刺激的方式作为调节，让学员的注意力再次回到教员身上。

以上的经验和体会只是一家之言，许多方面自己也没有很好地贯彻，有一些还没有得到实践中的效果反馈。每位教员都有自己的风格和特点，权且将此作为参考，在以后的教学过程中还需要不断地改进和完善。

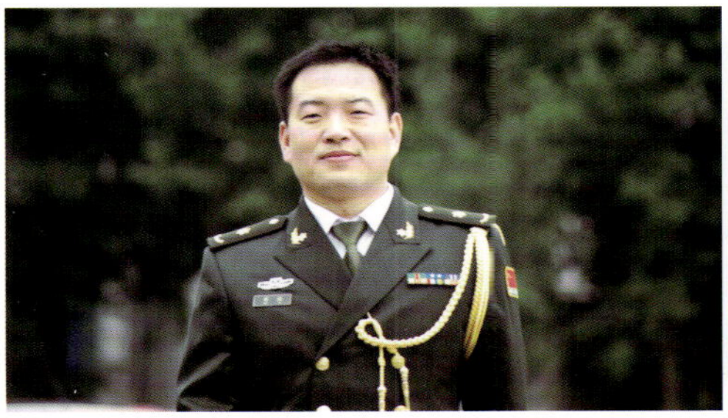

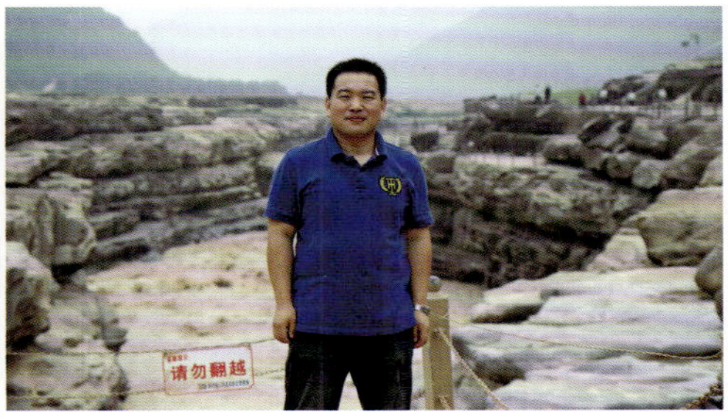

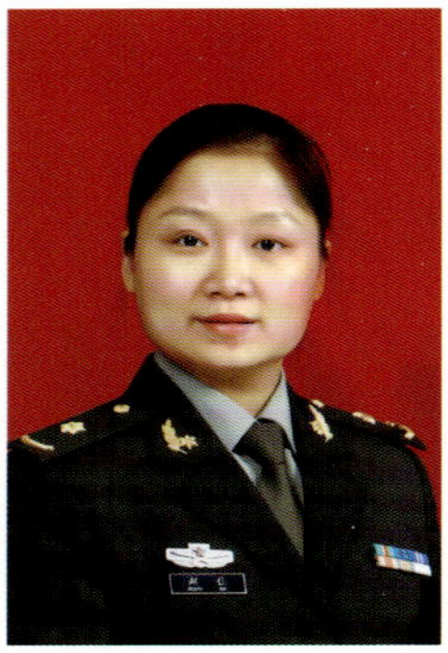

赵 佳

女，1979年2月生，基础部外语教研室讲师，科研秘书，从教9年。发表教学论文4篇。先后承担从大专到研究生多层次、多科目的英语教学工作，获基础部嘉奖4次，2011年评为学校“精品课教员”。《基于问题的学习在大学英语教学中的应用》一文荣获2010年“陕西高等学校大学英语教学学术研讨会”二等奖。

从教格言：

用爱关注学生，用心灌溉课堂。

教学内容简介

本课讲授的内容是《新视野大学英语读写教程（第2版）》第四册第四单元Section A，文章题目是《The Telecommunications Revolution》。本文为一篇说明文（Exposition），讨论的是当今最热门的话题之一——电信革命。文章从以下四个方面展开：电信革命对发展中国家的积极影响（boosting living standards, promoting investment, stepping directly into the Information Age）；发展中国家在推进新技术时需考虑的问题（How fast these nations should push ahead is a matter of debate）；六个国家或地区遇到的问题及对策（China, Russia, Hungary, Latin American, Thailand and Vietnam）；发展中国家在电信技术方面的发展前景（They can catch up with America and Western European countries in telecommunications technologies if they persist in their efforts.）。

文章的重点在第三部分，即六个发展中国家和地区所面临的问题及对策。在讲解过程中，我主要采取提问策略激发学员参与文章分析的主动性，并着重引导学员在大量冗杂的信息中准确定位或筛选出长难句中的关键信息，并清楚地展现各个小段的脉络结构。通过不同侧面的对比，重点分析中国和俄罗斯这两个国家电信技术的发展现状及对策，在鲜活语言的基础上向学生展示如何对两种事物进行对比分析，并以此引出说明文的写作技巧，即对比策略及其两种写作手法：one side at a time 和 point by point。在对全文内容进行分析之后向学员提出一个思考题：在发展中国家和地区，电信革命是否发展速度越快就越好？旨在启发学员从社会层面进行更深层次的思考，以提高他们的思辨能力。

对全文在语篇层面上进行了分析之后，继而对文章中句子和词汇层面的重点和难点进行讲解和操练。着重讲解了长难句的翻译，并通过幻灯片演示生动地向学员展示了“拆译”和“倒译”这两种翻译策略。随后，从文章中提炼出实用句型4个，难点词汇及短语9个，课堂举例及操练均与医学及社会热点紧密相关。最后要求学员课下讨论思考题，并采用对比的写作技巧依照命题写一篇150字以内的作文。

经验和感悟

还记得九年前第一次登上讲台，用微微发颤却又洪亮的声音说出那一句“Good morning, boys and girls”，从台下的学员炯炯的眼神中，我读出了真诚和信任，正是学员们的那份热情和对英语学习的渴望坚定了我做一名合格并且优秀的英语教员的信念与追求。

九年来的教学工作让我渐渐悟出一个道理，那就是要做一名优秀的教员，既要有爱，还要用“心”。课堂是一个充满灵气和活力，富有激情和创造的地方，快乐的课堂源于老师用“心”去经营。作为老师，只要用心去“讲授”，用心去“倾听”，用心去“交流”，快乐就充盈于课堂之中。

用心“讲授”

英国诗人William Blake有两行著名的诗句：“To see a world in a grain of sand; and a heaven in a wild flower.”中文译为“一沙一世界；一花一天堂。”细碎的沙粒，无名的小花，无非是宇宙最为寻常琐碎的景物，透过他们，智者惊鸿一瞥，能洞窥世界的浩瀚和天堂的美妙。其实讲课也正是如此，一词一句印在书上，暗淡而乏味。用心讲授，就意味着要把教学内容烂熟于心，能挥洒自如，能引导学生，融会贯通，体悟这看似平淡无奇的一词一句背后博大悠远的境界与情怀。

用心“倾听”

用心倾听，老师才能走进学生的心灵，才能与学生形成平等与友好、理解与信任的新型师生关系；用心倾听，才能使我们的教学更加有的放矢，讲学生之所需，解学生之所惑；用心倾听，才能使我们不只关注学生中的佼佼者，同时也在乎那些看似沉默的学生，并总能从他们身上发掘惊人的价值。用心倾听，才能使我们海纳百川、博采众长，最终实现教学相长，从而达到知识共享、学养共进。

用心“交流”

用心交流的老师在乎她的每一个学生，从不低着头讲课，而是不时用目光与每个人交流，因为她相信学生能读懂她的眼睛。用心交流的老师下课后不会匆匆离开，而是愿意和学生像朋友一样攀谈，洞悉他们的喜悲与迷茫。用心交流的老师从不像上帝一样给学生规划人生，而是质朴地告诉他们，每一个生命都有一个华光绽放的机缘，关键是你有没有为绽放做好准备。

课堂中用心的交流，就是在灌溉和呵护生命，其意义在于使每一个生命都感到新的成长和发展，只要老师和学生在每一节课都焕发出生命的光彩，就必然能享受到学习的快乐，体验到生活的幸福。

学校“精品课程”不仅为我提供了一个展示自己的大舞台，也让我找到了自身努力的方向，我先后4次参加精品课程的选拔，三次进入终审，这期间经历过挑战，承受过压力，可最终却收获了快乐和成长。感谢“精品课程”，无论是现在，还是将来，是你给我力量，是你成就我的梦想，是你鼓励我在这条精品大道上永远飞翔。

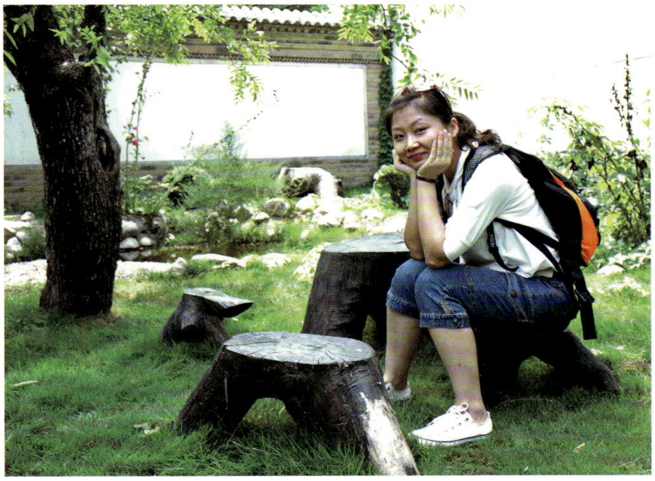

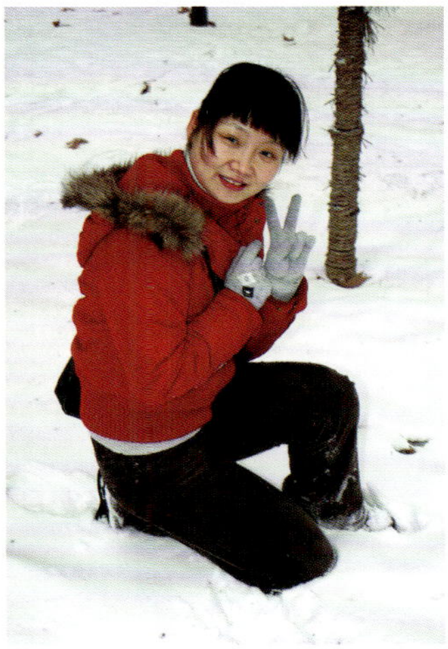

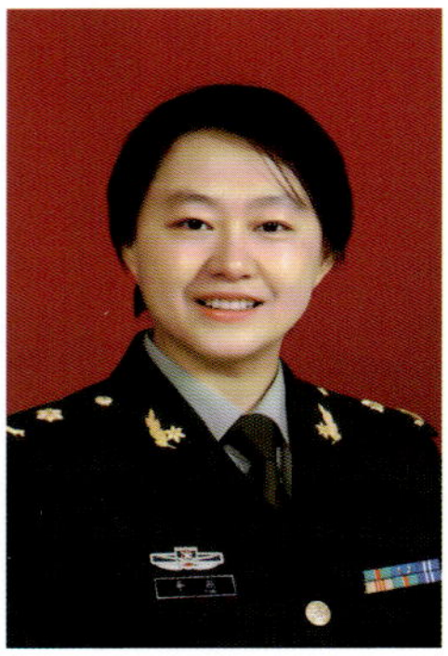

李燕

女，1979年3月生，2009年留校任教，现为第四军医大学基础部生物化学与分子生物学教研室讲师。目前发表教学论文3篇，承担2项校级教学课题，主编专著两部。发表SCI收录的科研论文12篇（第一作者9篇），承担国家自然科学基金项目1项，获国家授权专利1项，获学校精英人才资助计划奖励。

从教格言：

每个学员都可能是天才，教员应该尊重并学会发现未来的天才。

教学内容简介

一、授课对象和提纲

本次精品课的授课对象为护理和生物医学工程专业四年制学员，《核酸结构与功能》安排2个学时，是分子生物学的第一次课，首先介绍分子生物学发展历程，接着讲述本次课重点内容核酸物质的化学组成和一级结构、DNA和RNA的空间结构和功能，最后介绍核酸的理化性质及实际应用。每一部分内容均标明需要掌握的程度，关键专业术语用英文标明并用英文解释，课堂反复强调这些英文名词。

二、具体内容和教学设计

分子生物学发展历程部分列举分子医学领域里程碑式的成就和诺贝尔奖对本学科的偏爱，加深学员的学习兴趣，同时指出分子医学在面临巨大的机遇与挑战的同时，也面临着许多问题和争议，比如关于突变癌基因携带者是否应该切除器官以预防癌症发生、个体基因数据是否应该公开等问题，并与学员展开课堂讨论。

核酸物质的化学组成和一级结构部分，采用类比的方法，联系蛋白质的化学组成和一级结构，提示学员学会利用列表对比的方法和联想记忆归纳知识点。介绍最新的研究进展，发表于本学科顶级杂志的最近发现即组成核酸的化学元素可能有新的变化，砷元素可能是某些特殊生物核酸的组成元素，对科学家探索外太空生命有重要意义。

DNA的空间结构与功能部分是本次课的重点内容，结合DNA双螺旋结构的发现背景，介绍相关科学领域的人文知识，使学员体会到批判性精神在科学发现中的重大意义。采取的教学手段首先利用雅典奥运会开幕式中DNA双螺旋激光代表生命的视频，告诉学员DNA双螺旋的发现是20世纪最伟大的科学发现，这项发现已深入人心，简单的双螺旋孕育着复杂的基因信息，告诉我们每个人的本质和为什么每个人都是独一无二的；用图片展示DNA双螺旋对于我们生活的启示，艺术家和建筑学家从中得到灵感并运用于他们的作品中。DNA双螺旋结构的发现故事不仅告诉学员年轻的Waston和Crick对于科学的执着和坚持，更提示学员认识到每一个重大的发现都是站在前人的肩膀上，本研究领域的其他人虽然没有获得诺贝尔奖，但是他们的研究基础对最终DNA双螺旋结构的揭示功不可没。DNA双螺旋结构的模型要点有四个，但是由于内容抽象，很难记忆，所以我编了一个口诀“大狗小狗亲亲右手”对应于DNA双螺旋结构模型要点就是“大沟小沟氢亲右手”。这样学员可以比较容易记住所有要点不会遗漏。

RNA的空间结构和功能这部分内容比较多，各种RNA种类繁多，采取抽丝剥茧的方法，着重介绍最重要的三种RNA的结构和功能并简要介绍成为最新研究热点的两种RNA，其他类型RNA要求学员自学。运用视频使学员对DNA、RNA和蛋白质之间的联系及其在细胞中的相对位置关系有较为清晰的认识。运用比喻的手法和形象化的语言将三种主要RNA比喻为抄录员、搬运工和加工厂，学员可以较为容易理解这些RNA在细胞中执行的功能。siRNA和miRNA是近年来本领域研究的热点，结合诺贝尔奖的获得简要介绍上述RNA的发现过程及其功能。

核酸的理化性质是本次课前面讲授的核酸的一级和空间结构决定的，所以每一个理化性质所对应的结构特征均由学员自己回答。将核酸理化性质与其实际应用联系起来，介绍核酸定性和定量分析、核酸原位杂交和基因芯片等原理及其在研究和临床诊断中的应用。

小结：列表比较核酸和蛋白质的结构、功能、理化性质的异同。

经验和感悟

一、换位思考：如果我是学员，我希望听到什么样的精品课

作为一名年轻的教员，我没有想到第一次申请精品课教员就连闯初审和终审，获得这样的殊荣让我在欢欣鼓舞的同时深感不安，毕竟这样的头衔意味着今后的每一次备课和上课都必须按照精品课的标准执行，才能不辜负学员的期待。但是这个过程并不轻松。众所周知，分子生物学是一门比较抽象的基础课程，而其在生命科学领域的巨大作用却不言而喻，我们必须肩负起让学员喜欢分子生物学这门课程的任务。在此之后，我的每次备课过程就好像为“打仗”准备，精心准备后会使我有信心取得每次“战役”的胜利。在每一次备课前，我常常会问自己一个问题，如果我是一名学员，我期待的精品课应该是什么样？我想大部分学员都会希望上完一堂精品课自己能有更多的收获，同时希望精品课的内容有与众不同的风格和独特的视角。换位思考的方式使我在备课中根据不同层次学员特点以及接受能力，更好地把握课堂节奏，精心设计课堂内容。换位思考的方法还体现在教学完成后，思考学员能不能及时复习，能否在复习过程中发现新的问题并自己找到答案。

二、教学相长：互动是教学的价值之所在

我认为教学的最大价值在于互动，充满互动的教学才是有生命力的教学。在课堂设计和实践中应该尽可能创造与学员互动的机会，鼓励学员大胆提出自己的见解。在教学实践中，我还发现，现在的学员都是90后的大学生，他们思维敏捷，不盲从权威，是有个性的新一代学员。我把自己定位为他们的大姐姐，因为在教给学员知识的同时，我不仅收获了教学经验，还经常被他们独特的见解所吸引。比如在介绍最新的细胞重编程ips技术时，我提问能否将这项技术运用于克隆，有同学回答可以利用克隆技术拯救濒临灭绝物种、有同学回答克隆器官有助于医学发展，有同学说如果批准克隆人会出现“真假美猴王”这样严重的社会伦理问题，还有同学提出克隆技术会妨碍自然进化规律。他们的答案引发了我对于生命的深刻思考……

三、教学艺术：提升教员人格魅力，把每一堂精品课都雕琢成“艺术品”

虽然我的从教时间只有短短的两年，但是我深刻体会到教员个人的魅力对于教学效果有直接的影响。虽然本科生的自制能力比小学生和中学生大大提高，但是还是会出现偏科现象，有的学员本来对某些课程不感兴趣，但是在听了某个教员的课后却对这门课重新认识，并立志未来从事该领域研究，说明这个教员的个人魅力征服了学员。从古至今这样的老师并不鲜见，大教育家孔子、古希腊学者苏格拉底、国学大师季羡林，我们学校也不乏这样的大家，李继硕、苏成之、鞠躬……作为后辈，我努力做到不断提高自身品德和业务素质，尊重学员，把自己的阳光、自信和激情传递给每个学员。希望通过把每一堂课都精心雕琢成“艺术品”，赢得学员的欢迎。教师节收到了很多学员热情洋溢和充满感激的卡片和鲜花，我感到能成为四医大精品课教员的一员真好！

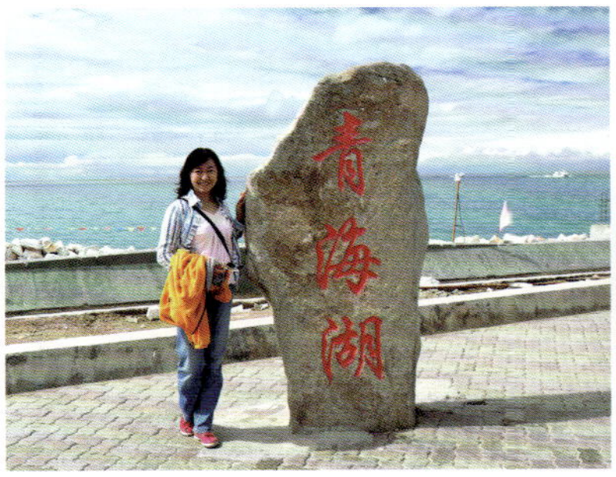

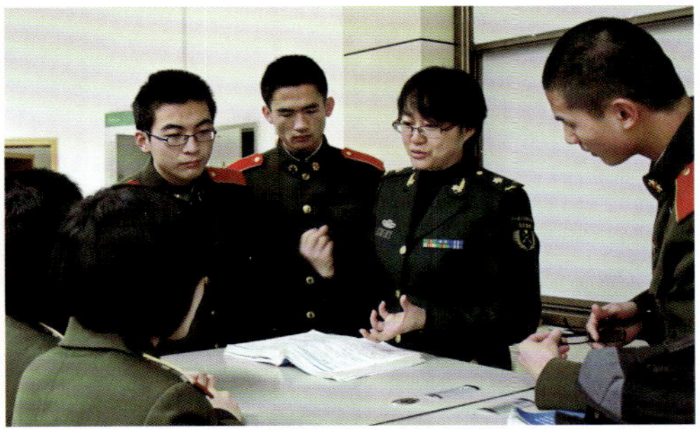

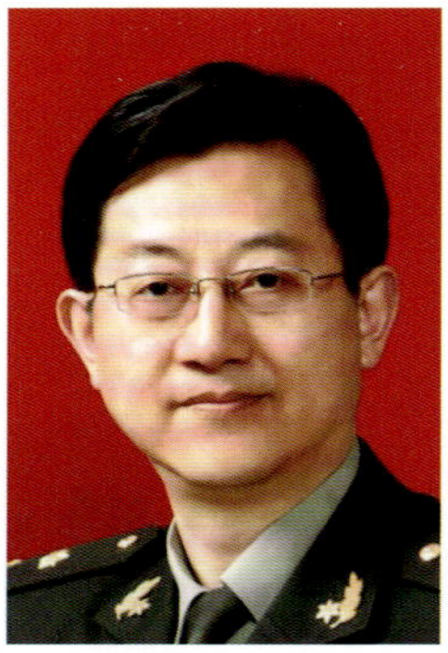

刘宏颀

男，1962年7月生，生物学博士，基础部细胞生物学教研室副教授。从教20年，主讲细胞生物学、医学遗传学、生物学概论、细胞工程、细胞生物学进展等课程。发表10余篇教学论文，副主编或参编教材3部。现任陕西省动物学会副理事长，陕西省医学科普分会副会长，陕西省细胞生物学学会秘书长。

从教格言：

三尺讲台，广阔空间，百年树人，神圣职责。

教学内容简介

细胞的衰老与死亡

细胞的衰老与死亡是细胞生物学课程的最后一章，如何收好尾，这是备课时需要考虑的问题。我从以下几方面入手，力求加深学员对细胞生物学的印象。其一，融人文知识于本章内容讲授之中；其二，尽可能结合先前已经讲授过的章节内容；其三，列举我校和我室科研方面的相关成果。

细胞衰老部分，主要内容涉及Hayflick界限、细胞衰老的特征及关于细胞衰老的相关学说。授课伊始，首先从秦始皇派徐福寻找长生不老药和唐太宗服用仙丹的故事讲起，进而说到古希腊神话中关于黎明女神与特洛伊王子提特努斯的爱情故事，希望能够调动起学员对细胞衰老知识学习的兴趣。介绍Hayflick界限时，首先介绍了Hayflick本人的学术背景，以加深学员的印象。关于细胞衰老的学说纷繁复杂，约有300多种理论解释，结合学科发展和课程标准，主要介绍了四种学说，即自由基学说、遗传程序学说、端粒学说、错误成灾学说。为了进一步明确细胞衰老的定义，还对aging、ageing、senescence和senility等四个词语的含义进行了辨析。

细胞死亡是近年来细胞生物学研究领域的热点之一。首先介绍了细胞的主要死亡形式，然后比较分析了细胞坏死(necrosis)、细胞凋亡(apoptosis)和程序性细胞死亡(programmed cell death)等的异同点。重点介绍了细胞凋亡的相关分子及细胞表面死亡受体和线粒体分别介导的两条信号转导通路。在讲授的过程中，设计了多个问题与学员进行互动，并穿插介绍了我国留美学者在细胞凋亡研究领域取得的突出成就。最后讲授了细胞衰老和死亡与临床疾病的关系。分析了我校自九十年代中期以来所承担的国家自然科学基金课题中与细胞衰老和死亡相关的研究项目，也谈到了我室开展的相关研究。同时，列出了国内外与细胞衰老和死亡相关的主要学术杂志，并扼要提到了近年来新发现的其它一些细胞死亡的形式，如自噬性细胞死亡（autophagic cell death）、入胞死亡(entosis)、失巢凋亡(anoikis)等。

在介绍线粒体介导的细胞凋亡信号通路时，用提问的形式让学员首先回顾了线粒体的结构和功能，通过Sydney Brenner、H. Robert Horvitz和John Sulston三位科学家因研究细胞凋亡分子机理成果获得2002年诺贝尔生理或医学奖的介绍，激发学员去思考持之以恒精神、勇于创新理念在科学研究中的价值，以及如何正确看待科学研究中的热点与非热点现象。

这样的设计和内容取舍，既保证了课程标准的落实，也丰富了授课内容和形式，为学员提供了较为充分的相关信息，为提高教学质量和效果创造了条件。

经验和感悟

韩愈曰：师者，所以传道、授业、解惑也。我的理解是，解惑是较低层次，通过教学使学员对所讲授的内容建立清晰明确的认识，把握知识点与相关学科之间的联系，了解学科的最新前沿动态和发展趋势；上升一个层次就是授业，通过不同课程的序贯学习，最终完成从事一门职业所应具备的知识和技能，拥有一技之长，为进入社会，发挥专长奠定坚实基础；上升到较高层次，就是传道，换句话说也就是不仅教书，更要育人，即用广博的学术造诣、高尚的人格魅力和丰富的人生阅历感染学员，春风化雨，润物无声，在潜移默化中传递科学精神、培养人文素质、确立人生目标。我以为，精品课程建设就是为实现这一目标服务的。

授课是实现传道、授业、解惑的主要手段和途径。做个形象的比喻，如果把明理、增才、奠基看成是成功的彼岸，那么授课则是通向彼岸的舟楫。教师就像是舵手，把握着前行的方向。因此，教师应当具备熟悉水性、知晓暗礁、善借风力的能力。具体到教学能力上来看，体现在知识的融会贯通、语言的准确生动、手段的先进完备、内容的丰富凝练等方面。要做到这一点，就必须始终保持昂扬的激情、践行的勇气和追求的恒心。以其昏昏，不可能使人昭昭。毋庸置疑，教师必须在精、博、勤上下功夫。教学只有达到古人严羽所说的“羚羊挂角，香象渡河，有神韵可味，无迹象可寻”的境界方为上乘。

教师这个职业是需要用一生来为之奋斗的事业，而且愈老愈现功力，愈久愈臻佳境。军队医科院校不仅是医学高等教育体系的有机组成部分，而且负有特殊的使命。理所应当出乎其类，拔乎其萃。作为一名教师，不仅应做到“知之为知之，不知为不知”，更应做到“知之更深之，不知变熟知”。要树立一种“课不达精死不休”的雄心壮志，课前要有铁杵磨针的耐心，课间要有明察秋毫的细心，课后要有反思总结的恒心，则终会有玉汝于成的一天。

教师必须做到“四个一点”，即：必须讲授的内容讲深一点；可以自学的内容讲少一点；需要拓展的内容提及一点；学校科研的内容涉及一点。做一个类比，教师每节课都端上一道色香味俱全的“佳肴”，学生才会有“食欲”，才利于消化吸收。教师不能提供“夹生饭”和粗加工的“大烩菜”，要善于传授“菜谱”和“烹饪”要点，让学生自己去“选购配料”、训练“刀工”、掌握“火候”。

教师奋斗的目标不能停留在“教书匠”的水平，而应成为教学的“行家里手”，也就是要成为真正的“全能型精品课教员”。在教育国际化浪潮汹涌澎湃的今天，教学水平的提高永远没有止境，知识的更新和手段的进步需要在教学过程中得到完美体现。惟有做到苟日新日日新，才能顺应教育改革发展潮流，只有不懈推陈出新，方可永立时代潮头。

精深的造诣、精湛的语言、精练的内容、精到的设计、精良的手段和精美的展示，不仅是教育工作者应当自觉追求的目标，也是时代发展对教师提出的必然要求。

教坛耕耘虽三尺，功力高下可辨识。莫道心血无痕迹，人间自有桃李知。

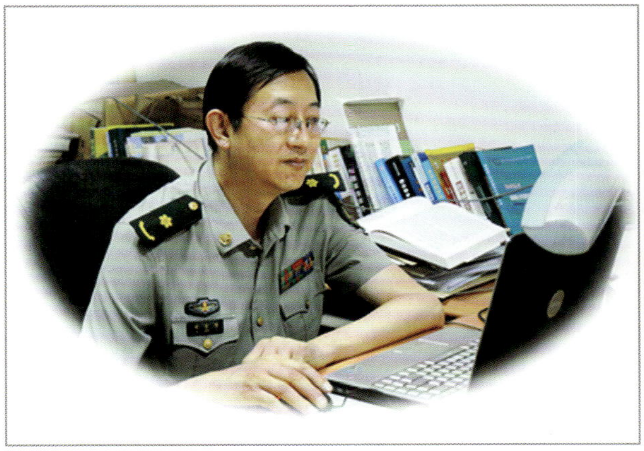

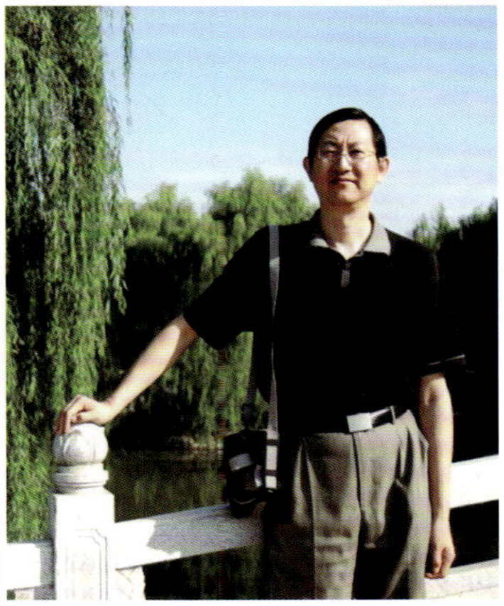

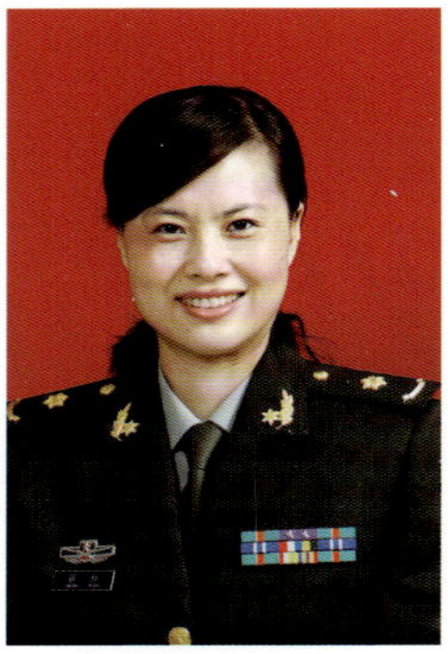

程 虹

女，1967年6月生，基础部病理与病理生理学教研室副教授，从医从教20年。发表教学论文8篇，参编《Bilingual Pathology》等6部教材，获校级教学成果二等奖1项。现任中华医学会病理学会骨和软组织肿瘤病理学组委员、中国抗癌协会肉瘤专业委员会病理学组委员、澳太地区软组织肿瘤会诊中心委员。

从教格言：

教学艺术的本质不在于传授本领，而在于激励、唤醒和鼓舞。如果你能把教学当成一件快乐的事，那么，在教学过程中你将始终保持不竭和强劲的动力。

教学内容简介

本次授课对象为2009年级五年制空军医学专业，总人数143人。授课章节是“第十六章传染病第一节结核病”，所用教材为全国高等学校医学规划教材、王恩华主编的《病理学》（第2版），参考教材为《Robin's Pathologic Basis of Disease》（第8版）以及内部自编双语教材《Bilingual Pathology》。

第一学时讲授内容为结核病概述、结核病基本病变、转化规律及原发性肺结核病的病变特点。结核病（tuberculosis）是由结核分枝杆菌引起的慢性传染病，是一种典型的慢性肉芽肿性炎症，以肺结核最常见，但可见于全身各个器官。结核病属于慢性炎症，具有慢性炎症的特点；因由结核分枝杆菌引起，又有特殊性。其可因不同条件、不同部位而表现为三种类型：以渗出为主的病变、以增生为主的病变（结核结节，tubercle）和以坏死为主的病变（干酪样坏死，caseous necrosis），往往以一种为主，可共存，又可互相转变。结核结节和干酪样坏死为结核病的特征性病变，是病理诊断的依据。原发性肺结核（primary pulmonary tuberculosis）的特征性病变是原发综合征（primary complex），包括肺的原发灶、结核性淋巴管炎和肺门淋巴结结核。

第二学时讲授内容为原发性肺结核病的发展与结局、继发性肺结核病的特点和类型以及肠结核病感染的来源和类型。绝大多数原发性肺结核自然痊愈，小的病灶可完全吸收或纤维化，较大的病灶可纤维包裹和钙化。少数原发性肺结核可通过支气管、淋巴道和血道播散，进展为继发性肺结核病（secondary pulmonary tuberculosis）。继发性肺结核病是指再次感染结核菌所引起的肺结核病，多见于成人，又称成人型肺结核病。主要类型有：局灶型肺结核，浸润型肺结核，慢性纤维空洞型肺结核，干酪样肺炎，结核球，结核性胸膜炎。肺外型结核病主要讲肠结核病，其他部分为自学内容。

本次课重点为结核病的基本病变和转化规律，原发性肺结核病的病变特点。难点是结核病的发病机制和肺结核病的类型及病变。

采用英汉双语教学，要求学员课前预习双语教材《Bilingual Pathology》，授课中反复强调主要的专业英文词汇，重点内容用英文讲解后，再用中文讲透。除了掌握重点内容之外，要求学员熟悉一些相关基本概念的英文表达。结合病例讨论，穿插提问和互动，启发学员积极思考，活跃课堂气氛。

经验和感悟

双语教学是我国高等教育国际化和教育改革的必然趋势，是培养适应21世纪社会发展高素质复合型人才的需要。为迎接挑战，新世纪伊始，教研室在五年制本科生和七年制、八年制医学生病理学教学中逐步实施了双语教学。我本人从2004年开始尝试双语教学。

由于双语教学是以双语教师为支撑，教师素质和使用双语的能力是开展双语教学的先决条件。因此，双语教学的实施对教师队伍提出了一个挑战，主要体现在教学理念、教学能力、教学手段等方面是否能够达到双语教学的要求。目前，教研室中青年教员都具有博士学位，但由于多数都是在应试教育背景中成长起来的，英语能力不够全面，尤其是口语相对薄弱。针对这个问题，科室定期请外籍专家来讲学和做专题讲座，并请CCS(Cross culture solution)外籍志愿者组织英语角活动，大大提高了教员的英语交流和表达能力。

双语教学不同于一般的教学，教员备课工作量远远大于母语教学，需要付出更多的心血和精力。有人曾计算过，教师用中文教学的备课和授课的时间比例约为5：1，而双语教学的备课和授课的时间比例则达到20：1，甚至更多。为配合双语教学备课的需要，教研室及时购买最新的英文原版教材以及各系统英文原版专著（如：Robbins & Cotran Pathologic Basis of Disease, Basic Pathology, Essential Pathology, 等），现已拥有原版教学书籍50余本，还订阅了英文原版病理学杂志《American Journal of Surgical Pathology》，《American Journal of Clinical Pathology》，《Modern pathology》，使教员能够及时了解到国外本专业最新的科研成果，获得最新的专业知识，把握最前沿的学科动态。

二十多年前，作为85级试点班的学员，我是双语教学的受益者，从内心感谢当年老师们的激励和引领。今天，作为一名从教20年的教员，老师的教诲依然响在耳畔，激励我全身投入，教书育人。如今讲台上的我依然在不断地受益，因为在双语教学过程中不止是付出了大量精力，也实实在在地收获了很多。除了自身英语表达能力和授课能力的提高，大量英文期刊和文献的无障碍阅读还帮助我开阔了视野，在专业领域里始终保持与国际接轨。精品课程的讲授对我提出更高的要求，每一堂课都要精益求精！

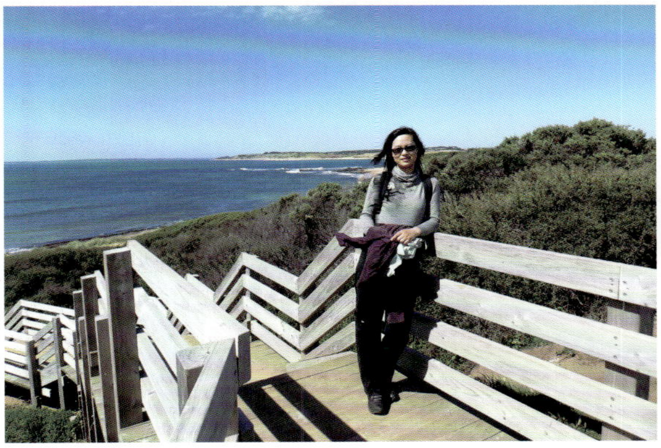

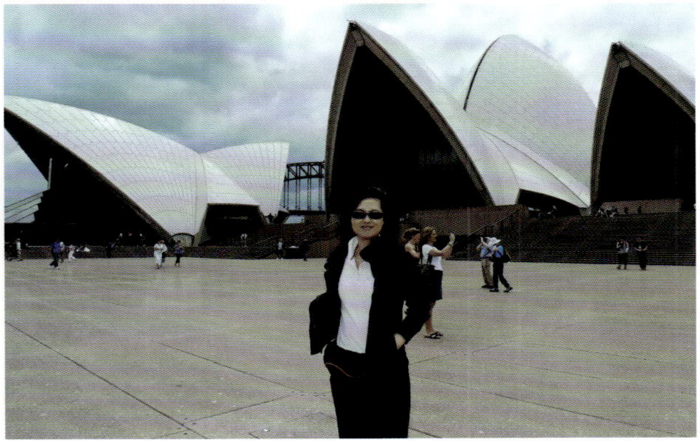

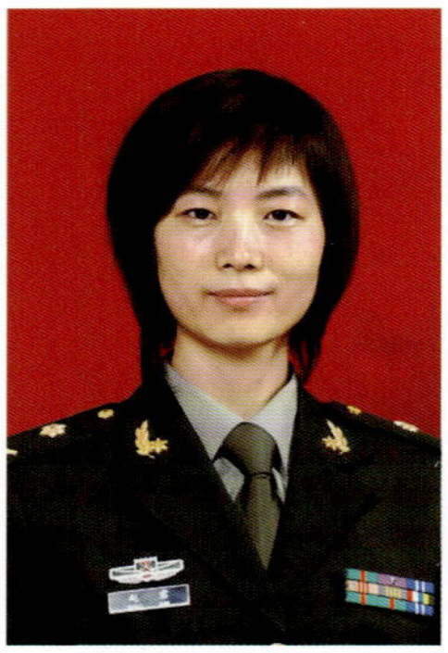

赵 君

女，1971年12月生，基础部病理学与病理生理学教研室讲师，从教16年。曾获学校教学先进个人1次，2次“精品课教员”称号（第十、十二批）。任陕西省抗癌协会病理专业委员会会员。

从教格言：
在教学中体现哲学思想。

教学内容简介

教学对象：2009级临床医学五年制航空医学专业。

授课内容：内分泌系统（双语）

内分泌系统的组织或细胞发生增生、肿瘤、炎症、血液循环障碍、遗传及其他病变均可引起激素分泌增多或减少，导致功能的亢进或减退。内分泌系统疾病主要包括几大类：垂体疾病、甲状腺疾病、肾上腺疾病、胰岛疾病。由于时间关系，仅讲述部分常见病、多发病。

甲状腺疾病主要有两大类：功能性和结节性。功能性可分为：甲状腺功能亢进和甲状腺功能低下。结节性甲状腺疾病是重点，可分为三大类：结节性甲状腺肿、甲状腺腺瘤和甲状腺癌。弥漫性非毒性甲状腺肿可分为散发和地方性两种，根据病理变化分为三期：增生期、胶质贮存期、结节期。甲状腺腺瘤根据肿瘤细胞形态学特点分为六类：单纯型腺瘤、胶样型腺瘤、胎儿型腺瘤、胚胎型腺瘤、嗜酸细胞型腺瘤、非典型腺瘤。甲状腺癌的主要组织学类型有：乳头状癌、滤泡癌、髓样癌、未分化癌。其中，乳头状癌最常见，预后最好。细胞有特征性表现：毛玻璃样核、核沟、核内包涵体等。

糖尿病分为原发和继发两大类。其中，原发糖尿病又分为胰岛素依赖型和非胰岛素依赖型。前者是因为胰岛细胞受损，胰岛素分泌绝对不足引起，病理表现主要是非特异性胰岛炎。后者是因为组织对胰岛素不敏感所致，病理变化主要是胰岛淀粉样变性。

经验和感悟

参加这次双语授课的精品课申请需要下很大的决心，因为自己在教学工作中只是一个年轻同志，教学经验还不足。在这样的情况下，不仅要做到使同学们在有限的时间内掌握内分泌系统的重点内容，而且还要面临同学们对英文授课的接受程度参差不齐的实际情况，驾驭起来确实有些吃力。但是为了响应学校关于“教育国际化”的要求，走出双语课堂教育的第一步，我开始了艰苦的备课。“万事开头难”，在课堂授课前，难的不是用英语授课，而是中英文的比例该如何调剂。在教研室各位老师的无私帮助下，大家集思广益，认为，双语教学第一位的仍然是医学专业知识要教得好，教得清楚，而不是花里胡哨上成英语课。因此，按照课程标准的要求，删繁就简，在本次课堂设计中，只重点讲了两大系统疾病：甲状腺疾病和胰岛疾病，而将垂体疾病和肾上腺疾病作为自习内容。具体设计时，课堂的开场白及内分泌疾病总论部分共20分钟，涉及的专业英语较简单，采用全英文教学。并且从几个特型人物（中国最高的人：鲍喜顺与中国最矮的人：何平平）等引入课堂内容，激发了同学们对课堂内容的兴趣。随后的甲状腺各种疾病因为专业性强，采用英文幻灯，中文讲授的方式。最后糖尿病及内分泌系统小结（20分钟）再次改为全英文授课。使得同学们对于内分泌系统有一个完整地认识。现场教学效果不错，同学们普遍反映热烈。课下和同学们进一步交流后发现，第二部分全英文授课中，糖尿病内容专业性强，同学们反应有些困难。尽管在课前已经要求大家提前预习《病理学双语教程》中的相关内容，但是实际效果并不理想。这种情况可能和我们尚未全方位、全系统开展双语教学有关，同学们专业英文基础较弱，还需要我们大家长时间的不懈努力！

这次双语精品课对我自己帮助很大，使自己在教学上又上了一个新的台阶。因为在备课中，不仅要全面掌握专业中文和相关文献，还要掌握专业英文并达到脱口而出的程度，这对我提出了很高的要求。为此，我下载了病理专业外文教材《Robin’s Pathology》的所有上课视频仔细研读，练习发音、默写听课内容来强化训练。功夫不负有心人，这堂课终于取得了较为满意的效果。非常感谢学校的精品战略，给我们年轻教员提供了这样成长的机遇。我深知，是机遇，更是挑战！今后的路还很长，我要继续“精益求精”地走下去。

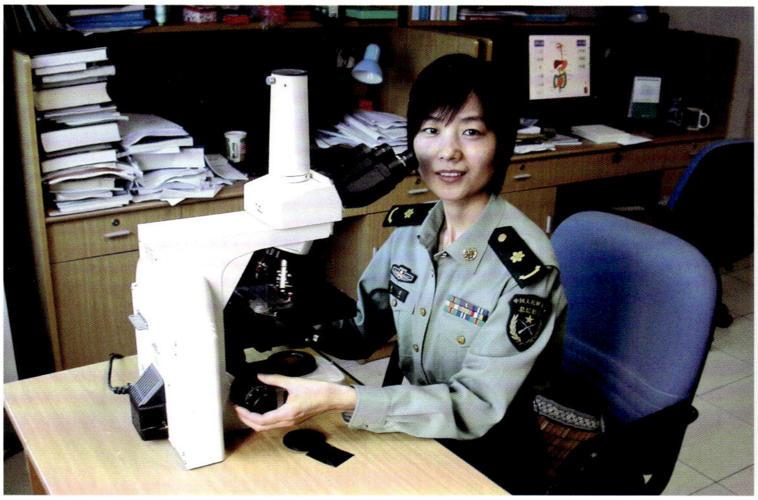

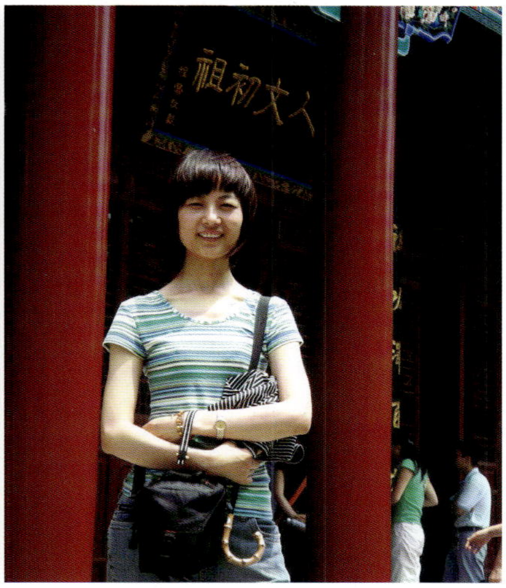

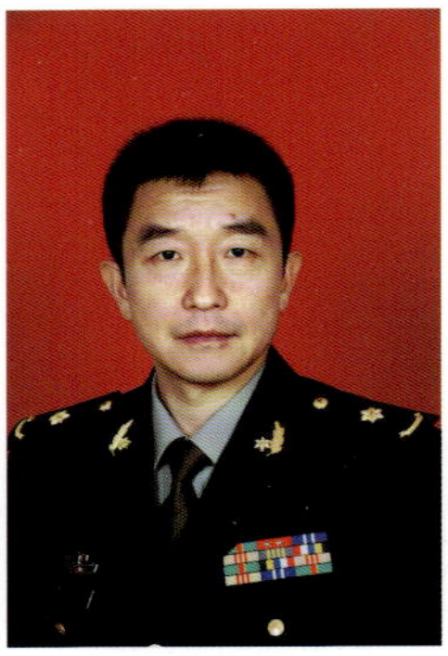

师建国

男，1961年11生，基础部病理学教研室教授，从教28年。曾获美国癌症协会癌症预防基金。主讲西安电视台健康栏目《师教授说健康》53期。两次获得学校“精品课教员”。现任中国抗癌协会癌症康复会副主任委员，陕西省抗癌协会常委，陕西省抗癌协会癌症康复专业委员会主任委员等。

从教格言：

“讲课”如盖楼，要注重砖瓦，更要注重框架；如远行，要有跬步，更要有目标。

教学内容简介

一、维持血压是机体需要

“血压”靠血液、血管和心脏泵的功能来维持。动脉和静脉之间存在的压差使血液流动，并通过中间段的毛细血管在组织中的血管内外进行物质交换。机体在不同的活动状态下，血压的高低在一定的范围内的波动是一种正常的现象和客观需求。

二、“高血压”何以为病

那么“高血压”又何以成为“高血压病”了呢，这就要说明高血压病的成因及其危害。在维持血压的三个因素中，高血压病所造成的血压增高，主要是由于血管方面的因素引起的，其突出的特点是疾病早期的血管痉挛和后期的血管硬化狭窄。这些血管病变主要涉及细、小动脉，也就是直径在1毫米左右的动脉，这些动脉的广泛的痉挛，使整个血压给“憋”高了。当我们在现象上看到一个血压“持续”增高的时候（一过性的适应某活动的血压增高，属于正常生理情况），其实这时的血管在经历着广泛的痉挛狭窄和多少年以后的痉挛硬化性狭窄。此时，表面上的血压增高机体组织却在经历着一个广泛普遍的缺血状态，所以当我们看到一个高血压病患者的高血压时，我们首先应反应出，这个病人虽然血压增高，但他的组织器官却处在广泛的“血管关阀门”、“血管上吊”的组织缺血、缺氧状态。仅在缺氧的问题上，这相当于把一个人一下子给送上了高原缺氧环境或是一定程度地掐住了他的喉咙，此时此刻你还会坐视生命“上吊”而不管吗？因此早期干预降压，让血管松绑是很必要的。否则，持续的血管痉挛（设想一下，让你的肱二头肌24小时持续痉挛）慢慢将使细、小动脉血管发展到透明变性、纤维化或平滑肌大量增生的细小动脉硬化狭窄状态，从功能性血管狭窄到结构性血管硬化狭窄，使组织缺血，造成器官的缺血性改变。这也就是高血压病的三期病理变化过程：即血管痉挛期、动脉硬化期和器官改变期（其实每一期都在伤害着组织器官）。除了上述缺血性问题，血压的增高又有可能增加某些薄弱环节血管侧支破裂出血的危险，脑血管的某些侧支，常常是首当其冲的受害者。简单地说高血压病的危害是：“总是在缺血”、“偶尔会出血”。

三、如何对待高血压病

无论你采用什么方式，高血压病是越早干预越好，目的是给痉挛的动脉松绑，把组织从缺氧中解救出来，这不仅避免了现实的损害，而且阻断了疾病的进展。

关于该病的病因，一个例子可生动地部分说明。苏联卫国战争结束以后，国家卫生统计结果表明：高血压病和十二指肠溃疡病在这一阶段高发；另外，“高盐饮食”一方面增加了细、小动脉对缩血管物质的敏感性，容易诱导血管痉挛，另一方面，高盐所造成的水钠潴留，又通过容量刺激反射，引起血管痉挛，这些作用都增加了高血压病的发病率。

所以，记住高血压病是血管“上吊”，你还会忽视吗？

经验和感悟

一、掌握内容融会贯通

对所授知识融会贯通的掌握，是讲好课的先决条件。我们叙述任何一件事情，能讲出的程度不会超过理解的程度，如果对所讲内容理解和认识本身肤浅，自然讲不出太多道理。提不出问题、说不出理，不能用犀利的语言表达，“课”自然不会太精彩。深刻认识理解讲课内容是“讲课工程”的第一步。

二、归纳总结进行“消化”

“消化”要讲的知识，不只是理解认识这些知识，若要使自己能清楚，艺术、富有感染力地传递这些知识，除了要深刻认识和理解这些知识，还需要对知识进行一些加工整理。其实对大多数讲者而言，融会贯通掌握内容基本是都能做到的，否则又跟听众讲什么呢？但对这些知识的加工整理、归纳总结、分类打包、贴上标签、编出顺口溜等，为讲课做好进一步准备，讲者之间的差异往往就会比较大。有些讲者甚至压根就没有对知识进行这一层面的“消化”整理，其对知识内容的销售停留在工厂加工出的尚未包装的初级成品层面，听者往往不大方便从这样的知识销售中获得知识，“课”虽讲了，但效果不好，听众不满意。

对知识进行进一步的消化整理，可以是，“认识共性”、“提炼个性（特点）”、“强调重点”、“理解难点”、“帮助记忆”。医学知识的学习，常常是伴随着大量的知识记忆的，深入的理解，也常是在大量记忆的基础之上。科学且艺术化地提炼总结，不仅能帮助听者理解，也直接有利于记忆或长久记忆。赵本山的小品一定会是谈了一件事，但艺术的处理会使你觉得更亲近、更好记，因为他除了调动起人们的理解性记忆，也调动了情绪和情景记忆。

三、锤炼语言瞄准目标

既能融会贯通掌握知识，又对知识进行了归纳提炼性的消化整理，讲课要销售的知识产品就算基本准备完毕了，接下来就是在课堂上叫卖知识了。那么，课堂感召力和效果还源于什么呢？通常，一篇文章如果是由广播员读或是由诗朗诵的演员来读或者等等，文字虽然一样，其接受效果却有差别，说话的声韵、情感本身有其固有的作用。一句骂人的话，吵架时骂出来和其他情形下说出，分量会有不同。然而语言表达的习惯和特点各人之间是有差异的，有些特点可能更适合讲课一些。注意这一点，经过训练，一定程度是可以调整的。

讲课是给人听，因此在设计和讲述中必须十分地顾及听众的感觉，要调动听众的思路紧随你的思路，当然，这个前提是你已经有了“思路”。这就要求事先做好上述的归纳整理性消化准备工作。需要注意的是，有时过于“充分”的准备，使有些人讲课时有了“背讲稿”的能力，这样讲课时总在想着文稿，常会弄丢思路。备课时必要的语言准备是可以的，但更要把讲课的目标点首先理清。讲课也如行路，如果你要去北京，确立了目标点和几个过程点后，设法走到北京，目的就达到了，不必顾及去北京过程中的每一步，朝着目标点讲就是了，既然已经有了比较充分的课前准备，这样紧盯目标点的讲述过程，更容易自然流淌和适当即兴发挥的表达，有利讲课效果。

要使讲课生动更富感召力，在讲课时应该使自己“动起来”，这包括肢动、身动、眼动、脸动、情动、思维动、声动，而且所讲内容与声、与形、与思要结合起来，只有这样才有利于课的生动。启发教学和互动，不一定非要用语言提出一个问题，你的一个眼神、一个表情、一个声调、一个强调性的行为都在参与着互动和启发。

四、感悟精品课

精品课，使我们更加懂得了一个“好课”的标准，让我们进一步学会了“准备”，锤炼了“临场”，而受益的除了学生，也有我们自己！

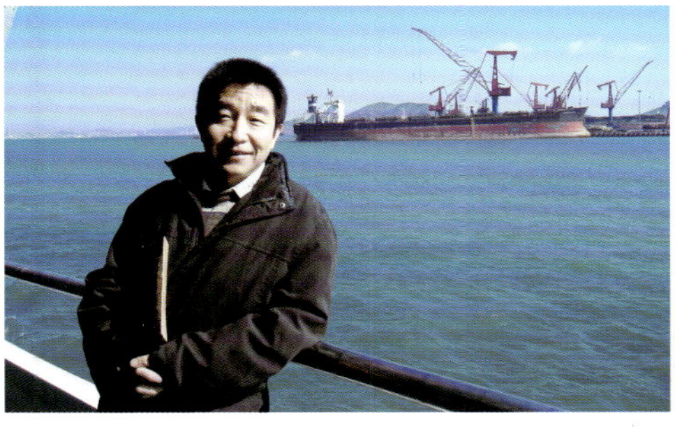

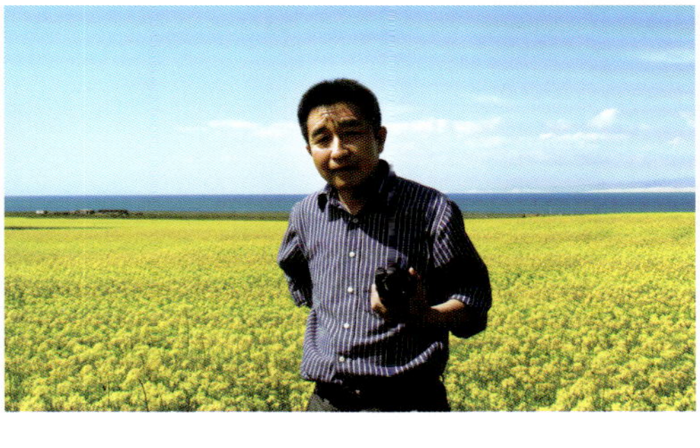

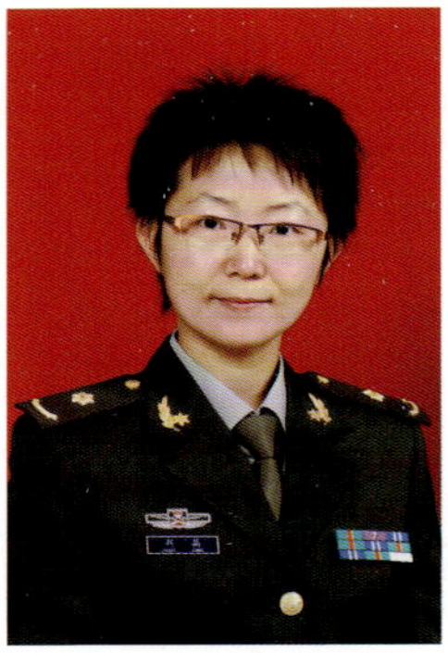

赵 晶

女，1975年5月生，基础部生化教研室副教授，从教十年，获军队教学成果三等奖（列第四），2011年被评为精品课教员，主编、参编教材4部。获陕西省科技进步一等奖（列第三）、中华医学科技三等奖（列第三）、学校“十杰青年”金奖、第六届陕西青年科技奖、第九届陕西青年五四奖章提名奖。任陕西省生化与分生学会理事，全军生化专业委员会委员。

从教格言：

没有最好，只有更好。

教学内容简介

物质代谢的联系与调节

在前面详细地学习了三大代谢基本途径的基础上，本章起到总结提炼和融会贯通的作用，着重引导学员体会两个核心问题：三大代谢相互联系形成网络（即：整体性），代谢网络随着环境而改变（即：动态性）。围绕这两个核心问题，层层展开，通过联系生活实际引起学员的兴趣和共鸣，教学设计着重思路上的引导，落实到分析复杂的实际问题上，使学员学以致用，感悟物质代谢的精妙调控。

教学内容分为四个部分。首先，提炼物质代谢的五大特点，即：整体性、动态性、代谢池、组织器官代谢特异性、能量货币ATP，着重引导学员建立辩证的整体观和发展观，把握物质代谢的核心精髓。其次，总结细胞水平的代谢联系，从能量代谢角度和物质转变角度分析三大营养物（糖、脂肪、蛋白质）的复杂关系。在能量代谢方面，三大营养物都可作为能源，但在特定情况下只使用一种能源以节约其他两种能源，以饱食和饥饿为例进行分析；在物质转变方面，三大营养物在一定程度上相互转变，如：糖和蛋白质可以转变成脂肪，但是脂肪绝大部分不能转变成糖和蛋白质，通过复习前面的知识解释其原因。再次，分析组织水平的代谢联系，以身体主要的器官代谢为线索逐一展开，如：肝是物质代谢的枢纽；心利用多种能源氧化供能；脑利用葡萄糖和酮体供能；肌肉的能源物质是脂酸和肌糖原；成熟红细胞只能进行糖酵解供能；脂肪组织是甘油三酯的储备库；肾可以进行糖异生和酮体生成。最后，学习重点内容代谢调节。高等动物的代谢调节分为三级水平，由神经控制激素分泌，进而调节细胞内的限速酶。限速酶的活性调节有两种方式，一是变构调节，由小分子代谢物结合到酶活性中心以外的部位改变酶构象，从而影响酶活性，目的是维持代谢物和能量的平衡，是基本调节机制；二是化学修饰，由激素引起酶共价连接或者脱去一些基团，从而影响酶活性，目的是快速应变，是应激机制。两种方式互相配合，共同调节代谢变化。

在教学组织上，主要采取提问形式帮助学员回忆前面所学的关键知识点，引导他们总结提炼出规律性的认识。然后学以致用，和学员一起分析进食－饥饿循环中的整体代谢调节，提高对物质代谢动态网络的理解和分析能力。

经验和感悟

十年前，初上讲台的我，原以为只要坚守认真负责的师者本分、怀着朋友般贴心的满腔热情，就足以让我当一名称职的军校教员。我兴奋，每当我迸发出新的教学灵感的时候，我反复推敲怎么把它恰当地付诸实施，常常躺在床上睡不着觉；我激动，每当我第二天要走上讲台的时候，我一遍遍回顾教学内容确认是否已经烂熟于心；我快乐，每当我在课堂上取得了满意的教学效果的时候，学员们那一张张天真纯洁的笑脸和暖人心房的掌声鼓励，让我备课付出的辛苦和疲惫顿时一扫而光；我满足，当学员们学习热情高涨，课后围着我不停地问东问西，展现出自主思考和发散思维的时候，说明启发性教学设计有了回应；我欣慰，当学员们告诉我生化知识不再难学，整体框架清楚有序，而且生动有趣的时候，这真的是送给老师的含金量最高的奖励；我感动，每当我又收获了纯真年轻的友谊的时候，那些情真意切的关心和挂念常常让我幸福满满，久久不能平静。

十年后，现在的我，已经和讲台结下了不解情缘，却发现自己原来只是朝着一个好老师的目标挪了一小步而已。好老师像宽厚的大地，厚德载物，一个“德”字蕴含着深刻的内涵，表里如一的师德，诚实谦逊的品德，关爱他人的道德。我自己做到了吗？我不安，我发自内心地理解我的老师、同事、学生了吗？大多数时候还是从自己的视角出发做事的。好老师像浩翰的江河，时而汹涌澎湃，时而涓涓细流，兼顾专业精深与知识渊博。我自己做到了吗？我汗颜，我眼里只有本专业领域的冰山一角，更何谈专业之间的知识交融呢？大多数时候还是对自己要求不够严格。好老师像伟岸的青松，傲然挺立，骨子里渗透着深厚的人文素养。我自己做到了吗？我惭愧，我自觉地从知识积淀和文化传承的角度认识科学了吗？大多数时候还是功夫没有下足，思考没有到位。好老师像和煦的阳光，温暖明亮，一堂课的启迪可能影响学员未来漫长的人生道路。我自己做到了吗？我无言，我在多大程度上与学员心灵沟通，给予他们良师益友般的关怀了呢？大多数时候还是只顾着忙自己的那摊事。扪心自问，不由得感叹当一名好老师真的很难。

追求教学艺术无止境，吾将上下而求索。

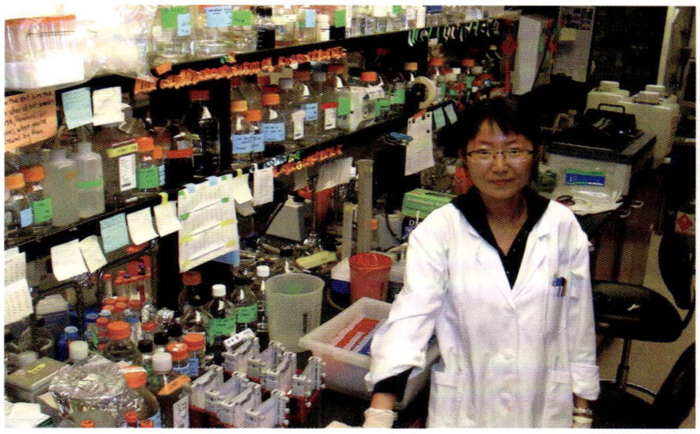
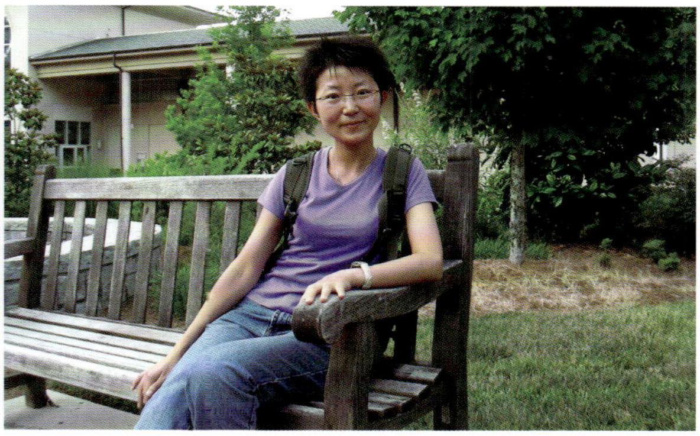

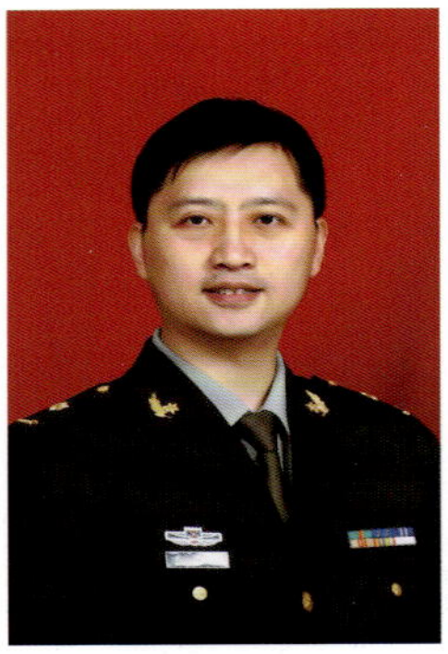

武宇峰

男，1976年9月生，基础部外语教研室讲师，从教13年。参与国家教学成果一等奖子课题一项，发表教学论文10余篇。校内大学英语网络课程及外语学科网站技术负责人。

从教格言：

广泛撒播兴趣的种子，精心培养应用的精英。

教学内容简介

本课的教学内容是《新视野大学英语读写教程》（第三册）第二单元A 课文，Iron and the Effects of Exercise。该课通过列举医学实例分析了运动女性与缺铁性疾病的密切关系，然后提出了一些行之有效的补铁建议，达到了警示女性补铁必要性的目的。课文共包含12段文字，可划分为三个部分：①提出问题；②分析问题；③解决问题。

在开始的导入活动中，设计了两段英文视频，专门提出并解答了两个问题：①女性为什么容易缺铁？②女性缺铁后可能会出现什么症状。通过设问，引导学生结合自己的生活和医学常识进行思考和总结，然后给出英文的医学术语供学生参考。该设计使学生从广义的角度思考，为进一步理解本课的具体内容打下了基础。由于课文中引用了具体的医学实验，故特意介绍了英文医学科研论文的框架模式，然后让学生将文中医学实验的各个步骤填入英文医学科研论文的框架中，达到了激发兴趣、拓展视野、学以致用的良好效果。在课文讲解过程中，对难词、长句和句型采取“解析—举例—造句”的形式强化学生的学习效果。在课程的小结部分，还将文中涉及的医学术语按不同关键词进行分类总结，采取口头翻译的练习形式加深印象巩固学习效果。

通过本课文的学习，实现了三个教学目标：①使学生掌握了文章所表达的观点和知识；②使学生操练并掌握了一些关键英语语汇和语法；③使学生熟悉并掌握了一种常用的作文发展模式，即：Problem—Analysis—Solution模式。

经验和感悟

对任何学生来说，大学英语的学习提高都需要经历和忍受一个相当漫长而又辛苦的过程。他们必须进行大量机械重复的背诵记忆，还要进行广泛的听力、阅读和写作训练，其中的辛苦付出是绝对不容回避的事实。但是，英语的学习也应该是一种愉快的经历。因为在这一过程中，学生们能开拓视野，了解西方文化，增加人文素养，获得英语交际的能力。所以，对英语教师来说，如何激发学生学习英语的兴趣和热情，并使英语的教学过程更生动有效就成为一个至关重要的问题。

要想教学卓有成效，英语教师必须在对教材精深掌握的基础上，根据学生的兴趣和需要进行教学内容的编排和教学形式的设计。具体到本课，就体现为要有相关医学知识的总结和外延，课堂讨论问题的精心设计，英文原声视频的采集和辅助，常规的语言讲解和演练，写作技巧的讲解和演练等重要步骤和内容。

宏观来说，要想做好大学英语教学工作，客观上需要教师最好具备以下素质或能力：①扎实的英语语言功底；②丰富的教学经验和技巧；③广博的人文素养；④精深的网络多媒体技能。作为军医大学的英语教师，甚至还应该在医学英语甚至是军事医学英语方面有足够的底蕴。这些都是时代对我们英语教师的要求和期待，也是我们不断努力的方向。

“精品课程”活动是一个精彩的舞台，使我有幸看到了许多优秀教师的风采，并受益匪浅。“精品课程”活动是一次教学理念的洗礼，触发我们全面思考教学现状，并使以“学”为中心的教学理念深入人心。“精品课程”活动是一次教学质量的飞跃，今天的“课程皆精品”，必然会演化为明天的“学生尽精英”。

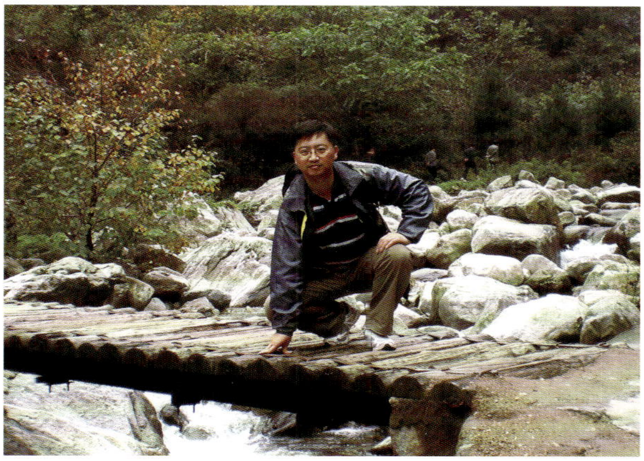

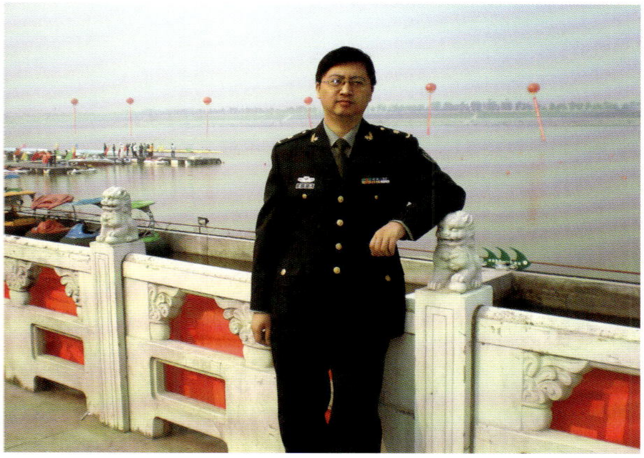

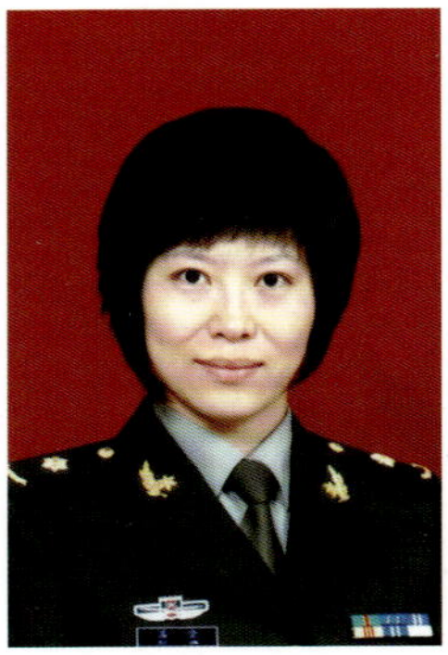

苏 金

女，1978年9月生，基础部生物化学与分子生物学教研室讲师。任讲师两年多来，已承担四年制、五年制、八年制及硕士研究生多轨道的教学任务共计70多学时。曾获国家留学基金研究生项目资助赴美留学一年。2010年获第二届总后院校信息化教学竞赛二等奖；2011年被评为我校第11批精品课教员；目前承担国家自然科学基金一项；在影响因子5以上杂志发表论文2篇。

从教格言：

认真，是为了不愧对教师这个光荣的称号。

教学内容简介

重组DNA技术

一、引言

1. 介绍重组DNA技术的网络公开课

2. 重组DNA技术的概念

3. 重组DNA技术的理论基础

二、 重组DNA技术的基本原理和主要操作步骤

三、 重组DNA技术与医学

四、 工具酶

五、 载体DNA

经验和感悟

一、教学设计

1. 如何引入教学内容

分子生物学属于微观科学，原理十分抽象，如何引入授课内容对于提高学员的学习兴趣至关重要。在教学设计上，依据学员的医学背景，从宏观医学现象出发，引导学员进入微观分子世界探讨分子机制，再回到宏观探讨分子规律的医学意义，能够使枯燥的分子生物学理论变得生动具体。

2. 讲解方式

英国科学家波普尔说:“科学始于问题”。采用创造问题情景和逐步启发的授课方式，不仅可以增强学员主动思考的意识，还可以提高学员分析和解决问题的能力。例如，针对重组DNA技术这章内容，首先提出如何分离单基因这一问题，然后和学员共同讨论基因的特征，最后通过逐步推导的方式讲解分离基因的策略。

二、教学手段

1. 课堂教学

在教学手段上，充分利用多种信息化手段。课堂上，以多媒体课件为主要手段，通过生动的图像、动画和视频演示来讲解抽象的分子生物学原理。

2. 课后教学

利用学科专业网站上传各种教学资源，包括电子课件和教学视频，供学员课前预习、课后复习；为学员提供分子生物学新理论、新技术的相关专题讲座，拓展学员的知识面；上传国外名校网络公开课的视频和讲稿，使学员足不出户就能聆听世界顶级教授的授课，加强专业外语的掌握。

3. 学员自主学习

课堂布置讨论题目或鼓励学员围绕所学知识自主选题，然后通过组织讨论课的形式，使学员登台演讲，能够提高学员自主运用各种信息化手段学习的能力。

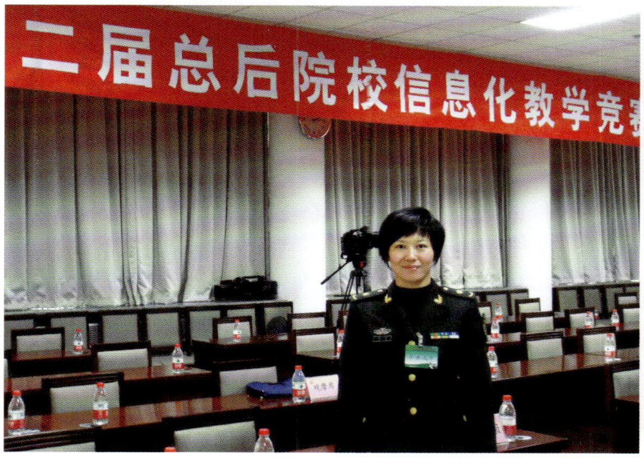
二届总后院校信息化教学竞赛

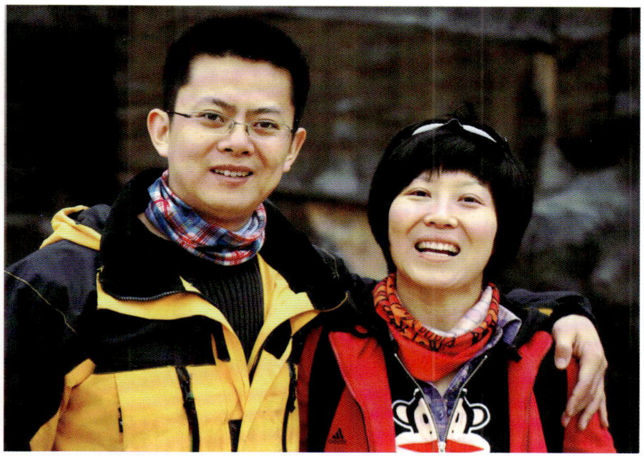

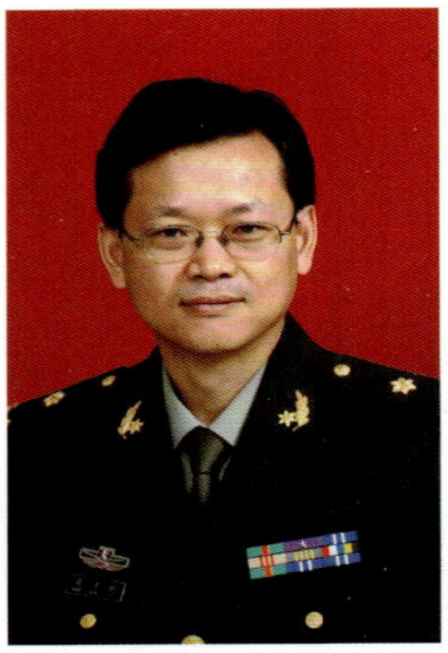

蒋建利

男，1969年7月生，基础部细胞生物学教研室副主任、教授、博士生导师，从教15年。从事肿瘤细胞生物学和细胞工程教学和研究。现任陕西省细胞生物学会理事，中国抗癌协会肿瘤标志委员会委员，中国药学会生化与生物技术药物专委会秘书长。曾获总后勤部军队院校育才奖银奖，陕西省青年科技奖，校级教学成果二等奖。

从教格言：

"学然后知不足，教然后知困。故曰教学相长也。"

教学内容简介

本课讲解的主要内容包括细胞核的概念、一般概述、核膜的基本结构和功能，染色质和染色体的基本结构，重点内容为核孔复合体的结构和功能，染色质和染色体基本结构。通过本课的讲解，学员能够阐述细胞核的基本概念，能够阐述核膜的结构和功能，区分染色质和染色体主要特征，阐述其基本结构。

细胞核是真核细胞中双层膜单位组成的最大的最重要的细胞器，包括核膜、染色质、核纤层、核仁、核骨架等部分，是遗传物质储存、复制和转录的场所，是细胞生命活动的控制中心。原核细胞也有遗传物质，但其DNA位于细胞的局部区域，没有核膜包裹，称为拟核。

核膜又称核被膜，主要组成成分包括蛋白质和脂类，含有少量DNA和RNA，这是区别于其他膜成分的特点。核膜是双层膜结构，细胞内还有线粒体为双层膜结构细胞器。核膜包括外核膜、内核膜和膜间隙，外核膜和内质网膜相延续，所以膜间隙也与内质网腔相延续。外核膜上也有核糖体附着，所以也具有蛋白质合成功能。

核膜上有核孔，核孔不是简单的孔隙，而是复杂的蛋白质复合结构，称为核孔复合体。核孔复合体是由胞质环、核质环、中央栓、辐和附在各结构上的细纤维丝所组成的。目前研究发现整个核孔复合体由30余种蛋白质所组成。核孔复合体的主要功能是构成核、质之间双向运输的亲水通道。运输的物质包括入核的DNA复制、RNA转录酶类等，组蛋白、核糖体蛋白等，出核的核糖体亚单位，成熟RNA等。上述物质出入细胞核是主动的运输过程，基本运输机制包括核转运受体、核定位信号。此处用动画演示核孔复合体对物质的运输过程。

核内膜内面附着一层电子密度高的网状纤维结构，称为核纤层，是由核纤层蛋白组成，主要功能是：①核膜支架，稳定核形及核膜孔；②染色质附着点；③参与细胞核周期性解聚和重建。

染色质和染色体是遗传物质在细胞内同一物质不同细胞阶段存在的不同形式，由DNA和组蛋白组成。组蛋白包括五种，具有保守性，非组蛋白含量少但种类多，对遗传物质的复制表达具有调节作用。染色质依据其染色深浅、组成特性、转录活性等分为常染色质和异染色质。异染色质又分为结构异染色质和兼性异染色质。在此还讨论一下兼性异染色质在医学实践中的应用价值。

本次课留下一个问题帮助学员预习下一次课：人二倍体细胞染色质DNA分子总长度达~2米，高等动物细胞核直径一般仅为5~10m，染色质和染色体如何组装压缩才能容纳在细胞核内？

经验和感悟

我走上三尺讲台也已经有十五个年头了。最初刚刚毕业担任教研室的助教，也只是协助教授、讲师们完成理论课的教学，最多承担几节实验小课。那时虽然学员们都尊称自己为一名教员，但除了肃然严谨起来的一举一动，对教学的一切还都懵懂无知。在随后的日子里，在教学工作的一点一滴中，深切体会到教师的崇高和不简单，也深刻体会到心中那份责任和重担。如今我一步步也由助教、讲师、副教授、教授走来，尤其是学校实施精品战略，确定建设国际先进的研究型军医大学的发展目标以来，对如何成为一名合格教员和精品教员有了深刻的理解和体会。

一、教书先育人

现在的时代是一个经济大发展、思想大开放、信息大流通的复杂多变的时代。年轻人的思想很活跃、很创新，也很不稳定。社会上实用主义、拜金主义、个人主义、急功近利等思想倾向很容易从思想上深刻地影响他们。作为军校学员、作为将来的医务工作者，这些思想无疑是有害的，严重影响他们将来为军服务的理念和医疗科研工作道德操守。因此从一开始就应该将思想道德教育贯穿到每一门课程、每一个课时的教学当中。例如，在讲到干细胞研究的内容时，我就将韩国科学家黄禹锡研究论文弄虚作假，从"pride of Korea"蜕变为"liar and cheater"作为典型例证，向学员阐明一切人类科学活动的伦理原则：客观公正性原则和公众利益优先原则。

二、育人先正己

西汉扬雄在《法言》中说："师者，从之模范也。" 教员就是学员的模范，从操守上、品德上、学识上都要做到让学员"信而从之，仰而向之"。这就给老师提出了很高的要求。一桶水和一碗水的关系是教与学最好的比喻。每一节课只有短短四十分钟，可备课会花上数周甚至数月的时间。为了补充学科前沿的新进展，还应时刻关注和阅读大量新文献，时间就无法计算了。如果斤斤计较所谓的加班费和报酬，就很难承担教师的职责，更不用说成为精品教员了。创新也是一个合格教员和精品教员必备的素质。正像养育孩子的年轻父母一样，学员的成长也伴随着教员的成长，或者说学员的成长最终促成了教员的成长。一个不断努力向学员学习，为学员学习的教员必将成为精品教员。

三、精品育精英

实施精品战略，建设国际先进的研究型军医大学是我校的办学思路。"创精品，育精英"是我校鲜明的办学特色。如何育精英是每一位教员都要思考的问题。在细胞生物学讨论课上，我经常和学员一起探讨当代精英人才的标准以及如何成长为精英人才的问题，并引导他们注重培养学术思想的创新性，学习方法的开放性，自主学习的主动性。在课程教学中通过介绍经典知识形成的过程性，学科前沿进展的持续性，结合本学科、本教研室或本人的科研历程和工作进展，生动而深入地阐述上述三性在精英人才成长过程中的重要性。同时也希望和同学们一起为了共同的目标而成长、成才。

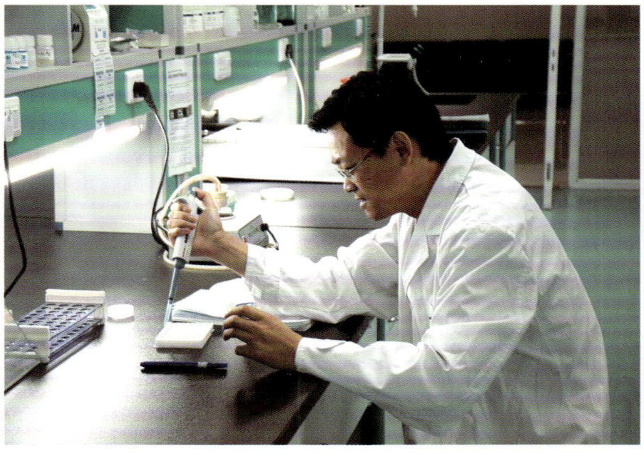

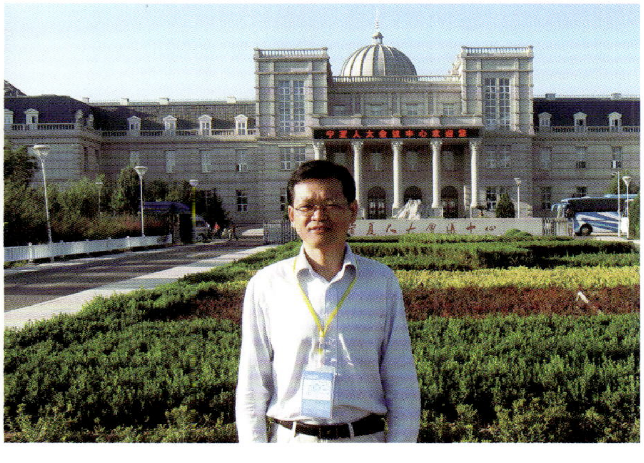

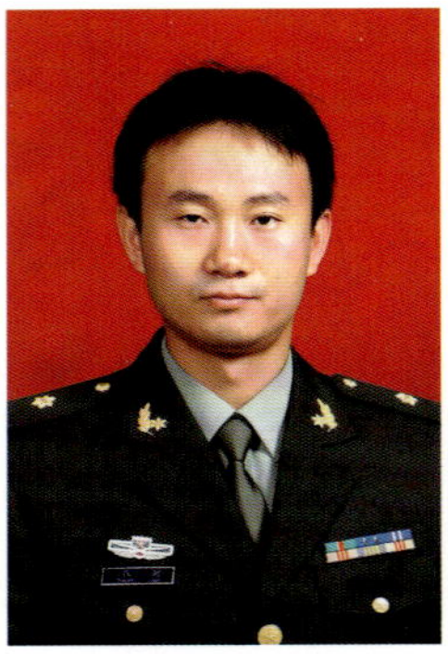

张 瑞

男，1978年2月生，生物化学与分子生物学教研室副教授。从教5年，共计授课近300学时。发表教学论文3篇，组织完成本科生课外科研项目2项。承担国家自然科学基金项目1项，以第一作者或共同通讯作者发表SCI收录研究论文5篇。

教学格言：

没有学不会的学生，只有教不好的老师。

教学内容简介

DNA损伤（突变）与修复

DNA损伤与修复内容的学习是在完成DNA生物合成（DNA复制）全部课程的基础上进行的总结课、复习课。首先，以DNA-polI的生物学功能为切入点，提出思考问题：DNA复制严格遵循A-T、G-C的碱基互补原则，为什么还有错配的时候？引出“3W”，即What？什么是DNA损伤和修复。Who？是什么因素导致了DNA损伤，又是什么机制产生了针对损伤的修复。How？各种因素是如何导致DNA损伤的，DNA损伤的修复机制又是如何对损伤的DNA进行修复的。

DNA损伤与修复的过程是一对矛盾的统一体，让我们辩证的分析DNA损伤与修复的关系。首先，突变是某些疾病的发病基础。例如单基因遗传病、复杂性遗传病和复杂性恶性增生性疾病都与DNA损伤有关，这样的突变危害人类健康。但同时，突变也是进化的分子基础。DNA复制的基本规律决定了遗传物质的稳定性，对于物种的繁衍和维持至关重要，但是稳定意味着“保守”，这将阻碍生命体的进化过程！漫长的生物进化史向我们展现的是物种的多样性，在这一现象背后的原因是什么？遗传物质的相对不稳定性“突变”或称之为“DNA损伤”决定了这一变化。

而引发DNA损伤（突变）的因素及其作用机制又是如何呢？体内最常见的DNA损伤方式是自发性突变。可能产生碱基的异构互变、碱基的脱氨基作用、脱嘌呤与脱嘧啶，以及碱基修饰与链断裂。但是由于突变概率小，加之体内自身存在的DNA损伤修复机制，我们很难察觉到DNA损伤后所产生的生物学效应，即基因表型变化。但是，如果突变的数量和质量加大的话，会是如何的一种情况呢？譬如物理因素引起的突变（举例：日光浴、切尔诺贝利核电站事件、福岛核爆）、化学因素引起的突变（举例：化学致癌剂、化工原料、无机物）和生物因素引起的突变（举例：RNA病毒的逆转录功能）。

那么，DNA损伤的具体分子类型又有哪些呢？①DNA分子中单个核苷酸位点的替代突变（举例：Ras-Raf-MAPK信号通路持续活化的原因和镰刀状贫血的病因）。②缺失、插入、框移突变（举例：着色性干皮病的基因突变分析）。③重组或重排（举例费城染色体、地中海式贫血）。④DNA拷贝数的增加（举例：受体酪氨酸激酶HER2在肿瘤中的高表达）。

DNA损伤的类型和机制如此众多，那么机体又有哪些应对机制呢？机体针对DNA损伤程度的不同，会采取不同的修复机制进行自我拯救，以确保遗传物质的完整和表型的稳定。①、直接修复。光化酶在植物中，能够在不消耗能量ATP的前提下完成对T-T（胸腺嘧啶二聚体）解除的修复作用。②切除修复。这是着色性干皮病（XP，xeroderma pigmentosus）相关基因XPA、XPB等在DNA损伤修复中发挥得主要功能。而DNA聚合酶I（DNA pol-I）在DNA损伤修复中的校读功能和DNA连接酶（DNA ligase）对DNA断片段的链接作用在此也发挥着重要的作用。③重组修复。当DNA损伤的信息集中在DNA分子的某一片段局部，机体可能通过同源重组（homologous recombination）的方式将同源的未发生DNA损伤的DNA片段在同源重组酶（Recombinase）的作用下交换给携带错误遗传信息的DNA分子，实现重组修复的过程。④、SOS修复是机体内最“无可奈何”的DNA损伤修复方式。虽然修复速度快，但是消耗大量能量。同时，修复后的DNA分子中保留了众多错误的遗传信息，无法对发生DNA损伤的脱氧核酸链区域进行真正意义上的有效修复。

经验和感悟

在我的求学经历中，曾经遇到过这样一件真实的事情。一名医学院校的本科学生由于没有充分掌握基础医学课程学习的方法，加之自身对待学习的态度并不是很端正，在学期末的分子生物学考试中仅以3分的微弱优势跨过了60分的及格线，勉强通过了考核。而十年后，这个学生却站在了分子生物学课堂的讲台上，面对一批又一批新生开始讲述分子生物学的发展历程和众多与之相关的自然科学知识。这个学生就是我本人，一名分子生物学专业的普通科研人员。

回想起自己的学习历程，重新去审视“教”与“学”在整个教学过程中的发展与变化。我们不得不承认现在的教材、教具较十多年前有了巨大的改进。即便是像分子生物学这样一门抽象、知识点零散、新概念众多的课程，学生们依然可以借助多媒体、视频、动画及有效的记忆法去深刻理解并掌握这门课程中的主要知识点。但始终没有发生变化的是教师与学生这对主导与主体之间的关系。我想，无限的激情和大量的知识储备是一名高校教师应对课堂教学所应具有的最基本要求。而在做好最充分备课和最精细的课堂教学设计之外，教师——教学过程中的主导角色，更应通过充分展示其个性与特点去吸引学生。利用有限的教学时间尽最大可能去激发学生对自然科学现象的兴趣，唤醒学生对自然世界真善美的追求，鼓励学生充分利用在大学期间所学习到的知识和技能去探索自然世界的奥秘，呈现出生命现象背后最真实的未知本质。这才是我们高校教师上好每堂课最希望达到的目的。

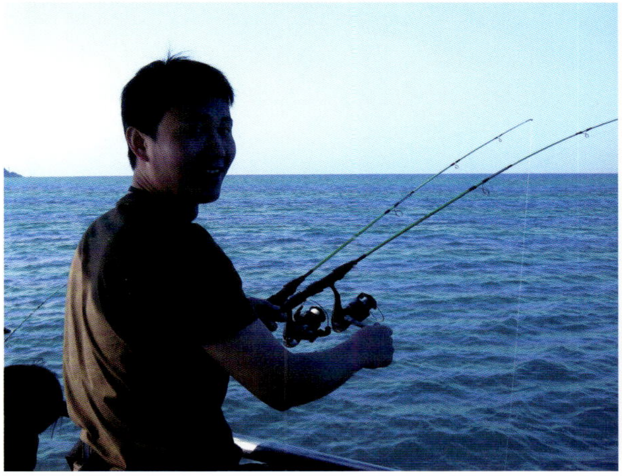

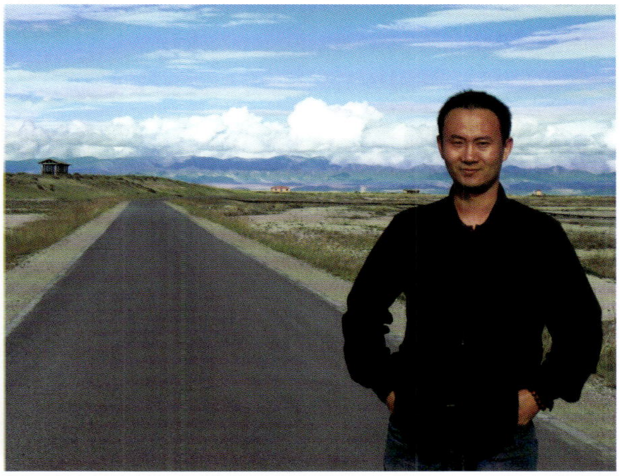

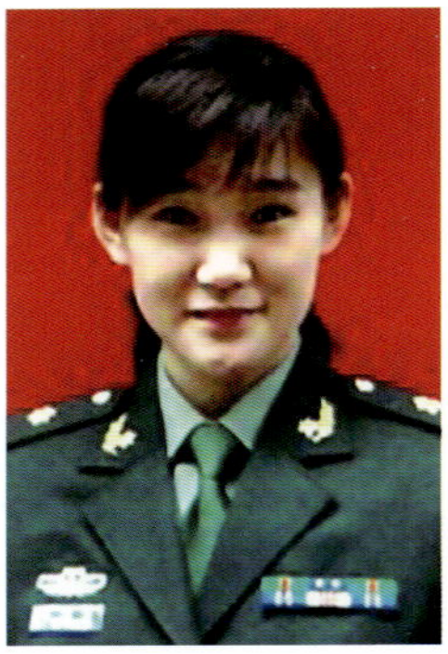

李英辉

女，1975年6月出生，基础部微生物学与病原生物教研室，讲师，从教10年。多次担任教学组长，获得学校教学先进个人2次，校级教学成果三等奖1项，参编教材1部。2008年赴川参加抗震救灾获学校嘉奖。

从教格言：

教而不思则罔，思而不教则殆。

教学内容简介

本次课授课的内容为《医学寄生虫》的钩虫和旋毛虫，授课对象为2008级五年制临床专业学员。钩虫（hookworm）是钩口科线虫的统称。寄生人体的钩虫主要为十二指肠钩口线虫和美洲板口线虫。以海南和五指山的秀美风光图片引出海南是全国钩虫感染率最高的省份，然后讲述钩虫的感染概况，继而提出钩虫感染致贫血和上消化道出血的病例和相关问题，引起学员关注并且带着问题进行后续的学习。钩虫的形态学部分讲述成虫、幼虫、虫卵三个时期的形态特征，强调钩虫的感染阶段为其幼虫的丝状蚴阶段。钩虫生活史的基本环节：寄生部位：小肠；排出途径：虫卵随粪便排出体外；外界发育：土壤；感染方式：丝状蚴经皮肤主动侵入人体；移行途径：右心、肺等。钩虫的致病阶段为幼虫和成虫，并以成虫为主。幼虫致病时患者会出现钩蚴性皮炎和钩蚴性肺炎。成虫致病是钩虫最重要的危害，而贫血是钩虫致病最主要的表现。病原学检查是确诊钩虫病的重要依据，并和学员进行病例分析，启发学员回答相关问题。钩虫防治除了要治疗患者以消灭传染源外还要加强卫生宣传教育和易感者进行个人防护。

旋毛形线虫（Trichinella spiralis）简称旋毛虫，所引起的旋毛虫病是重要的人兽共患寄生虫病和食物源性寄生虫病。欧美发病率较高，在我国广泛亦流行。首先提出旋毛虫感染导致严重旋毛虫脑病病例和相关问题。旋毛虫是消化道最小线虫，成虫直接产生幼虫是显著特点，幼虫寄生在宿主的横纹肌内，在旋毛虫生活史过程中，成虫和幼虫可同时寄生于同一宿主体内，人既可以做终宿主，也可以做中间宿主，无外界自由生活阶段，但完成生活史必须更换宿主，所以旋毛虫也属生物源性蠕虫。旋毛虫致病阶段以幼虫为主，需要重视的是可能会出现严重的脑旋毛虫病。结合病例，在旋毛虫诊断过程中要注意询问患者的流行病学史，其病原学检查阳性率低，所以免疫学检查对早期诊断旋毛虫病非常重要。旋毛虫病是我国云南省最严重的人兽共患寄生虫病，和当地少数民族吃生猪肉的习惯有关。因此，旋毛虫病的防治以改变饮食习惯的预防为主。

经验和感悟

一、教无定法，贵要得法。

每一堂课都有规定的教学任务和目标要求。所谓“教学有法，但无定法”，我会随着教学内容的变化，教学对象的变化，教学设备的变化，相对灵活应用教学方法。“教无定法，贵要得法”。只要能激发学生的学习兴趣，提高学生的学习积极性，有助于学生思维能力的培养，有利于所学知识的掌握和运用，都是好的教学方法。同时，我认为每一节课都是新的开始，不会因为这个课在另一个专业层次刚讲过不久，或者这个课在同专业层次刚刚讲过，而疏于思考或者倦怠，而不去认真准备，而是要更加积极思考刚刚过去的教学内容，自己是不是很好的教授了知识点，是不是很好的掌控了课堂进程，是不是抓住了学生的兴趣，这些问题要反复问自己。当新的一节课开始的时候会注意在自己疏漏的地方加强起来，真正一次好于一次，一次强于一次，而不是炒冷饭的不思进取。著名医学家裘法祖曾说：“做人要知足，做事要不知足，做学问要知不足”。而这样的进取正是我快乐的源泉，这使得我能在教学工作中寻找快乐，并在快乐中感悟生活。

二、师生互动，教学相长。

《礼记·学记》讲到“故学然后知不足，教然后知困。知不足，然后能自反也；知困，然后能自强也。故曰：教学相长也。”意思是说教学过程中教师、学生相互学习，不但学生得到进步，教师自己也得到提高。“we are not only teachers，But also tutors.”教师要做学生的向导（guide），对学生引导（lead）、指导（direct）、教导（teach）、疏导（dredge）、倡导（propose）、诱导（Induce），而非仅是单向传输、灌注知识，学生也绝不是消极与被动接收知识的容器。教师应该拓宽视野，联系相关，启迪思维，倡导质疑。教师应该不讲不教学生也会的知识，不讲教了也不会的知识，要讲教了能会而且有用的知识。不仅教知识，更要教方法；不仅让学生学会，更要让学生会学。希望通过自己的努力成为“魅力教学型”教员，即能够充分调动学生自觉主动学习积极性，师生互动，同步思维，探究问题，培养科学创新能力。

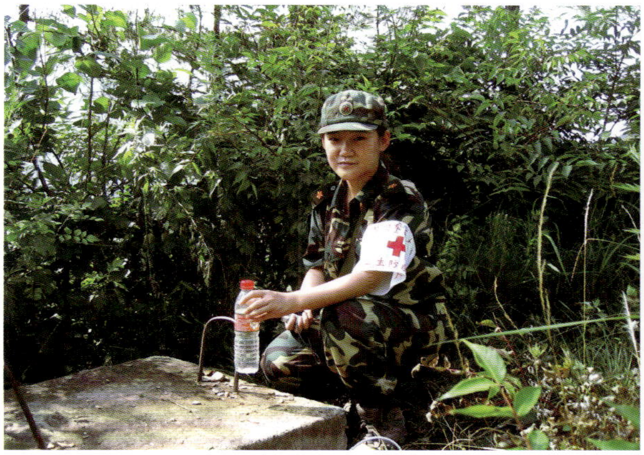

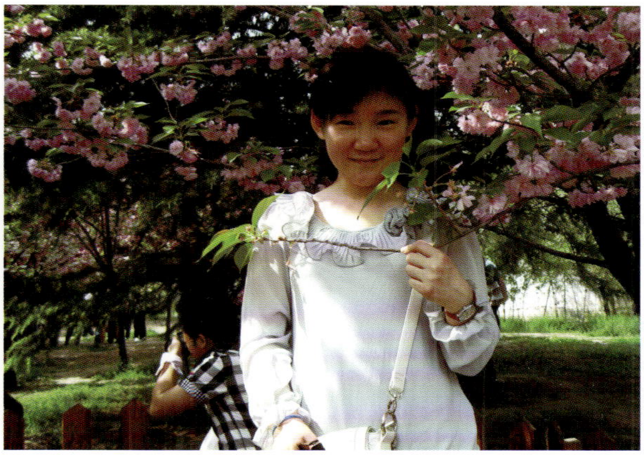

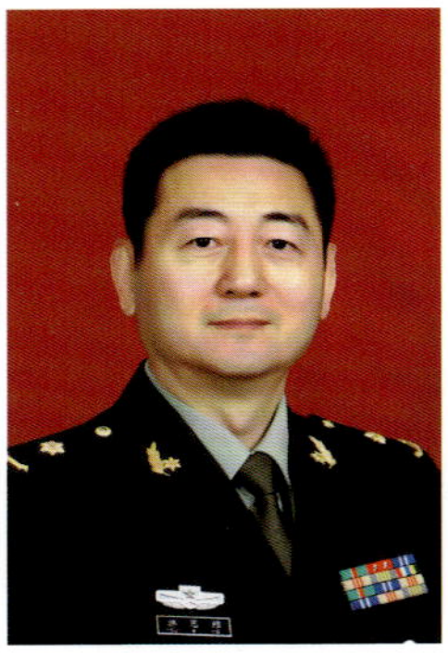

游思维

男，1956年1月生。基础部神经生物学教研室教授、博士生导师，从事神经外科学、人体解剖学和神经生物学教学工作近30年；获第一军医大学优秀教师、第四军医大学教学先进个人及总后勤部军队院校育才奖“银奖”。担任国际神经修复学会理事、中国神经科学学会第三届科普工作委员会副主任及第四届发育衰老与再生分会常务委员、解放军第九届医学科学技术委员会解剖学与组织胚胎学专业委员会委员、陕西省解剖学会副理事长、四医大学位评定委员会基础一分会委员、成都军区昆明总医院客座教授，多家国内、外学术期刊编委及审稿专家。

从教格言：

己所不欲，勿施于人。

教学内容简介

本课程用辩证唯物主义自然观讲授中枢神经再生研究的百年历程。

辩证唯物主义自然观为科学与技术提供了世界观、认识论、方法论与价值论的理论前提。唯物辩证法的核心是对立统一法则，即矛盾存在于一切事物的过程中，贯串于一切过程的始终，因此要善于去观察和分析各种事物的矛盾的运动，指出解决矛盾的方法。

诺贝尔奖得主、神经解剖学家Cajal在19世纪初，对中枢神经再生进行了开拓性研究。他发现成年哺乳动物周围神经损伤后具有活跃再生能力，而中枢神经损伤后却难以再生。因此得出“一旦发育结束，中枢神经元突起的生长再生能力将永远丧失”的推论。

问题一：Cajal中枢神经不能再生的论断是正确的吗？剖析Cajal中枢神经不能再生现象的发生条件，发现中枢神经实为难以自发再生，那么用什么方法可以诱发其再生呢？加拿大Aguayo用新型神经束路追踪技术，证明中枢神经元的损伤轴突可被移植的周围神经所诱发再生，从而推翻了Cajal中枢神经不能再生的论断，开始了中枢神经再生研究的新纪元。

问题二：Cajal对现象的观察是正确的，为何做出错误论断？错误的本质是什么？启发学员根据洞察力的“发现事实和逻辑推理”的两大要素，解析Cajal在尚未证明成年哺乳类中枢神经能否被诱发再生之时，就将中枢神经不能自发再生的事实过度推论为中枢神经不可再生。因此，要科技创新，既不能过度崇拜权威（Cajal语），也不能过度迷信所谓的科学论断（鞠躬语）。

问题三：成年哺乳动物中枢神经系统微环境究竟为何阻碍轴突再生？从组织学角度分析中枢神经和周围神经微环境的差异主要在于构成轴突的髓鞘细胞的不同。周围雪旺细胞能够分泌多种神经营养因子和细胞黏附因子，形成的板层结构有利于引导轴突生长及定向，因此具有促进轴突再生的作用；而中枢少突胶质细胞不具备上述作用。

问题四：中枢神经系统缺乏正性营养因子的促进作用是中枢神经不能自发再生的唯一原因吗？瑞士苏黎世大学Schwab经过系列研究发现，中枢神经系统内存在髓鞘相关抑制因子。然而，尽管用特异性抗体除掉了主要抑制分子，仍只有小部分损伤神经能够再生。

问题五：外部不适宜的微环境是决定轴突能否再生的唯一因素吗？美国麻省理工学院的Schneider随后证实，中枢神经元的再生潜能是由内在因素决定、并由特定基因调控的。由此，中枢神经再生的研究历程，印证了唯物辩证法有关“外因是变化的条件，内因是变化的根据，外因通过内因而起作用”的阐述。

辩证唯物主义自然观按其本质来说，是批判的、革命的，而不是僵化、保守的。在自然科学飞速发展的现时代，它必然会以科学的新成果和自然界的新问题来进一步丰富和发展它的观点。

经验和感悟

中国著名核物理学家钱学森呼吁，我们一定要培养会动脑筋，具有非凡创造能力的人才。但他“想到中国长远发展的事情，忧虑的就是这一点。现在中国没有完全发展起来，一个重要原因是没有一所大学能够按照培养科学技术发明创造人才的模式去办学，没有自己独特的创新的东西，老是冒不出杰出人才”。虽说中国被SCI收录的科技论文在数量上已仅次于美国而位居全球第二，但这些论文大多在创新程度上还不算很高。如果我们不从本科生抓起，中国在科技创新上，又谈何赶超美国呢？

我自己是在地方大学接受的五年医学本科教育。对于上大课，印象最深的就是经常逃课，尤其是临床课。因为不少老师备课是将教科书上的内容手抄、甚至直接复印在投影膜上。授课时，老师将投影膜上密密麻麻的文字用投影仪投射到荧屏上演示给学生，然后站在大教室讲台上，像小学生背书一样大声背诵教科书的内容。那时学生们也不记笔记，都是随着老师的授课用笔勾画教科书上的相关内容，划到的都是老师讲过的，也是将来要考的。这样的课，不上也罢，反正最后好的考试成绩都是靠死记硬背下功夫得来的。同学们在一起聊天，经常会拿这些老师的授课当笑柄开涮。我记得，当我以很高的分数从医科大学毕业的时候，父亲笑着说了一句："你在科研能力的培养上还是零分。"

多年后，昔日的学生成了老师。我应该怀着什么样的教学理念和方式去面对自己的学生呢？中国古代思想家教育家孔子有句名言：己所不欲，勿施于人。也就是说，当同学们已经摆脱了高考的束缚跨入大学的校门后，如果依旧接受着那种死记硬背、填鸭式的授课，作为大学教师的我可是罪责难逃的。

在五年制和八年制本科生的《神经科学基础》的教学中，我的授课内容是介绍中枢神经损伤后再生的研究进展。最省心省力的教法，就是把一百年的相关进展整理成课件，然后从头到尾、劈头盖脸地灌输给学生。然而，这种"己所不欲"的授课理念和方式，强行"施于"我们的学生，能让大家接受吗？教学的效果能好得了吗？因此，我尝试将自己在多年的政治理论学习中掌握的辩证唯物主义自然观，融入了授课内容，以马克思主义的哲学思想讨论自然科学，取授课题目为《探索中枢神经再生奥秘的哲学历程》。

在具体授课过程中，我以对立统一法则为主线展开，讲授并讨论中枢神经不能自发再生机制的研究历程。在教学方法上，我着力体现学员在学习中的主体地位，注重师生互动式的启发与讨论，用渐次深入的五个核心问题，启发学生有逻辑、有条理地分析中枢神经难以自发再生现象的外因和内因。在教学手段上，以多媒体为主，灵活辅以英语和案例式教学。同学们反映，如此授课，我们不但用科学的范例重温并牢记了唯物辩证法，也懂得用辩证唯物主义的法则指导科学研究。

我们教研室主任鞠躬院士在反思了自己50多年的从教生涯后指出：'只教学生知识，不教学生研究知识，学生不能通过教师学到创新思维和洞察力，那么再好的教师充其量也就是个好的教书匠。"我将继续努力思考，争取永不作让学生们生厌的教书匠。

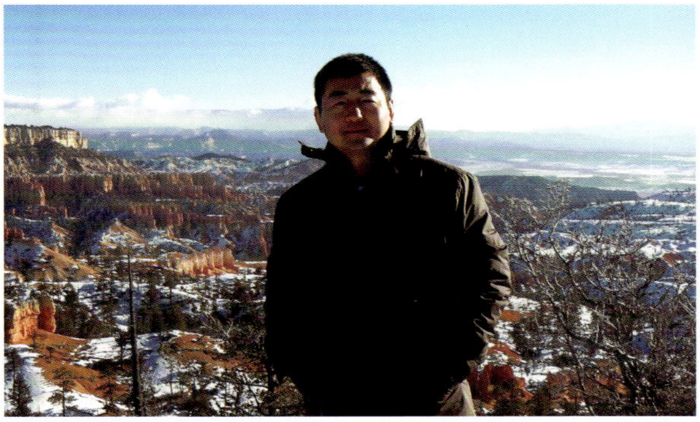

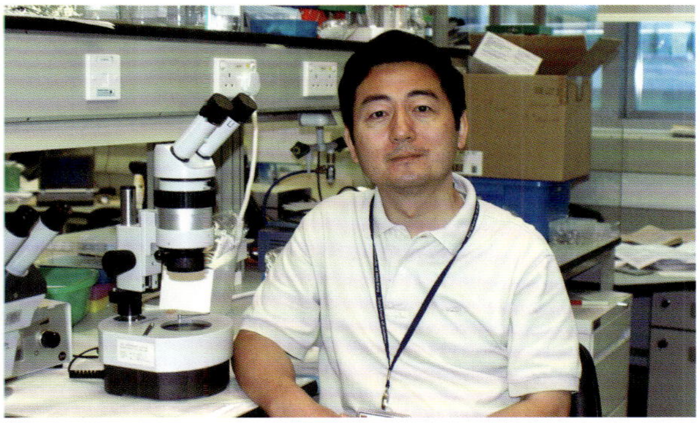

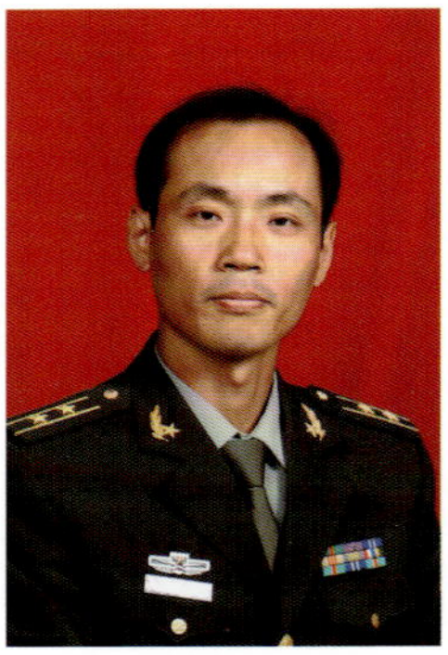

张 刚

男，1974年11月生，1998年7月从西安陆军学院本科毕业，2007年1月从国防大学硕士研究生毕业。现为军事预防医学系军事教研室副主任，副教授资格，从教13年。主要负责《后勤防卫》、《外（台）军知识》等5门课程的教学，年均授课400学时。参研课题4项，主编、参编教材9部，发表论文60多篇。2006年，被评为《军事学术》“优秀作者”、国防大学“优秀学员”和“学习成才标兵”。

教学格言：

养不教，父之过；教不严，师之惰。

教学内容简介

在信息化条件下局部战争中，军队后勤的作用越来越大，后勤系统已成为双方重点打击的首选目标之一。知彼知己，方能百战不殆。为了使我军后勤在未来战争中处于不败之地，有必要了解外军打击后勤的基本观点和手段。

一、外军打击后勤的基本观点

1. 军队后勤是敌对双方相互打击的重要目标。外军认为：“由于后勤是国家经济和军队之间的桥梁，因而它是交战双方力图摧毁和控制的主要目标。”

2. 打击对方后勤是取得胜利最可靠的重要途径之一 。外军认为，“敌方后勤”防护力最差、装备最劣、力量最弱。一旦突破敌方前沿战斗部队的防御，进攻部队应深入敌后方地域，消灭其司令部、战斗支援部队和后勤支援部队。

3. 实施纵深火力遮断是打击对方后勤的有效方法 。外军认为：“火力可以提供摧毁力。它是摧毁敌人的作战能力与意志所必不可缺少的。”

4. 特种作战能够加快打击对方后勤的战斗进程。外军非常注重使用特种部队进行特种作战，特种作战的特点是：反应迅速、行动诡秘、作战效率高。未来信息化条件下， 特种作战可应用于特种侦察、实施战场目标引导、组织营救、反恐怖主义和打击敌后勤目标等各种场合。

二、外军打击后勤的基本手段

1. 高技术侦察监视的威胁。外军认为：“观察战场是打赢战斗的第一步。”而且外军特别注重立体侦察，就是地面、海上和空中侦察同时进行。

2. 核化生武器的威胁。外军认为：在“核均势”条件下，打常规战争的可能性增大了，但对它国正在加强核军备不能忽视，因此，不能完全排除核战争的可能性，不能放松核战争的准备。

3. 航空兵火力袭击。航空兵火力对陆战、海战战场构成巨大威胁。外军在战斗中特别强调使用航空兵和各种火器实施纵深攻击和纵深火力遮断，以攻击敌人的地面部队、交通线、指挥所和战斗补给品等目标。

4. 敌“软杀伤”手段的威胁。“软杀伤”手段实际上是指信息战手段，主要包括电子侦察、电子干扰、计算机病毒和心理战等手段。

5. 炮兵火力袭击。炮兵的主要包括压制火炮和地地战术导弹，压制火炮主要有迫击炮、火箭炮和榴弹炮等。外军非常注重实用炮兵火力袭击敌指挥与通信机构、后勤设施，并以部分炮兵实施战术遮断袭击。

6. 机动部队的渗透袭击。机动部队可能由机械化部队、空中机动部队和非正规部队组成，他们单独行动或组成空地一体的部队。主要攻击目标包括后勤部队、指挥系统和交通枢纽等。攻击原则包括：小群渗透、注重夜战、利用地形、出奇制胜和快打快撤。

7. 战术空降兵袭击。空降兵是以降落伞和陆战兵器为基本装备，航空器为输送工具，主要遂行伞降和机降作战任务的空军兵种。空降兵主要任务：占领重要目标，瘫痪军队指挥系统，破坏后勤。

8. 特种作战部队的袭击。外军认为，具有独创精神的特种作战，能够直接和间接地攻击常规行动难以达到的敌人的重心。特种作战通常在敌后方地域或无常规机动部队的其他地区的纵深实施，任务是：实施直接战斗、特种侦察、巡逻与遮断。

多数军医大学的学员认为，军事课程不重要，只要考核过关就可以了。因此，对于军事教员来说，必须从多方面入手提高授课水平，引导和吸引学员认真听讲，逐渐重视军事课程。

经验和感悟

首先，严格课堂纪律。人都有惰性，军校学员也不例外。军事课程的课堂上，必须严格课堂纪律，保持秩序井然。师生见面会上，教学组长必须提出具体的要求，禁止学员出现课堂违纪问题，高度重视本门课程。尤其是向学员明确考核要求，这是学员最关心的问题。明确严格执行教考分离制度，明确在考试前不会划重点，明确考试没有作弊的可能，明确严禁在考试后找教员说情。告诉学员，要在考试中取得好成绩，只有平时认真听讲，认真学习，没有其他捷径。

其次，注重教学互动。除了严格要求之外，教员必须注重调节课堂气氛，开展教学互动，提高学员的学习兴趣。教员在备课时，就应该设计好互动的时机和方法。课前应安排提问环节，随机提问上次课预留的思考题，检查学员学习和复习的情况。课中应设置讨论环节，讨论的问题应该有针对性，能够吸引学员的兴趣，能够启发学员的思维，既要有主动的学员发言，还要随机抽点学员发言，从而调动大家参与课堂讨论。课后要布置思考题和留出提问时间，鼓励学员向教员提问，及时消除学员心中的疑问，提高学员学习的主动性。

第三，多讲经典战例。军事理论课授课过程中，讲解经典战例很重要，因为战例具有生动的过程，能够吸引学员，有助于学员对理论知识的理解。军事教员在备课时，应该设计好经典战例的讲解，每次课设计1~2个经典战例为宜，其中1个战例详解，1个战例略讲。选择战例应注重经典性和针对性，学员听完之后会有深刻的印象。比如在《联合作战基础》课程讲解联合作战定义的时候可以举美军击毙本·拉登的战例，这个战例很经典，学员很感兴趣。

学校开展“精品课程”活动意义重大，体现出对教学的高度重视。我们军事教研室是教学型的科室，以教学工作为主，自然更加欢迎和支持“精品课程”活动。教员的水平很大程度体现在“教”字上，教得好的教员应该得到认可，评选“精品课教员”就是一种非常好的做法。

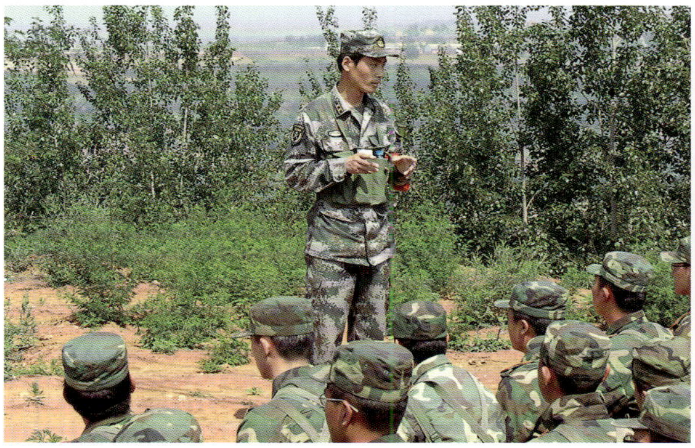

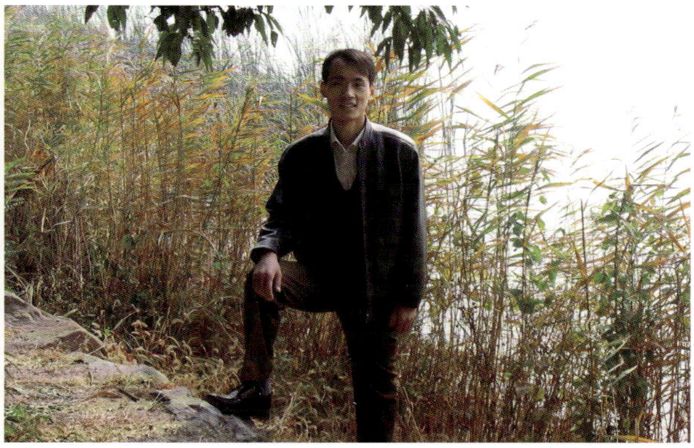

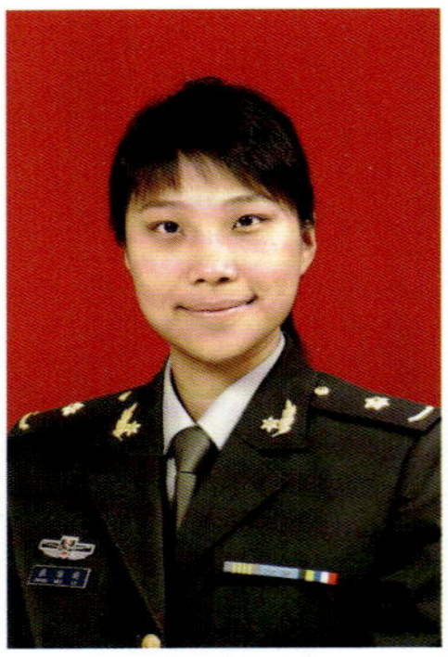

张维璐

女，1981年5月生，军事预防医学院军队流行病学教研室助教，从教3年。在教研室工作期间，负责科室网络课程的建设与维护。参编教材2部，发表教学论文2篇。

从教格言：

驰骋三尺讲台，用心播撒阳光；安居斗室之中，喜得桃李芬芳。

教学内容简介

本次课讲授的题目是突发公共卫生事件应对策略和措施，内容分两大部分展开：突发公共卫生事件概述；突发公共卫生事件应对。

导入新课是激发学生学习动机和兴趣的关键。我首先介绍两个看起来不属于同一范畴的突发事件：环境污染和传染病爆发。随即引导学生讨论，从中找到了突发性，公共性和危害性三个鲜明的共同特征。最后把这类事件定格于突发公共卫生事件。很自然把学生带入了新课。

第一部分是突发公共卫生事件概述。如果直接介绍突发公共卫生事件的概念学生可能会感到突兀，于是我先讲什么是突发公共事件，通过一系列事件充分说明两者之间是什么关系，逐步过渡到突发公共卫生事件的定义。接着深入剖析定义的内涵和外延，引出突发公共卫生事件的七个基本特征，并运用大量的实例来说明五种突发公共卫生事件的大体类型。最后重点阐述分级管理的三个基本原则。

第二部分讲突发公共卫生事件应对。应对其实包括两方面，一是平时应该做好哪些准备；二是一旦发生，又应该作出哪些应急反应。对平时的准备要突出强调，因为突发公共卫生事件说来就来，不会打什么招呼，如果没有一套健全有效的机制常抓不懈，一旦有事，是不可能作出及时反应的。在讲突发公共卫生事件发生后怎么应对时，我先提出一个问题：此时最需要的是什么？启发学生想到此时最最需要的是全面准确的信息，从而建立起信息优先的概念。接着引导学生思考，信息从哪儿来，用什么方法获取，很自然就进入这一部分的重点内容，即如何掌握和运用流行病学调查的方法去获取信息。

对这一部分具体内容的介绍，要确立主线，避免泛泛而谈。平时准备工作沿着从机构预案——责任——机制——储备的思路去讲解；对事件发生后的反应机制，则沿着事件报告——分级反应——预案启动——现场处置——事件终结这样一个思路去讲解。从而使看起来非常枯燥乏味的内容，通过按照各自的逻辑顺序层层分解，而又横向联系对接，并紧密联系我校对突发公共卫生事件的处理机制，特别是结合我教研室从流行病学专业角度去处理这类事件的典型实例，以及我自己参加汶川抗震救灾的切身体会去讲解，真实、系统、生动、有趣，使学生不仅对突发公共卫生事件的应对工作有了一个系统整体的概念，而且建立起了流行病学的专业概念，更重要的是在操作层面上初步形成了应该做什么，而又应该怎么去做的基本能力。

最后，以我们都是人民子弟兵，又是医务工作者，要树立常备不懈的观念，平时想着战时，无事想着有事，一旦有事，招之即来，来之能战，战之能胜而结束本课。

经验和感悟

上一堂课并不难，但要上好一堂课，并使这堂课成为精品，就没那么容易了。我的体会是，一堂课有三个基本环节绝不能忽视，必须下足功夫，方能取得成功。

第一个环节是教学内容的选择。课堂教学是师生之间通过信息传递交流，使学生对所要学习的事物从不了解到了解，从不清楚到清楚，从不明白到明白，从不确定到确定的过程，教学效果的好差和教学质量的高低取决于传递的信息是否有效以及有效信息量的大小。教员传递的信息对学生来说都已经知道或明白，则传递的信息再多也是无效的，反之才能激发学生的学习兴趣，增加教学的吸引力。因此，什么内容要讲而且要讲透，什么内容不讲或者一提而过，必须要经过精挑细选。选择内容的标准，就是使讲课内容基本上处于学生的“最近发展区”内，这也是教学艺术精粹之所在。

第二个环节是教学内容的设计。对于所选择的内容，还要精心设计课堂实施方案。如何采取最合理的课堂教学组织形式，如何选择最实用的教学手段和教学方法，如何实施最有效的课堂教学质量控制措施，达到课堂教学过程的最优化，是上好一堂课的又一个关键，也是教学过程的核心和灵魂。从内容的导入，即甩出包袱，再到内容的详细讲解，即层层展开包袱，最后小结升华，即收起包袱，每一个环节，每一个步骤都需要精心设计，精雕细琢。教学有法，且无定法，教学方法的选定应与学生的学习方法相适应，符合学生的认知规律，以学生可接受的形式传授，只有这样，才能提高课堂信息传递的效率和效益，用最短的时间获取最大的教学效果。

第三个环节是教学内容的表达。一部精品影视剧需要三个基本要素：好的剧本，好的导演，好的演员，缺一不可。一堂精品课也是这样，精挑细选教学内容是剧本问题，精心设计教学内容是导演问题，而教学内容的表达则是演员问题。教员如何把教学内容准确正确有效有趣的表达给学生，同样特别重要。衡量教学效果，不是看教员讲了多少，最根本的是看学生学了多少，这与不同教员的教学艺术风格和驾驭课堂教学的能力是分不开的。作为一名教员，不但要有“一桶水”的理论基础，也要有“武状元”的教学功底，还要懂得并会运用管理学、教育学、心理学知识。只有这样，才能做到形神皆备，游刃有余，发挥极致。

“精品课程”的实施，不但大面积地提高了我校的课堂教学质量，它还是孕育精品教员的摇篮，极大地提升了我校师资队伍的整体水平，它更是优秀学生的摇篮，将催生无数的国家军队有用之才从学校起航奔向远方，延续第四军医大学的灿烂辉煌。

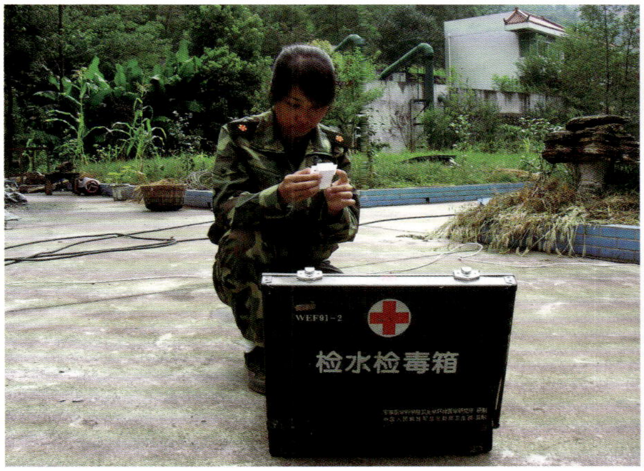

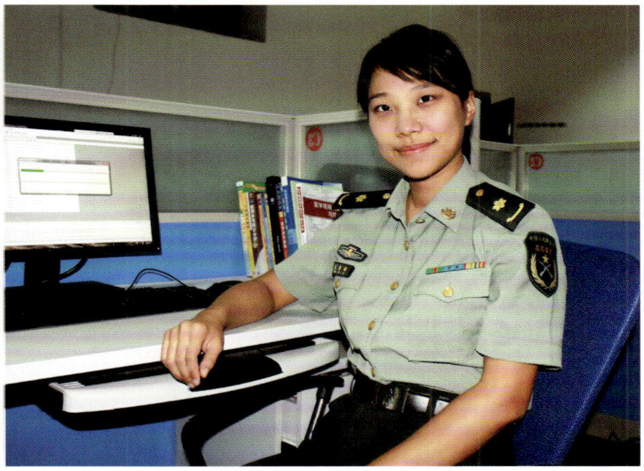

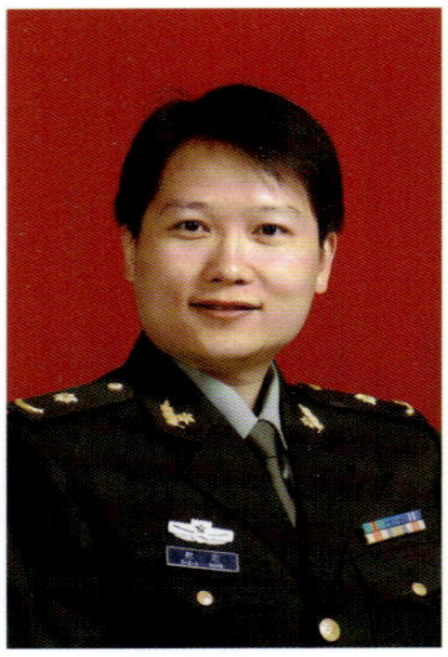

郑刚

男，1975年6月生；1999年6月毕业分配于第四军医大学劳动与环境卫生学教研室（24岁），历任助教、讲师、副教授（资格），年均承担教学50学时以上，多次参加学校军事医学演习的现场教学工作；参编本科生教材《军队卫生学》和《军队卫生学实习指导》。近年来发表学术论文20余篇，教学论文2篇；作为第一负责人承担国家自然科学基金3项，辅导硕士研究生5名。现为陕西省职业卫生管理专业委员会、陕西省环境卫生专业委员会委员；中国毒理学会、中国生理学会会员。

从教格言：

博观而约取，厚积而薄发。

教学内容简介

寒冷是人类生活中经常面对的一种自然条件。冻伤的发生是在环境气温、空气湿度、风速、辐射散热等因素的综合作用的结果，在自然界的冷环境、人工冷环境（例如冷库等）、以及接触低温物体（例如干冰、液氮等）情况下，都有可能发生冻伤。冻伤（frostbite）的定义是人体受到寒冷刺激以后，所发生的组织和器官损伤。

纵观世界军事史，寒冷对战争的影响可谓举足轻重。例如1812年的法俄战争、1941年莫斯科保卫战，以及1950年我国抗美援朝战役中，寒冷所造成的冻伤对军队战斗力均产生了显著的影响。另外我国寒区面积广大。据统计，我国约有一半以上的陆地边境线位于严寒地区，而这部分边境线与朝鲜、俄罗斯、印度等国家接壤，具有重要的战略地位。另外，寒区还生活着我国约1/2的人口和驻军。因此，我们必须关注寒区医学。

冻伤发生的诱因素主要有环境因素、个体因素、个体承担的任务等。不同的诱因可以诱发不同的冻伤类型。冻伤按照发生的范围，可以分为全身性冻伤（冻僵）和局部冻伤。冻僵又可分为陆地性冻僵和落水性冻僵，前者一般是长时间暴露于极冷环境，导致体温过低；而后者常见于船只或飞机失事，机体体温急剧下降，快速冻僵。局部冻伤根据机体组织是否发生冻结，分为非冻结性冻伤（包括冻疮、战壕足等）和冻结性冻伤，而后者一般发生于−5℃以下的寒冷环境，病程经历反应前期、反应期和反应后期。

冻伤发生的机制复杂。冻结性冻伤来说，低温造成细胞外液结冰，对细胞产生机械损伤；同时细胞外电解质浓度增高，细胞脱水，蛋白变性，组织坏死。而非冻结性冻伤则是低温引起机体局部温度下降，血管痉挛，血流缓慢甚至停滞，导致细胞缺氧组织坏死。

根据冻伤的程度，可划分为Ⅰ、Ⅱ、Ⅲ、Ⅳ度。Ⅰ度冻伤又称为红斑性冻伤，损伤在表皮层。局部轻度肿胀；一般不需治疗，7~10 d可自愈。Ⅱ度：水泡性冻伤，损伤达真皮层。出现浆液性水泡。Ⅲ、Ⅳ度：组织坏死性冻伤，损伤达皮肤全层、皮下组织以至肌肉和骨。可有血性水泡，可并发局部甚至全身感染。

冻伤是一种较为严重的组织损伤，冻僵或Ⅱ度以上局部冻伤应进行急救处理。具体原则方法为：①冻僵：迅速撤离冷环境，进行复温时遵循由里到外，由躯干到四肢的原则，直至出现寒战或肢体温热、神志清醒后10 min停止。②冻结性冻伤：40℃~42℃温水快速复温，外用药与全身用药相结合。至冻区恢复感觉，皮肤颜色恢复至潮红色和甲床转红，组织变软为止（若冻结组织已融化，此法不适用）。③非冻结性冻伤：0.1%洗必泰40℃水溶液温浸，局部涂抹冻伤膏；有感染时可用消炎药物。此法也适用于已自然融化的组织。

防止或减少冻伤发生的关键环节是预防，应遵循以下原则：①加强组织领导，开展宣传教育；②开展耐寒锻炼：主要包括秋冬季节室外体育锻炼、冷水锻炼、增加冬季室外活动时间以及综合锻炼等；③改进膳食结构，提高耐寒力；④掌握冻伤易于发生的时机（如寒冷、风大、潮湿、防寒装备不足等），减少冻伤发生；⑤判断寒冷程度，适时采取防寒措施；⑥严格行政管理，做好物资保障。

经验和感悟

把普普通通的教学内容讲成精品课并非易事。对于一名教员来说，所需要的是认真细致的准备和全方位地提高自身的教学技能。“精品课程”活动的开展和坚持，对于提高教员的水平和学校的教学质量十分必要，而广大学员也会因此而受益，通过这个活动学得更多的知识。以下是我在准备精品课过程中积累的一些经验。

首先，要认真备课，做到既备自身又备学员。备自身指的是教员除了要对所授教材内容了如指掌以外，还需要收集大量的相关资料，如恰当的事例、丰富的背景知识等等。只有先把自己充实好，才能在上课时更好地把知识传授给学员。备学员则是说要根据授课对象的专业类型、知识层次等因素来调整备课的内容，做到详略得当、重点明确、有针对性。除此以外，对于一些重要的教学内容，应安排教研室集体备课。同样的教材内容，不同的教员会有不同的诠释方式，尤其是一些经验丰富的教授，能够游刃有余地把那些看似枯燥的内容讲述得生动形象。集体备课就是教员自己的一次学习机会，通过同事之间的交流和讨论，加深、拓宽自己对教材的理解，真正做到上课时有备而去。

第二，充分利用各种教学手段。一次课是否是精品，评价标准之一就是看教员能否在课堂上使用丰富多样的教学手段和方式，充分调动学员的兴趣和积极性，而计算机多媒体技术是最常用的方式。在授课过程中，单纯的文字很难牢牢抓住学员的注意力。而在幻灯中加入适当的图片、视频和声音，无疑会使课件增色很多。例如在寒冷损伤教学中，穿插冬季经典战例的历史图片、展示患者症状的短片等，都可以使学员更直观地认识授课内容，并集中注意力。另外，动画常常是多媒体课件的点睛之笔。例如通过动画，可以形象地展示冻伤病程发展的反应期、反应后期等变化过程，而板书教学是无法达到如此流畅的效果的。但是需要注意，应适当使用多媒体技术，既不可脱离教学内容，也要避免过度泛滥地加入影音素材，否则画蛇添足，流于形式，反而可能损害授课的效果。

第三，不断提高自身教学技能。备课是准备工作，多媒体是辅助手段，而教员自身的授课技能是上好一次课的关键。这就要求教员通过不断的反复练习，提高对于上课节奏的把握、控制能力和语言表达能力，做到讲授内容条理清晰、言简意赅、重点突出、生动形象；而且在适当的时候穿插一些和学员的互动，例如随机提问，分组讨论等等，让学员能够自觉发挥更多的主观能动性，参与教学的过程，既活跃了课堂气氛，也加深了学员对所学内容的理解和记忆。

总而言之，通过参加“精品课程”活动，我有很大的收获：教学自信心的提高、经验的积累、授课技巧的丰富……更重要的是，增强了自己对教学工作的责任感。长达数月的精心准备、反复的揣摩、修改，而最终能为学员献上一次可以称为“精品”的授课，也是一次难忘的经历。尽管已经获得了“精品教员”的荣誉，但这并不是一个句号。作为一名第四军医大学的教员，所追求的目标应该是对自己所讲授的每一次课都精心准备，全力以赴，锻造精品。这样，才真正无愧于“精品课教员”的称号。

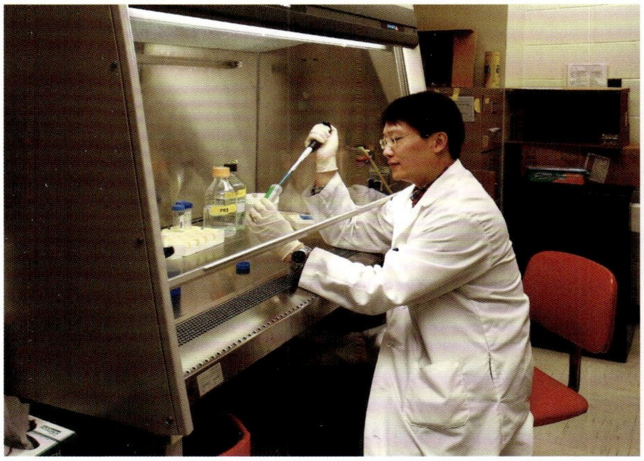

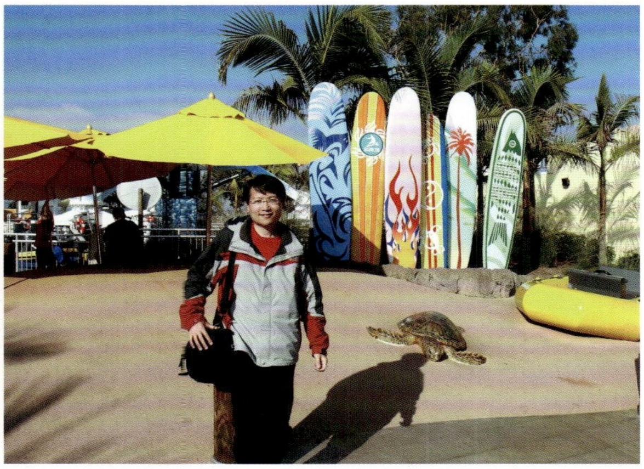

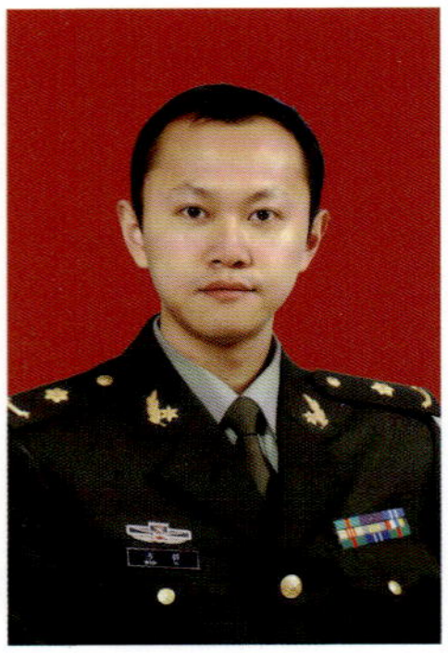

万 毅

男，1976年3月生。军事预防医学院卫生统计学教研室讲师，博士，从教十五年，终倾力于教学、科研及学科建设等方面的工作。曾赴英国牛津大学访学。每年承担不同轨道与科目的教学任务，受到学员的广泛好评；积极进行专业教学改革与实践，发表多篇教学论文。现为中国卫生信息学会卫生信息标准化专业委员会委员，中国卫生质量管理杂志英文主编和多家国际、国内期刊评审人。

从教格言：

"Nothing great was ever achieved without enthusiasm."

教学内容简介

医学统计学是一门实质性的科学，既研究医学的客观规律，也研究统计方法。医学统计学是继承和发展基础统计的理论成果，使统计理论研究更接近医学研究工作实际。统计学的思想和各种统计数据对政府、社会乃至我们的工作和日常生活都产生着直接的影响，这种影响可能远远超乎想象。通过学习统计学，将对这个世界有一个更完整、更清晰的认识。统计学一点儿也不枯燥乏味，恰恰相反，通过一个个真实的事例，可以深入浅出地把概念和分析方法生动有趣地呈现在你面前。让你在会心的微笑中不知不觉地增长专业知识，提高分析水平。

本次课程是学习正态分布及其在医学参考值范围中的应用。大家都有去医院看病的经历，在就诊过程中少不了要进行检查检验。通过相关检查检验结果与标准参考值的比较，医生就可以知道某项指标正常与否，进而判断健康或疾病的状态，并进一步进行治疗。课程开始以最常见的血常规检验报告单为例，它主要由检验项目、结果、医学参考值范围和度量衡单位构成。以"白细胞计数"为例，我们知道该指标过高或过低都是异常的，提示可能有感染、中毒、白血病等。一名患者该项目检验结果为7.2，介于正常参考值范围3.5到10之间，因此，可以判定该患者的白细胞计数是正常的。由此可见，在判定某项检验结果是否正常时，医学参考值范围至关重要。那么，如何确定医学参考值范围？确定医学参考值范围应该注意什么？这些就是本次课主要讨论的问题。医学参考值范围的确定是以正态分布为基础的，为了理解医学参考值范围，首先需要了解正态分布。

接下来，通过回顾前一章的学习内容（统计描述的频数分布表或者频数分布图），引出正态分布的曲线。为了更加生动形象的说明正态分布曲线，课堂模拟高尔顿钉板试验。该试验通过底板不同格子中的小球堆积情况就可以直观的反映出它的分布情况。

正态分布是最重要的一种概率分布。正态分布概念是由德国的数学家和天文学家Moivre于1733年首次提出的，德国数学家Gauss率先将其应用于天文学研究。高斯这项工作对后世的影响极大，他使正态分布同时有了"高斯分布"的名称。发行于1989年至2001年，第四套德国马克中的10马克纸币正面的人物就是高斯，其上还印有正态分布的密度曲线及其函数表达式。这说明在高斯的一切科学贡献中，其对人类文明影响最大者，就是正态分布。而后，通过正态分布曲线特征的学习和实例分析，使学员能够从经验上升到理论高度，之后又指导实践分析。并通过医学参考值范围的求解实例，进一步加深认识。最后，知识点小结，并通过对自然界普遍存在的这一自然现象的哲学解释，为整个课程学习画下一个完满的句号。

经验和感悟

随着时代的发展，作为一名教师，已不完全是"知识、经验"的代表，而更多的是作为学员学习的"引导和沟通"桥梁。可以说，教师是课堂的"组织者"，不是"教授者"；如今教师的责任从本质上发生了变化，其责任是去营造和谐的学习氛围，诱使学员去掌握更多的知识和技能。

教育大师叶圣陶先生说："讲师之为教，不在于全盘授予，而在于相机诱导"。可以说，一个真正伟大的教育工作者，不会试图把学员带进他个人知识的殿堂，而会将他们引到心灵的门口，提高自发学习的兴趣！

根据成年人的学习特点，教师的任务即不是"教"别人学，也不是"迫使"学员学习，而是为他们的学习"创造条件"，他（她）的满腹经纶既不是用来炫耀的，也不是为了控制"课堂纪律”的，更非“镇压”学员的武器，而是用以帮助学员学习，促进每一个人在他的个人发展道路上都能进步。因为，“Learning does not take place from what the trainer does, but from what the learner does!”

通过近年来的刻苦学习和工作实践，自己的理论知识和业务水平都有了较大提高，也为今后工作奠定了扎实的基础。随着教学、科研工作的不断深入，越来越感到还有很多专业领域的教学科研课题等待去解决；在教育国际化等方面还有很大的差距等待去追赶。今后，应该继续积极响应学校号召，保持优良的精神面貌，促进教学和科研能力进一步提高，多产出高质量、高水平的教学科研成果，并努力践行教育的根本，即心智启迪，成为学生打开门的钥匙。

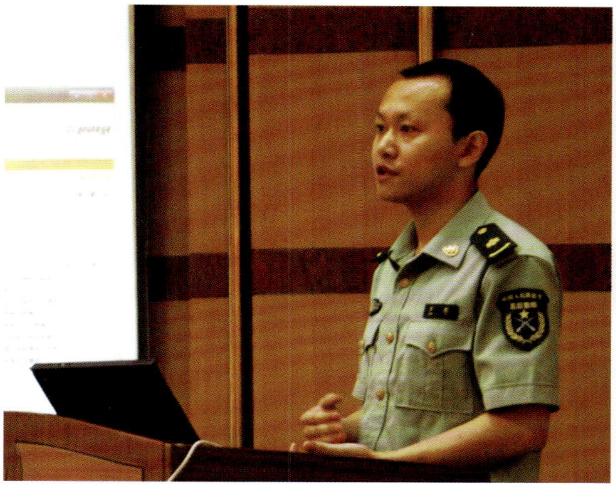

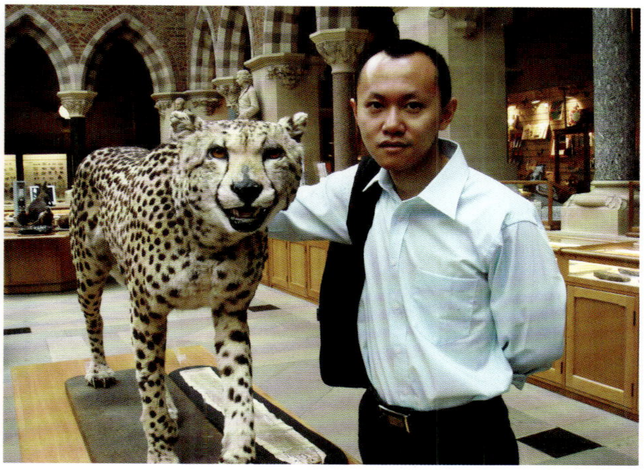

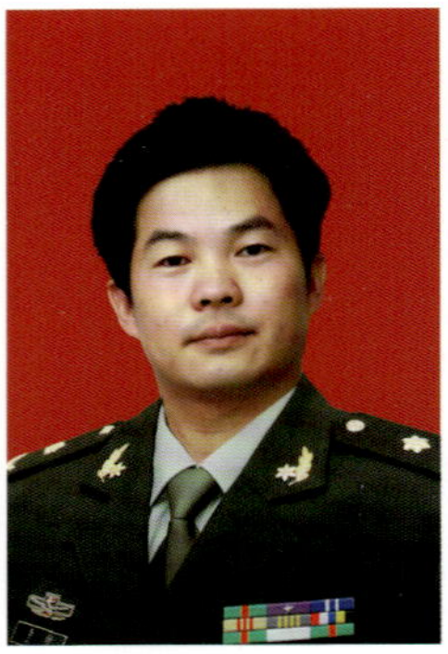

李　静

男，1973年8月生，军事预防医学院放射医学教研室副教授，从教15年，担任《防原医学》课堂教学和军事医学演习任务，参编《放射损伤防治学》等7部教材专著，承担1项国家863课题，2项国家自然科学基金，获国家科技进步二等奖1项(第3名)，军队科技进步二等奖2项，荣立三等功1次，为中华放射医学与防护学分会第八届委员会委员。

从教格言：

尽我心，尽我力，倾情传道授业解惑。

教学内容简介

本次教学内容为“核辐射事故的医学应急救援”。

一、概述

介绍核事故(Nuclear accident)和辐射事故的概念、分类、分级和核辐射事故的基本特点。

二、干预和防护措施

1. 核事故应急工作“24字方针”　常备不懈，积极兼容；统一指挥，大力协同；保护公众，保护环境。

2. 干预　为了保护公众而采取的强制性的防护措施。

3. 基本原则　避免严重的确定性效应、正当化原则，最优化原则。

4. 干预水平　在核辐射突发事件时决定实施干预的剂量或污染水平。

5. 防护措施　隐蔽、服用稳定性碘、撤离、避迁、控制进出道路、呼吸道体表防护、人员去污、地区除沾染、饮水和食物控制和医学处理。

三、医学应急处理的基本任务

1. 对公众和应急人员进行防护。

2. 对公众进行宣传教育和心理咨询。

3. 救治放射损伤和放射复合伤。

4. 对非放射损伤和疾病进行救治。

5. 做好卫生防疫工作。

6. 过量受照射人员的医学观察。

四、医学应急组织和分级救治

1. 三级医学组织体系　国家、地方、运营。

2. 三级医学救治体系　现场救护、地区救治、专科救治。

五、核事故医学应急准备和实施

1. 医学应急准备　“有备无患”。

2. 医学应急实施 应急待命、厂房待命、场区待命、场外应急。

六、医学处理的原则和方法

1. 急性放射损伤　急性放射病和放射复合伤，早期分类和临床诊断；治疗原则是以造血为中心的分度分期综合治疗原则。

2. 皮肤和伤口的放射性沾染　皮肤放射性沾染，采用机械、物理和化学方法除沾染；伤口沾染则根据伤情轻重决定先救后洗，还是先洗后治，留尿便以便估计体内是否有放射性沾染，清创，阻止吸收。

3. 体内放射性沾染的处理　清除体表沾染、减少吸收、促进排放、应用影响代谢的药物以及合适的对症治疗。

经验和感悟

一、一碗、一桶和一池水

《防原医学》是研究核武器的杀伤因素及其他来源的电离辐射所致伤害的医学防治学科，是一门综合性非常强的交叉学科。教学内容涉及广泛而深入，不仅包括医学生耳熟能详的分子生物学、细胞生物学、细胞遗传学、干细胞学和临床医学等知识内容，还涉及核物理、量子物理、辐射剂量学、放射化学、放射标准和法律法规，甚至军事和战争等内容。因此，要讲好任何一节课，使每一节课都能让学生得到较大的收获，必须首先让自己尽可能的渊博起来，让自己的知识体系完善起来，掌握多方面知识，才能走上三尺讲台。

如果说给予学生一碗水，老师须有一桶水，那么面对一个班级数百名学生，从他们的知识结构和发展规律来看，他们才是真正的更大的储水池，他们的容量是老师的数十倍。只有灵活生动的教学过程，方能有效激发这“一池水”的活力，启迪思维，激发灵感，释放出千百倍的知识和智慧，形成充满活力的潜力无穷的“一池春水”。

二、创新思维

教学过程不是说教，更不是照本宣科，而是激发思维灵感、启迪智慧源泉的过程，是师生双方认知和思维互动激发的动态过程。如何让自己的课程充满活力，如何让每一堂课都避免简单的媒体展示，而都以新的内容和形象出现在学生面前，让同学耳目一新；如何让书面文字鲜活起来，激发他们的求知热望，这都需要用创新思维对授课内容和授课对象进行仔细分析和研究。

比如，放射生物学这一章的授课内容，所有的教科书即使是权威专著也基本按照电离辐射对物质的作用，对分子、细胞、组织和机体的辐射损伤的思路来写。怎样让这种思路变换一下，让学生更容易理解和接受是我在备课时长期思索的问题。之后，经过对电离辐射损伤作用后从物理过程、化学过程到生物过程的逻辑过程的仔细分析，我们构建了“放射生物学知识体系二维坐标系”，横轴为时间轴，内容包括机体受到电离辐射后发生损伤的五个阶段：物理过程、物理化学过程、化学过程、生物化学过程和生物过程；纵轴为不同的机体不同的研究层

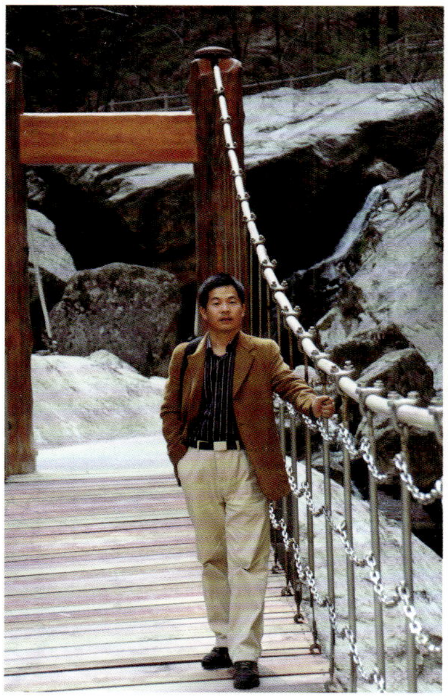

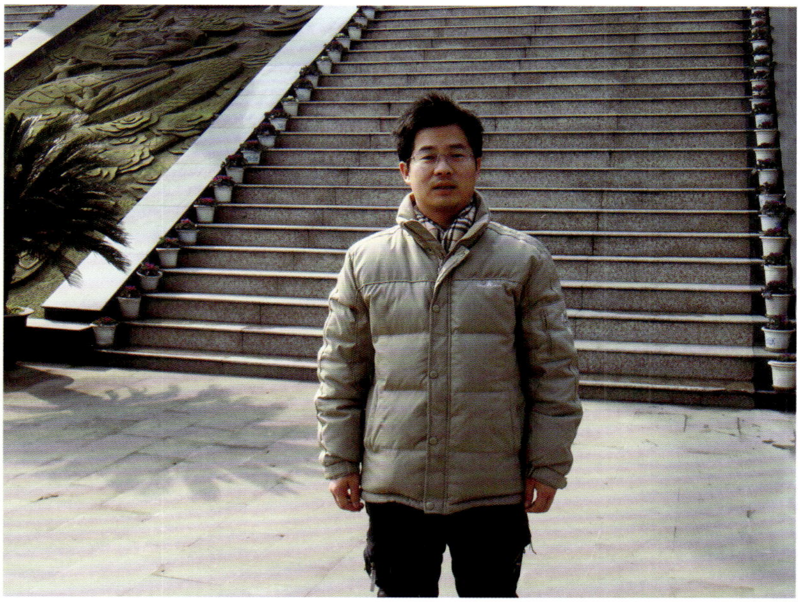

次，从低到高分别为分子水平、细胞水平、组织水平、器官水平和机体水平，坐标系里的内容则是对应于不同的时间机体不同层次发生的生物学效应。这样，同学们在接触到这个图的一瞬间，就会对整个课程和知识体系有一个全面的而深刻的认识。对于教学内容的几乎每个细节，我们都尽力这样做，从而让课堂充满教员的智慧之光，而不是成为课本的讲述者。

三、激情投入

人生需要激情，创新需要激情，课堂更需要激情。我国著名教育家于漪讲到“激情是教师必不可少的素质”，有激情的课堂，能让学生带着一种高涨的激动情绪从事学习和思考，面对展示的内容感到惊奇甚至震撼，在学习过程中感受自己的智慧和力量，体验创造的快乐。“教学的艺术不在传授的本领，而在于激励、唤醒、鼓舞”；没有激情，怎么唤醒沉睡的思维？没有激情，怎么鼓舞人生？

为了做到这一点，我们从充分备课、精思巧问上下功夫，并在课堂上底气十足，激情无限。教师要具备一张“铁嘴”，把授课内容说“通”、说“活”、说“准”、说“趣”、说“美”。上课时声音洪亮，通常200多人的教室，不用佩戴麦克，而且让坐在教室最后角落的同学听得清清楚楚，真真切切。即使有同学因为熬夜而打瞌睡，洪亮的声音也能激发清醒，提神醒脑。因此，课堂上充满激情，声音洪亮，表情丰富，两眼发光，抑扬顿挫，甚至手舞足蹈……都会让课堂生动起来。很难想象表情呆滞、声音晦涩、有气无力的老师能讲好一堂课。

通过精品课程活动，让我深深体会到了授课的辛苦，也在享受着授课带来的快乐，最重要的是让我时时刻刻以最高的标准要求自己，尽心、尽力，做一个传道授业解惑的良师。

教学内容简介

教学内容：《防化医学》总论

教材名称：《防化医学》，张晓迪主编、海春旭主审

教学对象：2006级康复疗养专业本科

识记：①概念：化学武器、化学战剂、化学弹药、毒剂的战斗状态；②化学武器的杀伤特点。

理解：①化学武器的发展历史；②化学武器的发展趋势；③化学武器使用的局限性；④毒剂的战斗状态。

【重点难点】

重点：①防化医学的地位和重要性；②化学武器的治伤特点；③经典化学战剂的分类；④化学武器的威胁及影响因素。

难点：化学武器的威胁及影响因素。

【实施方法】PPT展示、板书、课堂讲授、互动、讨论相结合，课后组织学员讨论化学武器的历史和发展趋势。

总论，是一门新学问的开场白，本次课教学内容通过什么学？学什么？怎样学？等互动设问，提纲挈领的简介该门学问的内容、重点、难点及意义。

第一节　基本概念及沿革

基本概念

防化医学：在熟知概念的基础上，提问：谈谈你对防化医学的看法？提示：化学武器的历史久远，在历次战争中都发挥了重要的作用，作为军医大学学员很有必要学习本门课程。目的：激发学员学习的积极性和主动性。

军事卫生毒理学：了解概念基础上，自问自答防化医学和毒理学为何联系如此紧密。

现代毒理学：提示现代毒理学是毒理学发展的一个重要阶段，研究对象拓展为整个自然环境因素。

环境因素：强调理、化、生，重点是化学因素对机体的有害作用。

第二节　化学毒剂中毒研究方法

重点讲授：生物标志(biological marker or biomarker)是指机体由于接触污染物而产生的细胞、生物化学和分子的改变。这些改变在生物介质如人体组织、细胞或体液中可定量测定。反映机体内剂量生物标志有大分子加成物（adduct）和排泄物的生物活性两类。

简要介绍：①微观与宏观的研究方法；②个体与群体的研究方法；③理论与实践的研究方法。

第三节　毒物的特殊形式——化学武器

1.防化医学的研究对象

2.毒剂分类

3.外军装备

4.致伤特点

5.战斗效能

为加深理解防化医学的军事医学作用，设计互动提问，通过PPT配合演示，填空：化学袭击包括:①杀伤性；②迟滞性；③扰乱性；④恐怖性。

6.战斗状态及其伤害形式。通过对战斗状态和伤害形式的阐述，通过设计的模拟现场化学武器爆炸后如何规避危险，启发学员思考与讨论。

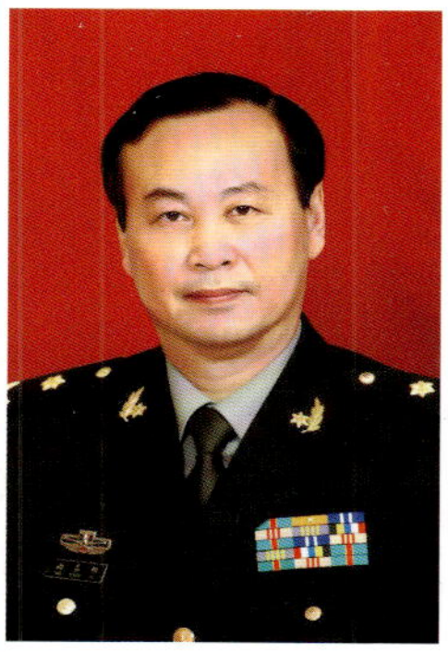

海春旭

男，1955年6月生，军事毒理学教研室，主任、教授、博导，从事军事预防医学教学工作29年，是防化医学与自由基医学领域资深专家。主（参）编专著、教材13部，发表科研论文300余篇（SCI收录26篇），教学论文20余篇，培养博（硕）士研究生60余名。先后承担国家重大新药创制、重大传染病、国发委以及军队指令、重点专项、国科金、省重点等课题20余项，取得军队重大成果奖1项、省部级科技一等奖2项、二等奖2项、三等奖5项，教育部优秀课件奖1项等科技奖励。获得总后优秀教师、陕西省教学名师、陕西省产学研先进个人和学校“精品教员”等荣誉，取得发明专利1项、国家新药证书1个，为学校创造纯经济效益千余万元。现任中国活性氧生物效应专委会主任委员，遗传毒理专委会、致癌委会和全军防化专委会副主任委员、陕西省学科评议组专家、学校教学指导委会专家组成员等学术职务。

从教格言：

学习、实践、思考、探索、诚实、坚持才有可能获得真知。

第四节 毒理学的发展趋势

启发学员从“剧毒战剂”到“人种炸弹”的不断发展对我国国防的主要威胁和加强防化一些研究的重要性，引出本门课的所涉及的教学内容及其意义。

经验和感悟

通过《防化医学》总论的课堂教学，我被评为学校第十批“精品课教员”，深感荣幸，感谢学员的配合，也感谢评委专家的宽容。高兴之余，还是引起了我对许多思考。如何上好一门课，既需要课前尽心准备，更需要长期学习积淀。圣人曾曰：“师者，传道，授业，解惑也”，“爱之，能勿劳乎？忠焉，能勿诲乎？”。对先人的这些“真言”，有不同的理解，仁者见仁、智者见智。作为军事预防医学战线的老兵，执教几近30年，对于圣人指出的对教师、对教师应尽的职责、对教师应具备的操守虽有颇多感悟，真正做到既教书、又育人的确是一个教师的终生面对的课题，如何把“传道、授业、解惑”渗透到课堂教学实践中，也着实是一个挑战。

“传道”乃教师教书育人之首要任务。作为“传道者”，我们应该把培养学生爱国、爱军贯穿于教学实践的全过程。我们在教学活动中始终努力通过一些实例，强调“军医大学的学员的神圣职责”，告诫有志青年应该把个人的人生目标与国家、军队的命运和需求联系在一起，才会产生不竭的学习动力。

“授业”乃教师教书育人之重要目标。提起“化学武器”总是有令人产生几分恐怖，来到医科大学的大学生绝大多数是想将来当临床医生，也总会产生疑问，学防化知识有什么用？因此，如何让学员学好这门课，确实使我们费尽心机。我们不仅追求教学内容新颖、教授方法生动、互动讨论热烈，更重要的是如何启发学员的学习积极性。让学员了解我们的前辈在历史上所遭受的化学武器之害，了解即便像美国的初衷是为了石油资源，也还是不惜打出伊拉克具有化学武器的招牌而发动一场血淋淋的战争的实例，强调防化医学的重要性，引导学员从爱国主义的高度去学习这门极具军事医学特色的学问。在课堂教学过程中，我们设计了多项互动内容，配合动画引导学员思考、讨论，掌握关键知识点，虽然利用几十年孜孜以求、不断探索的积淀认真仔细进行了备课，认真进行了讲授，博得了学员的掌声，但我深感教学效果还有待于提高。

“解惑”乃教师教书育人之根本职责。教师的根本职责就是解惑答疑，包括解开理论知识之惑和实践能力之惑。当然，真正能为学员“解惑”，作为教员自身就要不断刻苦学习，进行知识更新，在“解惑”的同时激

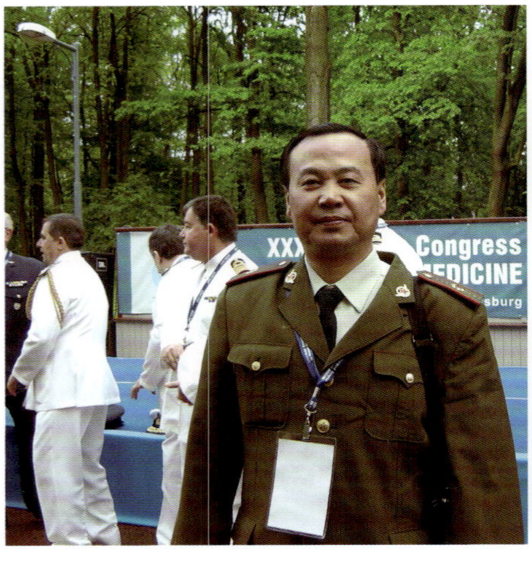

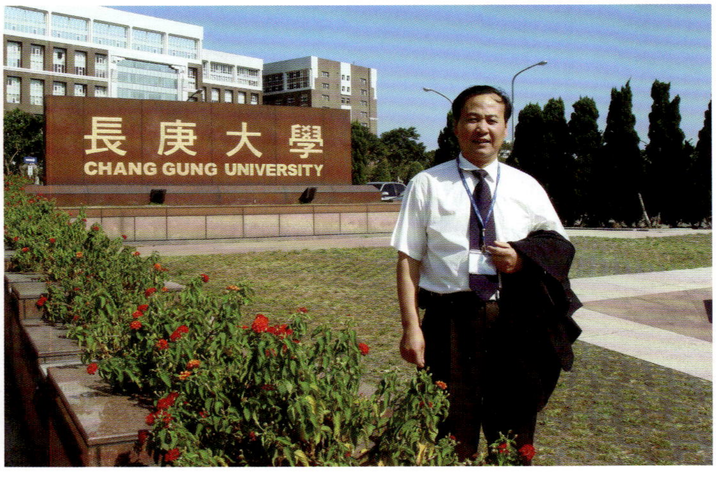

活学员的思维方法的创造性。因此我在课堂上设计了“施毒现场规避”内容，使学员掌握了核心知识，学会因时、因地有效规避化学武器的危害。

“爱之，能勿劳乎”是讲教师教学的动力，也是讲教师的特质，更是讲教师的给学员应树立的形象，特别是讲教师对酷爱的事业专业要求。“忠焉，能勿诲乎”是指作为教师“为忠善者”、忠厚诚信，也是判断教师“忠之属也”的忠诚度，更是教师应有的诲人不倦的表现，特别是要求教师应为“君子”、尽心尽力做好教书育人的工作。

显然，上好每堂课都要准备“一桶水”、才能奉献“一杯水”，这一桶水的积淀其实就是先人们讲的在“传道、授业、解惑”过程中，做到因爱而劳、因忠施诲，不断学习、不断思考、不断进取，才会上好每一堂课。把这些深奥的道理再讲得通俗一点，作为教师就要学习、实践、思考、探索、诚实、坚持，这是既是我过去几十年教学的追求，也是今后教学行为的标尺，做到进益求精。

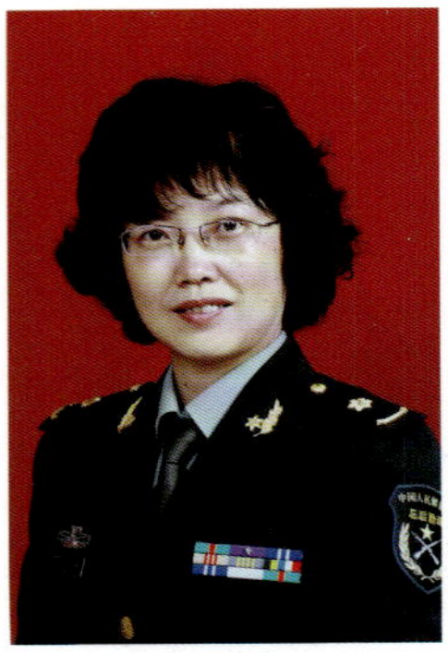

李文丽

女，1969年2月生，军事预防医学院军事毒理学教研室教授、硕士生导师。从教18年，发表教学论文18篇，副主编和参编教材7部，先后获得军队育才奖银奖、学校教学先进个人、学校精品课教员。在科研上获得军队科技进步三等奖1项（2）、军队科技进步一等奖1项（4）、陕西省科技进步一等奖1项（7）、中华预防医学会科学技术三等奖（8）和优秀论文奖2项（1）。现为Inhalation Toxicology的审稿人，中国活性氧生物学效应专业委员会常务委员，陕西省毒理学会理事。

教学格言：

潜心钻研，坚持不懈，推陈出新，让责任心和爱心走进学生心底。

教学内容简介

军用毒剂的医学防护（Medical defence against warfare agents）是《军事卫生毒理学》第十三章的内容，授课对象为八年制学生，授课时间为2学时。本章内容是《军事卫生毒理学》的重点内容，前面章节的学习最终是为本章节作铺垫的。教学目的是让学生学会面具防毒原理及对人体影响，说出毒剂侦检步骤及消毒原理，阐述毒剂中毒伤员的急救措施。教学内容分毒剂的防护、侦检、消除和伤员救治四个部分。

一、毒剂的防护

毒剂的防护分个人防护和集体防护。个人防护包括防毒面具、防毒衣和简易防护。①防毒面具：从面具的种类、发展史、构成、佩戴、原理和对人体的影响六个方面讲述。利用视频重点讲授防毒面具的滤烟层和防毒炭层的防毒原理。面具对人体的生理影响分：呼吸阻力、有害空间和面具的直接影响。②防毒衣：从防毒衣的种类和分型进行阐述，重点比较透气式和隔绝式防毒衣的优缺点。③简易防护：介绍几种简易防护措施。

二、毒剂的侦检

毒剂的侦检分四个步骤：①初步预测：根据天象、地势和人为来预测敌人可能使用的化学战剂。②现场观察：根据毒剂弹的声音、形成的烟团、散发的气味和弹坑周围的现象判断毒剂类型。③实施侦检：利用侦毒器进行毒剂侦检，确定毒剂种类和染毒浓度。④综合结论：根据以上的观察和侦检，结合情报，最后判断毒剂种类，上报上级部门。

三、毒剂的消除

毒剂的消除包括以下五个内容：①消毒方法：有机械法、物理法和化学法。②化学消毒原理：通过水解、碱化、氧化和氯化作用进行消毒。③化学消毒剂：常用的化学消毒剂为碱性化合物和有机氯化合物。④人员洗消：不同部位染毒用不同的洗消方法。⑤洗消器材：我军装备的洗消器材有单兵和集体洗消两大类装备，根据情况使用。

四、伤员的救治

伤员的救治遵循以下原则：先防护后抢救、先撤离后救治、先洗消后治疗和先分类后转运。力求及时、快速展开救治。因此作为军医要有扎实的医学知识，还要有快速的诊断和救治能力。

经验和感悟

军事卫生毒理学是军事与预防医学相结合的真实写照，是我们教研室适应学校发展及学科发展需要的结晶。作为一门重要的军事预防课程，授课质量的高低关系到培养高素质军队医学人才的未来。因此，作为一名从教18年的教师，我非常重视本门课程的教学，并将教学改革渗入到每次课程的教学实践中。

一、教材及时更新，提高针对性

以往所有专业的本科学生都用我教研室编写的《军事卫生毒理学》教材。在实际教学中我们发现，不同专业的学生本门课的课时分配不同，对知识的掌握要求也不同。例如，对于口腔、空医和医电专业的学生本门课只占16个学时，没有时间给他们讲述卫生毒理学知识，这就突显了本教材不适合他们使用。针对这个现象，教研安排了教学经验丰富的教员重新编写了《防化医学》，从而使教材更具有针对性。

二、师生见面出新，加强沟通性

教学中最重要的一个环节是了解你的授课对象，他们的年级、所学课程、相关知识的掌握、最近的考试科目及一些课外活动都要纳入备课日程中。因此，我认为每学期的师生见面会必不可少，而且意义重大。我采用第一次课进行10分钟师生见面会，先介绍任课教员名字和职称，再由教学组长简单阐述本门课的教学内容和考试方式，最后课代表简要介绍学生的情况。这种方式在教员与学生之间搭起了一座直接沟通的桥梁，使授课教员更好地了解学生的思想状态，更好进行针对性的备课。

三、学生演习创新，增强实践性

为培养具有合格的政治素质和品德修养、有良好的军医职业道德和战略素养、有较强的责任心和自主学习意识、有团队精神的高素质创新性军事医学人才，适应现代化平战时突发化学事故的医学应急救援需要，每年的医疗本科生演习至关重要。我们以前主要以教员示范为主，但发现学生缺乏主动性，近年开始更改为以学生模拟训练为主的方式。如让学生穿上防化服，戴上防毒面具，亲自操作侦毒器，判断敌人施放毒剂的种类及浓度，提出防护救援预案，从而为伤员的洗消、救治提供及时的措施。

四、理论教学鼎新，提升生动性

当今理论教学仍然是教学方式的主题，但纯理论教学存在枯燥、单调的缺点。为增加学生的学习兴趣，提高学生对所学理论知识的掌握，教研室充分利用自行设计的毒剂伤模型以及展示各种型号的防毒面具、防毒服、报警器、我军制式消毒装备等的橱窗。理论课讲授之后，再带领学生参观，并现场讲解，内容形象、直观、具体，给同学们留下深刻的印象，也便于他们学习和记忆。

作为一名教师，首先要做个有心人，尽最大可能了解学生的情况，以便更好的针对性备课。作为一名合格的教师，还需要有责任心，认真对待每一次的授课，从教材的内容到教案的准备都要精心投入。作为一名精品课教师，更需要有爱心，不仅对所授课程进行潜心钻研和推陈出新，让学生更好地掌握所学知识，还要关心学生的心理健康，把正确的人生观和价值观渗透到教学实施中，与学生一起分享你的人生经验和感悟，从而让你真正走入学生的心底，成为他们的良师益友。

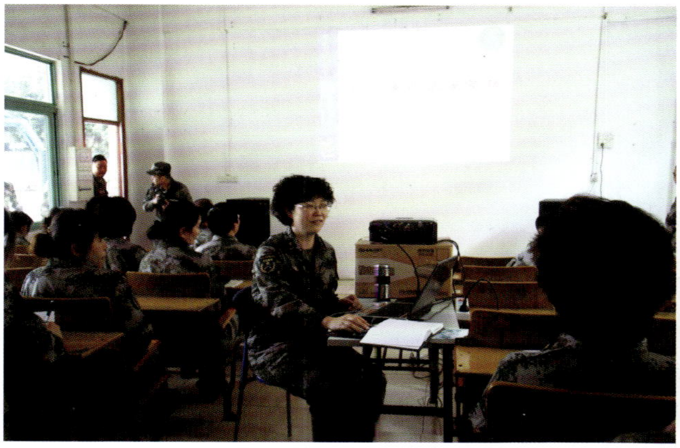

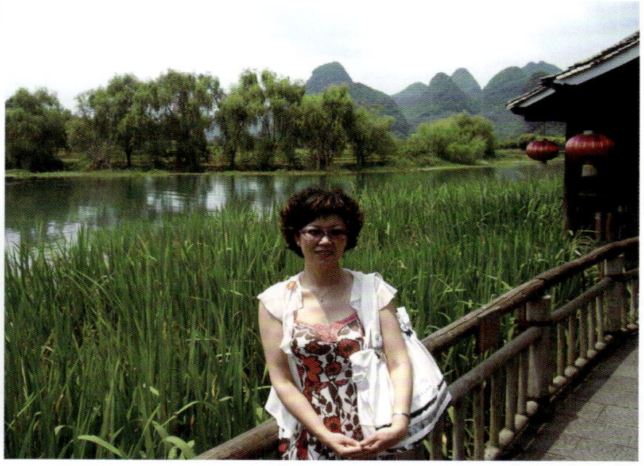

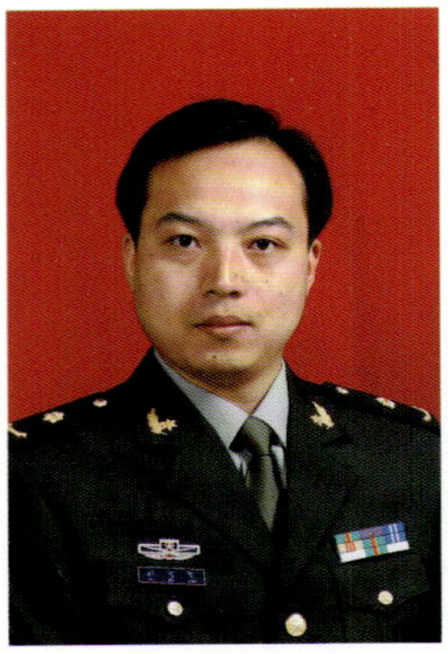

杜可军

男，1973年10月生，汉族，博士，副教授、硕士研究生导师。现任军队劳动与环境卫生学教研室副主任。从教年龄15年，发表教学论文8篇。兼任国家自然基金评审专家、陕西省环境卫生专业委员会常委秘书等社会职务。

从教格言：

得英才而育之，人生快事。传道授业解惑，从"心"做起。

教学内容简介

我们采用的教材是人民军医出版社2007年出版的《军队卫生学》。本次授课内容属于第八章 特殊环境的危害与卫生防护之第二节 热环境。本节内容共编排2学时。主要内容包括五部分，其一我国暑热气候特点，其二热环境对人体的影响，其三热适应与热习服，其四中暑及其现场救治，其五中暑的预防。重点内容在于第四和第五部分。

《道德经》云："以正治国，以奇用兵。"出奇兵往往可以达到出人意料的战果，但奇兵往往也面临比较极端的特殊环境考验。授课之初，通过介绍高热环境经典战例，使学员了解热环境对军队战斗力的影响，极大地唤起了学生的学习兴趣。

我国幅员辽阔，不同的暑热气候各自有其特点。人体与环境之间的热交换可以用热平衡公式来判定。热环境对人体有很多方面的影响，包括人体的水盐代谢、心血管系统、消化系统、呼吸系统、内分泌系统等都有一定的影响。在授课的时候，我采取了"两手抓"的方法，即一方面讲授热环境对人体影响的基本原理，另一方面紧密结合军队的实际例子。例如某潜艇部队执行水下长航的任务，平时全艇一百多人一天能吃八十多斤大米，长航中连三十斤都吃不完。为什么呢？提出问题之后我和同学们一起来分析，让同学们明白高温、高湿等局部特殊环境对人体健康有一定的影响，讨论过程中也增强了同学解决实际问题的能力。热适应和热习服是一个重要的概念，要求同学必须掌握。

中暑及其现场救治是本次授课的重要内容。什么是中暑呢？无论中、英文的表达都很传神。我把中暑的定义归纳为"三高"导致"三低"，方便了同学的理解和记忆。什么人在什么情况下容易中暑？紧扣授课之初列举战例时给同学提出的问题，我讲授了在内外因素等四种情况下人群极易发生中暑。当然，根据其病因和发病特点，中暑可以有很多种分类方法，不同种类的中暑有其各自特点。但中暑的现场救治又有一些共性的东西。我把中暑的现场救治归纳为"五个字"。请同学结合图片在此基础上进行充分的发挥。

第五部分内容是中暑的预防。这部分内容和第四部分一样是本次授课的重点。可贵的是，我军在实践中也有很多宝贵的经验。这些经验包括从宏观上要制定防暑计划，加强健康教育，在现实中更要强调进行耐热锻炼。耐热锻炼必须遵循一定的原则，我军有一整套行之有效的耐热锻炼方法。

教材的内容是相对成熟的，在一定的时期要保持相对的稳定。但学科又是处于不断的发展变化中。静止是相对的，运动是绝对的。授课过程中我们有针对性的讲授了相关领域的研究进展，拓宽了学生的视野。

经验和感悟

耕耘讲坛已有十五载。但当面临着"精品风暴"的洗礼，面对着台下的求知欲和授课要求节节攀升的同学、面对着台下教授审视的目光，我突然发现我好像不会讲课了！

怎么办？临渊羡鱼还是坐而论道？我们的学生入学基础很好，他们有权利享受到最好的教师、最新的内容、最有效的方法。学生渴望的是华彩外溢、铮铮有声的授业风范和精品大餐。怎么办？坐而议不如起而行，Stand up！临渊羡鱼不如退而结网，Just do it!

个人对精品课程的理解是高水平且有自己特色。质量是教学的生命线。按照精品课程的要求，我们在教学内容上下功夫，从每一个字每一句话做起，反复推敲，精雕细琢。力求把教师最好的一面展现给学生、把最新的知识传授给学生，同学生一起把学问中深藏的问题挖掘出来。在教学设计方面，根据教学对象和教学目标，确定合适的教学起点与终点，将教学诸要素科学有序安排，形成优化的教学方案。在教学内容的准备方面，一方面以教材为蓝本，另一方面跳出教材将重点内容重新进行排列、组合、总结。

我们重视教学内容和课程体系改革，倡导以精品课程建设促进课程的改革。精品课程教学内容要先进，同时广泛吸收先进的教学经验，积极整合优秀教改成果。在授课方法上，我们根据实际情况，合理采用多媒体手段、案例教学、PBL及启发式教学法。课堂教学中讲授并存，学习中记用并举，强化学生应用能力的生成。教学中突出重点难点，避免平铺直叙。提高学生学习热情，调动学员学习兴趣，真正做到循循善诱，寓教于乐，并形成自己的教学风格。

最重要的一点，作为教员，要关心我们的学生，教学应当从“心”做起。因为教育是养成人格的事业，教学生首先应该爱学生！师生见面会上，我们会对学生提出要求，同时对学生合理的要求尽量予以满足。在教学中多接触同学，多与同学沟通，以使师生都能更好地融入到课堂中，拓展到果堂外。

世界一流名校的标准是一流的学生和一流的师资。人才的标准必须置于全世界的宏观背景上，人才的培养要树立GPS全球定位观念。人才的实力比拼、优势形成的着力点，应进一步向国际视野、国际标准、国际竞争上聚焦。我们必须遵循精品建校、阳光治校方略，在建设国际先进的研究型军医大学的道路上迈出实质性步伐。精品建设不是一劳永逸，精品工程需要不断的经营。我们应该不断的否定自己，突破自己的发展瓶颈。从点点滴滴入手,不断实现螺旋式的上升！我们的授课得到了学生的认可，课堂上凝聚了更多的人气，但只是万里长征走完了第一步！我们仍续努力！Hold on！ Persistence leads to Success!

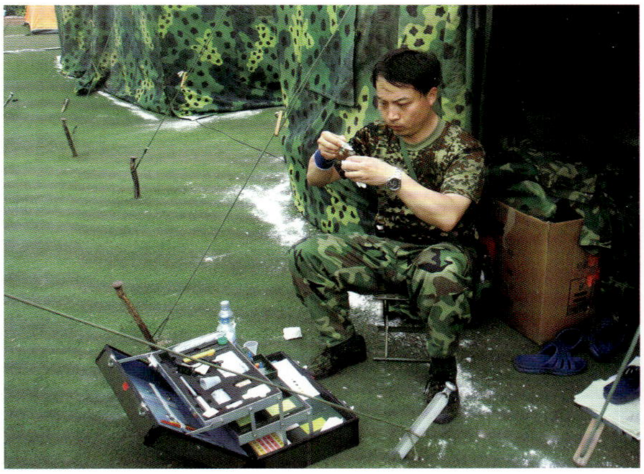

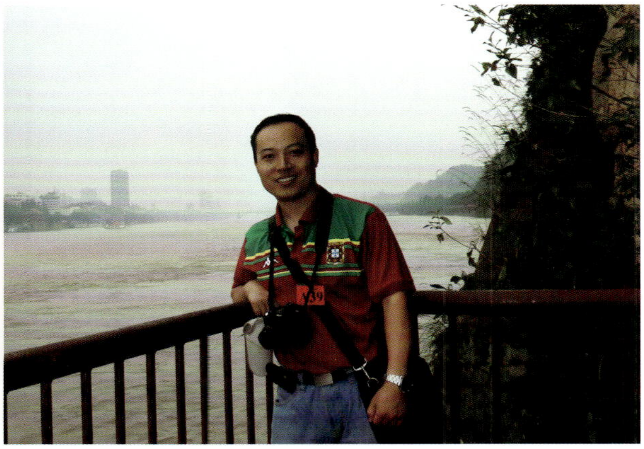

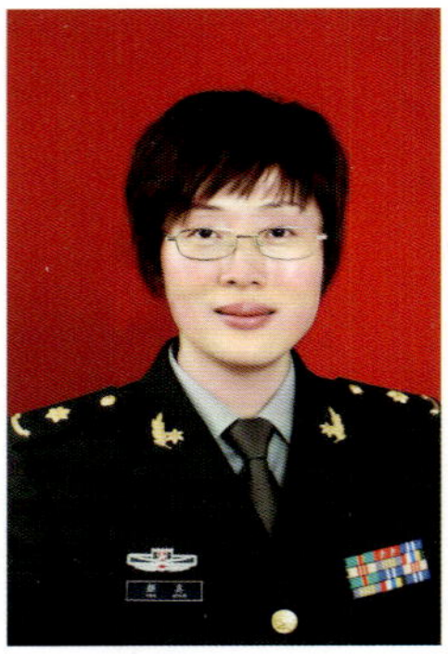

颜 真

女，1961年3月生，第四军医大学药学院药物基因组学教研室（全军基因诊断技术应用研究所）主任、教授、博士生导师。从教27年，主编、副主编教材和专著4部，参编5部，获国家教学成果二等奖1项、军队教学成果一等奖 1项，军队育才奖银奖1项。兼任中国医药生物技术协会理事、中国药理学会药物基因组学专业委员会委员等职。

从教格言：

教育不止于注满一桶水，更在于点燃一把火。

教学内容简介

“基因工程概论及研究进展”：基因工程（genetic engineering）是伴随着分子生物学的发展而发展起来的一门实验性科学，是阐释分子生物学理论的最有力的手段，其高速发展一直与分子生物学的理论发展相辅相成，并且已成功应用于多学科领域，成为了基础生命科学研究，涵盖诊断、预防和治疗在内的医学研究，药学特别是现代生物制药、农业、工业、环境科学、军事科学等多学科发展的基础。

基因工程的核心是重组DNA技术（DNA recombination）指在体外对不同生物的遗传物质进行剪切、拼接和重组，再借助细菌质粒、病毒或噬菌体DNA等运载体系,将目的基因转移至新的宿主细胞系统如微生物、植物、动物细胞内，并使其在新的宿主细胞内进行无性繁殖、表达出基因产物的技术。重组DNA技术的设计与应用包括上游技术和下游技术两大组成部分。上游技术涉及基因重组、克隆和表达的设计与构建；而下游技术则涉及基因工程菌或细胞的培养、目的基因表达以及基因产物的分离纯化过程。

从定义中我们可以看出基因工程是一门工程性的学科，是有设计、有蓝图、有预期目的而进行的一种创造性工作。其目的就是对遗传物质功能单位进行组合，创造有价值的生物分子或新的动物、植物或微生物品系。具有跨越物种、无性增殖和定向改造生物的非凡能力。从某种意义上讲，基因工程的诞生远不止是一种发现，而是创造。

在本次课程学习中，主要向学生介绍基因工程诞生的基础与过程、研究内容，基因工程的快速发展与进展及标志性成果，在重要领域的应用及其意义。让学员充分认识基因工程所赋有的无限创造力和应用价值。同时针对本次课的学习对象——生物技术专业学员，强调基因工程在军事领域、生物恐怖和生物反恐中的可能应用，提示学员探讨有关基因工程研究存在的安全隐患、生物安全对全球的威胁和影响，并提出了作为专业学员，应该如何学习和应用本学科知识的思考。

经验和感悟

从教27年，自认为是有经验的教师了，但随着学校精品战略和精品课程活动的深入开展，越来越认识到教育和教学与时俱进的重要性和必要性。有以下几点认识和体会与大家分享：

首先，如何有效地使“要我学”转变为“我要学”？我认为这是入门课的关键。就讲授“基因工程概论”而言，我们教给学生的绝不能仅限于基因工程的概念、研究内容等知识，我们需要明白第一堂课是学员走进一个新天地的开始。这堂课更重要的目的应该在于怎样最大限度地激发学员的学习兴趣，引导学员主动进入新知识殿堂，并为自己没有错过学习和应用本学科知识而感到由衷的高兴。我们都知道，兴趣是最好的老师，是一个人积极完成一件事物的重要前提和条件。因此，激发学员自觉成为学习的主人是入门课的关键。我的体会是要“以人为本”，要针对学员的专业，从专业的发展和需求上介绍该学科的地位和重要性；要和学生建立相对平等的地位，以交流角度共同讨论教学内容和方法，使他们消除学习本学科的心理障碍和压力，有效地使“要我学”转变为“我要学”。

其次，如何实现课堂教学效果的最优化？我认为精致的课件、精彩的教案、良好组织的语言是精品课程的要点。掌握并灵活利用现代信息技术资源和多媒体技术，可以给予学员有效的视觉冲击，可以将僵硬枯燥的理论展现得活灵活现，可以将抽象的实验操作在讲台上复现，还可以将领域前沿等最新成果及时传达，达到事半功倍的效果。另外，创设问题情景，不仅可以防止学员的思维溜号，还可以培养学员思考问题和解决问题的能力和信心，更是激发他们学习兴趣和求知欲的有效方法。

再则，如何巩固所学知识？我认为教学反馈非常重要。基因工程是一门实验科学，只有亲自实践方能够将所学理论更好地理解和应用。概论课上，让学员充分了解理论课和实验课的关系，留下问题悬念，并要求在整个教学活动中和结束后与教学组进行教学反馈，是保证学员的学习不迷失、保证学习联系实际的关键。

通过参与精品课程，我感觉自己的收获和学员一样，甚至超过了学员。譬如多媒体幻灯制作技术得到大幅度提升，课堂语言表达能力更进一步得到提炼，对讲授内容的理解、学科的进展和发展动态的了解、课堂操控能力等都有了明显的进步。

教育不止于注满一桶水，更在于点燃一把火。教师作为知识的传播考，不仅应具备广博的知识，更应具备高尚的道德品质和人文素养，所谓“学高人之师，身正人之范。”愿我们在照亮别人的同时，也不断照亮自己！

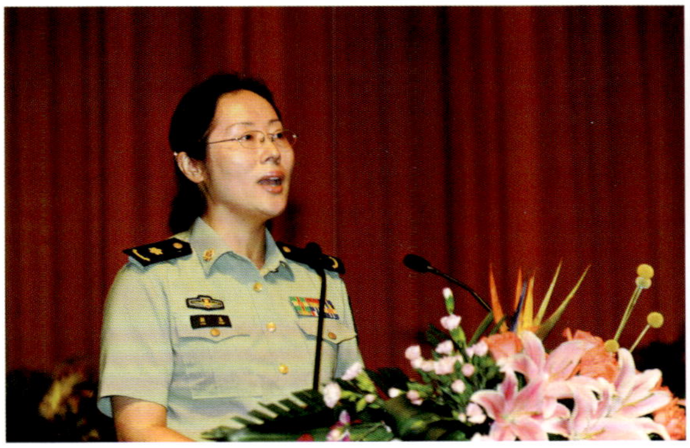

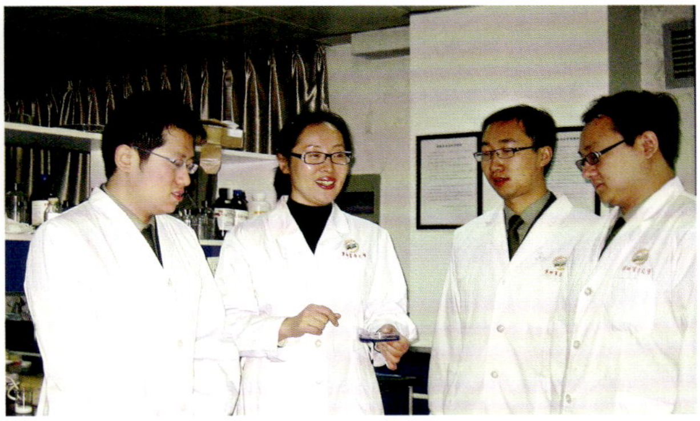

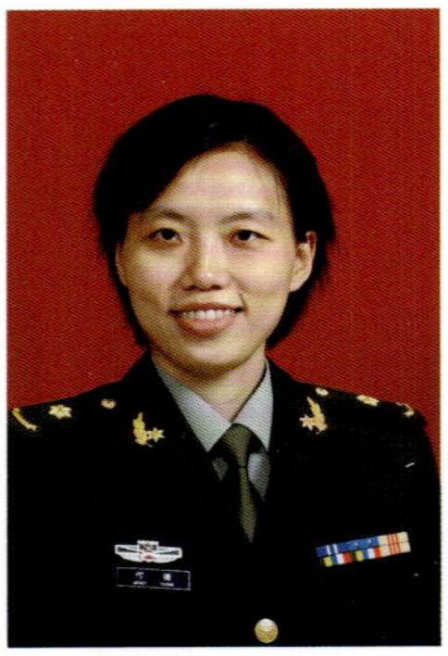

缪 珊

女，1975年2月生，现任第四军医大学药学系天然药物学教研室实验师，药理学博士。从教6年，为陕西省生理学会会员，陕西省药理学会会员。2005年以来一直担任药学专业本科生《药用植物学》的教学任务，热爱教学工作，沉迷于三尺讲台上的分分秒秒（发表教学文章两篇）。

从教格言：

老实做人，认真教书，能受到学生的尊敬和欢迎，就是教员的价值所在。

教学内容简介

花为种子植物所特有的繁殖器官，通过开花、传粉、受精形成果实和种子，执行生殖功能。裸子植物的花较原始、无花被、单性；而被子植物的花高度进化，构造复杂。通常所述的花，即是被子植物的花。花的形态构造随植物种类而异，因此掌握花的特征，对研究植物分类、药材的原植物鉴别、花类药材的鉴定均有重要意义。

一、花的各部组成与形态

花：是由花芽发育而成，节间极度缩短、适应生殖的一种变态短枝。短枝逐渐演变成花梗、花托，叶演变成花萼、花冠、雄蕊群和雌蕊群。花梗和花托起支持作用，花萼和花冠具有保护和引诱昆虫传粉的作用；雄蕊群和雌蕊群，执行生殖功能。

1. 雄蕊群：是一朵花中所有雄蕊的总称。典型的雄蕊是由花丝和花药两部分组成。

雄蕊的数目、长短、排列及离合情况随植物种类的不同而异，常见的类型有：离生雄蕊、单体雄蕊、二体雄蕊、多体雄蕊、聚药雄蕊、二强雄蕊、四强雄蕊。

2. 雌蕊群：由子房、花柱和柱头三部分组成，形成单雌蕊和复雌蕊两种类型。

子房着生在花托上的位置以及与花的各部分的关系往往在不同的植物种类中有所不同。一般常见的有下列几种：上位子房、下位子房、半下位子房。

子房内含胚珠，胚珠在子房内着生的部位就称为胎座。常见的胎座类型：边缘胎座、侧膜胎座、中轴胎座、特立中央胎座、基生胎座、顶生胎座。

胚珠是种子的前身，着生于子房的胎座上，其数目随植物种类不同而异。胚珠由珠心、珠被、珠孔、珠柄组成。

3. 花梗：花与茎的连接部分，常呈绿色、圆柱形，花梗的粗细、长短因植物种类而异。因此也可作为分类的依据。

4. 花被：是花萼和花冠的总称。

花朵的精彩不仅在于花瓣的颜色、离合，也在于花冠的形状。常见的花冠类型有：十字形、蝶形、唇形、筒状、舌状、漏斗状、钟状坛状、高脚碟状以及辐状花冠。这些特定的花冠形状往往成为不同类别植物所独有的特征。

花被各片之间的排列形式及关系称花被卷迭式，不同植物种类具有不一样的花被卷迭式，常见的有：镊合状、旋转状、覆瓦状、重覆瓦状。

二、花的类型

被子植物在长期的演化过程中，花的各部发生不同程度的变化，使花多姿多彩、形态多样，主要有以下几种类型：①完全花与不完全花；②重被花、单被花和无被花；③两性花、单性花和无性花；④辐射对称花、两侧对称花和不对称花；⑤风媒花、虫媒花、鸟媒花和水媒花。

三、花程式与花图式

为了简化对花的文字描述，可以利用一些符号、数字或标记，以方程式或图解的形式来表示花的构造和特征，这就是通常采用的花程式与花图式。两者结合使用，可全面反映花的特征。

四、花序

被子植物的花序一般分为无限花序和有限花序两大类。无限花序开花期间，花序轴顶端持续向上生长，花自下而上、自外而内依次开放。有限花序（聚伞花序类）则与其相反：顶花先开，花序轴不能持续向上生长，花自上而下、自内而外依次开放。

无限花序根据花序轴有无分枝，又可分为不分枝的单花序、有分枝的复花序。①总状花序与复总状花序；②穗状花序与复穗状花序；③伞形花序与复伞形花序；④伞房花序与复伞房花序；⑤头状花序与复头状花序；⑥柔荑花序；⑦肉穗花序；⑧隐头花序。

有限花序根据花序轴上端的分枝情况可分为：①单歧聚伞花序；②二歧聚伞花序；③多歧聚伞花序；④轮伞花序。

五、花的生理功能

开花、传粉和受精。卵细胞和极核细胞同时和两个精子分别完成融合的过程，是被子植物有性生殖的特有现象，称为双受精。

经验和感悟

教学的动力源于热爱。

我所承担的《药用植物学》是药学专业的一门必修的专业基础课程。在药学专业学生的知识结构中起着承前启后的重要作用，是学习《生药学》、《中药学》、《天然药物化学》等后续专业课程的基础课程。

台上一分钟，台下十年功。作为一名教员，要想授课生动，课堂气氛活跃，在整节课上牢牢抓住学生的注意力，仅仅掌握书本上的内容是不够的，教师必须通过查阅很多资料，对多学科知识了解掌握融合后，才能自信的站上讲台，才能应备学生的不时之问。随着教龄的不断增加，我也从刚开始承担这门课的青涩到从容应对。学时求知若渴的眼神、课间的积极询问都激发了我不断提高的热情。为了丰富自己的教学经验，增加对药用植物种类的更多认识，我积极与其他学校联系，2010年、2011年暑期，两次与陕西中医学院中药学专业的师生们一起考察了太白县周围及西太白3300米的高峰-鳌山沿途的药用植物野外资源，拍摄了众多植物图片，了解了植物生长的环境，观察到不同时期植株的变化以及具有地方特色的神奇的“太白七药”等等。这些都给我的教学增添了非常丰富的素材和内容。

《药用植物学》具有很强的实践性和直观性。授课期间，为增加学生们对植物的细胞、组织及器官等形态学内容有深刻的认识，我们尽量找多的素材在所讲内容中插入大量特征明显的图片制作课件。为提高学生的实践能力，我们对理论课与实验课课时的编排为1∶1。基本上保证，在每次理论课后紧接着进行实验课，使学生们通过实物的观察及解剖，能及时地将一些抽象的概念与具体的植物结合起来，边观察、边记忆，较易理解和掌握。

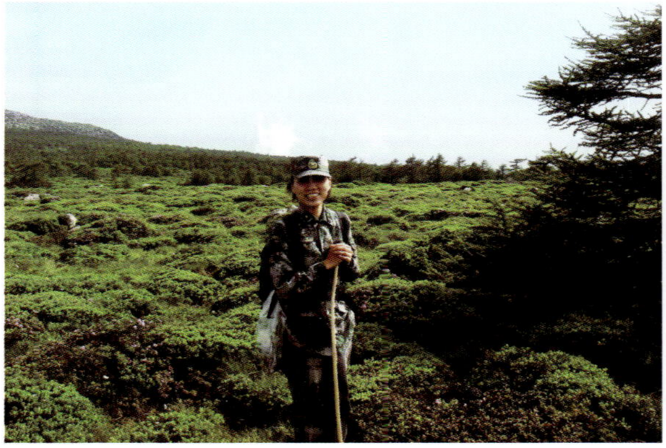

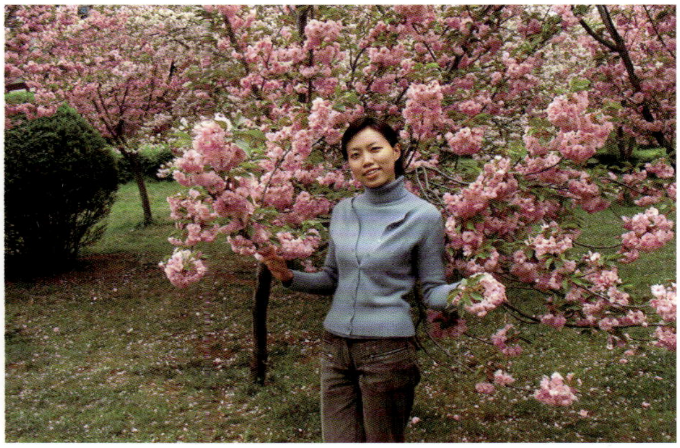

此外，充分利用外部资源，开展室外实验教学。利用西安市植物园中种植超过四百多种各类药用植物，带领学生进行参观并实地讲解，使课堂上的抽象的根、茎、叶、花、果实的概念和科属特征，转变成了具体的活生生的实物，取得了非常好的效果。

经过这些年的教学历练，我已深深地喜欢上了这门课，各种各样的药用植物已成了我的兴趣爱好，小小的三尺讲台已成为诱惑我的地方。学校大力推行“精品课程”活动，也给了我莫大的鼓舞，优化讲课内容，改进教学方法，提高学员的学习兴趣，受到学生的尊敬和欢迎，将成为我今后教学的目标。

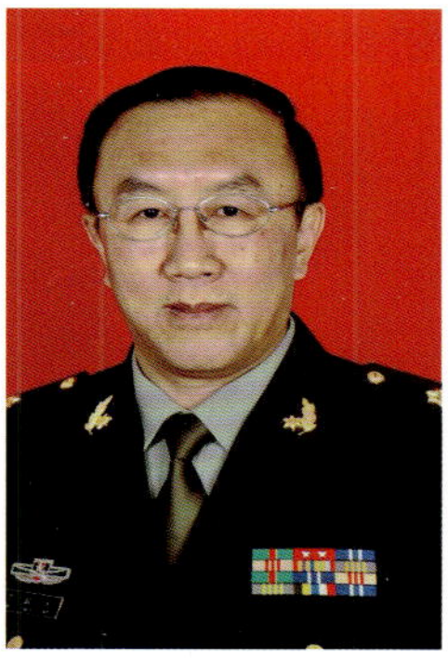

罗晓星

男，1955年2月生，第四军医大学药学系药理学教研室教授，博士生导师，从事药理学教学30年。先后被评为总后优秀教师，获军队院校育才银奖，被评为学校优秀研究生导师，荣立三等功1次。获陕西省科学技术一等奖1项，军队科技进步二等奖2项，现任中国药理学会理事，陕西省药理学会副理事长。

从教格言：

倾心授业解惑，真爱传道育人。

教学内容简介

授课章节：治疗慢性充血性心力衰竭药物

授课内容要点：

本次课是《药理学》第二十六章的内容，授课对象为五年制医疗本科学员。课程的讲授思路包括，简要复习慢性充血性心衰的血流动力学改变及病理生理学意义，提出慢性心衰的治疗策略和治疗心衰药物的分类，详解每一类药物的作用原理、临床应用和不良反应，介绍每类药物来自循证医学研究的临床疗效。

一、慢性充血性心力衰竭

慢性或充血性心力衰竭（chronic/congestive heart failure，CHF）是各种病因所引起的多种心脏疾病的终末阶段，是指在适当的静脉回流下，心脏排出量绝对或相对减少，不能满足机体组织所需的一种病理状态，又是一种超负荷心肌病。此时心肌储备力明显下降，收缩和舒张功能出现障碍，导致动脉系统供血不足，致体循环和肺循环淤血等症状。

慢性心衰时，交感神经系统功能增强，外周阻力和左心室射血阻抗持续增加，后负荷长期增加，使心脏功能反而进一步下降。此外，过渡增高的去甲肾上腺素对心肌将产生直接损害作用；肾素-血管紧张素-醛固酮系统（RAAS）功能也增强，循环和局部组织中血管紧张素II浓度浓度增高，导致血管收缩、促进醛固酮分泌增加，进一步增加心脏负荷。血管紧张素II还可导致内皮素和生长因子表达，最终导致心肌肥厚与心室重构。

二、充血性心力衰竭的治疗策略与治疗目的

减轻心脏的负荷，增强心肌收缩力和提高心肌做功效率，以及降低心肌耗能。治疗目的主要是缓解心力衰竭的症状状，延缓和防治心肌的重构。

三、治疗慢性心衰药物的分类

包括强心苷正性肌力药物（地高辛等），利尿药（氢氯噻嗪、呋塞米等），血管紧张素转换酶抑制药（卡托普利、依那普利等），血管紧张素受体（AT1受体）拮抗药（氯沙坦等），血管扩张药（硝酸异山梨酯、肼屈嗪等），β受体阻断药（普萘洛尔等），钙拮抗药（氨氯地平等），非强心苷类正性肌力药（米力农等）。

四、强心苷类药物

1. 来源、化学结构与构效关系

强心苷类来源于植物，主要为洋地黄类（digitalis）。包括洋地黄毒苷、地高辛、毛花苷C、毒毛花苷K。强心苷的化学结构由苷元（甾核、不饱和内酯环）和糖（葡萄糖、稀有糖）组成。苷元是强心苷药理作用的关键部位，甾核上“OH”数目影响药动学（OH多，极性高），糖的数目多，作用强，含稀有糖，则作用维持久；若含葡萄糖，易代谢转化，维持时间短。

2. 药理作用

①正性肌力作用：加强心肌收缩力，但由于同时减慢心率，并缩短做功时间，故并不增加心肌耗氧量。正性肌力作用机制，抑制心肌细胞膜上的Na^+-K^+-ATP酶，抑制Na^+、K^+的交换，促进Na^+-Ca^{2+}交换，心肌细胞内Ca^{2+}浓度升高，心肌收缩力增强。

②负性频率作用：心收缩力增强，心输出量增加，动脉压力增高，刺激颈动脉体、主动脉弓压力感受器，反射性兴奋迷走中枢而增强迷走神经冲动传导，使心率减慢。

③对肾脏的作用：地高辛增加心衰患者心输出量，继而使肾血流量和滤过率增加，尿增加；还可直接抑制肾小管Na^+-K^+-ATP酶，减少肾小管对Na^+的再吸收，尿增加。

3.临床应用

治疗心衰是强心苷类药物最佳适应证，对严重二尖瓣狭窄及缩窄性心包炎者慎用；对于有心房颤动患者，不能使房颤停止，通过抑制方式传导，保护心室免受过多冲动的影响；可以使心房扑动转为房颤，继而发挥治疗房颤的作用。

4.不良反应

消化道症状包括恶心、呕吐、腹痛、腹泻等；神经系统症状包括头痛、眩晕、幻觉、视力下降，黄、绿视等；心脏毒性反应有各种类型的心律失常。

经验和感悟

作为教员站在讲台上授课不难，但是成为一名好教员却不易，要成为四医大的精品课教员则更不易。什么样的教师是好教师？教书的最高境界是什么？不同的人可能有不同的解释。然而我以为叶圣陶先生的一番话为我们诠释了教师教书的最高境界。“尝谓教师教各种学科，其最终目的在达到不复需教，而学生能自为研索，自求解决。故教师之为教，不在全盘授予，而在相机诱导。必令学生运其才智，勤其练习，领悟之源广开，纯熟之功弥深，乃为善教者也。” 简言之，教的目的是为不教。能达如此境界并非易事。

教师站在讲台上的那一刻，就像演员站在舞台上表演一样，学生是否满意是对教学效果的最有力的裁判。讲台上的一节课是否精彩，是否使学生增益其智能，展卷而自能通解，执笔而自能合度，是对教师教学“功力”的最好检验。为孜孜追求此番境界，我在每次课前均广泛阅读，萃取精华，总结凝练，使教案纲目清晰，深入浅出，即便如此，我每次登上讲台仍丝毫未敢懈怠，心中多有忐忑之感，唯恐授课效果不够满意。此次虽第二次接受学校“精品课教员”之荣誉，我内心仍感我的授课的效果远未达到尽善尽美的境地，在课堂上尚未达到能够挥洒自如、游刃有余、润物无声的境地，与心目中大师们的教学风采相距甚远。因此对我来说追寻教学效果至高境界永无止境，我的目标是让每一堂课都成为所有学员都满意的精品课程。

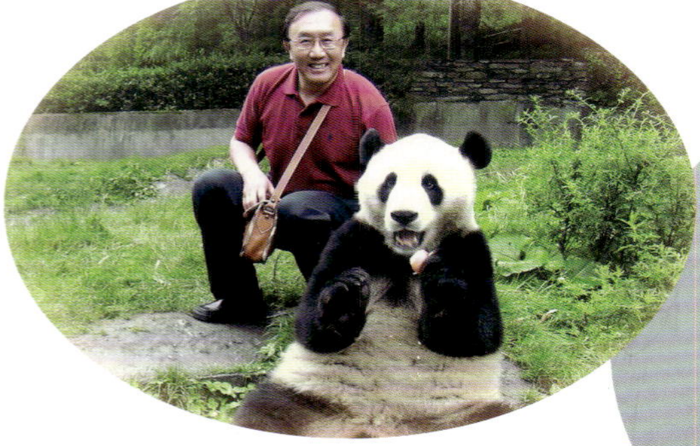

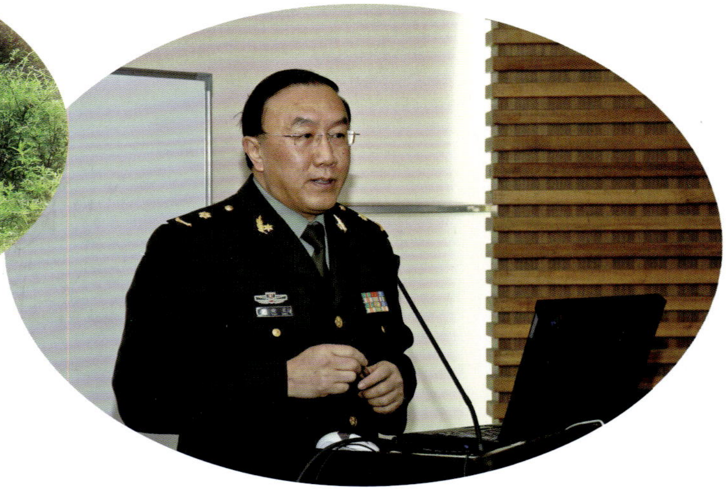

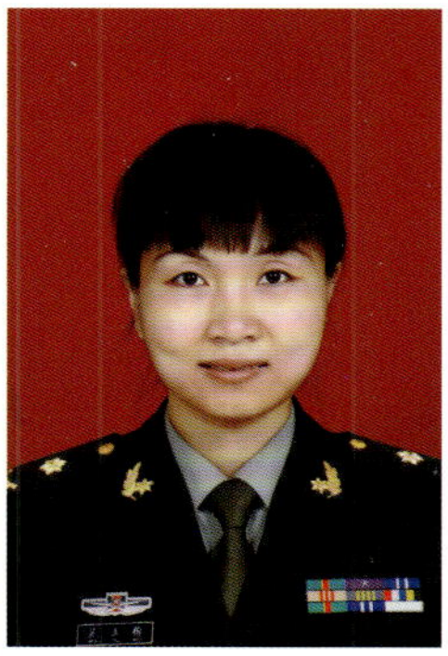

吴玉梅

女，1974年5月生，药学系药理学教研室副教授。从事基础教学14年，先后承担多个轮次、多个轨道的药理学教学任务，钻研教学方法、注重授课艺术，融科学性与生动活泼于一体，重点突出、课堂活跃，多媒体制作精美，受到学员的广泛好评。参编著作4部，参编教材2部，发表教学论文4篇，主持国家自然科学基金、省基金各1项。多次获得嘉奖并先后被评为学校教学先进个人、精品课教员等。

从教格言：

志于道，据于德，依于仁，游于艺。

教学内容简介

本次课将讲授第6章第2~3节的“阿托品及有机磷中毒的解救”，共2学时。授课设计以问题为引导，理论和实际相结合。

我们学习了有机磷中毒的种种表现，清楚中毒的原因为有机磷不可逆性地抑制了胆碱酯酶，从而使乙酰胆碱不能水解，堆积致拟胆碱作用增强所致。现在大家模拟现场抢救有机磷中毒的患者，如何处理？对有机磷酸酯类中毒的解救，一定充满紧迫感和危机感。这里我用四个成语总结，便于大家理解和记忆。

原则一“生命至上”。最重要的生命体征是呼吸、循环！有机磷中毒堆积的乙酰胆碱激动呼吸道的M受体，支气管平滑肌强烈收缩、腺体分泌增加，严重者会导致窒息。保持呼吸道的通畅，包括气管插管、人工呼吸机、吸氧等措施。另外，补充血容量，维持血压也十分重要。

原则二“围追堵截”。如作战一般，对有机磷中毒，“堵截”就是堵住或阻止已经进入体内的有机磷进一步的吸收，如使病人脱离现场；依据不同的中毒途径进行处理，如脱去污染的衣物，以肥皂水或清水冲洗体表、甲床缝隙、毛发；口服中毒者要洗胃，选用微温的1%生理盐水或2%碳酸氢钠，但要注意敌百虫中毒不能用碳酸氢钠；“围追”已经吸收的要千方百计使其加速排泄，如用硫酸镁导泻。即使采取了“围追堵截”的战略方案，依然有部分毒物已经进入循环，那接着怎么办？

原则三“对症下药”。有机磷中毒的“症”是乙酰胆碱激动M、N受体引起的。“症”是由激动受体引起的，要用受体拮抗剂对抗。阿托品可对抗呼吸中枢抑制，支气管痉挛、肺水肿、循环衰竭。原则是要及早、足量、反复，以达到轻度的“阿托品化”。要注意阿托品对N_2症状即肌束颤动无效！

原则四“养精蓄锐”，常言道“养兵千日，用兵一时”。水解乙酰胆碱的胆碱酯酶这个“兵”被有机磷控制了，怎么办？机体生成新的胆碱酯酶需要一段时间，胆碱酯酶复活药可使受到控制的胆碱酯酶获得自由！碘解磷定具有强而迅速的复活胆碱酯酶的作用，其分子中带正电荷的季胺氮与磷酰化胆碱酯酶的阴离子部位以静电引力相结合，进而其肟基与磷酰化胆碱酯酶的磷酰基形成共价键结合，生成复合物，后者进一步裂解成磷酰化碘解磷定，由尿排出。AChE游离、活性恢复。另外，尚能与体内游离的有机磷酸酯结合，形成无毒的磷酰化碘解磷定经肾排泄。这样就可以释放胆碱酯酶了，这个“兵”又可以履行其职责了。注意其作用时间短，需重复用药。主要用于中度和重度有机磷酸酯类中毒的治疗。宜早期应用，若用药不及时，中毒酶发生“老化”，则无效或效差。碘解磷定使酶复活的作用早，神经肌接头处最明显。所以在有机磷中毒的救治中，一定要争分夺秒，尽早使用。那大家作为军校学员是否清楚作战部队如何应对战争毒剂中有机磷中毒呢？常规配备胆碱酯酶复活药，一旦出现中毒，可以立即注射进行自我救治。

最后，我们用口诀对本次课做一小结：有机磷中毒症状三，中枢M样骨骼肌，解救用药要适当，N样症状解磷定，外周中枢阿托品，早期足量反复用。

经验和感悟

一所大学的灵魂是什么？仁者见仁智者见智，重要的组成之一是以一流的本科教育为基石！正是在这样的精神指引下，我校的“精品课程”如火如荼地走过了四个春秋，打造了系列精品课程，锻造了一批批精品教员，而我自己也光荣地成为其中的一员。

跨上讲台也许只用一步，但三尺讲台却是我一生也走不完的路程。教学中，我有个法宝，那就是两把“尺”，一把量别人的长处（即个性），即因材施教确定教学内容，针对学生已有的知识、理解力，对讲授的内容进行精心的安排和详细的设计；一把量自己的不足，只有看到自己的不足或缺点，自身才有驱动力。因而，除了充分熟悉、理解教科书之外，广泛的阅读参考文献、本专业的专著和专业杂志，熟悉药理学的进展和最新动态，深层次地掌握本专业的知识也成了我的必修课。只有这样，站在讲台上我方能游刃有余，用自己独特的教学艺术彰显药理学的灵性，真正使《药理学》成为基础医学和临床医学、基础医学和药学之间的桥梁！

教学过程中，我始终重视加强师生互动，教学相长。“头脑不是一个要被填满的容器，而是一支需要点燃的火把”。教师就要设法将教学内容化繁就简，使学生乐于学习，易于吸收。教学的各个环节，在注意发挥教师主导作用的同时，我特别注意学生的学习主体地位。教学中，把时间交给学生，教师运用点拨、启发、提问、引导、总结等方法，通过学生自读、小组讨论、总结发言等活动，使学生参与到教学实践中。80分钟的课，仿佛是导演和演员的默契的配合诞生的杰作，让人感到无尽的酣畅与痛快。

把每一件简单的事情做好就是不简单，把每一件平凡的事情做好就是不平凡！为了把枯燥、抽象的理论课讲授的绘声绘色，临床病例是我的另外一个秘密武器。我有意识地培养学生观察问题、发现问题、解决问题的能力，使学生能够根据已有的知识讨论分析某些典型病例的临床用药，在启发、引导下，使学生达到学以致用的目的，同时培养学生“医者仁心”的基本素质。

从学生的发自内心的掌声，从专家教授赞许的目光中，我感受到了自己在精品大潮磨砺中点点滴滴的进步，这也将是我迈向更高目标的强有力的支持！

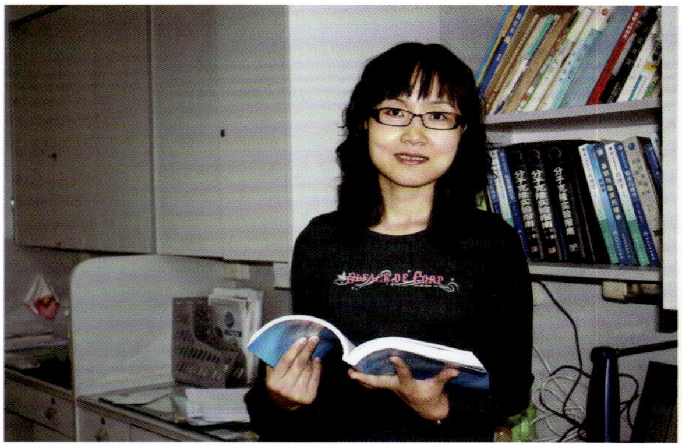

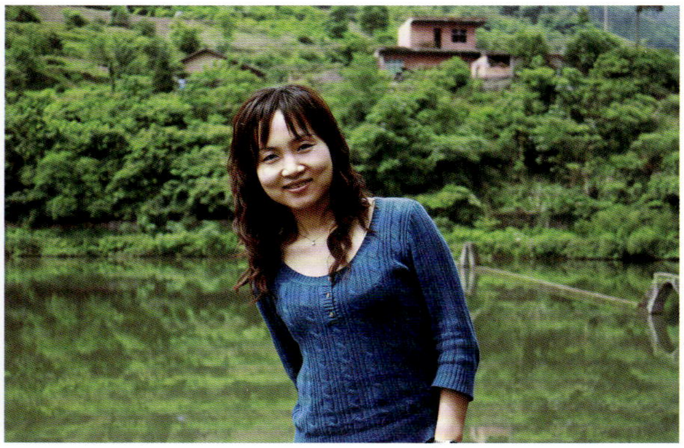

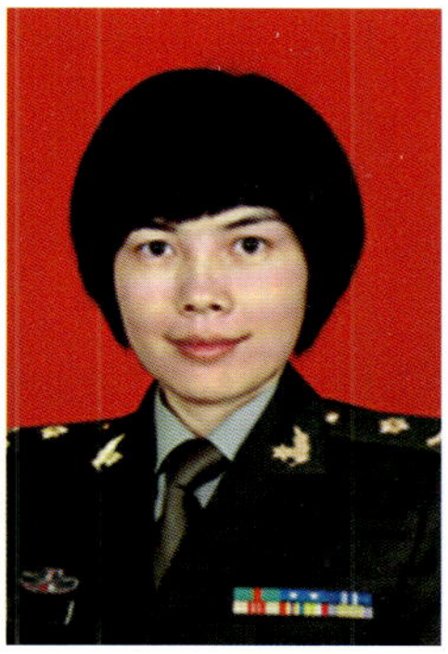

刘水冰

女，1974年9月生，药学系药理学教研室讲师。参与讲授《药理学》和《临床药理学》共十余个轨道的教学，此外还参与了继续教育课程《临床药理学》和《临床药物治疗学》三个轨道的授课。现任中国医药教育协会理事，发表教学文章2篇，参编教材两部。校精品课教员。

从教格言：

用心做教育，用爱做人师。

教学内容简介

本次授课内容为《药理学》中抗菌药物的β-内酰胺类抗生素，授课对象是五年制医疗本科，授课时间为2学时。β-内酰胺类抗生素目前是临床应用最广泛也是相对安全的一类抗生素，因此是我们学习的重点内容。本次课学习目的是让学生掌握β-内酰胺类抗生素的作用机制、抗菌作用、临床应用以及不良反应的预防和治疗，为临床合理用药奠定基础。

本次课主要内容包括：

1. β-内酰胺类抗生素的抗菌作用机制：影响肽聚酶的活性，干扰细菌细胞壁的合成；促发细菌的自溶酶活性，使细菌自溶。

2. β-内酰胺类抗生素的分类：青霉素类、头孢菌素类、非典型β-内酰胺类、β-内酰胺酶抑制剂，及β-内酰胺类抗生素和β-内酰胺酶抑制剂的复方制剂。

3. 青霉素G的抗菌作用：对G^+球菌、G^+杆菌、G^-球菌和螺旋体敏感；对G^-杆菌无效。

4. 青霉素G的临床应用：是敏感G^+球菌、G^+杆菌、G^-球菌和螺旋体的首选用药。

5. 青霉素G的不良反应：过敏反应、赫氏反应。

6. 青霉素G的不良反应的防治：询问过敏史；做皮试；药物现配现用；在有急救设备的情况下用药；用药后严密观察30分钟后方可离开；一旦发生过敏反应，立即皮下注射肾上腺素1mg，必要时稀释后静滴，并采取其他辅助措施，如吸氧等。

7. 头孢菌素分为四代：一代头孢对G^+菌敏感，对G^-菌、厌氧菌和铜绿假单胞菌无效；二代头孢对G^+菌作用减弱，对G^-菌作用增强，对部分厌氧菌有效，对铜绿假单胞菌无效；三代头孢对G^+菌作用弱，对G^-菌作用进一步增强，对厌氧菌和铜绿假单胞菌有效；四代头孢对G^+菌作用同三代，对G^-菌作用比三代强，对厌氧菌有效，对铜绿假单胞菌有强效。

8. 非典型β-内酰胺类抗生素与青霉素类和头孢菌素类无交叉过敏和交叉耐药性，因此可作为青霉素类过敏患者的替代用药。

9. β-内酰胺酶抑制剂无抗菌活性，但可作为自杀性底物与细菌产生的β-内酰胺酶结合，让β-内酰胺类抗生素发挥抗菌作用。

经验和感悟

《药理学》是研究药物与机体相互作用规律及其机制的一门学科。《药理学》是基础医学与临床医学，药学与医学间的桥梁学科，是医学教育的一门重要的基础课程。一直以来，学员们都害怕学习《药理学》，因为《药理学》名词多、药名多，尤其是作用机制学习起来很抽象，但同时又是学习的重点内容。如何让学员爱上《药理学》并轻松牢固掌握，是我经常考虑的问题。β-内酰胺类抗生素在抗菌药物中占有举足轻重的地位，并且临床应用非常广泛，因此，为了上好本堂课，我是做足了功课。

首先是课程设计。我针对《药理学》课程标准要求、教材以及授课对象确定授课内容。授课学时数为2学时，授课时间为70分钟，剩余10分钟用于小结和提问。在授课中主要使用多媒体幻灯，必要时加板书。尽管授课以讲授为主，但是我会在多个环节设置提问，并且让学员带着问题学习。在授课过程中，我还会讲授药物最新研究进展，提出药物研发思路，供学员思考并拓宽知识面。

其次是教学内容组织。β-内酰胺类抗生素的重点内容是作用机制、耐药机制、抗菌作用、临床应用和不良反应的防治。难点就是作用机制和耐药机制。《药理学》着重强调的就是一个“理”字，通俗地讲就是医生给病人用药的道理。为了让学员更好掌握药物的作用机制和耐药机制，我在授课时会尽可能多的采用图片、动画、视频，通过视觉和听觉上的双重刺激使学员的印象深刻，而且学起来不枯燥。在授课时要明确告诉学员学习的代表药和其他药物与代表药相比有哪些优缺点，以利于学员学习有侧重点。

最后就是小结和总结。每堂课结束后都需要对本堂课的重点、难点内容做一简要的小结，必要时候要提问，通过提问和学员回答可以清楚知道学员掌握情况。当一个篇章内容结束后还要做一个大的总结，以便学员复习掌握。

通过我近十年的教学，我逐渐感到授课是一门艺术。学习不再像过去一样只能从老师的课上或书本上获得，学员可以通过许多渠道学到知识，因此他们更注重老师的授课水平。如果教员授课很枯燥，那么他们完全可以不听，这对我们教员也提出了更大的挑战。如果说授课是一门艺术，那么授课前的准备以及知识积累是非常重要的，通过老师的学习、整理并加工变成自己的。其次老师的语言表达能力也是非常重要的，说话要标准、清楚，并且语气要抑扬顿挫，如果能够达到幽默风趣效果会更好。最后老师必须要有自己的思想，在授课时能够激发学员自主思维，引导学员课后积极探索。相信如果能够做到这些，那么我们的课堂会充满生气，这种收获和满足是无法从其他渠道获得的。

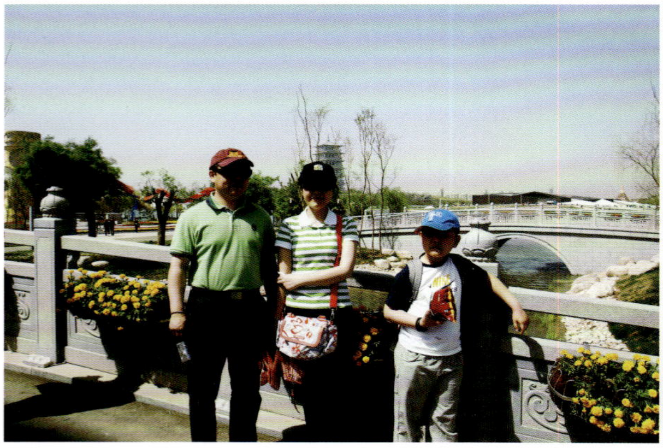

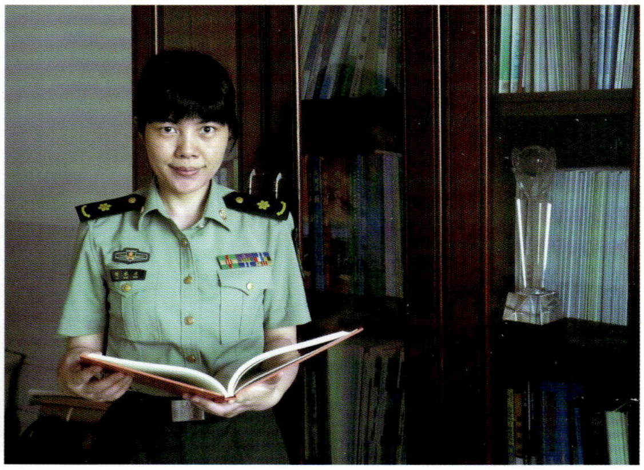

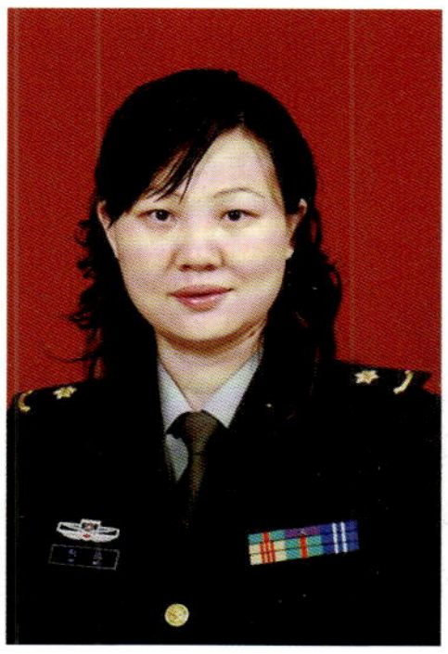

何 炜

女，1972年12月生，药学系化学教研室副教授、副主任。从教17年来，主讲《无机化学》、《有机化学》、《医用化学》等课程，副主编国家“十一五”规划教材2部，参编卫生部“十二五”规划教材2部，主编校内双语实验教材3部。发表教学论文10篇，其中1篇发表在外文期刊上，先后3次被评为教学先进个人，2010年被评为“精品课教员”。在SCI收录期刊上发表科研论文40余篇。

从教格言：

师满生则喜，师亏生则厌；学高为师，身正为范。

教学内容简介

本次精品课的授课对象为四年制护理学本科学员，授课内容为《医用化学》中的《氨基酸》，教学重点为氨基酸的结构、命名、化学性质及应用，教学难点为等电点概念的理解。

课程由学生都感兴趣的话题“空壳奶粉”事件导入，通过视频、幻灯、动画等多媒体技术手段，使学生对氨基酸的重要性、氨基酸和蛋白质的关系有所了解，潜移默化中明确了课程学习的意义,并为后续《生物化学》、《生理学》等课程学习打好基础。授课内容分为三部分：

第一部分介绍氨基酸的构造、类型、分类及命名。氨基酸的结构特点包括官能团既有羧基又有氨基，氨基在α-位，含手性碳原子。氨基酸的分类方法不同，氨基酸的种类也不相同，强调结构分类法和性质分类法。以性质分类法为主线，系统介绍20种基本氨基酸的俗名、英文简写符号，并穿插介绍每一种氨基酸的生理活性。强调8种人体必需氨基酸及其主要生理活性。

第二部分介绍氨基酸的性质。物理性质包括性状、溶解性、熔点和味感。化学性质即氨基酸的各类化学反应。氨基酸的化学性质包括氨基酸的两性、水溶液中的酸碱平衡反应（等电点）、脱水成肽反应、羧基脱羧反应、与亚硝酸的反应、与茚三酮的显色反应等。在讲述氨基酸的化学性质时，由于前面的章节中已经学习了羧酸及其衍生物、氨基化合物的性质，因此在教学中先复习回顾前两部分内容，请学生预测氨基酸会有什么样的化学反应，然后再导出氨基酸特有的化学反应。通过一步一步启发式教学，不仅能抓住学生的注意力，也使学生由浅入深，逐步轻松掌握本次课的重点难点内容。

第三部分介绍氨基酸的制备。氨基酸的制备方法包括α-卤代酸的氨化以及亚胺羧酸酯的烷基化反应。每一种制备方法分别介绍反应式和制备过程，包括原料、产物、条件、产率、适用范围等内容。在讲授合成光学纯氨基酸的方法时，适当引入我们教研室和课题组手性技术研究的前沿内容，一方面拓宽了学员的知识视野，另一方面可激发学生将来从事科学研究的兴趣。

课程小结中再次强调授课的重点内容和难点内容，本次课以一首自编押韵诗涵盖所有教学要点来做小结，方便学生记忆和知识再现。

经验和感悟

从小成长于教师之家，如何教学对我来说是一个毫不陌生的课题，然而如何当好一个让学员满意的教师，如何上好每一堂课，又是一个非常严肃的课题。在大学的讲台上站了十七年，不能说有很多经验，但2500多个课时积累的一些心得体会与尝试却使我在逐渐成长。

还清晰地记得十七年前给学生上第一节课时的种种细节，反复试讲，多次请老教授们把关，终于站到讲台上，看到同学们渴求知识的眼神，那一刻所有紧张与不安全都烟消云散，油然而生的是在大学这个知识殿堂里作为师者这一职业的神圣感、使命感和责任感。热爱这个职业，尽最大努力把它做好；热爱这个学科，用自己的热情去感染更为年轻的学子们热爱它。在具体教学实践中，尽最大努力上好每一堂课，在传授知识的同时潜移默化地教会学生们科学思维的方式及规范。这是我对大学课堂教育最为朴素的理解和诠释。

兴趣是最好的老师，只有抓住学生的学习兴趣，教学过程才会是一个愉快的互动的过程，否则最多只能算是完成任务。因此没有一堂课是可以随随便便拿着教材和讲义就可以讲好的。作为教员，花费更多的时间在教学设计上，才可能收到良好的教学效果。课程导入是非常关键的一个环节，如果只是按照书本照本宣科，逐条介绍知识，学生们往往兴趣不高，学习过程如同嚼蜡，教学效果自然不会好。因此，教学要联系实际生产生活，要让学生一开始就明白为什么要学习这个知识，学习这个知识可以解决什么问题。可以利用动画、视频、幻灯等多媒体教学手段达到预期效果。

在讲解具体内容时，采用启发式教学按照由浅入深、先具体再抽象的顺序讲授知识，符合认知规律才能使学生容易接受。大学化学教学中偏理论的知识较多，有的比较深奥、抽象、难理解，在教学中应尽量采用一些模拟、比喻的方法来帮助学生理解，有的内容可以辅以教具模型或者适当安排一些验证实验，让学生在自己动手的过程中体验学习的乐趣，并学会独立思考、思辨，从而轻松掌握知识。比如在讲授“糖化学”这一章节，需要学生具有很好的空间想象力才能理解“变旋现象”“哈沃斯式”这些抽象的概念，我通过让学员自己搭建模型，反复对比体会三维空间结构中各原子和基团的排布情况，达到事半功倍的效果。

另外教学过程中，以学生为本的教育理念也很重要。在目前这个知识爆炸的时代，没有人可以在学生时代或某个阶段可以学完所需要的全部知识，教会学生“Learn to Learn”,凡事从学生的角度去思考问题非常重要。我通常会在授课之前要求学生对讲授的概念自己先画一张“Concept Map”，了解学生对这一概念已掌握的程度或粗浅的理解，有针对性地授课，在授课之后请学生再画一张“Concept Map”，将学到的知识、不同概念之间的联系再梳理一遍，查漏补缺，通过这种方式教会他们建立自己的知识体系。另外，在知识传输过程中，针对具体的内容我也会注重和学生交流一些学习的方法和体会。“授人以渔”是教学的根本目的。

“路漫漫其修远兮，吾将上下而求索”。在教学实践中，只有反复琢磨，不断进步，精益求精才能把每堂课讲成精品，才会无愧于“精品课教员”的称号。

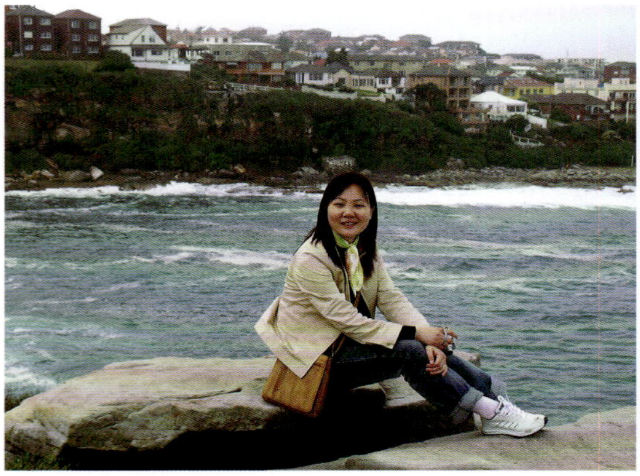

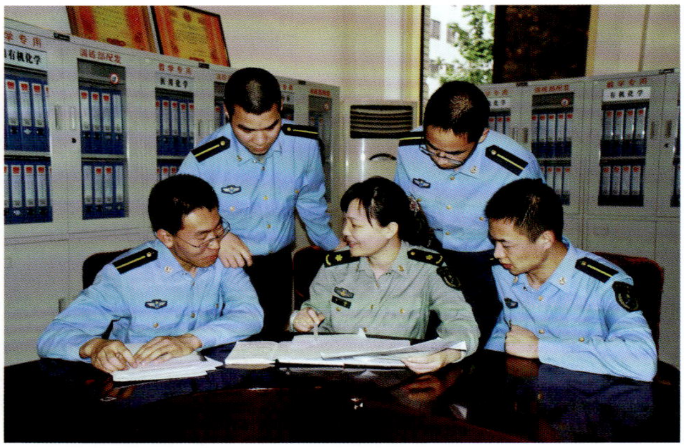

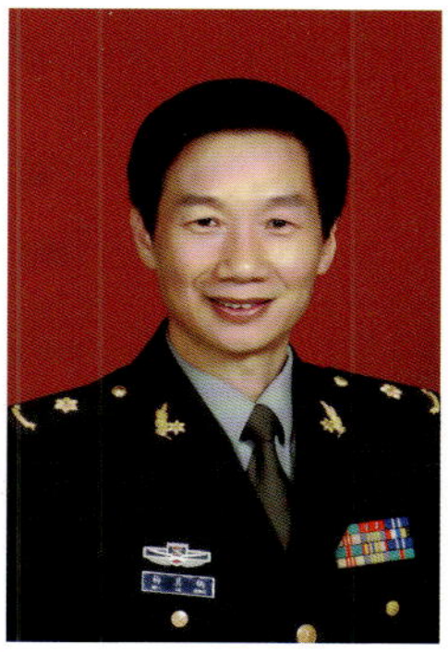

梅其炳

男，1953年9月生，第四军医大学药学系药理学教研室教授，博士生导师，享受政府特殊津贴，获解放军院校育才银奖。从教32年，发表研究论文300余篇，其中SCI收录71篇，获得专利4项，主、副主专著与教材14部；培养硕士研究生55人，博士研究生41人，博士后5名。获陕西省科学技术一等奖2项，军队、陕西省科技进步二等奖各1项；现任中国药理学会常务理事，陕西省药理学会副理事长，国家食品药品监督管理局药品审评专家库专家。

从教格言：

用爱心为学生健康成长铺路；用责任为学生能力培养奠基。

教学内容简介

本次授课内容《药理学》总论，授课对象是四年制护理学本科，授课时间为2学时。本次课学习目的旨在引导学生掌握药理学的基本理论、熟悉药理学的基本概念、了解药理学的基本知识。药理学总论是各章内容学习的基础，基本概念则是学习药理学个论的前提，基本知识则是体现药理学学习的水平。

授课内容要点：

一、药理学概述

以图示的形式介绍药理学的概念、学科地位、研究内容、学科任务以及发展简史。引导学员初步认识药理学科学，激发学习的兴趣。

二、药物及新药药理学研究

由药物定义引出新药的定义，新药药理学研究是药理学的一个重要内容，通过该内容的阐述，既让学员对药理学研究的具体内容有了深入的了解，又认识到新药的研究开发是一个科学、严谨的科学研究过程。

三、药物效应动力学

采用生动的直观到抽象的思维方法，帮助学员认识药物作用与效应的关系、药物作用的两重性包括药物作用与副作用，掌握药物作用的基本规律，包括量-效关系、构-效关系和时-效关系。

1.药理作用和药理效应的现象与本质。

2.治疗作用。

3.不良反应包括副作用、毒性反应、后遗效应、停药反应、继发反应、变态反应、特异质反应、依赖性。

4.药物作用的基本规律包括量效关系、时效关系和构效关系。

经验和感悟

“什么样的教员才是好教员？”这是大家关心的问题，也是我一直思考的问题。首先是热爱教育，关心教学，热爱学员，关心学员；其次真正掌握领会自己要讲授科学，并能与相关知识融会贯通；最后，是能认真备课，做到言之有理、言之有序、言之有趣。学员处在成长过程中，不仅仅需要教员教给他们学科知识，更需要向他们传送做人的道理，还需要启迪他们对学习、对科学感兴趣。一个好教员，应该能够把自己几十年的社会工作经验和人生经验的感悟，传递给所需要的人，满足学员成长的多方面需要。

因此，要做一名学员喜欢的教员，不仅要深入浅出的讲解书本上的知识，培养并激发学员的能力；还要提高自身的人格魅力和学识魅力，言传身教。在平凡的岗位中努力学习，提高自身的素质，时刻注意自己的言行举止。最后，教员要学会微笑。教员以微笑面对学员，能够给学员一种宽松的师生交往人际环境，使学员感到教员的关心、宽容和激励。教员的微笑是腼腆学员的兴奋剂，使他们得到大胆的鼓励，敢于表达自己；教员的微笑是外向学员的镇静剂，使他们得到及时的提醒；教学工作中教员的微笑能够活跃课堂氛围，活跃学生思维，活跃学生的情绪。

教员这份职业，只要坦诚面对，用心沟通，就会在每天紧张又平凡的工作中，变得轻盈和舒畅，就不会感到疲倦或者琐碎。

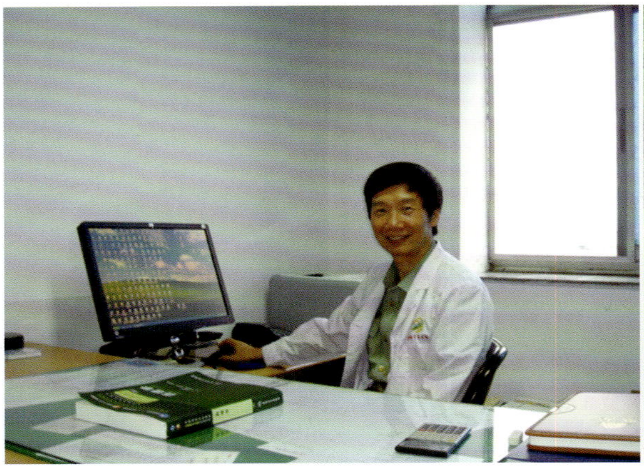

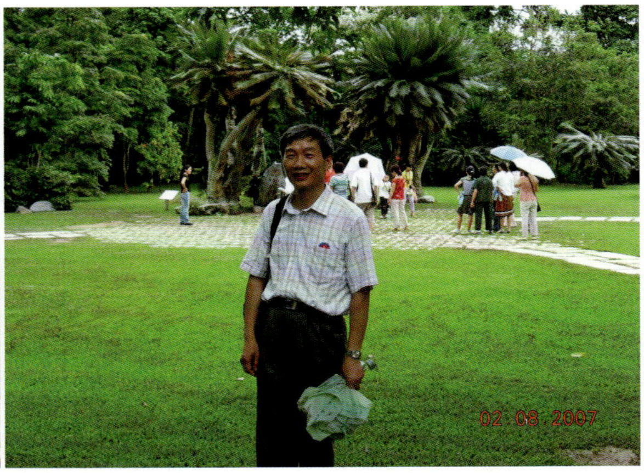

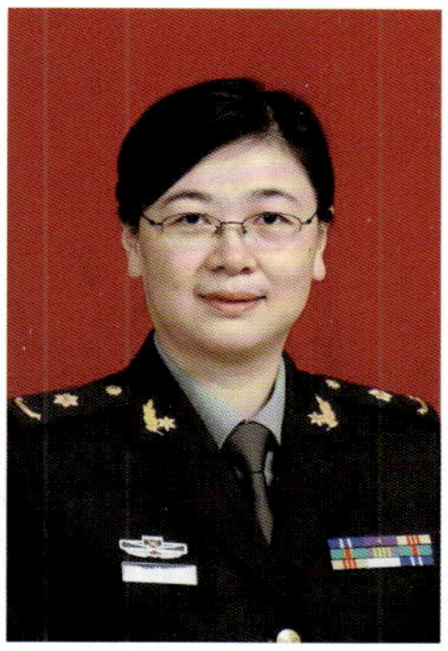

谢艳华

女，1969年3月生，药学院天然药物学教研室副主任药师。陕西省生理学会理事，陕西省药理学会中药药理专业委员会副秘书长。从教10年，获校级"教学先进个人"2次，为学校第11批"精品课教员"。

从教格言：

教育是一项神圣的事业，是一个人良心、智慧、灵魂的展现和延伸。

教学内容简介

本次课主要讲授"药用植物学"第十一章被子植物门中重要的科－菊科特征、代表药用植物以及重要单子叶植物、单双子叶植物纲的区别等内容。

一、菊科的特征及主要药用植物

1. 菊科植物的特征

菊科是被子植物第一大科，占有花植物的1/10。突出特征：头状花序具总苞，有舌状花或管状花，聚药雄蕊，子房下位，1室，具1胚珠，瘦果。菊科分为两大亚科：管状花亚科和舌状花亚科，两亚科的区别在于组成头状花序的小花类型及植物体内是否存在乳汁管。主要化学成分最突出的是倍半萜内酯和菊糖，此外还有黄酮类、生物碱、三萜皂苷、挥发油、香豆素等。

2. 菊科重要药用植物

红花（特别强调与番红花区别）、菊花（药用部位、商品名及产地）、白术、苍术（南苍术、茅术）、茵陈（采收时间与有效成分之间的关系）、鳢肠（旱莲草）、佩兰、大蓟、款冬、水飞蓟、苍耳等菊科重要药用植物外形、药用部位。

二、单子叶植物纲

1. 单子叶植物纲的概念

2. 单子叶植物纲与双子叶植物纲的区别

分别在根、茎、叶、花、种子等器官上有所区别。双子叶植物纲植物的根是直根系，而单子叶植物纲的根是须根系；双子叶植物纲植物的茎中维管束呈环状排列，具形成层，而单子叶植物纲茎中维管束呈散状排列，无形成层；双子叶植物纲植物的叶脉是网状叶脉，而单子叶植物纲植物的叶脉是平行或弧形叶脉；双子叶植物纲植物的花各部分基数为5或4，花粉粒具3个萌发孔，而单子叶植物纲的花各部分基数为3，花粉粒具单个萌发孔；双子叶植物纲植物具有2枚子叶，而单子叶植物纲植物具有1枚子叶。

3. 单子叶植物纲重要科及代表药用植物

香蒲科（狭叶香蒲、宽叶香蒲、东方香蒲）、禾本科（薏苡、白茅、淡竹叶、淡竹、天竺黄）、棕榈科（槟榔、棕榈、麒麟竭、椰子）、天南星科（半夏、天南星、独角莲、魔芋）、百合科（百合、浙贝母、川贝母、麦冬、天门冬、知母、黄精、玉竹、芦荟、剑叶龙血树、海南龙血树）、鸢尾科（射干、藏红花）、姜科（姜、阳春砂、草果、莪术、草豆蔻）、兰科（天麻）。

经验和感悟

一、教学设计与实施

药用植物学是一门对植物形态、结构进行认识和描述的课程。本次课的内容有基本概念多、代表植物多的特点。为了讲好这次课，我从以下几方面进行了准备。

1. 教学设计上，根据课程标准的要求，对基本概念、重要科的特征等知识点进行重点讲授，在设计上一定要重点突出，比如菊科是重点科，因此对菊科进行了全面讲授，教给学员学习这种重点科的一般方法。按此模式，对课堂不能讲授的其他科，学员可以通过自己查阅资料等方式达到自主学习的目的。

2. 课堂教学上，采取多种方式注重培养学生学习的兴趣。如在课前需要精心准备，认真准备授课内容，对教材反复研读，不仅领会教材的书面意义，还需发掘其中的深层信息，真正做到心中有数，才能游刃有余地组织授课内容，从授课内容的逻辑性上抓住学生的思维。在讲授课件的准备上，因为药用植物学课程的实践性很强，离开实物标本很难学好。我尽可能以新鲜标本实物为例进行展示及讲解，辅以大量精美图片，使所讲植物形象、真实、完整，便于学生辨认。在课堂教学中采取重点讲授、重现、提问等方法，特别是师生互动十分重要，能激发学生积极思考以及帮助学员当堂记住知识点。

二、感悟

随着学校“精品课程”活动的深入进行，通过不懈的努力，我终于也成为“精品课教员”中的一员。回顾这一过程，我深刻体会到学校实施精品战略的必要性，“精品课程”活动使我深切感受到教师这一职业的神圣以及肩负的责任。一节课成为精品并不是最难的事，难的是每节课都成为精品。因此，成为“精品课教员”仅仅是对我教学历程中一次阶段性的肯定，我将会以此为起点，不断提高自己的修养，充实知识，在教学工作中精益求精，不断进步。

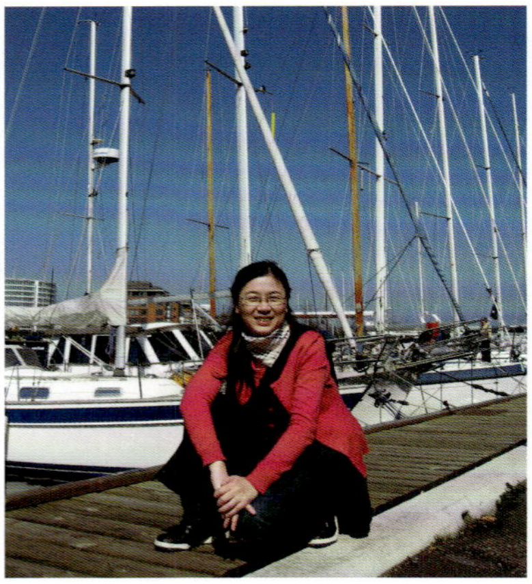

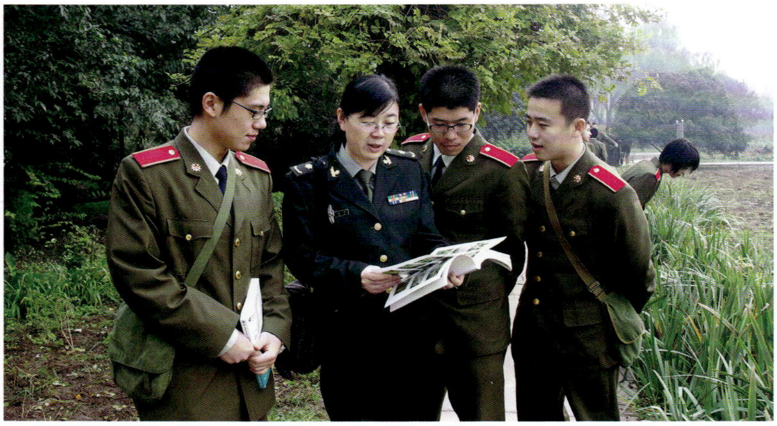

教学内容简介

本次精品课讲授的是“抗高血压药”。课程的设计是，首先通过一个高血压病例提出应如何用药的问题，继而以问题为引导，让学员带着问题学习，并穿插介绍相关科研工作，调动学员积极性。通过提问、互动，启发学员，使学员能够对抗高血压药进行分类；能够阐述常用抗高血压药物的降压作用、作用机制和临床应用；能够说出经典抗高血压药的作用特点。最后，请学员结合课程开始的病例进行用药分析和讨论，提出自己的观点，总结抗高血压药的应用原则。

第一部分　概述

一、高血压病的诊断标准、分类与危害

二、高血压流行病学资料、防控形势和药物治疗目的

三、血压的形成、调节和降压策略

第二部分　抗高血压药物的分类

一、利尿降压药

二、钙通道阻滞药

三、肾素-血管紧张素系统抑制药

四、交感神经抑制药

五、血管扩张药

第三部分　抗高血压药

一、利尿降压药

1.噻嗪类利尿药（氢氯噻嗪）

2.袢利尿药（呋塞米）

3.保钾利尿药（螺内酯）

二、钙通道阻滞药（硝苯地平)

三、肾素-血管紧张素系统抑制药

1.血管紧张素Ⅰ转化酶抑制药(卡托普利)

2.血管紧张素Ⅱ受体阻断药(氯沙坦)

3.肾素抑制药(雷米克林)

四、交感神经抑制药

1.中枢性降压药(可乐定)

2.神经节阻断药(樟磺咪芬)

3.去甲肾上腺素能神经末梢阻滞药(利血平)

4.肾上腺素受体阻断药

① β受体阻断药(普萘洛尔)；② α受体阻断药(哌唑嗪)；③ α及β受体阻断药(拉贝洛尔)。

五、血管扩张药

1.直接舒张血管平滑肌药(肼屈嗪、硝普钠)；

2.钾通道开放药(二氮嗪、米诺地尔)。

临床常用的一线抗高血压药是利尿药、肾上腺素受体阻断药、钙通道阻滞药、血管紧张素Ⅰ转化酶抑制药和血管紧张素Ⅱ受体阻断药。中枢性降压药和血管扩张药已较少单独应用，但在联合用药和复方制剂中仍经常使用。

第四部分　抗高血压药的合理应用

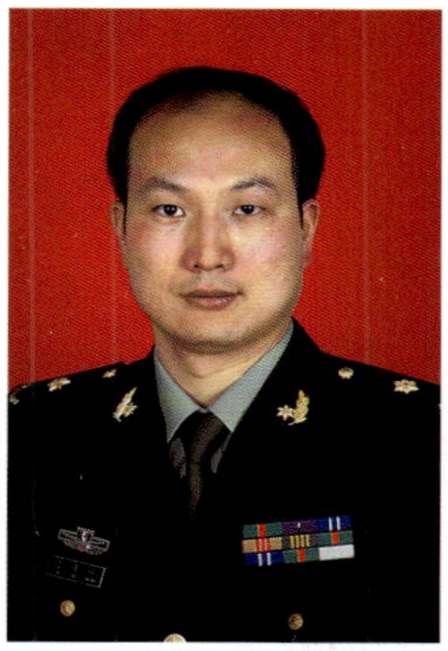

李小强

男，1975年4月生。药理学教研室副教授、副主任，硕士研究生导师，从教12年，为8年制，5年制，4年制等多轨道多专业讲授《药理学》、《临床药理学》和《实验基础医学》等课程。主编教材、专著3部，参编4部；发表教学、科研论文40余篇。负责国家自然科学基金等课题5项。荣立个人三等功1次。

从教格言：

勤思勤问勤实践；治教治学治人生。

1.有效治疗，终生治疗。高血压病因未明，不能根治，需要终生治疗；如不经合理治疗平均寿命缩短15-20年，必须建立确切降压与终生治疗的概念。

2.保护靶器官。抗高血压药物治疗的目的不仅是降低血压，更重要的是改善靶器官的功能和形态，降低并发症的发生率和病死率。

3.平稳降压。药物一般宜从小剂量开始，逐步增量，达到满意效果后改维持量以巩固疗效，避免降压过快、过剧，以免造成重要器官灌流不足等；血压不稳定可导致器官损伤；不宜中途随意停药，更换药物时亦应逐步替代。

4.联合用药。联合应用目的是增加降压疗效，加强对靶器官的保护，减少不良反应。当一种抗高血压药物无效时，可改用作用机制不同的另一种药。单一药物有较好反应，但降压未达到目标，可采用联合用药。

5.个体化治疗。应主要根据患者的年龄、性别、种族、病情程度、并发症等情况制定个体化治疗方案，维持和改善患者的生存质量，延长寿命。

经验和感悟

药理学是连接基础与临床的一门桥梁学科，被普遍认为是教师难教、学生难学的一门课程。如何在教学中提高教学效果，使学生获取丰富的知识，满足国际医、药学发展的需要呢?

首先，对于一个教师而言，提高教学效果的重要前提是要有足够的知识储备。

常言道：“腹有诗书气自华。”为人师者，应具有较为深厚的知识底蕴、专业素养，宽厚仁爱的人文精神。学习是储备知识的最佳手段。不断学习，提高修养，才可能积累丰富的专业知识，迸发出灵感的思想火花，凝练成深邃的独到见解，树立独具魅力的人格品质。从而，使教学课堂不仅是传授知识、培养技能的训练场，更是传递思想、启迪智慧，充满人文情怀和生命活力的大讲堂。正所谓：教学的艺术不在传播的本领，而在于激发、呼唤和鼓励。

其次，不断尝试和探索新的教学方法是摆在教师面前的一项长期的任务。

学生在以往的学习、生活和实践活动中已逐步形成了自己对客观事物的看法，并具备了可利用已有经验推究未知知识的能力，即对于现实世界的理解是赋予了个人特质的。因而，学习不单是知识由教师向学生的传递，更是学习者通过新经验与原有知识的相互作用从而丰富、充实和创造自己知识体系的过程。

近年来随着医药学科的迅猛发展，药理学理论及其研究已深入至分子水平，传统的教学模式很难让学生理解诸如糖皮质激素药理作用的基因效应、快速效应，抗心律失常药物作用的心肌细胞电生理、离子通道开放等抽象内容。在药理学教学设计中，如果能以学生为中心，不断尝试、探索和实践新的教学方法，可能会大大地提高教学效果。比如，在教学过程中，可以故事、案例创设学习情境，以动画、视频等激发学习兴趣，更便于学生理解和记忆，从而使教学更有成效。对于学生尚未接触过的一些内容，特别是对一些疾病的临床症状不熟悉，可引导学生利用现代信息技术，如数字化图书馆、网上报刊、数据库、多媒体电子书等，拓展学生的学习空间，补充教学内容，进一步扩大知识面，加深对药物临床应用的理解与记忆。

光阴荏苒，作为一名大学教师，我走上讲台已经十二年了，我深深感悟到：要做好一件事，首先需要热爱，而不是把它作为负担。教学亦然，只有满腔热情、沉浸其中，才可能出精品。

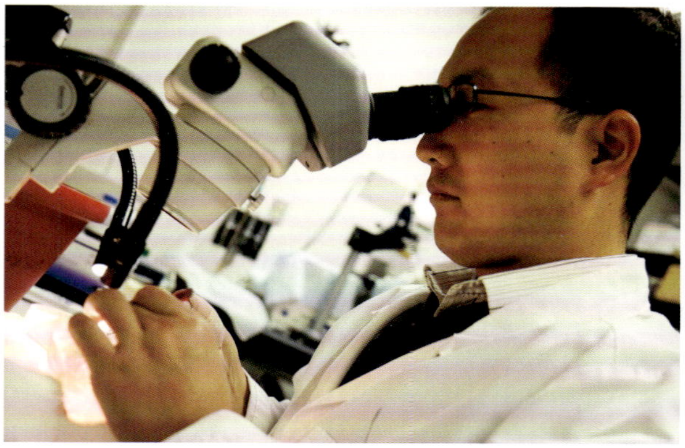

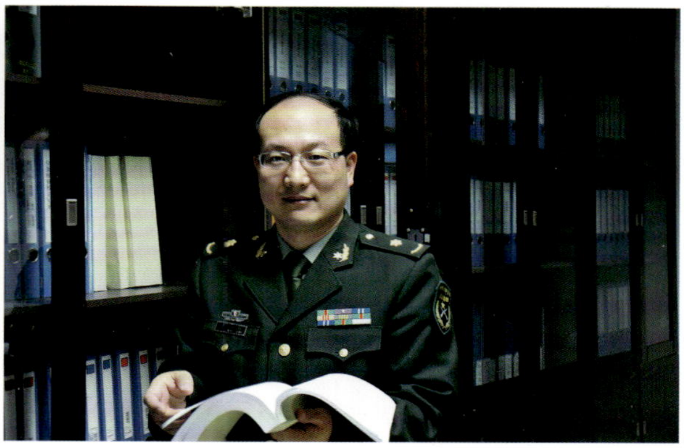

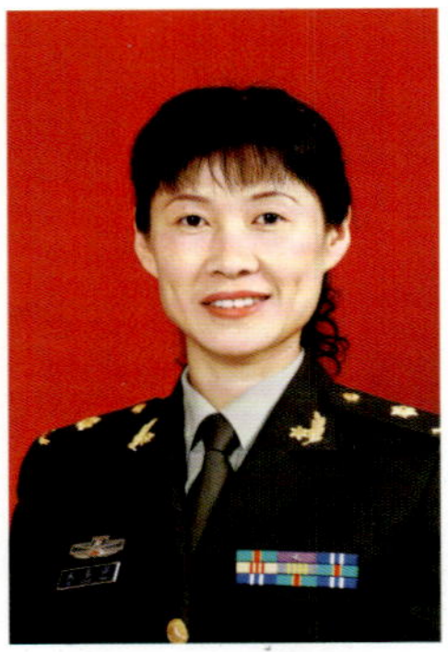

尼春萍

女，1970年1月生，护理系基础护理学教研室主任、副教授。从教16年，主要讲授《基础护理学》、《社区护理学》、《护理学导论》等课程。获学校优秀教学成果一等奖1项、二等奖2项、三等奖1项。主编教材2部，副主编1部，参编国家、卫生部规划等教材6部，主讲全国卫生专业技术资格考试网络课程1部，发表教学论文20余篇。现任陕西省护理学会社区护理专业委员会副主任委员，西安市护理教育与科研专业委员会主任委员。

从教格言：

教师是学生的镜子，学生是教师的影子。

教学内容简介

授课内容为《基础护理学》“排尿护理”中的“与排尿有关的护理技术”课堂讲示。

一、导尿术

在严格无菌操作下，用无菌导尿管经尿道插入膀胱引出尿液的方法。

（一）主要目的

1. 解除尿潴留。
2. 协助临床诊治。

（二）操作要点

◆女患者

1. 外阴初步消毒原则：由外向内，自上而下。
2. 再次消毒的原则：由内向外，自上而下。
3. 患者体位：屈膝仰卧，两腿略外展。
4. 插管深度：4～6cm，见尿后再插入1～2cm。
5. 常见问题：尿管误插入阴道→立即拔出，重新更换无菌尿管插管。

◆男患者（导尿五策略）

1. 排解顾虑：为患者及家属做好解释工作，采用床边屏风、帷幔遮挡等措施，保护患者的隐私，进一步打消顾虑、促进放松。

2. 熟悉通路：掌握男性尿道“一长、二弯曲、三狭窄”的解剖特点，并根据其特点进行操作，防止因插管不当造成尿道黏膜的损伤甚至导尿失败。

3. 把握原则：严格无菌、正确消毒的原则，避免因无菌观念不强给患者造成泌尿系的逆行感染。

4. 智入巧穿：插管时，将阴茎上提，使阴茎与腹壁成60°角，耻骨前弯可被拉直，有利于尿管顺利通过耻骨前弯。尿管在继续插入的过程中，如果遇到插管困难，不可用力强行将尿管继续插入，正确的做法是：稍停片刻，让患者尽量放松、张口深呼吸，操作者一边轻轻旋转尿管一边缓慢插入。

5. 控制深浅：一般情况下，见尿后需将导尿管继续插入1～2cm，插管长度为20～22cm；对于使用气囊导尿管留置导尿的患者，见尿后需继续插入5～7cm。

（三）注意事项

1. 关爱尊重患者。
2. 严格执行无菌技术操作。
3. 膀胱高度膨胀且极度虚弱的患者，第一次放尿不应超过1000ml，防止发生虚脱和血尿。

二、留置导尿术

三、膀胱冲洗术

经验和感悟

教育是一门科学，也是一门艺术，其生命在于不断创新。古人常说：台上三分钟，台下十年功。成为一名优秀教师，需要长期不懈的潜心钻研、精心耕耘和爱心滋润。高质量地教好每一堂课，是自己作为一名教师最大的成就。一

一、“勤学不厌”是上好一堂课的保证。

医学科学技术快速发展，知识的半衰期越来越短，教学方法和手段也正在发生着新的变化。应对由此给教学带来的极大挑战，教师丰厚的知识沉淀和与时俱进的发展提升是教好一堂课的必备条件。为此，我认为教师亦须适时不断学习，更新教育理念，把握发展前沿，启迪教学智慧。只有这样，才能保证课堂40分钟的高质量与高成效。

二、“授之以渔”是上好一堂课的关键。

现代教育理论认为，作为教师，除传道、授业、解惑外，还有一项重要的作用，就是为学生创造自我学习和自我提升的环境。在教学设计和教学过程中，教师应转换角色，变“灌输”为“引导”，让学生在关注课本知识的同时，将视野扩展至互联网。教师则通过创设问题情景、运用外围资源等方式，活跃课堂氛围，激发学习兴趣，启迪创新思维，引导学生在资源利用、情景体验以及思考讨论中，学会自我学习的方法，提升创新发现和解决问题的能力。

三、“精益求精”是上好一堂课的精髓。

“精益求精”，其核心是追求卓越，既是教学过程，也是教学目标的追求。教好一堂课，教师不仅需要有精深的基本功，更需要精通内容、精心准备、精彩展示，并且要有策略地启发引导学生积极参与、主动思考，真正实现教与学的良性互动。只有这样，师生方可共同学习、共同提高，进而达到课程教学的精品呈现。

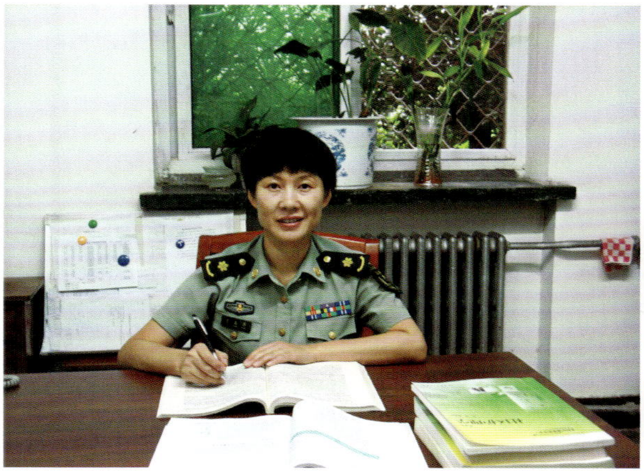

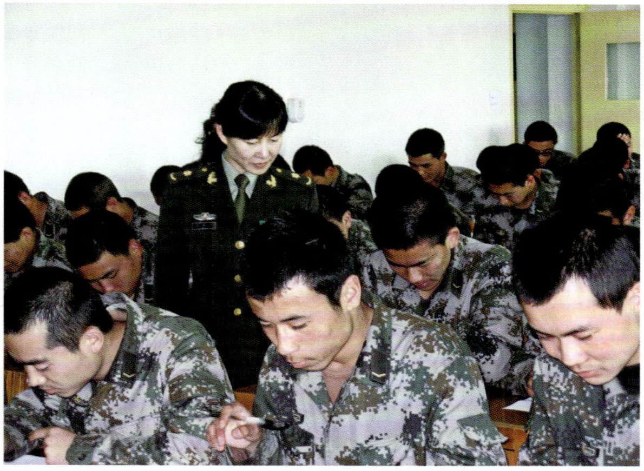

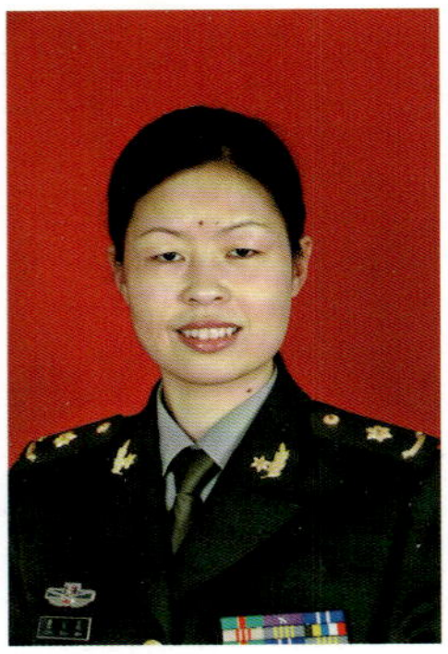

曹宝花

女，1971年12月生，第四军医大学护理系护理管理学教研室副教授，流行病学专业博士。从教18年，两次被评为学校教学先进个人。担任陕西省护理学会护理教育委员会副主任委员，发表论文30余篇，副主编、参编教材8部。

从教格言：
认真工作，用心教学。

教学内容简介

本节课讲授《生命科学发展中的法律问题》

一、生殖技术与法律

（一）生殖技术概述

（二）生殖技术产生的法律问题

1. 生殖技术婴儿的法律地位

(1)人工授精　夫精人工授精出生的子女，被视为婚生子女。供精人工授精（AID）：经丈夫同意下出生的AID子女，具有婚生子女的身份；但是，如果丈夫不知情或没有同意的情况下，妻子进行AID，丈夫就对婴儿有否认权，可以不履行法律责任。我国规定：在夫妻关系存续期间，双方一致同意进行人工授精，所生子女应视为夫妻双方的婚生子女。

(2)体外受精　在婚姻关系存续期间丈夫同意进行体外受精，则被认定为法律上的父亲；生下婴儿的妇女为合法母亲。IVF出生的孩子是夫妻双方的婚生子女

2. 代孕

我国的情况　医疗机构和医务人员不得实施任何形式的代孕技术。

二、人类基因工程与法律

（一）基因工程

（二）基因技术的研究和应用引发的法律问题

1. 基因诊断　个人DNA信息应该视为隐私。医护人员有责任保护病人的基因隐私。

2. 基因治疗　许多国家对基因治疗采取非常审慎的态度，同时从法律角度对此做出调整、规范和控制。

三、器官移植与法律

（一）概述

（二）国外器官移植立法 从供体来源看国外器官移植立法

1. 自愿捐献　自愿和知情同意。自愿捐献法律规定的典型代表：是美国的《统一组织捐献法》。

2. 推定同意　推定同意法律规定的典型代表：是新加坡的《人体器官移植法案》，

3. 需要决定　新加坡《医疗法令》

4. 严禁器官商业化　世界上绝大多数国家和地区在法律上明文禁止任何形式的人体器官和组织的交易。

（三）我国器官移植立法　《人体器官移植条例》从2007年5月1日开始施行。对人体器官的捐献和移植做了相关规定。人体器官捐献 自愿、无偿；不得以任何形式买卖人体器官。

四、脑死亡与法律

（一）概述

（二）国外脑死亡立法

1. 立法承认脑死亡 1971年，芬兰：世界上第一个用法律承认脑死亡标准的国家。

2. 没有正式法律条文，但临床承认脑死亡状态及标准。

3. 医学界接受，缺乏法律承认，不能采用脑死亡标准。

我国实际上就属于第3种情况。

（三）国内脑死亡立法

目前我国对脑死亡的定义及标准还没有法律规定。

五、安乐死与法律

（一）概述。

（二）国外安乐死立法

被动安乐死：美国加利福尼亚1977年《自然死亡法》；美国俄勒冈1997年《尊严死亡法》。荷兰2001年《安乐死法》成为世界上第一个把安乐死合法化的国家；比利时2002年 安乐死法案，允许主动实施安乐死。

（三）国内安乐死立法

中国 “安乐死”多争议；安乐死的立法还为时过早

经验和感悟

《生命科学发展中的法律问题》是《护理与法》课程的最后一章，为护理本科生必修课。教学目的是让学生对医学科学发展中出现的新技术所引发的法律问题有所了解，共包含五个方面独立的问题，包括生殖技术与法律、基因工程与法律、器官移植与法律、脑死亡与法律以及安乐死与法律。如何将五个独立问题作为一个整体进行精彩展示是我在教学准备时思考的问题。为此，在教学设计中特别注意了以下几个方面：

以案例引入教学，吸引学生的注意力。以一个“借精宝宝”的故事，引入现代生殖技术产生的法律问题，引发学生的兴趣和思考。在讲课的过程中，也适时穿插一些妙趣横生的实例，将理论性较强的法律知识生动化、富有趣味，使学生们不仅学得懂，记得牢，而且还活跃了课堂气氛。但在课堂设计时，特别要注意一个问题，即举例不能太随意，要精心设计，在适当的时机，讲授适当的内容自然引入案例，以达到巧妙进行教学设计的目的。

开好头是吸引学生注意力的方法之一，但要在整整一堂课上都能使学生全神贯注地听讲，还得考虑其他方面，比如兴趣。要使学生感兴趣，首先要使讲课材料适应学生的情况。讲课前，结合师生见面会的情况对学生的整体状况进行细致分析，使“教员所讲”具有针对性，能引起学生的兴趣，他们的理解和吸收也会相应提高。在讲授的过程当中，还要循序渐进，而是要将讲课内容中的要点讲深讲透。因为授课内容涉及五个问题，特别要注意时间分配，保证重点突出。另外运用不同的方式，保持学生在课堂上一直保有较高的学习兴趣。如不要一直只顾着向学生讲课，要加强与学生的互动；在讲解的过程中，也不要老是站在一个位置，可以适当在教室内走动，随着内容的深入，适时地向学生提出一些问题，但在走动的过程中，也应注意不要作出分散学生注意力的动作；还有，讲解过程中，合理运用传统教学模式与多媒体技术，直观的教具如黑板的板书、幻灯图片能引发学生兴趣，使学生在听课的过程中，也“看课”，多种感官并用，提高课堂的投入程度。

课堂提问是启发学生积极思维的有效方法。在本次课教学中，设计了一些问题，对于课堂的进程和深入起到了提携的作用。首先是创设了一些有悬念的问题，激发了学生的求知欲，并从一开始就抓住学生的注意力；在讲到重点部分时，为突出重点难点而创设了提问的互动环节。通过互动，启发学生独立思考，使他们自觉地接受、掌握课堂知识；最后在做课堂小结的时候，进行了总结式提问，以了解学生对所学知识掌握的程度，便于教师对教学效果的掌控。

另外，在整个课程讲授过程当中注意营造氛围，轻松幽默、充满激情的课堂氛围能够吸引学员的注意力，让学员充分地拓展自己的思维，调动自身的能动性，用不同的视角去理解并引申“教员所讲”，他们的收益将会成倍地提升，最终达到教学的最佳目的。

17年的从教经历，使我深深地体会到，作为一名教师，要对教师职业有一份敬意，认真工作，用心教学。自敬教师这个名分，以积极的态度对待知识和课堂；敬教学规律，有效才是硬道理；敬所授课程，保持科学求真的心态；敬教学对象，不得以轻慢态度对待学员。参与精品课程讲授的过程，是磨砺教学能力的过程，是挖掘自身潜力的过程，更是自我成长和提升的过程。

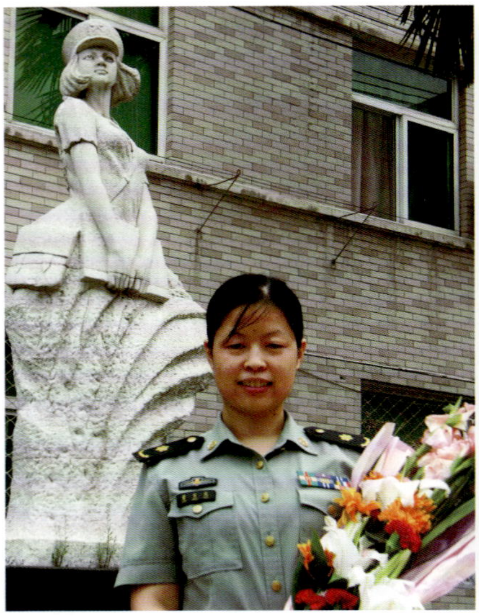

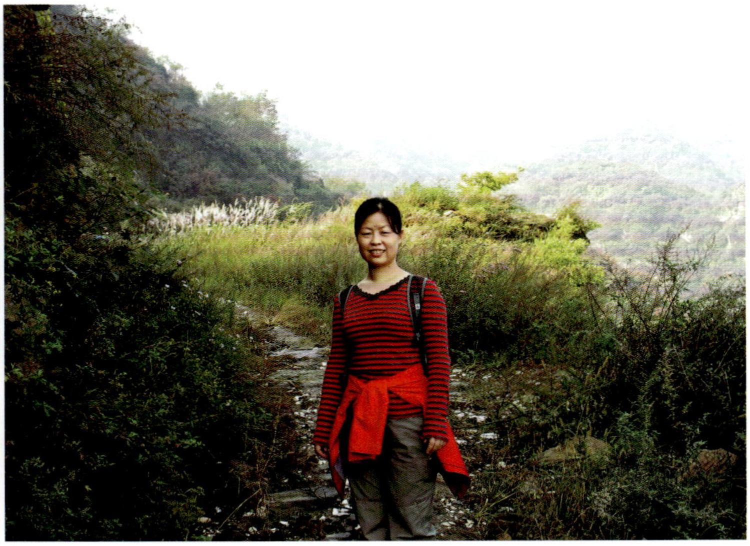

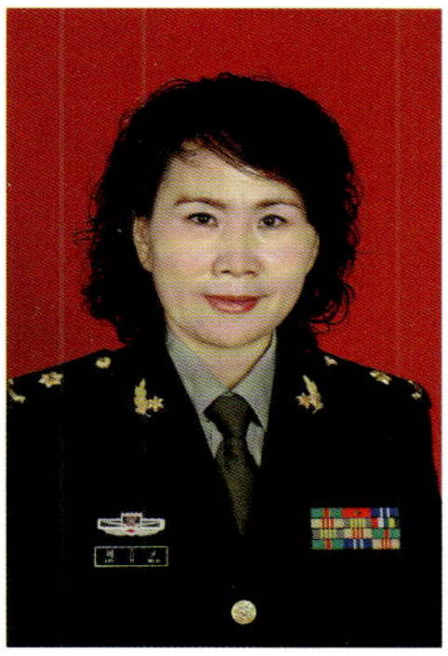

刘喜文

女，1962年7月生，现任护理系基础护理学教研室教授，已有教龄28年。出版教材共8部，其中主编的《护理学导论》于2010年获第四军医大学优秀教材二等奖；同年，所负责的《护理学导论》课程评为陕西省精品课程。承担课题11项，获军队科技进步三等奖4项；获学校优秀教学成果二等奖1项。近五年以第一作者发表论文24篇。现担任西安市急救护理专业委员会主任委员、《中华现代护理学杂志》常务编委。

从教格言：

用心授课，用情传术，用爱育人。

教学内容简介

护患沟通是《护理学导论》中第三章第三节的授课内容。共5个学时，课堂讲授4学时，分两次课，情景模拟1学时。主要使用案例教学与角色扮演。精品课学习的内容是护患沟通的基本理论，通过学习，要求学员能解释护患沟通的概念；能说出沟通的基本要素与层次；能阐述沟通的基本形式。2学时的精品课教学内容主要包括以下两个部分的内容：概述，沟通的基本形式。

一、概述

（一）沟通的概念

1.沟通（communication）又称为交流，是人类社会交往的基本形式。通常是指人际沟通,指人与人之间交换意见、观点、情况或感情的过程。

2.护患沟通（nurse-patient communication）是护士与服务对象及其家属、亲友等的信息传递和交流。

（二）构成要素

1.沟通发生的背景

2.信息发出者

3.信息

4.途径

5.信息接受者

6.反馈

（三）沟通的层次

1.一般性沟通

是最低层次的沟通。指沟通双方都使用社交应酬式、寒暄性的话题，不涉及个人的问题，在沟通双方比较生疏时使用，表现为一般的礼仪、或打招呼。

2.陈述式沟通

只罗列客观事实，不加入个人观点和感情，不涉及人与人之间的关系。在沟通双方无信任感时，一般只陈述事实，不发表意见，否则易引起麻烦。

3.交流式沟通

建立在相互有一定信任的基础上，比陈述式沟通更高一个层次。双方除了沟通信息，还交换分享个人的想法和判断。

4.情感性沟通

建立在相互信任、有安全感的基础之上。沟通双方除了分享某一个问题个人的想法和判断外，还会表达和分享彼此的感觉和情感。

5.共鸣性沟通

沟通的最高层次，是沟通所达到的最理想的境界。沟通双方完全达到了一致的状态，产生高度和谐的感觉，甚至不需要任何语言，就能完全理解对方的感受和希望表达的含义。

要真正做到有效沟通，善于沟通，需要从心开始，主要从五“心”做起：

第一，责任心：护患沟通最基本的要求和前提。

第二，同理心：即换位思考、将心比心。

第三，宽容心：指一个人宽阔的胸怀与胸襟。

第四，赞美心。

第五，亲情心。

二、沟通的基本形式

按照沟通所使用的符号形式不同，沟通分为语言性沟通和非语言性沟通。

（一）语言性沟通

语言性沟通（verbal communication）是指用语言或文字的形式将信息传递给接受者的沟通行为。

1. 书面沟通

2. 口语沟通

语言沟通注意事项：

（1）词汇要通俗易懂　　（2）语义要准确规范　　（3）语音要清晰准确

（4）语调和语速要适宜　　（5）重视语言的暗示性　　（6）把握语言的原则性

（二）非语言性沟通

非语言性沟通（non-verbal communication），又称为身体语言，是伴随着沟通所发生的一些非语言性的表达方式和行为，同样影响沟通的效果。

1.体态语言(body language)

（1）仪表　（2）面部表情　（3）眼神　（4）身体的姿态和步态　（5）手势　（6）触摸

2.空间效应(spatial effect)人际交往的距离大致分为四种

（1）亲密距离　（2）个人距离　（3）社会距离　（4）公众距离

3.副语言(paralanguage)：又称为类语言，反映了人说话时的情绪、情感和态度，起补充、加强语言本身所传达的意思。

经验和感悟

一年四季的四医大校园处处弥漫着精品的气息，精品战略的实施让人为之振奋、为之鼓舞。人人想精品，做精品，是更在塑造精品，精品已经深入人心，让整个四医大焕发着春的盎然生机。

一、精品战略是四医大之魂

精品战略凝聚了整个四医大人，促进了教学、科研和临床工作的全新发展。提高人才培养是大学发展永恒的主题，而教学质量的高低则很大程度上决定了人才培养的质量。人人争当精品教员活动，以人才培养为远略，凸现了教育教学内容和形式的创新性。拓展了同学们获取知识的渠道，它必将推动我校教学质量的全面提高。

二、争当精品教员是对教员全新的挑战

我作为四医大的一员，在这优良的精品氛围中耳濡目染，不断汲取营养，尤其是通过参加全校举办的精品教员评选活动，更使我开阔了眼界，增长了知识，培训了能力。我的主要感悟有：

1. 精品教员需要展示教员高尚的人格魅力和高度的责任感

精品课程凝聚着教员们辛勤的工作与付出，充分体现了教员高度的事业心和责任感。从院士、专家教授到年轻教员，人人都在孜孜不倦地认真备课，追求精品。课堂上没有一句赘话、一个错词，呈现给大家的是无限投入的授课激情与精心设计的幻灯片。从言行中你可以看出在他们的眼里讲授好每一堂课是其毕生的希望与追求，也在告诉人们，做好精品课教员是对学员的负责，对领导关怀的表率，更是对四医大的职责与义务。

2. 精品课教员是教学能力的全面展现

精品是一门艺术，精品教员的打造需要教员具备多方面的教学能力。首先要求教员对于授课内容做到胸有成竹，注意相关学科的结合，做到跨学科知识的综合运用；其次要求教员具备良好的言语表达能力，除了能对授课主要内容做到清晰、明了的讲解外，还要注重语言艺术的熏陶；第三要求教员具有很好的课堂调控能力，能有效引领学生的思路；第四要求教员具备娴熟的多媒体制作技术，一方面为了方便教学，另一方面通过多媒体画面的美感可以丰富、活跃我们的课堂。

3. 精品课教员能启迪师生的创造性思维

注重创新性和创造性思维的培养是精品课程的一大特点。精品教员的授课大改填鸭式的教学模式，采用积极有效的教学模式，在教学过程中注重培养学生的问题意识、批判性思维和创新精神，课程的讲授充满智性的启迪、创造的火花，师生互动效果好，从而能引导学生对知识的探索，启发学生对知识的渴望，最终达到授之以渔的效果。

总之，精品是推动学校向更高层次升腾的希望之光，也是每一个四医大人孜孜追求的理想之花。

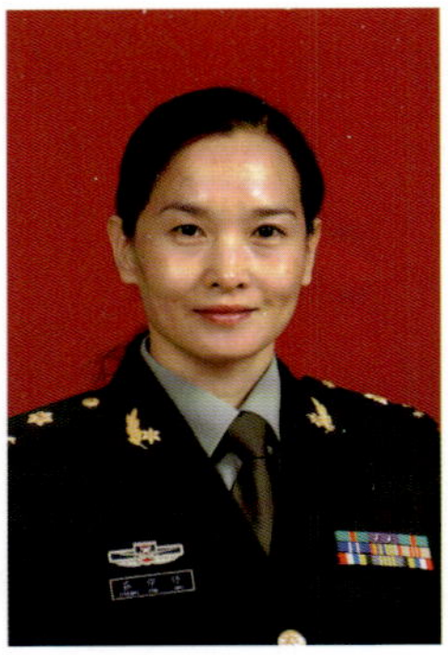

张银玲

女，1964年12月生，护理管理学教研室主任，教授，硕士生导师，从教26年。获军队院校育才奖银奖。全军护理学专业委员会委员，省护理学会心理护理专业委员会副主委，西安市心理协会理事。

从教格言：

人生就在于不停的积累，要成为合格的教师，就要不断学习、不断反思、不断创新、不断提升。

教学内容简介

护理人力资源管理（第二讲）

内容主要包括护理人员的绩效评价、培训及职业生涯规划。

绩效评价是采取特定的方法和工具，对组织成员的工作成绩和效果进行考察评价的过程。“绩”指成绩，对应最终的结果；“效”指效果、效率、效益。护理人员绩效评价四大作用可归纳为“认真鸡叫（人诊激教）”，即人事决策、诊断作用、激励作用、教育和管理。绩效评价的原则总结为“标准基于工作，科学规范实施，标准结果公开，面谈激励提升”，即评价标准基于工作、评价标准公开化、绩效评价规范化、绩效面谈原则、评价结果公开、评价激励原则。目前常用的绩效评价方法：rating scale method，management by objective，ranking method，distribution method，essay method，critical incident method，360–degree feedback。

护理人员培训的原则为“一个一致，四个结合”，按需施教学用一致、与组织战略发展相结合、综合素质与专业素质相结合、重点培训与全员培训相结合、长期性与急用性相结合。

护理人员职业生涯规划内容主要包括两大部分：职业生涯发展阶段和规划步骤。职业生涯发展阶段分为：①探索期（25岁以前）：了解自己想做什么；②建立期（26~30岁）：可适当选择，并进行调整；③职业中期（31~50岁）：职业发展的关键期；④职业晚期（51~65岁）：考虑退出及接班人的问题；⑤退出期（66岁以后）：安全退出。职业生涯规划步骤归纳为8个字，即知己、知彼、定位、行动。知己即自我评估（采用归零思考法认识自己）；知彼即环境分析（分析护理组织发展的策略、人力资源的需求、护理队伍结构及升迁政策等）；定位即选择职业发展途径（护理管理、临床护理或护理教育）和职业生涯目标设定；行动即计划与措施、评估与调整。

只有对护理人力资源进行科学管理，才能保证护理人员从“看山是山，看水是水”，上升到“看山不是山，看水不是水”，再上升到“看山还是山，看水还是水”的境界，在人生的旅途上，实现螺旋式上升，最终实现自己的人生目标。

经验和感悟

威廉·亚瑟·瓦尔德曾说过：平庸的教师只是叙述，好的教师讲解，优秀的教师示范，伟大的教师启发。这应该是教师职业的四个层次。多年来，我在向最高层次努力的过程中，不断学习、时时反思，积累了点滴感悟，与大家分享。

一、精心设计，有效备课。

良好的教学效果取决于有效的备课。教学不能照本宣科，需要再加工、创作，需要凝练、延伸，备课就是对教学内容再创作的过程，因此，有名师说“对于一节课，我是用一生的时间来准备。”

认真研读教材。选择符合课程标准的教学内容，最好70%左右的内容紧扣正在使用的教材，30%左右的内容介绍本专业最新研究成果、与其他学科衔接的知识，使教学内容纵横渗透，实现有机整合。

研究教学对象。学生是教学活动中最积极的因素，如果将教师比作“常量”，那学生无疑就是一个“变量”。因此，教师要认真分析，充分了解学生的认知水平、思维特点，合理设计教学方案。

精心教学设计。同样的教学内容，不同的教学设计，会产生完全不同的教学效果。因此，应根据课程标准进行教学设计。如，导入性案例或问题，产生“一石激起千层浪”的效果；“选择思维问题”激发学生的思考；“没有结束的结束语”引导学生深层的探索与创新。

二、活力课堂，提升质量。

教学质量是教学的生命，构建活力课堂是追求课堂有效性、提升教学质量的基础。活力课程应该是学生主体得到充分体现的课堂，是充满激情的课堂，是学生主动参与学习、师生及生生之间有效互动、学生获得积极情感体验的课堂，因此，教师应该将每堂课都当做重要演出，要以学生为中心，以“传道”为主线，以“解惑”渐进；要用激情感染学生，用悬念激发求知欲；要有动有静，有张有弛，有严肃有笑声。只有构建了充满活力的课堂氛围，才能使学生的智慧火花不断闪烁，激发学生智慧的生成。

三、爱与责任，铸造师魂。

爱心与责任心是一名教师的基本道德素养。“一个学生的失败，对教师来说，只是几十分之一的失败，但对于这个学生来说，就是百分之百的失败”，而“教育工作中的百分之一的废品，就会使国家遭受严重的损失。”因此，教师应该明确自己肩负的责任，要以高度的责任心和爱心，去创造高质量的教学成果。只有富有爱心的教师才能培养出有爱心的学生，有责任心的教师才能培养出勇于担当责任的学生。“爱自己的孩子是人，爱别人的孩子是神”，教师就应该是那个“爱别人孩子”的神，教师就应该在平凡、普通、细微甚至琐碎的教学工作中体现博大无私的爱，承担崇高的使命和责任，尽职尽责，“捧出一颗心来，不带半根草去”。

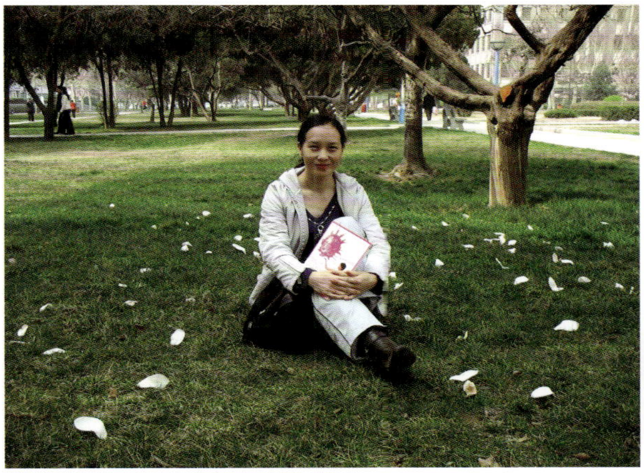

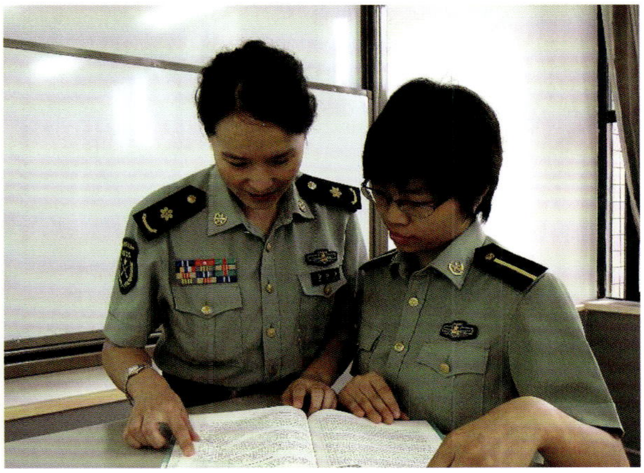

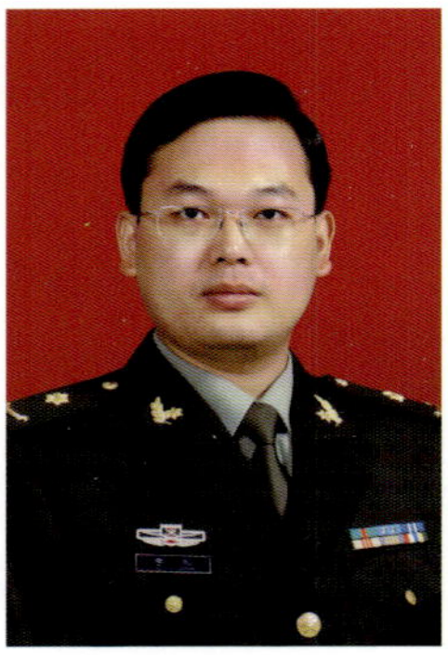

李 刚

男，1975年9月生，生物医学工程系计算机应用教研室讲师，从教13年，主讲《计算机网络与互联网》、《计算机基础与应用》等课程，授课合计1600学时，参编教材7部。

从教格言：
用良心教书。

教学内容简介

本次课学习《计算机网络原理》第五章网络互联与因特网基础的第三节——IPv6。主要要内容有三个：首先了解IPv6起源、发展与特性，接下来介绍IPv6地址技术，最后学习IPv6数据报结构。难点是IPv6扩展头部格式。

引入：从提问四医大主页www.fmmu6.edu.cn中的6代表什么，引出本次课的主题——IPv6。

学习方法介绍：在学习过程中，抓住一条主线，始终把IPv6与我们前面学过的IPv4对比起来学习。

一、IPv6概述

1. IPv4的局限性

提问：基于IPv4的互联网目前工作的挺好，为什么我们还要升级到IPv6呢？

分析IPv4的局限性：①有限的IP地址空间；②安全性问题；③服务质量问题；④简便配置问题。

2. IPv6的发展

1993年，成立IPng工作组；1994年推出IPv6的推荐版本；1996年建立全球IPv6实验床——6BONE；IPv6在中国。

3. IPv6究竟比IPv4好在哪里？

IPv6的特性

（1）巨大的地址空间

举例：奥运中心区IPv6数字化照明系统。

（2）高效的报文结构

对比IPv4与IPv6的报文结构，分析报文结构的变化如何提高转发报文效率。

（3）内置IPSec，通信强制加密

（4）无状态地址配置技术

二、IPv6地址技术

1. 地址表示

复习：大家还记得IPv4地址的表示方法吗？

（1）首选格式——冒号十六进制表示法

（2）压缩表示

零压缩规则：当地址中存在一个或多个连续的16比特的0字符时，为了缩短地址长度，用两个冒号表示，但一个IPv6地址中只允许有一个::。

（3）内嵌IPv4地址的IPv6地址

小结：①首选格式——冒号十六进制表示法；②压缩表示——去掉不必要的0；③内嵌IPv4地址的IPv6地址——过渡机制的特殊用法。

2. 地址分类

（1）单播地址（UnicastAddress）：一对一。

（2）组播地址（MulticastAddress）：一对多。

（3）任播地址（AnycastAddress）：一对多中的一个。

三、IPv6数据报结构

复习：什么是IP数据报？

1. 基本头部格式
回顾：IPv4数据报结构
Ipv6数据报的一般形式
2. 六种扩展头部
小结：IPv6数据报格式——先是基本头部，然后跟零个或多个扩展头部，最后是数据。

经验和感悟

自从参与精品课程实践，我始终在认真思考一个问题：什么样的课才算是一堂好课？通过认真观看前七场精品课数百位教员的教学录像，包括成功的，失败的，再加上自己从教10年来一点浅薄的经验，有如下感悟。

一堂好课的标准是什么？我觉得关键的就是两点：一是讲清楚；二是讲精彩。

要讲清楚一堂实例丰富、接近生活的课并不难，难的是讲清那些通篇理论，内容既难又抽象，而且还很枯燥的课。有时你觉得你表述的已经十分清楚了，但由于缺少接近学生生活实际的实例，没有触发学生的兴趣点，学生往往知难而退，没有兴趣再听下去，讲清楚就成了一句空话。这个时候，就要思考如何化抽象为具体，下功夫找到激发学生兴趣的相关实例，顺着学生已有的知识、经验地图去导航，才不会把学生引到“坑”里去。有的时候讲的内容很难，缺少先验知识作为铺垫，整个问题很复杂，一环套一环，前一个环节没搞懂，后一个环节就跟不上，学生往往也会“缴械投降”。这时我的做法是搞“分解动作”，首先捋出一条主线，把本来一个复杂的问题，分解成几个比较简单的问题，分别解决，每解决一个，做一个小结，然后引出下一个问题，解决后，再做小结，最后串起来针对整个问题再小结，这个时候应该就讲清楚了。

一堂课讲清楚只能算是一堂合格的课，进一步讲精彩了才能算是一堂好课。有人说，一堂课能不能出彩，早就由这堂课的内容性质决定了。内容简单，接近生活，实例丰富，既有亮点，还有笑点，教你如何能不出彩？然而现实是，有的课就是枯燥，就是复杂，就是离生活很遥远，怎么办？办法就是缺啥补啥。内容枯燥，就要琢磨如何讲的更有趣；内容复杂，就要想办法化繁为简；远离生活，你就要努力把课堂拉近生活。说的是轻巧了些，要做到这些，需要教学智慧，当然要下功夫。这些功夫源自平时的积累，不在一时的突击。

教员讲好课是自己的本分，付出是必须的。讲课先要讲良心。

精品课程活动感言：精品课程让我受益匪浅，把精品课程进行到底！

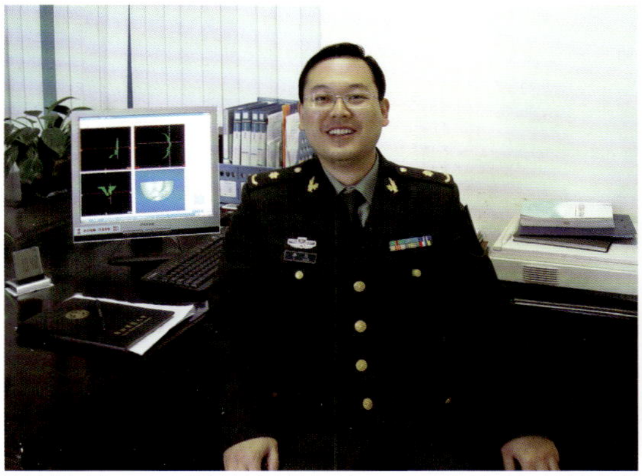

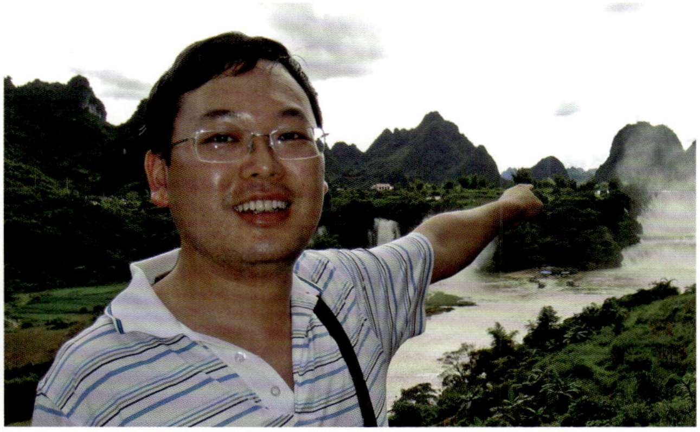

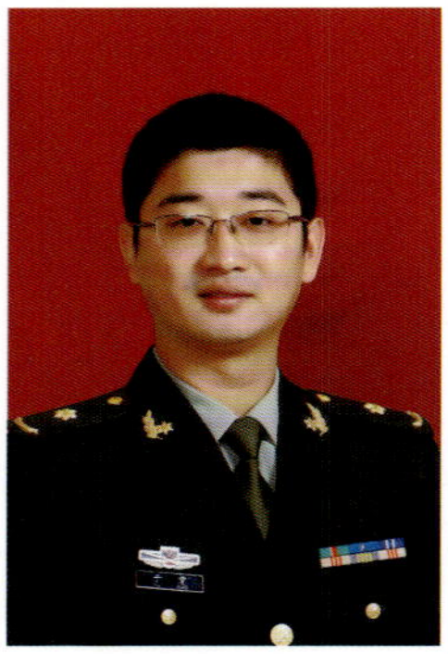

于霄

男，1981年3月生，第四军医大学生物医学工程系电子学教研室助教。从教7年，主讲《电路原理》、《数字电子技术》等课程。参编教材4部，发表论文十余篇。

从教格言：

脚踏实地工作，问心无愧做人。

教学内容简介

本次课主要学习《电路原理》第十一章的内容：三相电路。

三相制供电是目前世界上普遍采用的供电方式，因此如何正确使用三相电路是需要解决的问题。根据本专业学员的特点和要求，通过理论分析并结合实例和实物的方式解决问题。本次课重点介绍我国所使用的交流电电压220V和380V之间的关系，最终达到正确使用三相电路的目的。对称三相电路归结为一相计算方法是本次课的重点，三相电路线值与相值之间的关系是本次课的难点。

一、三相电路的组成

1. 三相电路是由三相电源、三相负载和三相输电线三部分按照一定方式连接而成。

2. 三个同频率、等幅值、初相位依次相差120° 的正弦电压源，按照一定方式连接而成，就构成了对称三相电源。对称三相电源的三相瞬时值与相量值相加均为零。

二、线电压与相电压的关系

1. 星形联接：线电压是对应相电压的倍，线电压的相位领先对应的相电压30° ；线电流等于对应的相电流。

2. 三角形联接：线电压等于相电压；线电流是对应相电流的倍，线电流的相位滞后对应的相电流30° 。

三、对称三相电路的计算

对称的Y-Y三相电路可以分列为三个独立的单相电路，只要分析计算三相中的任一相，而其他两线（相）的电流就能按对称顺序写出，这就是对称的Y-Y三相电路归结为一相的计算方法。

四、三相电路的功率

三相电路的瞬时功率是一个常量，其值等于平均功率。这是对称三相电路的一个优越的性能，习惯上把这一性能称为瞬时功率平衡。

经验和感悟

《电路原理》是生物医学工程专业的一门专业基础课，主要学习电路的基本概念和基本理论，课堂教学中以理论分析和理论推导为主。但是考虑到本次课所授内容、目的要求和学员的基础知识等要素，总的教学设计是：从生活中的实例入手，发现问题，引起学员的思考，引导学员分析问题，最终解决问题；借助动画、视频，使学员在短时间内，对三相电路的条件和特点有比较深刻的印象。

课堂教学是教育教学中普遍使用的一种手段，它是教员给学员传授知识和技能的主要途径，精品课应具有特色鲜明、效果显著，且具有示范性的特点。为了实现这一目标，在教学观念上，应关注学员，尊重学员的主体地位，让师生在课堂教学中充分、高效互动。教员要秉承“通过学员、为了学员、围绕学员、激发学员、服务学员”的宗旨，实现教员真正地关注学员，与学员互动共成长的目的。在教学准备中，应考虑授课对象的基础和培养目标的要求，针对教学对象设计教学内容、方法和手段。在授课过程中，切勿平铺直叙，满堂灌。应根据教学内容和授课对象，采取穿插多媒体课件、提问和讨论等不同形式，提高学员注意力和参与度。如果整堂课学员都能始终参与并融入到教学过程中，这堂课就很成功。

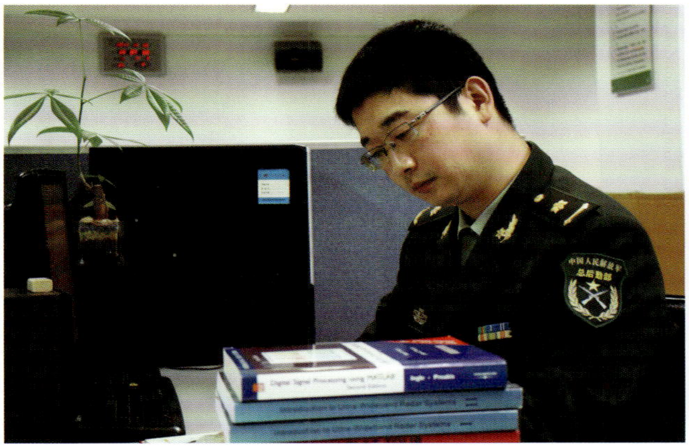

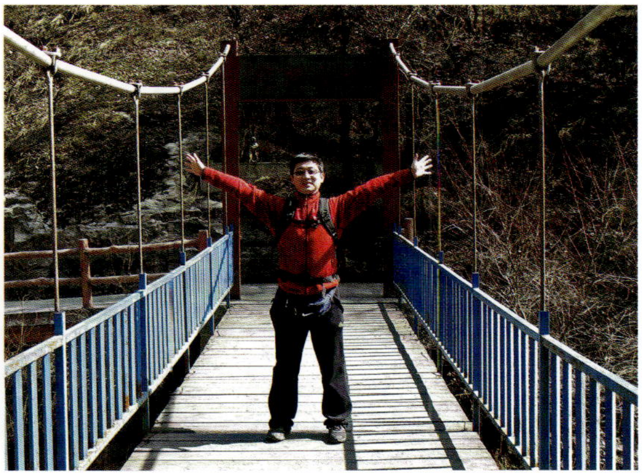

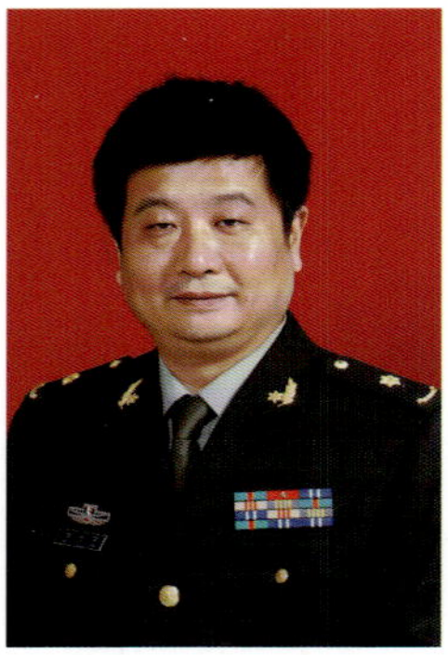

邱力军

男，1962年8月生，生物医学工程系医学电子工程教研室副教授，硕士生导师。从教23年，主讲《医学仪器》《数字信号处理》《生物医学信号处理》《虚拟仪器》《微机原理与接口》等课程。先后评为校十佳青年教师和军队院校育才银奖。

从教格言：

术专、授业、解惑、奉献。

教学内容简介

本次课学习《数字信号处理》中连续时间信号的采样。主要内容有连续时间信号的离散化，信号采样的原理与方法，如何实现连续时间信号无失真采样——奈奎斯特采样定理，以及带通信号的采样，最后给出由采样信号恢复原信号的方法——内插。

1. 连续时间信号的离散化

自然界中的信号，如语音信号、图像信号、地震信号等都是模拟信号，即连续时间与连续幅度信号。数字信号处理的目的是借助计算机的手段对这些模拟信号进行分析与处理。但目前的计算机不能直接处理模拟信号，只能对离散的数字信号进行处理。因此，如果要利用计算机处理模拟信号，首先要对模拟信号进行离散（数字）化。

离散时间信号最常见的来源是由连续时间信号采样获得的。在一定条件下，一个连续时间信号能由它在离散时刻点上所取得的样本完全准确地表示。

模拟信号的离散数字化包括两个方面：连续时间的离散化与连续幅度的离散化。

2. 信号采样的原理与方法

由连续时间信号$x_c(t)$得到的样本序列可表示为：

$$x[n]=x_c(nT), -\infty<n<\infty$$

其中T为采样周期，fs =1/T为采样频率，角频率Ωs=2π/T。

上式所表示的系统称为理想连续时间到离散时间（C/D）转换器。在实际装置中，采样往往用模拟到数字（A/D）转换器来实现。

在数学上，采样过程可以表示为连续时间信号$x_c(t)$和一个由周期为T的理想冲激函数组成的周期冲激序列的乘积。可用一个冲激串调制器，跟着一个冲激串到序列的转换构成采样过程。

3. 连续时间信号无失真采样

奈奎斯特采样定理：带宽为WHz的信号，至少要以每秒2W次的采样频率进行采样，才可能由采样值恢复原来的信号。此最小采样频率称为奈奎斯特采样率(Nyquist Sampling Rate)。

对于频谱范围在fl ≤| fl |≤ fk (其中fl > 0)的带通信号，当采样频率满足fs > 2fh /m时，能保证信号采样后不发生混叠，其中为不超过fh /B的最大整数，B为带宽。

4. 由采样信号恢复原信号

用离散的采样信号完全表征原始的模拟信号，意味着在时间上，原始模拟信号的连续时域波形可以由离散信号无失真地恢复，原始模拟信号的连续频谱可以由离散信号的频谱无失真地恢复。

由采样信号恢复原信号的过程称为内插。用大于奈奎斯特采样频率的频率对带限信号Xc(t)采样，得到的被采样的信号x[n]，其对应的频谱为X(f)，通过理想低通滤波器滤波，只要滤波器截止频率fc满足fc = fs ，就可以恢复出原信号的频谱，从而无失真地恢复出原信号，这个过程称为内插。

经验和感悟

数字信号处理是以众多学科为理论基础，并且广泛应用于许多领域。数字信号处理在现代信号处理领域占有举足轻重的地位，同时它也是生物医学工程发展和研究的强大助推器。《数字信号处理》是生物医学工程专业的一门专业基础课程，其不仅为本专业后续课程的学习奠定坚实的基础，而且对学员今后的工作和深入学习具有重要的帮助。因此，如何使学员掌握数字信号处理的基本理论、基本分析方法、基本实现方法和编程技能是本课程学习的核心。

1. 方法学习

教学从实际问题入手，引入数字信号处理的理论知识，在此基础上给出实际中使用的分析、实现方法，采用这种逐步推进、层层纵深的方式，帮助学员将数字信号处理的理论方法融会贯通、举一反三，不仅使学员达到对知识和技能的掌握，更重要的是形成科学的学习方法。

2. 能力培养

实验课是培养学员分析问题、解决问题能力的重要环节。《数字信号处理》上机实验课，采用分析问题、动手编程、上机验证和讨论等学习过程，让学员在学习编程基本技能的同时，培养其实际的理论运用的能力。通过典型问题的分析和实现过程，掌握数字信号处理的分析方法和操作技能，提高发现问题、解决问题的能力。

3、激发热情

在课程学习的过程中，不仅要发挥教师在教学中主导作用，还应特别注意体现学员的学习主体地位，以充分发挥学员的积极性和学习潜能。突出学生的主体地位，必须充分发挥教师的主导作用，从而不仅使学员达到对知识和技能的掌握，更重要的是激发学习热情。运用多媒体技术等现代化教学手段，将抽象、难以理解的数字信号处理原理和过程制作成动画形式，使原理和过程形象化、具体化，帮助学员理解的同时又提高了学习的兴趣。在理论学习过程中，通过对数字信号处理“新技术、新方法、新成果”内容的介绍，提高学员学习的兴趣和积极性。在实验过程中，不仅要安排学员完成基本的实验任务，还要提供有一定难度的自选实验供学有余力的学员拓展个人的能力，充分调动学员的个人能动性。从而激发学员自主学习、积极实践的热情，使学员在获取知识的同时，提高认知能力和实际的研究能力。

针对《数字信号处理》这门课程的特点，在教学中应注重理论和实践相结合的教学方法，着重学员的知识和能力的培养，让学员参与教学，体验学习的主动性和乐趣，以提高学员的学习积极性，做到用中学，学中用，使学员大大增强课程学习的兴趣。

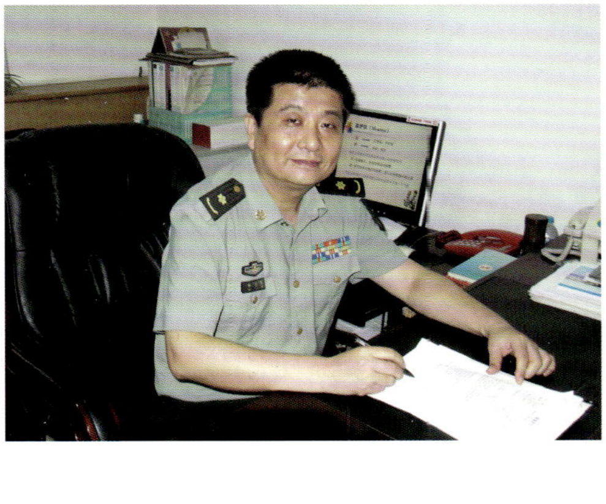

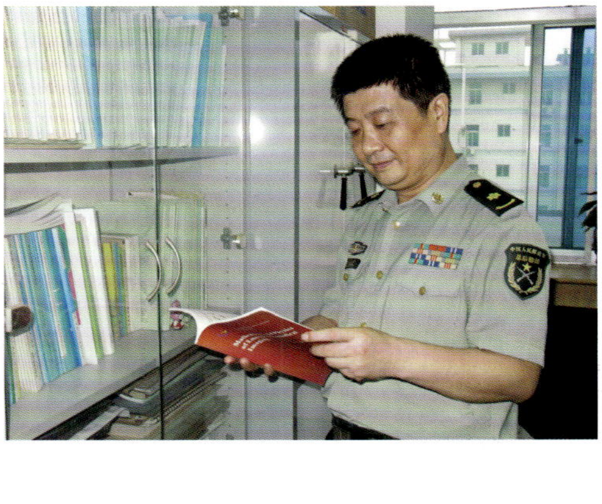

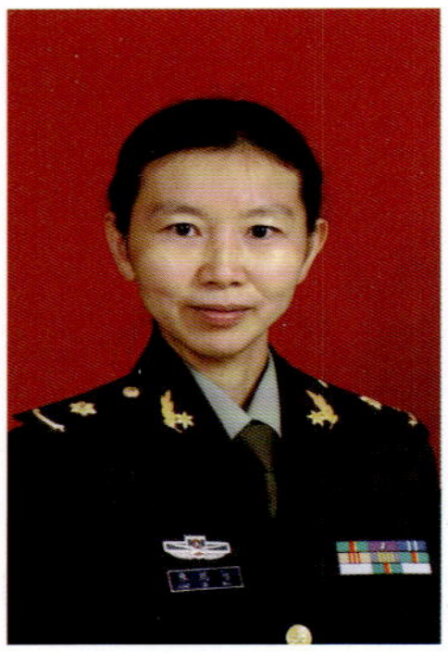

廖琪梅

女，1969年2月生，生物医学工程系计算机应用教研室副教授。从教13年。2009年被评为系优秀指导教师，2010年被评为学校第十批“精品课教员”。2010年负责完成的《C语言程序设计》网络课程被评为学校“优质网络课程”；主编专著、教材4部，参编专著、教材及教学辅导书10部，出版软件2套。获学校资助学员课外科研6项，有2人获国家软件设计师中级证书，1人获国家计算机软件高级程序员证书，12人次在核心期刊上发表论文，指导2002级学员黄申、徐成获“挑战杯”陕西省大学生课外学术科技作品竞赛一等奖；指导2004级毕业学员朴俊杰获系毕业设计创新奖。辅导研究生10名，指导本科生毕业设计11名，带教本科生导师制学员8名。参加2项国家自然科学基金和科技部支撑课题、2项陕西省攻关课题。分别以第一完成人和第五完成人获军队科技进步三等奖2项。发表论文50余篇，EI收录2篇。获国家实用新型专利2项。

从教格言：

教师的职责像园丁，要细心浇灌长久培育；教师的精神像蜡烛，乐于奉献，为教育贡献毕生。

教学内容简介

《C语言程序设计》是面向生物医学工程、公共事业管理专业开设的必修专业基础课。它是研究如何将人的思维方式转化为计算机语言，从而操纵计算机为人服务的科学，是智能医疗设备软件、医院信息管理系统和医学图像处理等应用软件开发的重要工具。学习和实践程序设计的思想、方法和调试的基本技能，是培养学员动手能力和创新思维的重要环节，是提高学员信息素养的重要途径。学会运用高级语言将为学员进一步学习其它相关课程和今后从事软件开发工作打下坚实的基础。教学目标是：通过C语言的学习，使学员掌握程序设计的基本思想和方法，培养学员逻辑思维能力和应用计算机解决实际问题的能力。

教学内容主要包括五个部分：

1. 程序设计基础知识：程序与程序设计的基本概念，算法与算法的表示，结构化程序设计方法等。

2. C语言基本规则：C程序的基本结构，C程序的上机过程，C语言的数据类型和各类运算规则。

3. C程序流程控制：顺序结构、选择结构和循环结构的程序设计方法。

4. C语言的高级数据结构：数组、指针和结构类型的使用方法，使用数组、指针、结构等数据结构解决问题的思想和方法。

5. C语言的高级程序结构：C程序的模块化结构，函数的定义与调用，文件的操作。

教学特点：

1. 以程序设计为中心，以语言知识为工具，强调重要的基本概念和内容，弱化次要的细节，深入浅出，循序渐进。

2. 以任务驱动，按知识点设计讲解用例，突出重点，注重应用，将概念和知识渗透在解决问题的过程中，加深理解和记忆。

3. 采用多媒体教学优势，对于难点问题进行通俗易懂的讲解和演示，模拟计算机的内部状态和程序执行过程，制作多媒体课件，增强学生的直观感觉，方便理解。

4. 加强实践环节，培养学生动手能力。按章节设置实验，每个实验给出必做题和选做题，并且配有难度较大的思考题及简要提示，以便引导不同程度的学生进行启发式思维，培养学生的应用能力。

5. 在内容上注重知识的完整性，在进度上注意教学的灵活性，就重避轻，对学时合理分配。引导学生对同类问题进行总结归纳，整理提炼，学会举一反三，提高学生的自学习能力。

6. 制作教学网站，实践网络教学。围绕本课程的需求开发网络教室，学生通过网络教室递交作业，浏览教材和课件，并可随时提出疑难问题，教师将通过网络教室发布教学资料，进行在线答疑，使学生能广泛交流，获取在线帮助，提高学习效率。

7. 开展专题讨论课。提前布置编程题目或讲授内容，转变角色，由学员上台授课，讲解分析问题、解决问题的过程、方法与经验，大家互动交流，分享心得。

学习方式：

程序设计是实践性很强的课程，学习的一个有效的方法是多上机实践。通过上机调试程序，分析运行结果，总结调试经验，提高程序设计能力与水平。

经验和感悟

精心设计教学过程，努力激发学员兴趣，以任务为牵引，注重培养学员的逻辑思维和创新能力，引导学员学会思考，学会学习。

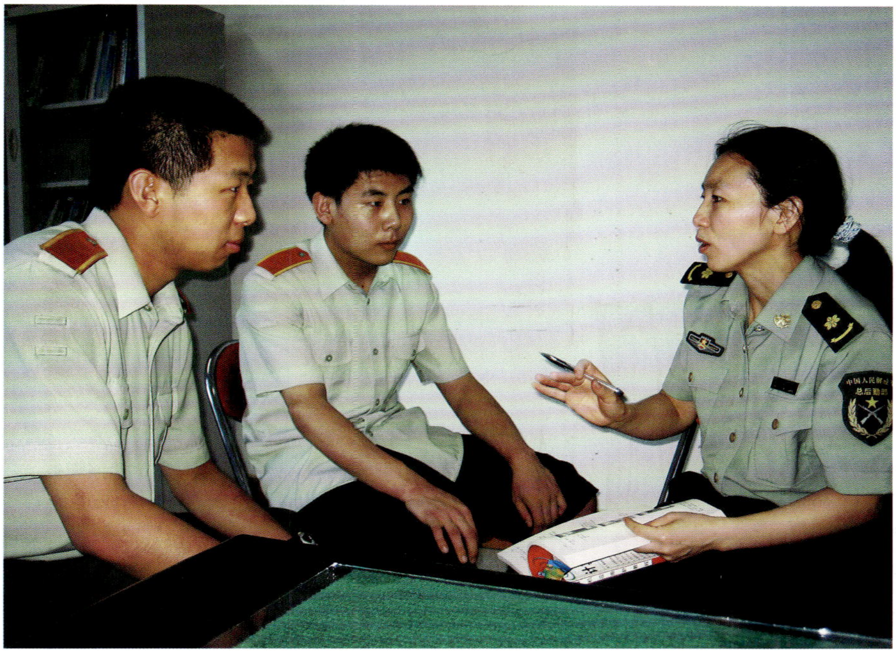

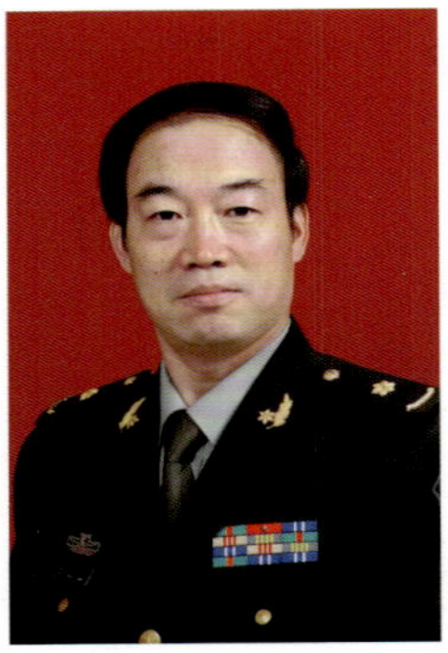

屈学民

男，1959年11月生，第四军医大学生物医学工程系数理教研室主任、副教授。从教28年，主讲《大学物理学》《医学物理学》《生物医学电子学》《生物医用材料学》等课程，授课2500余学时。主编、参编专著、教材15部。

从教格言：

用教师的智慧点燃学生的智慧火花，努力使学生得法于课内，得益于课外。

教学内容简介

本次课是《大学物理学》第二册电磁学部分的第一次课。通过说明我们身边的电磁现象、物理学的第三次大综合（第二次工业革命）、电阻抗成像技术与生物雷达探测过渡到电磁理论在现代信息、军事中的应用，激发学生的兴趣和求知欲。本次课的主线是通过电荷的性质、库仑定律与叠加原理，启发学生对特殊物质——“场”进行研究，采用探究和类比的方法，从力和能的角度分别引出描述静电场的两个物理量——电场强度和电势。

1. 电荷（electric charge)

（1）电荷的种类与性质

（2）电荷的量子性

（3）电荷守恒定律

（4）电荷相对论不变性

2. 库仑定律与叠加原理

（1）点电荷模型

（2）库仑定律 $\vec{F}_{21}=\dfrac{1}{4\pi\varepsilon_0}\cdot\dfrac{q_1q_2}{r_{21}^2}\vec{e}_{r21}$

（3）叠加原理 $\vec{F}_0=\sum\limits_{i=1}^{n}\vec{F}_{i0}=\sum\limits_{i=1}^{n}\dfrac{1}{4\pi\varepsilon_0}\dfrac{q_0q_i}{r_{0i}^2}\vec{r}_{i0}$，$\vec{F}_0=\int_Q\frac{q_0\mathrm{d}q}{4\pi\varepsilon_0 r_{0i}^2}\vec{e}_{0i}$

3. 电场和电场强度

（1）电场(electricfield)

●牛顿的“超距作用”电荷→电荷

●法拉第“场论”观点电荷电场电荷

（2）电场的性质

●叠加性

●对电荷（带电体）施加作用力

●电场力对电荷（带电体）做功——能量

●变化的电场以光速在空间传播——动量

（3）电场强度矢量（electricfieldintensity）$\vec{E}=\dfrac{\vec{F}}{q_0}$

4. 静止点电荷的电场及其叠加原理

（1）静止点电荷的电场强度 $\vec{E}=\dfrac{\vec{F}}{q_0}=\dfrac{q}{4\pi\varepsilon_0 r^2}\vec{e}_r$

（2）场强叠加原理 $\vec{E}_p=\sum\limits_{i}^{n}\vec{E}_i=\sum\limits_{i}^{n}\dfrac{q_i}{4\pi\varepsilon_0 r_i^2}\vec{e}_{ri}$

电场中某点的总场强等于各点电荷单独存在时在该点产生场强的矢量和。

（3）电荷连续分布的带电体的电场强度 $\vec{E}=\int\mathrm{d}\vec{E}=\int\dfrac{\mathrm{d}q}{4\pi\varepsilon_0 r^2}\vec{e}_r$

经验和感悟

一、教学设计是关键

本次课是整个电磁学的开篇，其内容与方法都是整个电磁学的基础，内容抽象而不直观，微积分应用多，但却蕴含着丰富的科学思维方法。围绕教学内容、目的和能力要求，教学设计围绕学生思维能力培养展开，通过说明物理知识的精髓内容、逻辑结构，紧抓关键点“场”的

研究方法，引导学员关注知识形成过程及物理学方法，全面提升学员物理思维的深度。\

二、 选择合适的教学方法

教学方法选择对学生思维、能力培养以及知识掌握极为重要。本次教学对静电场的描述问题，首先从电荷的性质和电场的物质性入手，定性分析电荷受力强弱和影响因素，进而引入点电荷模型，设计描述电场客观属性的探究方案，启发学生，比较静电场与引力场的相似性，从力和能的角度分别引出描述电场物理量——电场强度和电势。

三、利用信息化技术突显现物理之美

物理学所揭示的自然规律中蕴藏着和谐、有序、统一的科学美。在课程课件的制作中，仔细制作，要力求图文声并茂，用精美的图片、优美的语言刺激学生的感官，使得枯燥的物理概念、定律变得易于理解和接受。

四、对精品课程活动的感言

长期以来，我一直在思考医科院校的物理教学问题，参加精品课程的过程给了我满意的答案，使我重新审视了教学理念、教学内容、教学方法和教学手段。我们物理教学的课堂应该成为充满智慧的课堂，应该是走进生活的课堂，应该是凸显探究的课堂，应该是激疑和质疑解疑的课堂。

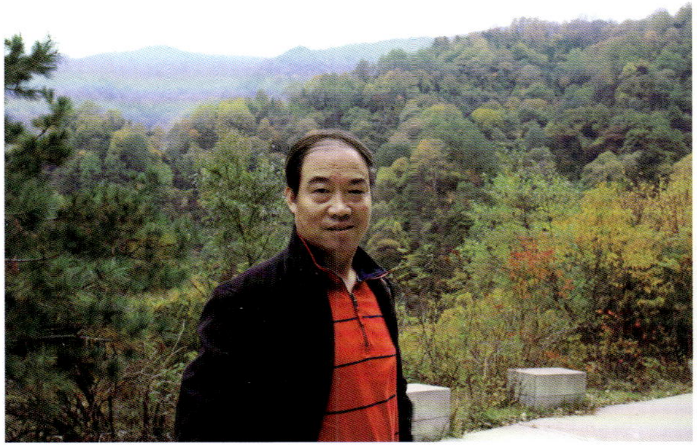

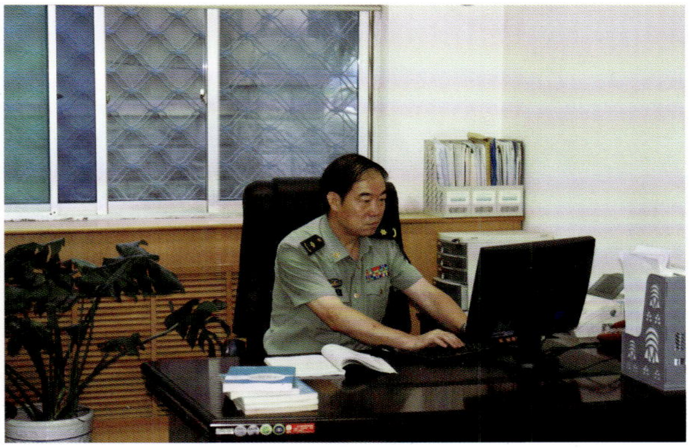

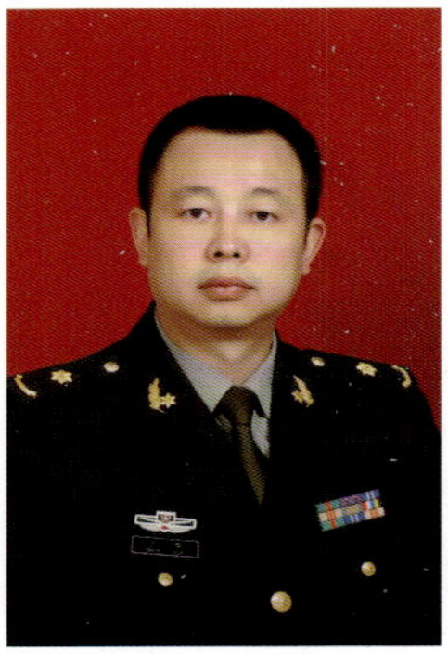

王 华

男，1971年4月生，第四军医大学生物医学工程系电子学教研室讲师，主要从事生物信号的采集、传输及处理等方面的科研工作。从教17年，主讲《模拟电子技术》、《数字电子技术》、《电路原理》等课程。主编、参编各类教材10余部。

从教格言：

使学生对教师尊敬的唯一源泉在于教师的德和才。

教学内容简介

本次授课内容为放大电路频率响应概述。

一、频率响应

放大电路的频率响应（frequency response）是放大电路的一个重要特性，是指放大电路放大倍数的幅值和相移随着输入信号频率的变化而变化的特性，分为幅频特性(amplitude frequency characteristic)和相频特性(phase frequency characteristic)。其产生的原因是放大电路中存在电容、电感等电抗性元件。它反映了放大电路对不同频率激励信号的相应特性。

因为放大电路对不同频率成分信号的增益不同，会使输出波形产生幅频失真(amplitu defre－quency distortion)；而放大电路对不同频率成分信号的相移不同，会使输出波形产生相频失真(phase frequency distortion)。这两种失真统称为频率失真。

放大概念的前提条件是放大电路的输出不失真，即放大电路的输出如果出现比较明显的失真，研究其放大能力没有任何意义。研究放大电路频率响应的必要性要从两个方面理解：①设计放大电路时要保证其通频带参数满足所要放大的输入信号的频率范围；②使用放大电路时要明确其通频带参数，以确定放大电路的适用范围。

二、频率响应的基本概念

在放大电路中，由于耦合电容的存在，对信号构成了高通电路(high pass circuit)，导致低频段放大倍数的数值减小并产生相移。放大倍数下降为中频段的0.707倍所对应的频率称为下限截止频率(lowercut−off frequency) $f_L = \frac{1}{2\pi RC}$ 。

由于半导体管极间电容的存在，对信号构成低通电路(low pass circuit)，从而导致高频段放大倍数的数值减小并产生相移。放大倍数下降为中频段的0.707倍所对应的频率称为上限截止频率(uppercut−off frequency) $f_H = \frac{1}{2\pi RC}$ 。

三、波特图（Bodeplot）

幅频特性曲线中，纵轴采用$20\lg|\dot{A}_u|$表示，单位是分贝（dB）；横轴采用对数刻度$\lg f$。相频特性曲线纵轴仍采用j表示。这种用折线化画出的频率特性曲线称为波特图，是分析放大电路频率响应的重要手段。

四、小结

1. 频率响应是描述放大电路对不同频率信号的适应能力。耦合电容和旁路电容所在的回路为高通电路，在低频段使放大倍数的数值下降，且产生超前相移；极间电容所在回路为低通电路，在高频段使放大倍数的数值下降，且产生滞后相移。
2. 电路的截止频率由电容所在回路的时间常数t决定，通频带为上下限截止频率的差。
3. 当信号的频率等于f_L或f_H时,放大电路的增益下降3dB,且产生+45°或−45°相移。
4. 近似分析中，可以用折线化的近似波特图表示放大电路的频率响应。

经验和感悟

放大电路频率响应的概念抽象难懂，在课堂教学中主要以模型分析、理论推导为主，而且概念多，学员理解难度大，有畏学情绪；这部分内容在模拟电子技术课程中来讲并不是重点章节，学员也有因难而轻学的思想。然而在长期的科研活动中发现，放大电路的设计和调试，都涉及频率响应特性的分析，而且必要时还需要定量计算。如果学员在模拟电子技术学习中频率响应这一环没有抓紧，会造成专业基础不牢固，势必会影响后续专业课程的学习。

根据本次授课内容枯燥难懂的特点，在课程设计上注重运用音频、动画等多媒体手段，从生活中的实例引出频率响应的概念，然后引申开来，讨论幅频特性、相频特性两个内容；分析幅频失真和相频失真产生的原因以及研究频率失真的意义。在此过程中，充分运用PBL教学法，结合生动的音频和动画演示，强烈地吸引了学员的兴趣，调动了学员学习的积极性。

模拟电子技术是一门和生活紧密结合的技术基础课，每一个电路形式都可以在现实中找到实例。因此，课堂教学中注意充分地将理论内容的讲解和实际电路或现象相联系。在本次课堂教学中，以收音机选台来讲解高通电路和低通电路、上限截止频率和下限截止频率、通频带等概念，通俗易懂。正因为所举的例子大家都熟悉，学员们积极讨论的意愿比较高，课堂教学气氛活跃。

在教学中，积极运用计算机技术进行辅助教学。在本次课教学中，以往的教学都是定性分析并绘制放大电路的幅频特性曲线和相频特性曲线，而利用MultiSIM等电子电路仿真软件，可以生动直观的生成放大电路的幅频特性曲线和相频特性曲线，并且可以进行任意点的测量、电路特性的评估比较等，极大地激发了学员的学习热情。

通过参加这次精品课程活动，使我充分认识到，成功的课堂，应该是教员和学员两者通过课堂教学都有所提高，即所谓“教学相长”。那就是：第一，学员的主体地位和作用应该在课堂上得到充分的尊重和体现；第二，教员的主导地位和作用应该在课堂上得到充分的发挥和体现；第三，两种地位和作用应该是协调存在的；第四，学员的学习过程应该是自觉的、积极的、主动的，知识应该是学员借助教员、教材、媒体、教学环境等多种条件主动建构起来的。也就是说，教员应该是学生学习的帮助者、促进者，而不单纯是知识的传授者与灌输者。我相信，在教与学中，没有学不好的学员，只有教不好的教员。

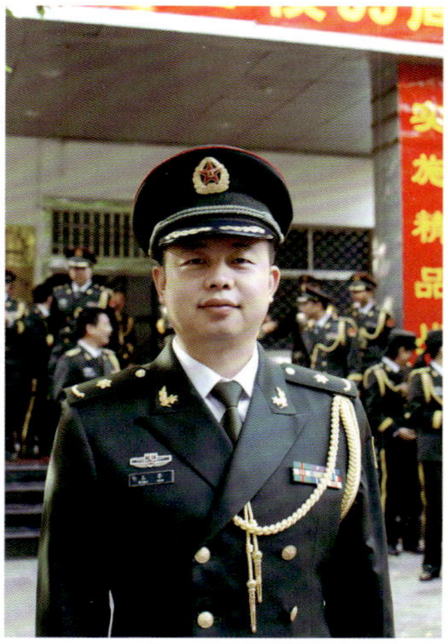

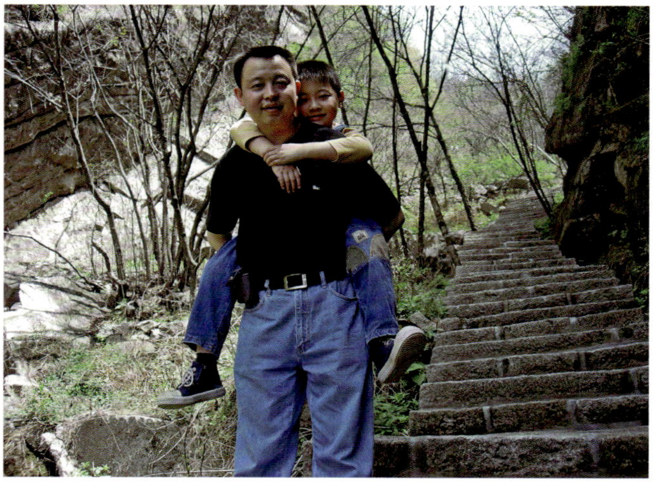

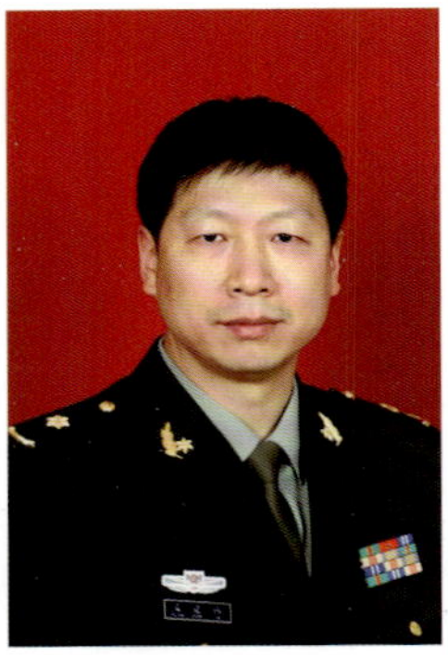

袁建林

男，1964年11月生，第四军医大学西京医院泌尿外科主任医师、教授，从事临床、科研、教学工作23年，先后主编、参编医学专著4部，发表论文40余篇，其中教学论文4篇，目前担任：中华医学会泌尿外科学会全国委员，中华医学会西安泌尿外科学会主任委员，中华医学会陕西省泌尿外科学会副主任委员，全军泌尿外科学会副主任委员，《中华泌尿外科杂志》特约编委等职务。

从教格言：

知之者不如好之者，好之者不如乐之者。

教学内容简介

《泌尿系梗阻、尿石症》是针对八年制学员的自身特点和教学大纲要求设计编写的，以第七版《外科学》为基本依据，同时参考了泌尿外科领域内权威著作，在教学内容上争取达到覆盖基本教学要求，同时展示目前该领域内最新进展，既满足学员对基本知识的需求，达到应试的水平，又着重激发学习兴趣，培养学员对后续课程学习的连续性。

全课程由两个学时构成，第一学时主要完成对泌尿系统梗阻概述，肾积水、前列腺增生的临床表现、诊断、治疗以及急性尿潴留的教学。第二学时主要完成对肾结石、输尿管结石的临床表现、诊断、治疗；膀胱结石及尿道结石的主要症状、诊断、治疗原则的讲授。

在教学设计上，注重对课程内容、教材内容与教学实际的综合加工。一方面合理地利用教材教学，对教材内容进行选择、取舍；另一方面，科学地加工教材，合理地组织教学过程。除基本教学内容外，着重突出引导作用、方法教授、概念规范等，其中特别注重了师生在教学过程中的互动；延伸教学轨迹，利用了预留课前思考题来解决本课程重点难点多与教学时间短的矛盾，使得学员有限的学习时间得以相对延伸，达到了较理想的教学效果。

教学上采用了大班课讲授，针对八年制学员外文水平普遍较高，已经完成基础课及部分临床知识学习的特点，适当穿插了外语教学，突出了启发式教学手段，除了讲授标准化的基本概念外，大部分教学内容应用启发式方法，以临床实际病例为切入点，生动结合现实的、具体的实景来完成对抽象内容的教学，避免了学员对枯燥的概念等教学内容失去学习兴趣，全程引导学员的学习兴趣，努力达到精品课程要求的授课水准。

在教学中采用了大量的数字化教学手段，很多抽象的概念、原理通过多媒体幻灯片演示、视频播放等得以形象地、生动地展示出来，避免了枯燥无味的死书本教学和填鸭式教育，有助于学员的消化吸收。

全程注重穿插提问和互动，真正让学员参与教学，做到教与学和谐一致，以学促教，以教带学，最大程度激发了学员的学习潜能，通过师生互动，让学员带着问题进入教学实践，真正做到了避免重复教授，重点难点更加得到强调，同时科学地结合学习记忆曲线，利用课后复习题加深对已经学习知识的巩固和复习，达到最佳的教学效果。

注重教学时间与节奏的把握，合理分配有限的教学时间，始终以大纲为主轴，做到了层次清晰，重点难点突出。

经验和感悟

不知不觉我从事教学工作已经20余年，这些年来学校的精品战略对我触动很大，也使我对教学有了更深刻的体会。

业余时，我常常在想，怎样才能顺应时代潮流的要求，作一个合格的教师？要做一名合格的教师，就要不断提高自己的教学水平，不断吸收由教育科学所提供的新知识，在教学实践中加以运用，并不断地在实践中总结经验，逐步形成自己的一套适合学生的教学风格，从而提高自己的教学水平。要多钻研教育科学，吸取更多的教学成功经验，努力提高自己的教学水平，使自己的课成为学生最爱听的课，使自己成为最受学生欢迎的老师。

如何提高自己的教学水平，这也是我一直在思考的问题。我认为备课是教师上课前的谋划。备课就好似工程师设计蓝图，蓝图设计得好不好，将直接决定建筑工程的质量。同样，老师备课的质量也会直接影响课堂教学的质量。没有任何准备的备课，实质上是对工作不负责的表现，是对学生不负责的表现。“凡事预则立，不预则废”，在备课上就是最好的体现。在备课的过程中，我一般会采取“先写后补”的方式进行。每一次备课，我先自己反复研读，然后理出自己的教学目标和教学思路，再从学生这个主体的角度去设计符合学生逻辑思维方式的问题情境，设计质疑教学，合理地提问与讨论，充分发挥课堂的群体作用，利用学生的智慧能力，激发学生的学习欲望，促使学生主动积极的探究问题，参与获取新知识。其次充分挖掘教材，利用学生已有的知识经验作为铺垫去解决新的问题。把教学思路写出来之后，再查阅相关资料，在对比中，找出自己设计中的一些不完善之处和需要借鉴之点，再做修改。

教学是一个很讲究艺术的过程，在传授知识的同时还要育人，因此，在教授知识的同时也要与学生进行充分的交流。正所谓“师者，所以传道、授业、解惑也”。在今后的教学过程中应更加注意培养和提高自己的教学艺术，更好地做一名人类灵魂的工程师。

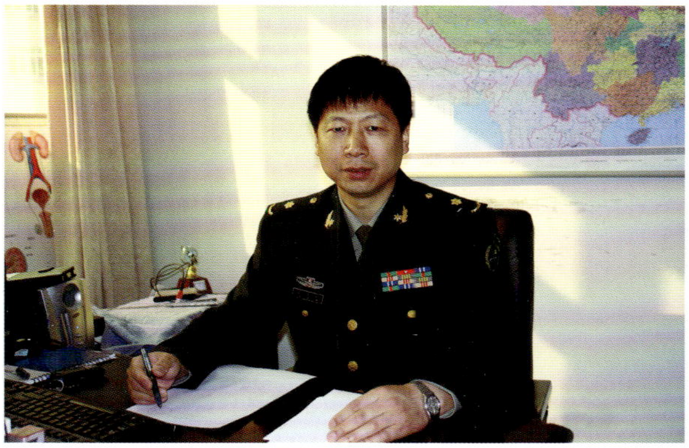

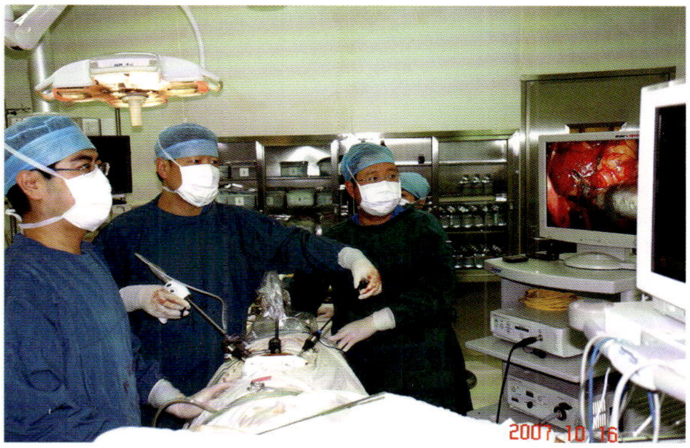

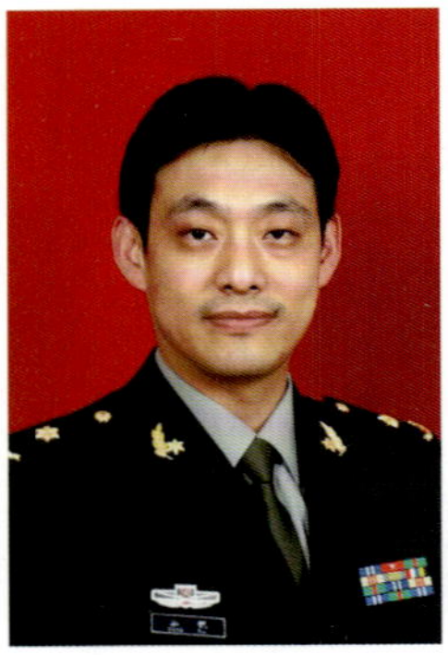

丛 锐

男，1967年11月生，第四军医大学西京骨科医院手外科主任，副教授，医学博士。1991年起从事教学工作，曾获第四军医大学十佳优秀青年教师称号。军队二等功荣立者。现任中华医学会手外科学分会陕西省委员，中华医学会显微外科学分会周围外科学组副组长，中华医学会手外科学分会西部手外科学会常委，《中华手外科杂志》编委，全军显微外科专业委员会手外科学组委员、中国修复重建外科学会周围神经分会委员等职务。

从教格言：
让学生喜欢我所教的内容。

教学内容简介

《周围神经损伤》这节课，在骨科的外科学教学中，属于较难掌握和次重点的内容。由于和神经系统的解剖联系密切，所以学生对讲授知识的掌握和其对人体局部神经解剖知识熟悉程度密切相关，如何破解这个难题呢？

从设计本节课的引言，我就把知识性和实用性联在一起，从日常生活学生感兴趣的现象开始，引出我们所教授的内容和实用性。首先，课前一天，要求课代表通知所有同学预习课程内容，对周围神经的解剖知识有一个大概的了解；其次，在讲授课程的时候，从一个厨师身上出现的一个奇怪现象入手，说明这个现象的解决，和我们今天要学习的周围神经内容有关，抛出这样的实例，提起学生兴趣；随之，在说明什么是周围神经时，引入大家熟悉的反射弧概念，说明哪一段是周围神经，使大家了解到中枢神经是人体的司令部，而周围神经就是命令（信号）的传导通路，没有周围神经，人体的各项活动因为没有指令就没办法开展，树立神经是类似日常生活中电缆的概念。而周围神经损伤就是电缆断裂，也就是神经连续性断裂，通过断裂的机制，引出神经损伤的原因、病理类型、变性和再生等基础知识。依据基础知识，结合神经解剖，我们引出周围神经损伤的临床表现，辅助检查，治疗，使学生对周围神经损伤有大致的了解，也就是共性的了解，完成第一节课的讲授。第二节课在讲授完周围神经损伤总论的基础上，结合总论，讲授各论，从上肢的臂丛神经、正中神经、尺神经、桡神经到下肢的坐骨神经、胫神经、腓总神经。重点说明损伤神经对肢体主要造成什么样的畸形和危害，感觉缺失范围等临床使用较多的医学知识，对详细的神经分支和解剖就不做过分要求。最后，课程留下了10分钟时间讲解最新发展和本节课重点内容，使同学们课后复习时做到有的放矢。

经过上述的课程设计和实际讲解，收到了很好的效果，客观上也践行了我的从教格言：让学生喜欢我所教的内容。很多学生课后问了很多感兴趣的问题，甚至有学生表示以后要从事周围神经外科临床和科研工作，都是对我们教学工作的认同，也是鞭策我们更好地完善本门课程的动力，让我们以后做得更好。

经验和感悟

我的从教格言是，让学生喜欢我所教的内容。

十年后给我们看病的人在哪里？对这个问题的回答，可能是我们现在进行精品课程建设的根本目的所在。大家可以看到，在精品课程建设的大潮中，各科室教员们是十八般武艺各显神通，殚思竭虑地变着花样讲课，其实最终目的还是吸引学生的兴趣，让学生喜欢我们所教的东西。这其中如何将课程讲得精彩，我认为所有的核心就是讲课的逻辑。

逻辑就是思维的规律，好的医学课程就是把所教授知识的医学规律传授给学生，让他们在把握规律的前提下，主动地掌握知识，而不是死记硬背。那么怎么样让自己的课程有逻辑，我有以下体会：

一、教员对自己讲授的内容有热情、感兴趣

这其实是教员敬业的问题，如果老师都对所讲授内容不感兴趣，那么他很难把握这部分内容的逻辑，而不能将所教授内容的逻辑即思维规律传授给学生，学生很难掌握。所以在教员培养上，敬业是很重要的要求。

二、教员对所讲授的内容，有相当的积累

这其实是教员能够理出逻辑的问题，没有对相关知识有长时间的关注，如：基础教员的科研方向、临床教员的治疗经验，如何才能引人入胜的讲授，引导学生跟着老师思路走，这一切都要依靠老师对这部分内容的知识积累，唯有“积累功底有厚度”，增强教学的实效性才成为可能。

三、联系医学实际授课，是增强教学实效性的必要手段

如何联系医学实际？怎样联系医学实际才有效？要从挖掘问题有深度，提炼观点有精度，架构层次有硬度，征引论据有广度，驾驶过程有高度，激发参与有强度等六个维度循循善诱，让学生茅塞顿开。如，广征博引临床实例，避免空口无凭，引用一些具有代表性、典型性的病例，切实做到厚积薄发，增强自己所讲授内容的吸引力。

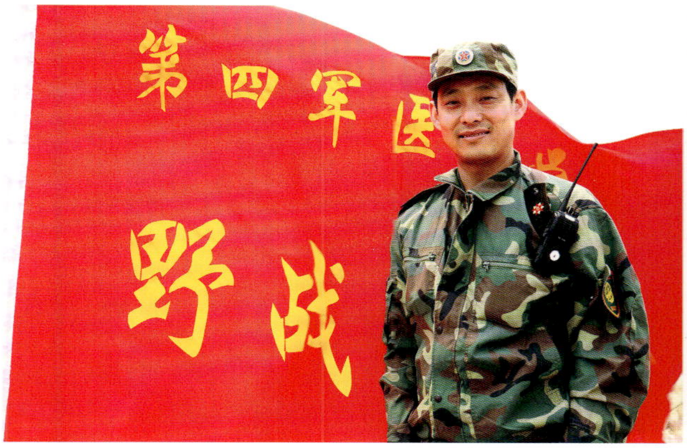

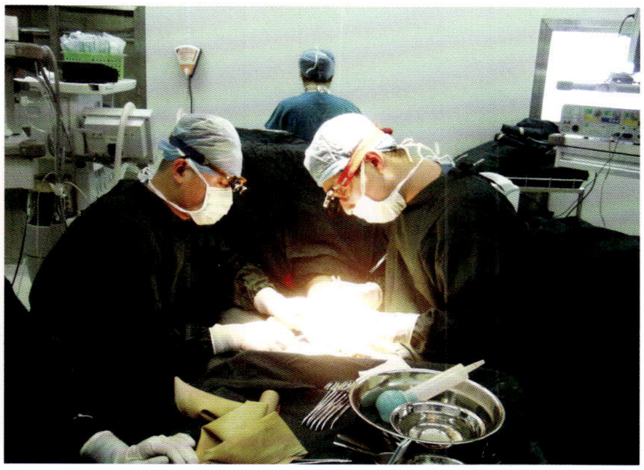

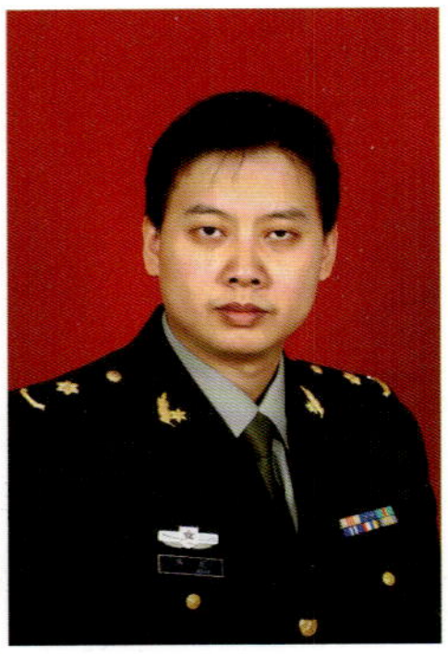

季 刚

男，1976年3月生。第四军医大学西京消化病医院消化三科副教授。被评为学校第八批“精品课教员”。2010年底经学校推荐参加“第二届总后信息化教学比赛”，获得较好名次。发表教学论文8篇。第二作者于军队卫生音像出版社出版发行音像教材1套（盘）。2010年获得“青年英才支持计划”资助。2010年获得西京医院“十佳青年”称号。同年入选学校“精英人才库”。受邀担任《IJC》、《Surgery》、《Cancer》3家国际SCI期刊的审稿专家。受聘国际医学杂志 *World Journal of Gastroenterology*和 *Surgery* 编委。

从教格言：

教育不是牺牲，而是享受；
教育不是重复，而是创造；
教育不是谋生的手段，而是生活本身。

教学内容简介

两学时的精品课内容主要讲授肠梗阻的重点内容——肠梗阻的概念、分类和病理生理学特点。

重点讲授必须掌握的是肠梗阻的概念，肠内容物不能正常运行或通过发生障碍——肠梗阻。发病率仅次于急性胆道疾病和急性阑尾炎。死亡率可达10%。按病因机械性——最常见：肠内、肠壁和肠外因素；动力性——肠壁肌肉运动紊乱所致：麻痹性和痉挛性。按局部病变（有无血运障碍）：单纯性和绞窄性。按部位有高位、低位、结肠。按程度分部分、完全。按缓急，急性、慢性。无论何种分法，注意以下几点：分类的目的是为了正确处理，各类肠梗阻在一定的条件下可以转化、演变，绞窄性肠梗阻须急诊处理。

病理生理变化主要包括三个阶段：肠膨胀、肠坏死；体液丧失、电解质紊乱；感染和毒素吸收。

讲授中穿插肠梗阻病人的临床体征录像。影像学辅助检查包括对肠梗阻的诊断具有快捷、经济和较准确常规立位腹部平片外，介绍目前尚未写入教科书的双源CT对复杂性肠梗阻的诊断价值，通过穿插于讲课中的两个临床病例图片和视频讲解双源CT在临床的应用。

根据肠梗阻不同类型的临床表现，参考好发年龄及病史和体征等快速初步判断肠梗阻的原因。讲解中穿插6幅图片和三处动画让同学充分理解肠梗阻学习中的重点和难点——闭袢性肠梗阻。

肠梗阻的外科治疗通过一段临床病例的视频讲解，强调外科治疗肠梗阻的原则，即以最短手术时间、用最简单的方法恢复肠道的通畅。同时强调医务人员对于预防肠梗阻应该做到的内容。

经验和感悟

在众多的外科疾病中，肠梗阻是非常常见，同时又是非常凶险的一类疾病。它的特点是发病率高，隐蔽性强。特别是在部队日常训练时，因战士训练不当而诱发肠梗阻的情况屡见不鲜。但因这类疾病隐蔽性强，发病时临床表现很不典型。常常被误诊为急性胃肠炎、急性阑尾炎等其他疾病，失去了最佳治疗时机，甚至危及患者的生命。因此，对于这类疾病的深入认识，将有助于我们的学员在以后的临床工作中挽救更多的生命！

如何才能使学员更好的掌握这门课程的基本理论，提高学习效率？首先，我们要明确这样的教学理念：以培养新一代“高素质”具有“创新精神”的军队医学人才为目标，通过信息化手段充分调动学员的学习积极性，将“要我学”转变为“我要学”，注重培养学员的综合素质，特别是理论联系实际的能力。结合外科学形象、生动的学科特点。我们从课程引入、课堂讲述、归纳小结、课后作业四个部分来设计本次教学。

在课程引入部分，通过一件真实的案例来说明肠梗阻的凶险，激发同学们的学习热情。在整个内容讲述过程中，我充分运用信息化的教学手段，包括使用多媒体教学课件，合理有效地组织和展现教学内容；使用qq讨论群和学科专业网站发布相关的教学资源；在线直播最新的手术录像，激发同学们的感官认识，培养学员的学习兴趣；介绍国外相关的医学网站，使同学们能及时地了解本专业最新的研究进展。

通过这样的教学设计，教学效果非常明显。教学内容更加直观，生动、形象，有利于学员的理解和掌握；课堂教学中师生互动频繁，激发了学员主动学习的热情；对学员“信息素养”具有潜移默化的引导作用。

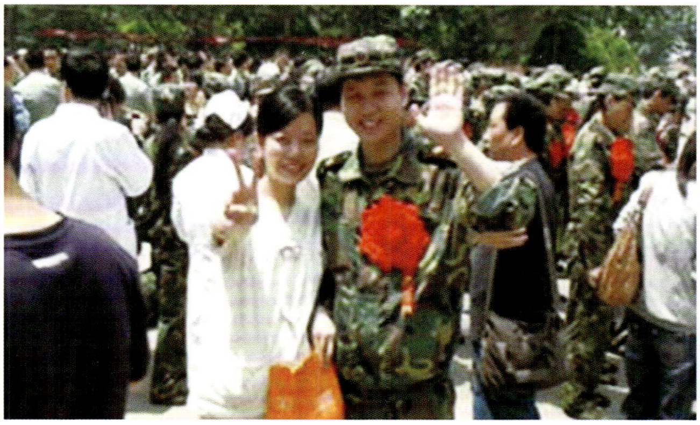

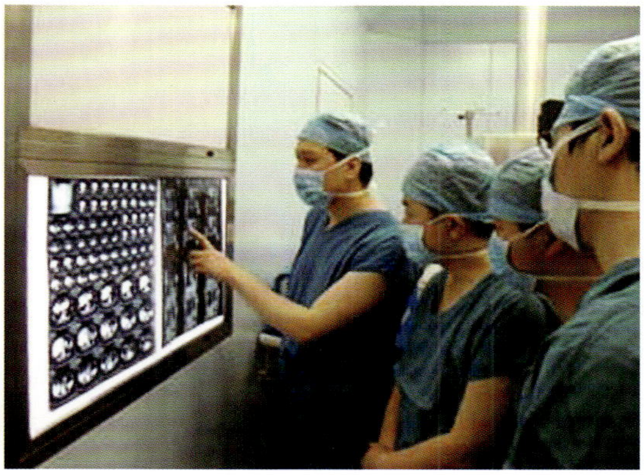

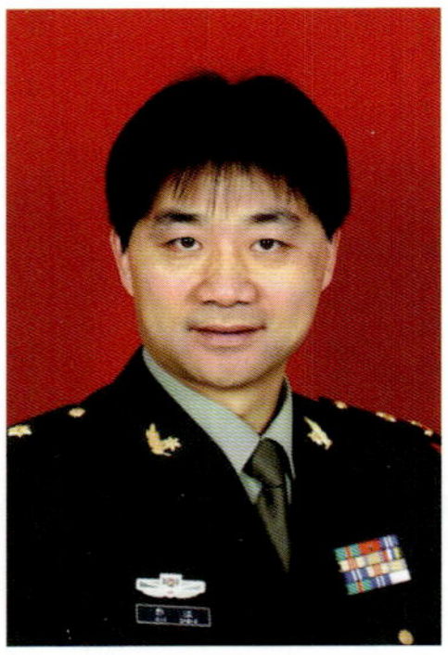

郭 征

男，1965年2月生，现任第四军医大学西京骨科医院主任医师，教授，博士生导师，骨肿瘤科副主任。自1989年开始参加本科生教学工作，教龄22年，2008年被评为第四军医大学“精品课教员”。承担国家科技部“863”计划课题2项、国家自然科学基金3项、军队及省部级基金课题6项，发表论文100余篇，其中SCI收录10篇，现任中华医学会医学工程学分会数字骨科学组副组长、中华医学会骨科学分会青年委员、中华医学会骨科学分会骨肿瘤学组委员等多个学术职务。

从教格言：
立言行，扬正气，专学术，授真知，铸精品。

教学内容简介

骨肿瘤是发生于骨骼及其附属组织（血管、神经、骨髓等）的肿瘤。同身体其他组织一样，其确切病因不明；骨肿瘤有良性、恶性之分，良性骨肿瘤易根治，预后良好，恶性骨肿瘤发展迅速，预后不佳，死亡率高，至今尚无满意的治疗方法。恶性骨肿瘤可以是原发的、继发的，也可以是转移性肿瘤，即从体内其他组织或器官的恶性肿瘤经血液循环，淋巴系统转移至骨骼或直接侵犯骨骼。还有一类病损称瘤样病变，肿瘤样病变的组织不具有肿瘤细胞形态的特点，但其生物学行为类似肿瘤，具有一定的侵袭和破坏性，一般较局限，易根治。

不同类型骨肿瘤的流行病学，好发部位和临床表现也不尽相同，这为医生的诊治带来难题。课程中，讲者将骨肿瘤的临床表现、影像特征和病理特点形象地比喻成骨肿瘤诊断的三把金钥匙，由此强调临床、影像、病理三结合在骨肿瘤诊断中的重要性。如何利用好这三把金钥匙，将会是骨肿瘤诊治的关键所在。下面对两节精品课内容作一简单介绍。

一、骨肿瘤总论

教学目的：如何认识骨肿瘤，发现骨肿瘤，进而控制和消灭骨肿瘤。总论重点内容：①骨肿瘤的临床表现、影像特征；②临床、影像、病理三结合对于骨肿瘤诊断的重要性；③良恶性骨肿瘤的主要区别；④良恶性骨肿瘤的治疗原则；⑤骨肿瘤诊断三把金钥匙：临床表现、影像特征、病理特点。

1. 骨肿瘤定义

骨肿瘤是指发生于骨骼及其附属组织的肿瘤。

2. 骨肿瘤分类——WHO 2002分类

良性、恶性、瘤样病损

3. 临床表现

疼痛与压痛、肿块与肿胀、功能及压迫、病理性骨折

4. 影像特征

X线表现：

X线表现

良性骨肿瘤	恶性骨肿瘤
形态规则	影像不规则
界限清楚	边缘模糊不清
硬化边	骨质破坏：变薄、断裂、缺失
无骨膜反应	骨膜反应

特殊影像：血管造影、全身骨扫描、螺旋CT、MRI等

5.病理检查

活检术：针吸活检、切开活检

最终诊断：临床+影像+病理=正确诊断

6.外科分期与手术

手术类型依据其分期进行。

新辅助化疗：

化疗药物——环磷酰胺、阿霉素、异环磷酰胺、放线菌素、甲氨喋呤和顺铂

保肢手术：

原则：保命、保肢、保功能

方法：肿瘤切除与功能重建

总论小结

“三把钥匙一把锁，良恶肿瘤不同做”，即采用临床、影像、病理三结合的方法，明确诊断后，根据肿瘤良恶性分别进行不同的治疗。

二、骨肿瘤各论

目的：在总论知识的基础上，进一步学习和掌握几种不同类型常见良恶性骨肿瘤的诊断和治疗要点。

1.常见原发性骨肿瘤

最痛的良性骨肿瘤（骨样骨瘤）

形态最像珊瑚的骨肿瘤（骨软骨瘤）

最爱长在手上的骨肿瘤（内生软骨瘤）

善恶不分的骨肿瘤（骨巨细胞瘤）

最常见的恶性骨肿瘤（骨肉瘤）

2.不同生物学行为的骨肿瘤

成骨性良性骨肿瘤（骨样骨瘤）

成软骨性肿瘤（骨软骨瘤）

成软骨性肿瘤（内生软骨瘤）

交界性骨肿瘤（骨巨细胞瘤）

恶性成骨性肿瘤（骨肉瘤）

3.转移性骨肿瘤

临床表现和治疗要点

4.瘤样病损

孤立性骨囊肿、动脉瘤性骨囊肿、骨纤维结构不良和嗜酸肉芽肿等

经验和感悟

参加了多年的本科生教学，2008年度被评为第四军医大学“精品课教员”。从每次学生评教的结果以及课中课后学生的反馈来看，常常有让我比较满意的结果。于是，就自己一些不成体系的感性认识，谈谈我在教学过程中的经验和体会。

我觉得备课对授课好坏起直接的决定作用。因此，我想着重谈谈我对备课的理解。我不否认学识渊博经验丰富者的即兴发挥，但精心备课仍然是一个老师授课前最应该做的本分工作。

对授课内容的准备当然是备课的实体性环节，是授课能否成功的关键环节。我把这个环节分为两步：首先是确定组成授课内容的素材，例如概念、判断、推理、理论体系、实例等，根据教学大纲和每堂课的安排，大部分素材可能都是已经确定的，但这并不意味着老师没有发挥主观能动性的空间。我在骨肿瘤课程的讲述过程中，每种类型的肿瘤都会引入一个生动的病例，并从肿瘤的形态等方面进行形象的归纳，让学生轻松理解，加深记

忆，这些都给我的课堂增色不少。其次，在确定讲授内容素材的基础上，要确定这些素材的组织方式和整堂课程的布局。用简短的语言说，在内容组织上要明确重点，找出难点，理清条理，通过自然地过渡增强课堂的整体性。在课堂上应该意识到哪些内容是老师该输入给学生的，哪些内容是要学生自己去思考探索的。如果没有这个意识，老师很可能就会“满堂灌”，而学生的参与意识和课堂气氛需要老师有意识的培养和鼓励。

课堂布局上还有两个关键环节值得重视，即课堂引入与结尾。课堂引入首先要要达到两个效果：一是能把学生的注意力集聚到即将讲授的新内容上，激起学生对新内容的求知欲，能很感兴趣的往下听；二是能为学生接受新内容做的铺垫，能顺利过渡到对新内容的讲解上，构成课堂高潮的前奏。课堂如何结尾也是考察老师课堂驾驭能力的一个环节，这个环节不应该变成“讲到哪是哪”，而应该为讲授内容做提炼，或为下次课留下悬疑和任务。这引入和结尾都是应该在备课阶段设计好的。

另外需要强调课件的制作。课件是授课重要的辅助工具，我认为制作课件时要注意以下几点：首先是内容上要简约。简约的内容安排可以使学生对主题内容一目了然，集中精神听老师的讲解，也方便学生做笔记，明白重点。怎样简约？我觉得主要就是精炼关键词，避免大段长句。有些老师将课程内容全部大段陈列于课件上，这样做弊端很大——这样的课件会让课堂形成两个中心，即课件和老师的讲授，学生便无法集中精力，易产生疲劳感；同时学生也可能会觉得老师上课就是念课件，对课程内容失去兴趣。其次是课件要有合理的逻辑安排和条理。如果能用各种逻辑示意图展示内容和逻辑关系时尽量别用大段的文字。第三是要注意幻灯片的视觉效果，我觉得应该以简洁清新为度，不可花哨，不可杂乱，通过示意图、层级条理等展示出幻灯片清晰的逻

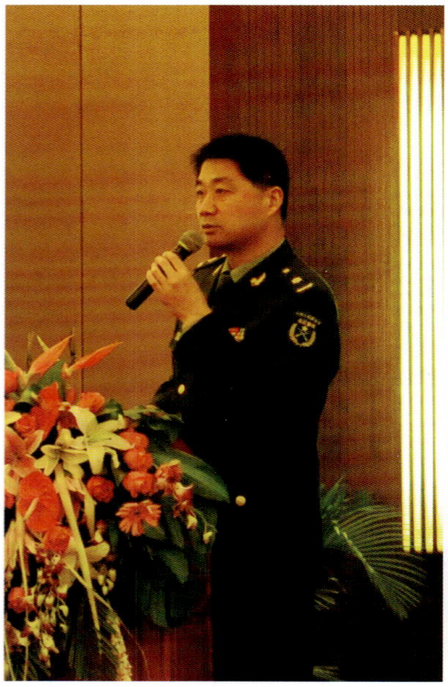

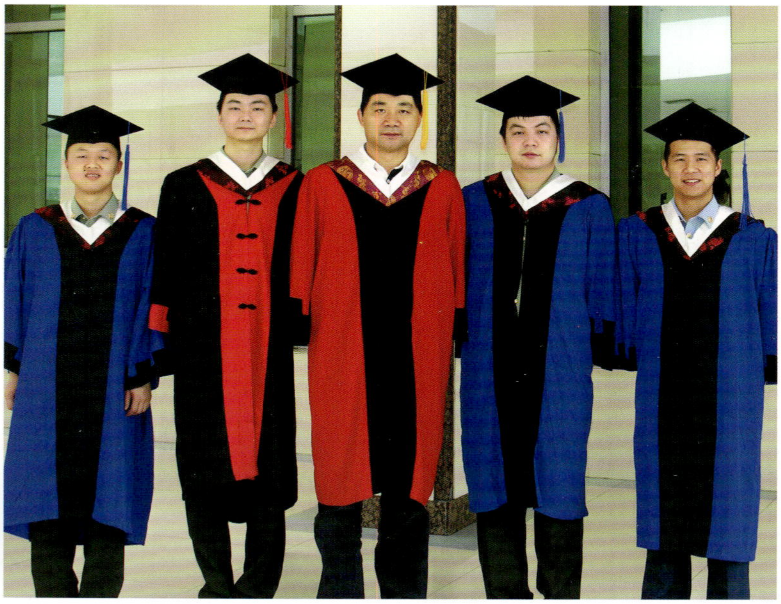

辑。当然在示意图等制作上用一些适度特技，能增加幻灯片的效果，提高学生的学习兴趣。

精品课活动感言

在教学改革中，课程改革和精品课程建设是重心所在。因为课程的质量在相当大程度上决定了人才培养的质量。如果没有抓好课堂教学，我们就放弃了培养人的主阵地和主渠道。“精品课程”活动造就了一批热心教学、乐于教学、善于教学的优秀师资，也培养了勤学善问、积极主动的优秀学生。通过少数高水平的精品课程，带动了学校全面教学水平的快速提高，也让精品意识深深扎根于我们的日常工作、学习和生活中。

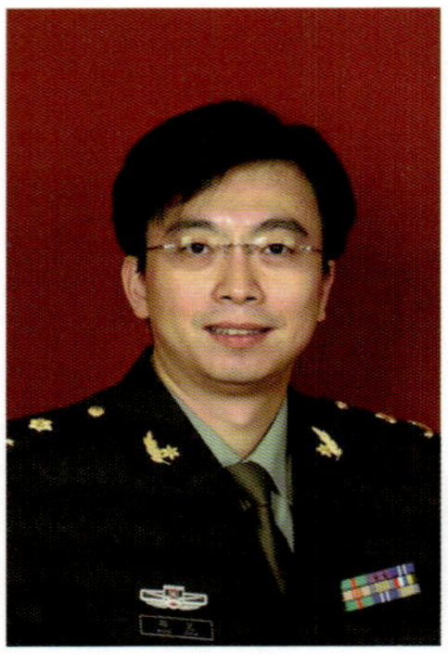

邵 晨

男，1969年5月生，第四军医大学西京医院泌尿外科主任医师、教授，从事临床、科研、教学工作18年，先后主编、参编医学专著4部，发表论文30余篇，其中教学论文6篇，目前担任：中华医学会西安市泌尿外科学会副主委，《中华实验外科杂志》特约编委等职务。

从教格言：
桃李不言，下自成蹊。

教学内容简介

通过泌尿、男性生殖系统肿瘤在我国、欧美国家、新加坡的流行病学分布特点和差异，引出本节课的授课内容：肾肿瘤，膀胱肿瘤，前列腺癌等。

肾肿瘤多为恶性，任何肾肿瘤在组织学检查前都应疑为恶性。较常见的有肾癌、肾母细胞瘤和肾盂肿瘤，其中肾癌和肾母细胞瘤源自肾实质，肾盂肿瘤源自移行上皮。肾癌在三者中发病率居第一，从肾小管上皮细胞发生，通过直接侵润，经血液、经淋巴发生转移。常见三大临床症状为：间歇性无痛性全程肉眼血尿、肿块和疼痛。诊断方法包括：临床表现、X线检查、CT和MRI 检查、超声检查以及肾动脉造影、同位素扫描等。治疗手段包括根治性肾切除术、生物治疗、靶向治疗及放、化疗。肾母细胞瘤在小儿恶性肿瘤中占20%以上，是幼儿时期的腹内常见恶性肿瘤，多见于3岁以下儿童。临床表现为消瘦、精神欠佳、食欲不振、烦躁哭闹、低热、腹部包块。放疗、手术、化疗联合治疗效果较单一治疗要好。肾盂肿瘤多数为移行细胞癌，常有早期淋巴转移。临床表现为血尿、疼痛、包块。手术切除范围为病肾、输尿管全程及输尿管膀胱开口旁的部分膀胱组织。

膀胱肿瘤是泌尿系统中最常见的肿瘤，移行上皮癌占95%以上，鳞癌、腺癌罕见。生长方式分为原位癌、乳头状癌和浸润性癌。浸润深度是肿瘤临床（T）和病理（P）分期的依据，可分为：Tis、T_a、T_1、T_2、T_3、T_4。临床表现为无痛、间歇、全程肉眼血尿，合并感染时可出现膀胱刺激症状。尿细胞学检查、膀胱镜检查和影像学检查有助于膀胱肿瘤的确诊。治疗手段以手术治疗为主，术后膀胱灌注化疗药物防止复发。

前列腺癌是男性老年人常见疾病，近年在我国发病率呈上升趋势，病因尚不清楚。病理学以Gleason分级系统应用最为普遍。早期无症状，阻塞尿道引起梗阻症状，晚期出现骨痛，下肢水肿，贫血等。诊断方法有：直肠指诊、前列腺特异性抗原（PSA）、影像学检查和穿刺活检。一般根据分期决定治疗方案。

分别讲解介绍了睾丸肿瘤和阴茎癌的病因、病理、临床表现、诊断及治疗。

通过按肿瘤发生率高低依次分别介绍了肾肿瘤、膀胱肿瘤、前列腺癌、睾丸肿瘤和阴茎癌的病因、病理、临床表现、诊断及治疗，其中诊断和治疗方案结合了临床最新信息和内容，使学员在掌握泌尿系统肿瘤基本知识的同时，了解最新临床研究进展、信息和技术。

经验和感悟

自从踏上工作岗位，我从事教学工作近20年了。这些年来。通过参与学校的教学改革和教学评价建设，尤其是置身于我校的精品教学活动中，自己在教学方面也积累了一些经验和体会。

作为大学老师，虽然我们担负着传统教育中的主导地位，但我们更要充分尊重学生是教学主体地位这一客观事实。一切为了学生，一切服务于学生，这是我们教学工作的核心所在，也是我们教学工作的价值所在。要学会换位思考，想一想如果我是学生，我喜欢什么样的老师，喜欢什么样的教学模式，时常思考这样的问题，无疑会帮助我们更好地提高自身教学水平。教而有道，是我们的立身之本，我们不但要熟知要教什么，更应知道要怎么教，教学内容与教学手段并重。

教师的一个重要作用在于引导学生，要充分调动学生的主观积极性，重视互动式教学，活跃课堂气氛，注重与学生的交流，注重学生的个性化教育。提倡启发式和讨论式教学，在学风上对学生严格要求，在科学研究及教学活动中，营造师生之间自由探讨的宽松环境，这是世界上一切名校的共同品质。在知识面前，人人是平等的，要鼓励学生在学习中探索，要最大限度激发学生的创新潜能。教会学生如何思考，远比教会学生现有知识更重要。

注重自身素质的培养。桃李不言，下自成蹊，教师不仅仅是一种职业，人们赋予它更多的是理想、道德和信念。老师对于每一位学生的影响，不仅仅是教授知识，更重要的是通过自己的一言一行，要让学生对国家、对社会有使命感，师道尊严，源于我们自身对于学问的敬畏，源于我们自身对知识的渴望，要培养学生自由、独立的学习精神，要学会尊重，这样才能赢得尊重。

教书育人，作为一名老师，自己要做的还很多。

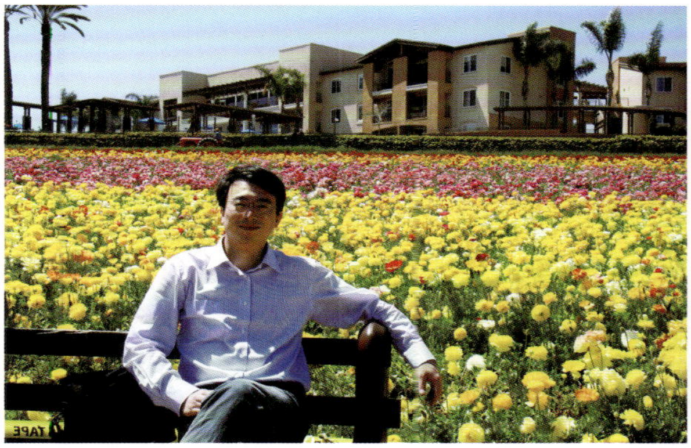

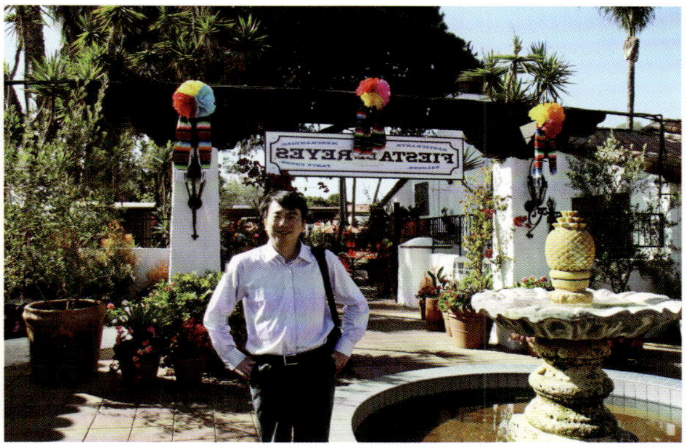

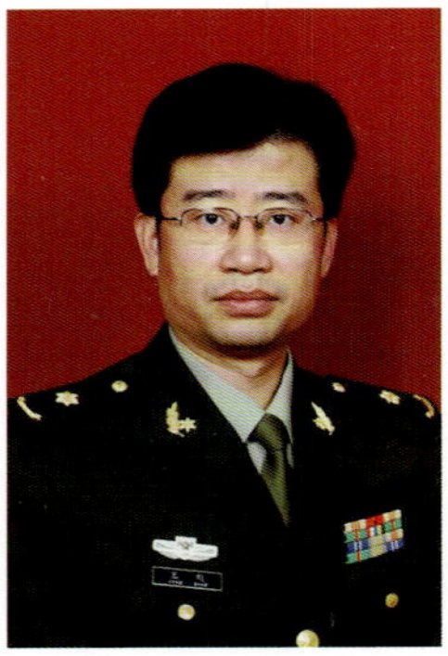

王 刚

男，1964年10月生，第四军医大学西京医院皮肤科教授、主任医师、博士生导师，从教25年。专业特长为银屑病、大疱性皮肤病、皮肤激光美容，先后承担国家自然科学基金、国家863计划等课题，SCI收录期刊发表论文21篇，主编专著3部。主要学术兼职有：中华医学会皮肤性病学分会银屑病学组成员、中国医师协会皮肤性病学分会银屑病学组成员、中国中西医结合学会皮肤性病学专业委员会银屑病学组委员。

从教格言：
桃李不言　下自成蹊。

教学内容简介

银屑病

一、概述

银屑病是一种常见的以红斑、鳞屑为主要特征的慢性炎症性皮肤病。以往被俗称为“牛皮癣”。

二、流行病学

三、病因与发病机理

银屑病的免疫学异常

与银屑病发病相关的因素

四、临床表现

临床分型

1. 寻常型银屑病

是最常见的一型，占全部银屑病患者的99%以上。境界清楚的红斑、丘疹、斑块和银白色鳞屑。可累及全身皮肤的任何部位和口腔、生殖器等黏膜。以头皮、躯干和四肢的伸侧比较多见。

寻常型银屑病的病期

进行期

稳定期

退行期

同形反应（Koebner现象）

点状出血和薄膜现象

2. 脓疱型银屑病

本型少见，有局限型和泛发型两大类。特点为病变部位发生无菌性脓疱，瘙痒或疼痛，可伴有寻常型银屑病的皮损。

脓疱型银屑病的诱发因素：

感染、妊娠、药物

糖皮质激素、金属致敏学说

3. 关节病型银屑病

有银屑病皮疹并伴关节症状酷似类风湿性关节炎。关节损害多发生在银屑病皮疹出现之后的一定时期内，也有和皮疹同时发生者。少数患者可在皮疹出现之前先发生关节炎症状。

4. 红皮病型银屑病

也较少见，特点是在银屑病的基础上全身皮肤发生炎症、潮红、肿胀，是银屑病的急性重症类型。红皮病型银屑病可以是从其他类型由于处理不当转变而成，也可以在一开始就发生红皮病。

五、组织病理

六、诊断与鉴别诊断

诊断依据　临床表现、皮疹特点、好发部位，结合组织病理

与以下疾病鉴别：脂溢性皮炎、梅毒、玫瑰糠疹、慢性苔藓样糠疹、类风湿性关节炎、脓疱病、红皮病等。

七、治疗

1.全身用药

（1）维A酸

（2）维生素类制剂

（3）抗生素类

（4）免疫调节剂

（5）糖皮质激素

（6）抗肿瘤和免疫抑制剂

（7）传统中医药和一些经典验方

（8）其他药物

2. 外用药物

（1）焦油类制剂 1%~5%的煤焦油、松馏油、糠馏油、黑豆馏油。

（2）皮质激素

（3）维A酸类 迪维霜、维特明霜、他扎罗汀软膏等。

（4）其他 蒽林、维生素E、维生素B_6、卡泊三醇、硫磺、尿素、水杨酸制剂、喜树碱、芥子气以及多种中药外用制剂等。

3. 物理疗法

（1）光疗 天然日光疗法、紫外线疗法包括中波紫外线（UVB）和长波紫外线（UVA，俗称黑光）。

（2）光化学疗法 又称补骨脂素长波紫外线疗法（PUVA）。

（3）光量子血液疗法 又称自体血紫外线照射充氧回输法。

（4）浴疗 多采用矿泉浴或药浴。

（5）高压氧疗法

（6）血浆置换和透析疗法

银屑病治疗方面的最新进展

银屑病治疗方案的原则

银屑病的复发及其预防

经验和感悟

近年来，随着教育体制改革的深入，素质教育的全面推进，教育现代化手段的提高，创新人才培养的重视，给新时期的高等医学教育带来了机遇和挑战。

精品课程建设是应对挑战、抓住机遇的有效策略。众所周知，任何一门课程的培养目标必须依靠由每一讲课所构成的教学过程的实施才能得以实现。换句话说，精品课程的建设必须通过一堂堂精品课的建设来体现。离开实际存在的精品课，那么精品课程就名不符实。因此精品课程建设的重要性不言而喻。

皮肤病与性病学是一门以形态学教学为主的临床学科，具有其自身特点。银屑病作为该学科的典型、多发的疾病，在皮肤科教学中具有代表意义。如何引导学生掌握和认识银屑病，打造该疾病的精品课程，有如下体会：

一、思路清楚，讲求逻辑

银屑病常见，发病率高，在日常生活中经常可以遇见该病患者，以此为切入，对银屑病的流行病学进行论述，既传授了信息，又突出了疾病的重要性，吸引了学生的兴趣和好奇心。进而引出该疾病发病机制，旁征博引、广举实例、深入浅出介绍银屑病发病机制，例如举例银屑病的遗传风险。同时介绍银屑病的危害性以及当前银屑病研究中面临的主要问题，提出思考题：如何深入进行发病机理研究？怎样寻找更加有效的治疗措施？接着引入银屑病的讲授重点——临床表现和治疗，临床表现突出特点，如Auspitz征、同型反应、分期、分型等，从临床表现过渡到治疗，以治疗原则和理念讲授为主，简单介绍治疗进展，以激发学员学习兴趣。清晰的讲授思路和严谨的思考逻辑可帮助学员建立临床思维，提高举一反三、触类旁通的能力。

二、学生主体，知识形象

学生主体化是高等医学教育的大势所趋。本次课以银屑病为平台，以提高学员想象力为目的，也就是说除了运用已有知识去探索新知识外，还应重视如何去分析问题、解决问题，充分发挥其创造力。另外，皮肤科具有知识形象性的特点。本课通过大量的临床病例照片和实例，给学员以形象的视觉冲击，强化其对疾病的认识和掌握，切实将“要我学”变为“我要学”、将“我学会”变为“我会学”的理想教学状态。

三、方法多元，重点突出

随着信息化的到来，多元的教学方法被运用到医学教育中。本课采用多媒体课件辅助授课，使课程更加生动，学生更易理解，同时引导学员使用开放性、交互性的网络教材，培养学生的独立思考能力，使学习内容直观立体，塑造学生的空间思维能力，使学生的学习更贴近临床。

简言之，精品课程的实施，是对教员的“教”的鞭策和激励，是对学员的“学”的革新和推动。通过精品课程的申报，使我对授课的认识更为深化、更为科学，为以后的教学工作提高了理论基础和实践改进。

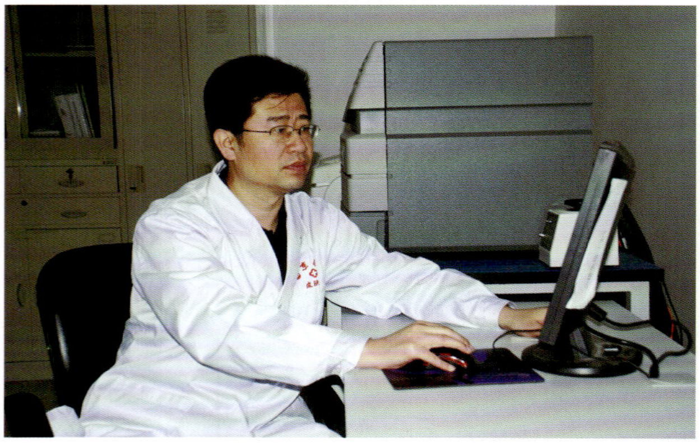

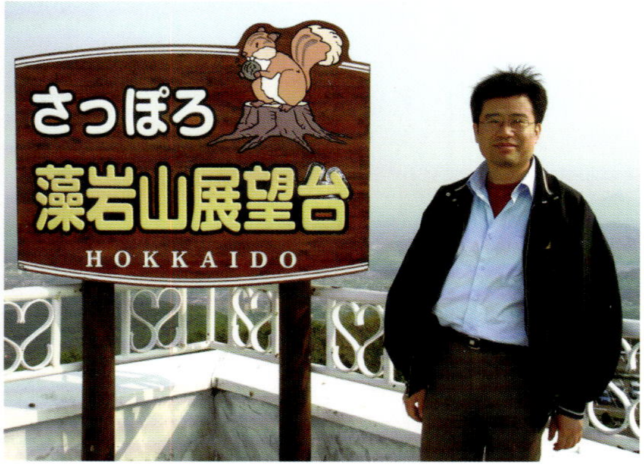

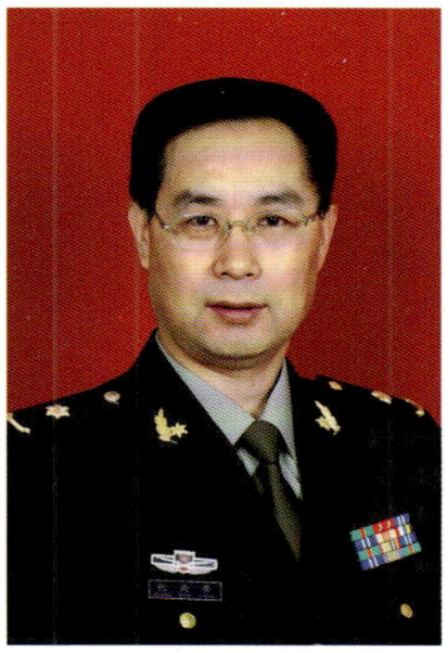

张丙芳

男，1958年8月生，第四军医大学西京医院老年病科教授。从教28年，先后承担国家、军队和省市级科研及教学课题11项，主编和参编著作、教材13部，发表论文111篇，并9次获得第四军医大学教学先进个人、第四军医大学优秀教案、西京医院“课堂教学设计与教案评比”优秀奖等。1993年5月获得首届第四军医大学“十佳青年教师”。2009年10月被评为第四军医大学“精品课教员”。现任中国医药信息学会心功能委员会副主任委员，陕西省医学会老年医学专业委员会常委，陕西省老年学学会骨质疏松防治专业委员会常委，中国老年保健研究会心脏学会委员，心脏杂志常务编委等职务。

从教格言：
认真讲好每堂课，寓教于乐四十分。

教学内容简介

课程：老年病学
内容：老年呼吸疾病
对象：临床医学专业本科生

一、老年患者住院和死亡疾病谱

老年患者住院疾病谱分析显示：循环系统疾病占30%，居第一位；第二位是肿瘤，占20%；第三和第四位是消化和呼吸疾病，分别为10%和8%。老年患者死因疾病谱表明：肿瘤占32%，居第一位；第二位是循环系统疾病，占16%；第三位是呼吸系统疾病，占12%。总之，不分年龄层次老年因病住院的常见原因为循环、肿瘤、消化和呼吸疾病；因病死亡的常见原因为癌症、心脑血管疾病、呼吸疾病。而年龄分层后，60～69岁组恶性肿瘤居第一位，≥70岁组心脑血管疾病占第一位，而≥85岁组首要死因是呼吸感染疾病。

二、老年呼吸系统的老化改变与呼吸疾病

人体呼吸系统的结构大约在25～30岁时发育成熟，肺功能也达到峰值。30岁以后的呼吸系统随着增龄组织结构逐渐出现退行性改变，各项功能也开始减退，从而诱发一些常见呼吸疾病。归纳起来：①上气道结构萎缩、防御功能下降，易患肺炎；②咽肌萎缩、咽腔塌陷和舌根后坠，易导致睡眠呼吸暂停综合征；③呼吸道局部防御和免疫功能下降，易引起慢性阻塞性肺疾病；④呼吸道、呼吸肌和呼吸膜结构和功能的降低，导致老年人易发生呼吸衰竭。

三、老年肺炎

肺炎是老年人的常见病、多发病，与一般人群肺炎相比，具有以下特点：①患病率高：老年肺炎占感染性疾病50%以上；②病死率高：5.6%～23.3%，一般人群<5%；③漏诊率高：由于老年肺炎临床表现不典型，其漏诊率>30%。

具体内容包括：①病因特点有四多：革兰阴性杆菌多、条件致病菌多、混合感染多和耐药菌多。②临床特征为：临床症状、体征和实验室检查多数不够典型，且病原复杂、病情变化快，易诱发多脏器衰竭。③常见类型及诊断：老年人常见肺炎为社区获得性肺炎、医院获得性肺炎和吸入性肺炎。概括介绍其定义、病原菌和临床诊断依据。④老年肺炎治疗的重点是抗生素的选择与合理应用。

四、老年睡眠呼吸暂停综合征

睡眠呼吸暂停综合征（SAS）更是老年人的常见病。①SAS的定义和呼吸暂停事件的分类。②流行病学资料重点介绍老年SAS的特点即患病率高、心脑血管并发症高；夜间憋醒发生率低、睡眠时间及效率低。③主要危险因素和病理生理变化。④临床表现：SAS临床表现多种多样，包括睡觉打鼾、呼吸暂停、白天嗜睡，还易并发呼吸、心脑血管疾病和糖尿病等。⑤临床表现是初步诊断的基础，睡眠呼吸监测能够确诊SAS的有无、程度和类型，鼻咽口腔检查、头颅颈部影像学和纤维内窥镜等检查能明确病因。⑥治疗方法：手术是治疗SAS的有效方法之一，但要选好适应证。无创正压通气治疗效果好，对老年患者具有明显的优势。

经验和感悟

老年呼吸疾病是老年病学的重要内容之一，教学时间安排在内科呼吸疾病教学之后。因此，教员如何做好课堂教学设计，实现与内科教学内容的对接，授课过程中怎样激发学员的学习热情，培养学员的独立思考能力，提高课堂教学效果，是课堂教学成败的关键。我的经验和体会是：

一、坚持“四备”，确定教学内容和目的

备内容、备方法、备对象和备教具是做好课堂教学设计的基本要求。我的做法是：①备教学对象，明确学员的思想动态和对老年病学的认识，做到心中有数。②备教学内容，做到有的放矢。每期教学前，我都到内科教研室进行调研，明确内科呼吸系统的教学内容和深度，然后根据老年呼吸疾病的课程标准，有针对性地设计教学内容。③备方法和教具，做到讲解具体生动。首先确立了本次课程全部采用多媒体幻灯教学的基本原则，并适当采用视频和临床病例。④分析课程特点，把握教学内容。总之，要根据课程特点，设计和实施好教学内容。

二、课堂教学过程设计力求周密，合理运用多种教学手段

课堂教学设计要考虑周到全面，尽量运用各种教学手段。①授课内容设计完整，教学时间安排合理。如：老年肺炎教学，由于内科学已讲过肺炎的基本内容，所以，老年肺炎我就采用对比讲解病因特点、临床特征、常见社区获得性和医院获得性肺炎的诊断与治疗要点。②教学方法选择恰当，注重启发和引导，调动同学们学习的自觉性和积极性。合理使用课堂讲授、讨论及互动教学等方法。③采用多种教学手段，讲解、举例、模拟实景和多媒体幻灯运用合理。如：老年肺炎的病因特点运用幻灯和举例，而对老年睡眠呼吸暂停综合征的打鼾则用模拟实景，既形象地展示了患者发病时的表现，又活跃了课堂气氛。

三、处理好基本教学内容与新进展拓宽内容的关系

把握好基本教学内容与新进展拓宽内容的关系非常重要。首先教学的基本内容是课堂授课的重点。我认为本科学员教学基本内容要占70%～80%如定义、标准，特别是指南规定的内容，要重点讲解，并利用多种手段反复强化，加强同学们对该问题的理解和记忆。其次新进展拓宽内容是教学的重要补充。在教育国际化的今

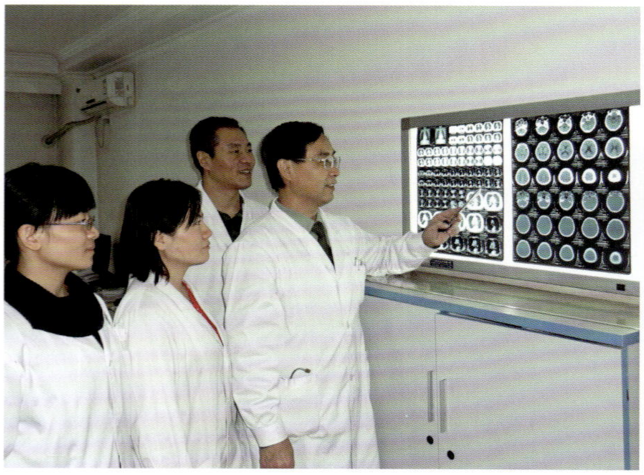

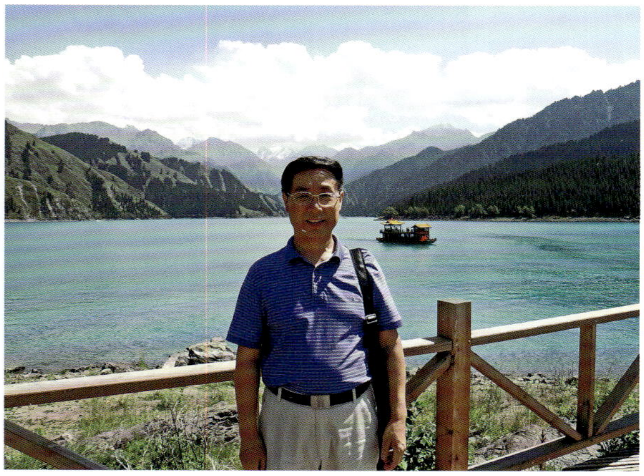

天，每位教员都要对新进展内容高度重视，要追踪国际发展前沿不断更新自己的知识，将本专业最新进展介绍给同学。因为教科书的更新跟不上科学技术的发展，更要防止一份教案讲到底。

此外，认真做好课堂小结能起到事半功倍的效果。根据心理学观察，人们在某一方面的注意力也就持续10～15分钟，要求同学们在2个学时内都聚精会神听课也不现实，但在课程开始和结尾时，多数同学的注意力都比较集中。如果我们能够认真做好课堂小结，往往能起到事半功倍的效果。合理采用临床病例，提高学员解决实际问题的能力。选择平时临床工作中积累的典型病例，合理地运用到临床课堂教学之中，不仅增加了同学对该问题的感性认识，也提高了他们解决实际问题的能力。

总之，做好课堂教学设计非常重要，我们必须在充分调研的基础上，遵循课程标准，合理规划教学内容，灵活运用各种教学手段，力争使课堂教学生动活泼，达到提高课堂教学效果的目的。只要我们每一位教员都行动起来，树立精品意识，设计和讲好每一堂课，我校的“精品课程”建设就一定会取得更加辉煌的成就。

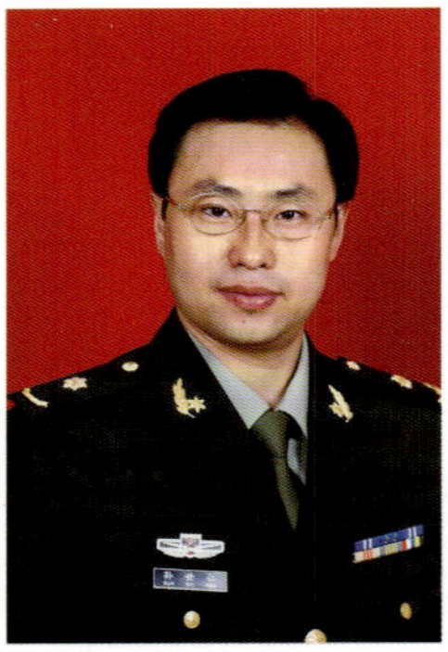

孙世仁

男，1971年10月生，医学博士，第四军医大学西京医院肾脏内科主任，副教授、副主任医师，硕士研究生导师。解放军肾脏病学分会常委，解放军血液净化治疗学专业委员会委员。从教9年，主要研究方向为肾间质纤维化的分子机制和血液净化的临床与基础研究。为5年制、7年制、8年制等多轨道讲授肾小球疾病、尿路感染、间质性肾炎等课程，为研究生讲授心肾综合征研究进展。先后被评为“教学先进个人”、“精品课教员”，发表教学论文6篇。以项目负责人承担国家自然科学基金3项，国家科技部支撑计划项目子课题1项，以学术骨干参加“973”项目1项，获第四军医大学青年英才计划第一层次资助，以及陕西省自然科学基金、西京医院学科助推计划等课题，获军队医疗成果三等奖3项，参编教材1部。以第一或通信作者在国际肾脏病学权威杂志《kidney international》等发表SCI论文8篇。

从教格言：

教育是科学，其价值在于求真；教育是艺术，其生命在于创新。

教学内容简介

本课授课题目是《尿路感染》，采用讲授法、讨论法、互动以及以问题为中心的教学方法，应用多媒体的教学手段。使学生能够能够说出尿路感染的定义；能举例说出尿路感染的常见致病菌和主要感染途径；能够描述尿路感染时尿检的特点及留取尿液标本的注意事项；能够概括尿路感染的诊断和治疗要点；总结尿路感染的常用护理诊断、措施及依据。能够概括关于尿路感染保健指导的要点。

开场由尿道炎是否就是尿路感染引发学生思考，提出尿路感染的定义，是指各种病原微生物在尿路中生长繁殖而引起的尿路感染性疾病。根据感染发生的部位分为上尿路感染和下尿路感染。

以尿路感染的发病率和可能造成的严重后果引起同学们学习的兴趣和强调学习本堂课的重要性。

尿路感染中最常见致病菌是革兰阴性杆菌约占全部尿路感染90%以上，其中最常见为大肠埃希菌，其次为变形杆菌、克雷伯杆菌。革兰阳性球菌占5%~10%，主要是粪链球菌和凝固酶阴性的葡萄球菌。

以动画的形式展示尿路感染的途径：上行感染，血行感染，淋巴管道感染。

以问题为中心引发同学们思考尿路感染的易感因素：女性，膀胱-输尿管返流，尿路梗阻，尿路器械使用。

以通俗易懂的语言总结尿路感染的致病菌、感染途径、易感因素：为“大逆不道，不通则痛，女士优先”。

以提问和表格对比的形式讲授尿路感染的临床表现：膀胱炎，肾盂肾炎，无症状性细菌尿。急性膀胱炎占尿路感染的60%以上，主要表现为尿频、尿急、尿痛等。急性肾盂肾炎可发生于各年龄段，育龄女性最多见。临床表现与感染程度有关，通常起病较急。主要表现为全身症状，泌尿系症状，肾区叩击痛。无症状性菌尿是指患者有真性细菌尿而无尿路感染症状，可由症状性尿感演变而来或无急性尿路感染病史。总结“一征三症，局部膀症，全局肾症”。

以答题互动的方式，学习理解实验室及辅助检查：

1.尿细菌学检查：①尿涂片镜检细菌尿：清洁中段尿；尿沉渣涂片；10个高倍视野，＞1个细菌/视野细菌。②尿细菌定量培养：菌落计数及结果判定，尿含菌量 $\geq 10^5$ / ml——阳性，$<10^4$/ml——阴性，$10^4 \sim 10^5$ / ml——可疑；真性细菌尿 ，症状+尿定量培养 $\geq 10^5$ / ml，无症状+尿定量培养 $\geq 10^5$ / ml × 2，膀胱穿刺尿定性培养有细菌生长。

2.尿常规检查：脓 尿：＞5个/HFP，血 尿：40%~60%镜下血尿，蛋白尿：阴性 ～+。留取尿液标本的注意事项（与学生互动）；

3.影像学检查如B超，X线腹平片，静脉肾盂造影。总结为“12345”：①第一次尿；②中段 尿；③送检3次；④$<10^4$/ml；⑤>5个/HP $\geq 10^5$/ml。

让同学们参与病例分析，来学习尿路感染的诊断思路与诊断要点。

确定尿感有下面六条：①清洁中段尿定量培养 $\geq 10^5$/ml。②白细胞数>10/HFP（1+2+ 症状）。③尿定量培养 $\geq 10^5$/ml，2次相同。④膀胱穿刺尿细菌培养阳。⑤沉渣涂片，如细菌>1个/视野 + 症状。⑥重复尿定量培养 $\geq 10^4 \sim 10^5$/ml + 症状。

尿感的治疗有一般治疗和抗感染治疗。一般治疗包括急性期注意休息，多饮水，勤排尿。抗感染时要注意致病菌敏感的药物，局部药物浓度要高，肾毒性小，联合用药，确定疗程。①急性膀胱炎治疗，有单剂疗法(STS)，短程疗法(3日)。②急性肾盂肾炎治疗，其致病菌80%为大肠埃希菌，在留尿后立即开始治疗首选革兰阴性菌有效的药物，轻型可门诊口服药物治疗，重症需住院治疗静脉输液。③无症状性菌尿治疗，一般不需治疗，妊娠、学龄前儿童等病人应予以治疗。

最后的一个重点是尿路感染护理要点、保健指导要点：先让同学们思考，再给出总结。

经验和感悟

教学是一个教与学的过程，一名精品教员不光要把知识教授给学生，还要在教的过程中有启发学生主动思考、主动学习的能力。被动式的注入教学与研究式的素质教育带来的肯定是不同的教学效果，教学理念的转变是教学成功的前提和关键。

讲好一堂课不仅是对本堂知识的把握、融会与拓展，更需要平时的点滴积累。从各类教材的比较借鉴中，消化与吸收最精华的部分，传授给学生。俗话说，台上10分钟，台下10年功。同样，教学不是讲台上数小时的短暂过程，在平时的临床工作中注意积累与教学相关的典型病例，多媒体课件文字图片的相得益彰引人入胜，反复的预讲与修改，诸如此类的点滴投入，才能造就讲台上的挥洒自如。

一堂课的课程设计很关键，相同的教材相同的内容，不同的教师会讲出不同的效果。一堂的开始就像小说一样有悬念才会吸引读者，使人耳目一新，引发学生思考的开场能激发学生的求知欲望并迅速将学生带入主题。内容充实、思路清晰是一堂课成功的灵魂，在这过程中教师要准确生动的表达，诱导学生思考，去解答，去评判，使课堂氛围活跃积极，学生和老师产生思想上的共鸣。一堂课的结尾是一堂课内容的总结升华并要体现得淋漓尽致。因此，好的结尾能加深学生的记忆，起到承上启下、诱导学生探究欲望的作用。

授课不仅仅是把教材上的内容上简单传达给学生，而是教师沉淀积累的精华。不光要在学科上深入，还要涉猎人文知识，才能在课堂上有生动的表达、活泼的课堂气氛。作为一个教师想要传道授业解惑，就要不断提高自己的业务水平，先给自己解惑，从而才能给学生传道。

“授之以鱼，不如授之以渔” 。在我看来，课堂是属于学生的，我们需从演讲者的角色，变成一名组织者、监督者、参与者，与学生共同组织学习，共同发展。这是一个既有趣又辛苦的过程，教师要积极主动观察、研究总结学生心理特征，以引导他们发现探究之趣，从枯燥的文字中发现乐趣，引导他们去思考，不断开阔视

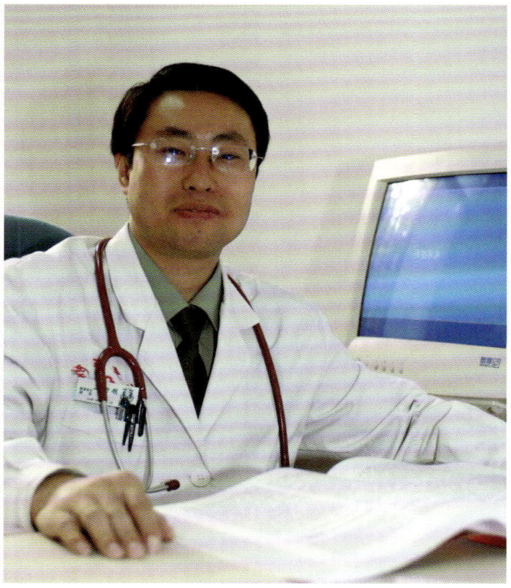

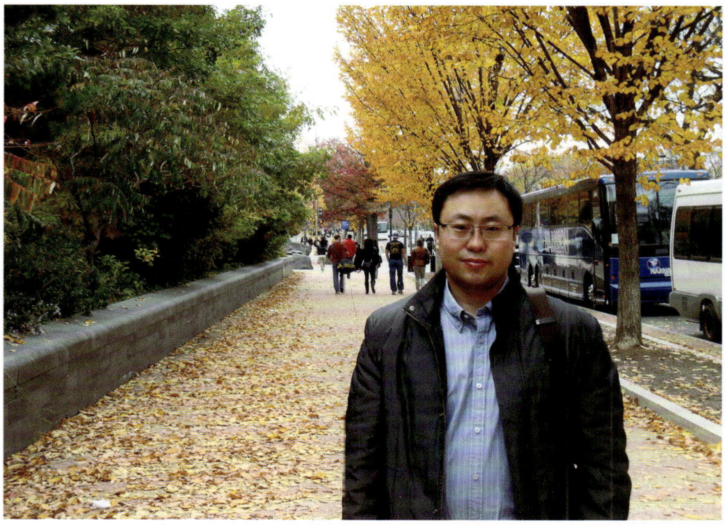

野，促进创新思维，提高学生把握要领的能力，实现由学会到会学的转变，培养发展终生学习的能力与素养。

近10年的教学生涯，我不断反思，努力提高，将为师者的传道授业解惑作为毕生的追求。教学是一门艺术，既然是艺术就没有完美，我追求的是学生的收获至上，为了他们的成才随时发挥自己的智慧与力量，释放自己的光和热。将来的桃李满天下会是我最大的快乐。

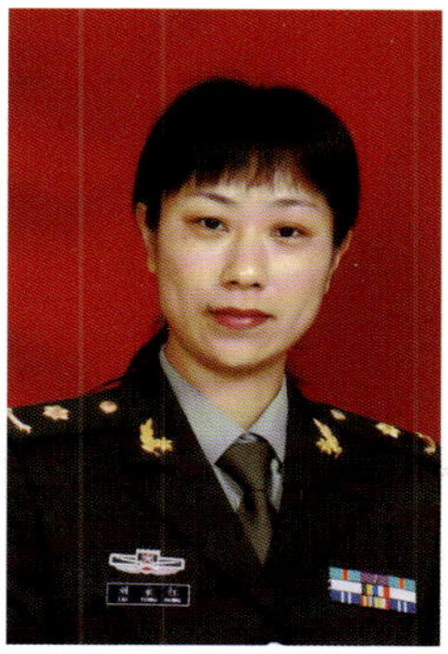

刘永红

女，1974年3月生，现任第四军医大学西京医院神经内科副教授、副主任医师。任中国抗癫痫协会脑电图和神经电生理学会委员。从事神经病学医疗、教学、科研工作14年。荣获第四军医大学“精品课教员”，第四军医大学西京医院“优秀课程设计奖”，全国“赛乐特群音荟萃演讲比赛第一名”，“全国癫痫辩论赛第二名”。获国家专利1项。长期工作在教学一线，参加了八年制、五年制、护理等多轨道神经病学的临床及理论教学任务，讲课风格受到同学的高度认可。多次在本科室教研室及医院进行示范课讲解。受邀为医院的教学督导专家，对不同专业的授课进行教学督导。

从教格言：

学生是教学的核心，学生是教学所有环节的中心。

教学内容简介

此次授课对象是护理本科学员，授课特别注意结合护理学员的特点，讲解中注意深入浅出。

帕金森病是进行性加重的慢性病，可以将该病的病程比喻为走下坡。发病率高、危害大，激起同学们的求知欲，而且帕金森病的临床表现和治疗均与发病机制有密切关系。因此，可以先讲发病机制，由发病机制启发同学来分析该病的临床表现和治疗，完成该病临床和治疗的讲解，在小结中讲解诊断和护理的注意事项。首先通过患者视频播放，让同学对帕金森病的临床表现有初步印象，同时引出帕金森病的概念，进而提出问题，为何患此病，发病机制如何，从神经解剖学讲起，人们活动自如的神经解剖学基础是锥体系和锥体外系，锥体外系对人的活动起辅助作用，如发生病变，肢体不会瘫痪，但会发生活动不灵活。帕金森病就是因为锥体外系的黑质-纹状体通路多巴胺减少所致，多巴胺是一种抑制性神经递质，如其减少，会导致肢体震颤，肌强直等一系列临床表现。由发病机制自然过渡到治疗，由于缺少多巴胺，治疗原则是补充多巴胺。讲解中紧紧围绕发病机制这一主线，通过发病机制的讲解，启发同学自己分析临床表现和治疗，使同学在理解中进行记忆和学习。指出帕金森病的未来治疗方向，结合我科科研方向，让同学了解神经干细胞对于该病的治疗前景。在讲到帕金森病的临床表现时，提出一个英语单词“TRAP”来代表帕金森病的主要临床表现，Tremor(静止性震颤)，Rigidity(肌肉僵直)，Akinesia(运动障碍)，Postural dysfunction(姿势异常)，便于同学记忆。

首先提出多发性硬化的概念，从概念中强调该病是一种自身免疫性、脱髓鞘疾病。由概念请同学分析发病机制：

自身免疫性——细胞免疫、体液免疫；

脱髓鞘——病理——硬化斑。

由疾病名称引出临床表现，何谓多发？

空间多发——临床表现，重要的辅助检查。

时间多发——病程特点，好比下楼梯，疾病分类。

在诊断的讲解中，小结疾病临床特点和辅助检查。

由于是自身免疫性疾病，和同学一起分析治疗策略以及护理的注意事项。

强调多发性硬化的疾病名称，何谓多发，多发是指时间和空间的多发，即至少两次发病，至少两个病灶。何谓硬化，即反复脱髓鞘形成的病理改变。引出疾病概念，是一种自身免疫性、脱髓鞘疾病。从概念引出发病机制，几大学说：体液免疫，细胞免疫，遗传因素，环境因素。

由于受损的神经部位不同，可以出现各种临床表现，从精神到运动到感觉症状均可出现。常见的有：精神症状：欣快、强哭、强笑。言语障碍：断续言语。脑神经受累：视、三叉、内侧纵束等。感觉障碍：麻、痛、烧灼、束带感。运动障碍：痉挛性瘫、共济失调。植物神经功能障碍：有些病人发现手足发绀，癫痫发作。复习发病机制——自身免疫性疾病，自然过渡到治疗，主要针对免疫异常，药物治疗如，肾上腺皮质激素、环孢菌素A。

将两种疾病进行比较，小结疾病的异同，帮助同学进行重点知识的记忆。提出护理的注意事项。

经验和感悟

主要介绍教学的经验与体会，以及对“精品课程”活动的感言。

作为一名教师，我的体会是：要有授课的激情和热情，更要有极强的责任感和使命感，要承受得起“教师”这个称号。

要讲好一堂课，首先要因人施教，分析授课对象的特点，制定授课方案。第二，根据讲课内容确定讲课思路。第三，要换位思考，从学生角度出发，来确定授课技巧。

教学备课精益求精，我的教案和授课幻灯总是改了又改，直到给学生授课那一天，才算定稿。没有最好，只有更好，用心才能做成好事情，从接到授课任务那天起，脑海里就开始构思授课的所有情况，哪里是难点，哪里需要视频，哪里需要图片，图片不满意，换了又换，幻灯片的字体和颜色，都要尽量完美。

精品课程正是促进每一位教师授课趋于完美的桥梁和措施，通过精品课程，教师可以自我激励，互相学习、借鉴，取长补短，精品课程为教师搭建了互通有无，相互学习的一座桥梁。

“精品课程”活动感言：我在精品活动中成长，进步。

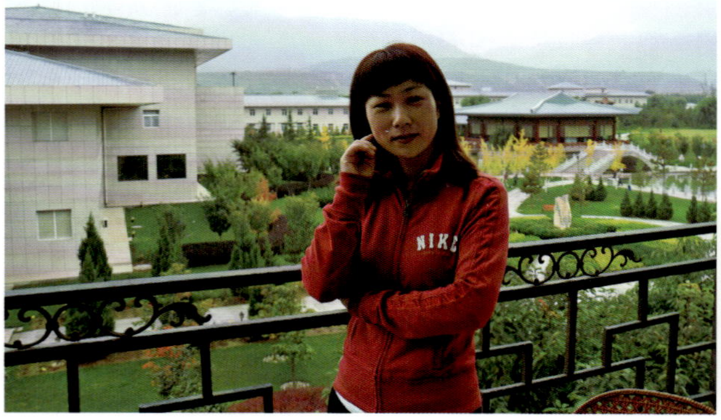

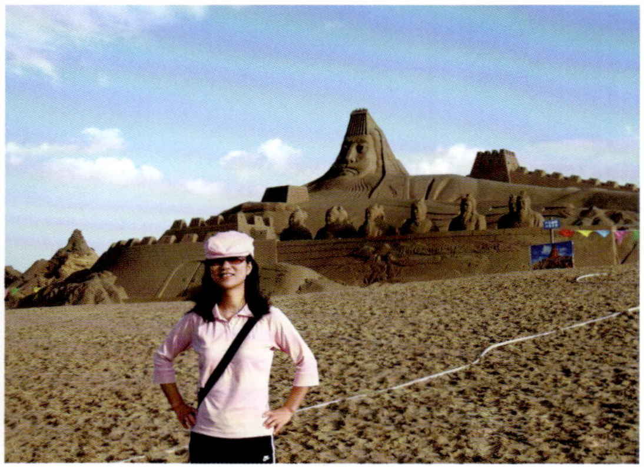

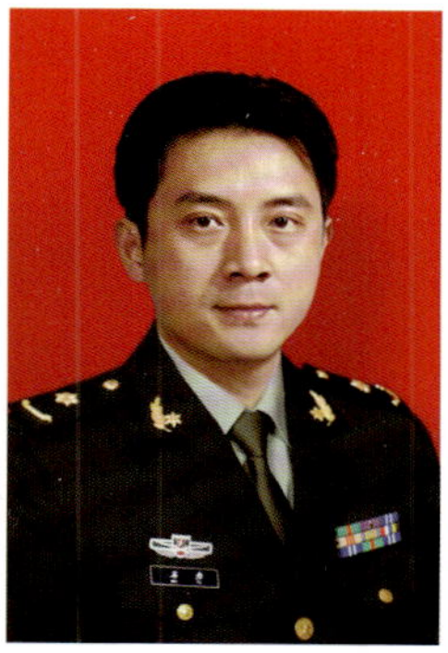

石 力

男，1973年3月生，第四军医大学西京医院耳鼻咽喉科学教研室讲师，从教6年。2009年获学校教学先进个人，2010年被评为学校“精品课教员”，2010年因教学工作突出荣获个人三等功。参编教学书籍3部。

从教格言：

授书不在徒多，但贵精熟。

教学内容简介

授课内容：睡眠呼吸紊乱疾病

授课对象：八年制医疗专业

人类医学的两大发展趋势：一是注重治疗手段的微创化；二是治疗目标由单纯治愈疾病向改善患者生活质量方向转变。睡眠呼吸紊乱疾病由于对人体的长期危害以及在多种慢性疾病中的源头性作用，越来越引起医学界和公众的重视。打鼾是疾病最为学生熟知的临床表现，授课以鼾声起源部位的探寻作为起点，结合中国传统文化“说文解字”和最新研究进展例证引发学生思考——为什么打鼾？在睡眠中打鼾和呼吸有什么关系？睡眠呼吸紊乱如何影响人们身体健康？如何诊断和治疗？环环相扣，让学生在疑问中知其然，更知其所以然。

在内容展开的同时强调两方面内容：睡眠紊乱疾病病因复杂，发病机制牵扯结构异常，功能紊乱因素众多，引导学生引申出临床诊治技术的多样化和综合化特点。另一方面，疾病病例损害呈渐进性，累及广泛，表现多样，相关疾病众多，引导学生注重睡眠呼吸紊乱定义和诊断标准的重要性。

经验和感悟

本节课特点是章节学时较短，概念较多，解剖毗邻关系复杂。而八年制学员，朝气蓬勃，理论基础扎实，知识结构合理。根据课程分析和学情分析，同学们更倾向于在课程中通过互动进行逻辑性思考，通过理解进行记忆。如何引发学员的学习热情和积极性？需要对课程结构重新进行调整，形成环节相扣，设问和互动条理清晰，让学员主动跟着教员思路不断深入，有问必有意义，有答必有收获。因此，在课程教学过程中，要把握住疾病和咽部解剖学的系统性和连贯性，进行启发式提问和互动，让学员在对咽部解剖学回顾基础上，理解性记忆和掌握本课程的难点和重点。

睡眠呼吸紊乱疾病多发生于夜间，学员很难进行形象化理解，采用三维动画及图片有助于让学员进行理解性记忆，达到在课堂上消化、掌握疾病的发病原因和机制。最后通过临床病例，让同学们运用课堂学习的知识，由教师带入病房，模拟临床医生分析病因、发病机制、诊断和治疗原则，在分析过程中掌握临床医疗基本思维方式和过程。

感悟：通过精品课程申报和评审，对于自己也是一次再学习、再提高的过程。根据学生学习规律进行教学设计，精心选取教学内容，引导学生临床思维，反复训练形体语言，这个过程是我教学生涯中取之不尽的财富。翻出自己第一稿的授课幻灯和教学设计和最终评审课件设计进行比较，让我不仅收获了提高的喜悦，更能品味“精熟出精品”的真谛。

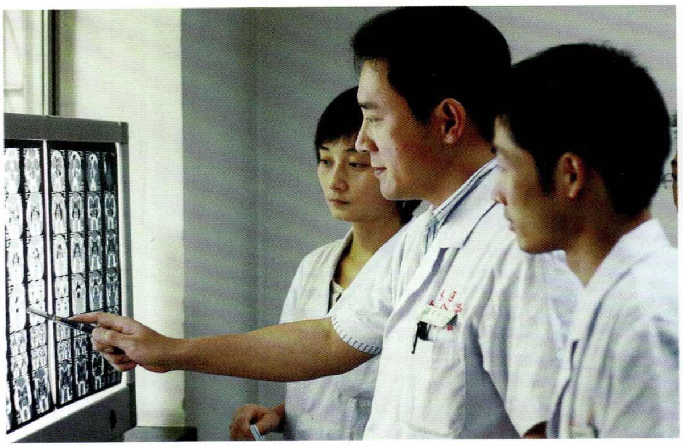

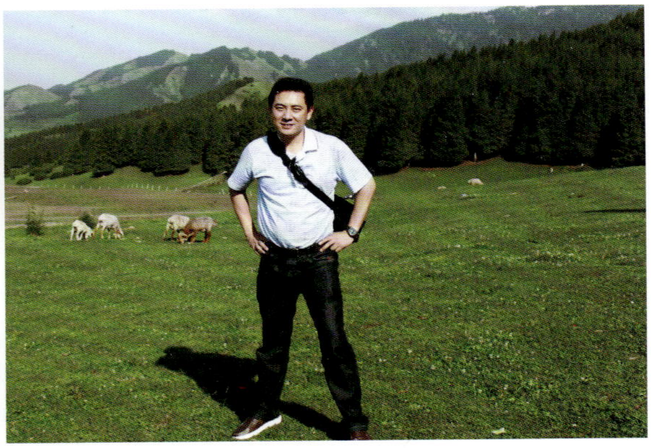

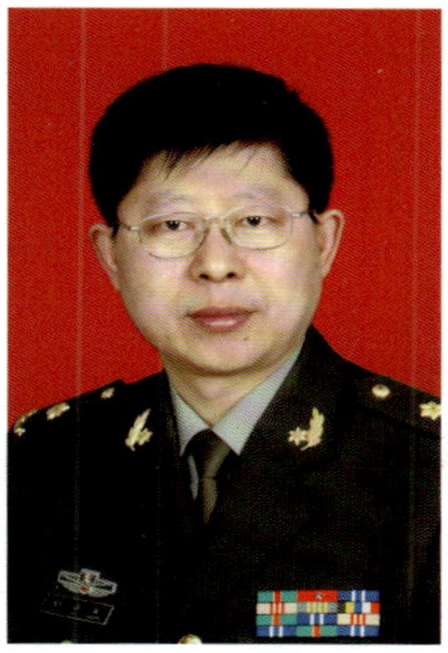

钱新宏

男，1967年7月生。第四军医大学西京医院儿科学教研室副教授，从教22年。中华预防医学会微生态学分会儿科学组委员，陕西省医学会围产医学分会委员。发表SCI论文3篇，获军队医疗成果二等奖1项。2004年被评为医院优秀青年教师，多次获学校教学先进个人。

从教格言：

以生为本，把知识和方法教给学生是我最大的快乐。

教学内容简介

一、概述：川崎病（Kawasaki disease，KD），过去称为黏膜皮肤淋巴结综合征，是一种以全身性中小动脉炎为主要病理改变的急性热性出疹性疾病，因日本儿科医师川崎富作于1967年首次报道而得名。目前，川崎病的发病率越来越高，最严重的危害是冠状动脉瘤形成，引起了世界各国儿科医师和广大患儿家长的高度重视。川崎病的发病人群以婴幼儿多见，80%在5岁以下，男：女约为1.5：1。

二、纠错：纠正卫生部规划教材五年制《儿科学》（第7版）川崎病一节内容中的12处明显错误。（纠错只因责任和爱心，听说此举在全校授课教师中极为难得，在部分同学中反响强烈，甚至有心灵震撼之感。）

三、开场白与切入点：从1个3岁女孩在发热10天后突然死亡的真实案例讲起……经过尸体解剖，死亡真相大白，一场官司避免。特殊病例引出授课主题。

四、病因与发病机制。病因不明，机制为免疫系统的过度激活。

五、病程及病理。川崎病的病程分为急性期、亚急性期和恢复期(此为补充卫生部《儿科学》教材中没有的内容，与美国的大学生教材接轨)，这种分期密切结合临床，非常重要。川崎病的主要病理改变为全身性中、小动脉炎，特别容易侵犯冠状动脉，导致冠状动脉扩张和冠状动脉瘤。

六、临床表现：主要表现概括为“非常1+5”。是学员需要掌握的重点内容，以典型图片展示临床特征，用15分钟时间详细讲解。“1”是指发热，是基础是前提，每个患儿都具备，发生率100%；“5”是指皮肤黏膜淋巴结的表现，不是每个患儿都具备，发生率65%~93%。具体表现为：①双眼球结膜充血；②口唇红肿干裂、草莓舌；③多形性皮疹；④急性期手足硬肿、亚急性期指趾末端膜样脱皮；⑤颈部淋巴结肿大。

七、辅助检查。实验室检查：①血常规；②血沉；③C反应蛋白。超声心动图检查：冠状动脉瘤（CAA）及分度。

八、诊断与鉴别诊断。川崎病的诊断标准见教材。川崎病必须在发病10天内作出诊断，否则将失去最佳治疗时机，导致冠状动脉瘤的发生。由于绝大多数的川崎病患儿出现多种形态的皮疹，容易被误诊为猩红热、败血症、麻疹等。

九、治疗。川崎病的治疗主要有丙种球蛋白和阿司匹林。循证医学证实丙种球蛋白能有效地预防和减轻冠状动脉瘤的发生，是川崎病治疗的首选药物，必须在发病10天内使用，单次足量用药（2g/kg）。阿司匹林急性期用中等剂量，恢复期小剂量维持，直到冠状动脉正常。

The doctor’s immediate duty is to make sure that no serious disorder is being missed and that no helpful treatment is omitted, and this duty is always in the doctor’s mind.(医生刻不容缓的职责是保证不遗漏严重的疾病，不忽略有益的治疗，这是每个医生应该时刻牢记的。)

十、结束语（川崎病记忆口诀）：发热皮疹眼睛红，口唇干裂淋巴肿，手足硬肿后脱皮，川崎特征见分明。血小板高血沉快，冠状动脉受损害，得了川崎莫忧愁，阿司匹林和丙球。

经验和感悟

一、教师授课要有个性和风格

课堂讲授川崎病，授课风格独特，语言鲜活幽默，以诗歌口诀形式高度概括川崎病知识点，受到学员普遍好评。在川崎病结束语的记忆口诀中，“发热皮疹眼睛红，口唇干裂淋巴肿，手足硬肿后脱皮，川崎特征见分明”四句话清晰地概括了川崎病主要临床表现的全貌；而

“血小板高血沉快，冠状动脉受损害，得了川崎莫忧愁，阿司匹林和丙球”又进一步解释了川崎病重要的异常实验室指标、严重并发症及主要治疗药物。一首七言诗将一种疾病完整地加以描述，使学员当堂听课就可以将学习重点和考试要点快速吸收记忆。2005级五年制学员王忠超同学在听完川崎病之后，有感而写随笔《晨思》，真情流露对老师的敬爱之情：“一节普通的儿科临床课，从病因到临床表现再到诊断治疗，同样的内容，同样的程序，但是经教授别出心裁地将知识点融入其中，以诗歌的形式讲演出来，顿时显得妙趣横生、通俗易懂，更重要的是这样的授课形式让我们的课堂不再枯燥乏味，学习热情自然随之高涨……窗外的阳光更加绚烂，鸟儿们嬉闹着飞向蓝天。”

二、课堂教学要有相关的病例

在讲授川崎病的开场白与切入点时，将一个3岁女孩在发热10天后突然死亡但死因不明这一真实案例，以记叙文“时间、地点、人物、事件”四要素的形式，完整地讲述了这个女孩的猝死原因，从而引出授课主题，激发了学员的听课兴趣，为后面详细讲解川崎病的临床特征提供了必要的信息。类似的病例贯穿授课始终。教师要善于积累讲课才有自信。课堂教学以专业知识为主，辅以相关人文知识，有血有肉，有情有理，这样的课堂才能充满生机与活力。

三、教学查房是最有效的强化学习的途径

学以致用，理论联系实际。在对实习医师进行临床教学查房时，紧扣执业医师“三基”考试重点，结合临床病例深入讲授川崎病，分析课堂授课中难以讲透的辅助检查，如血沉、C反应蛋白、超声心动图等，病房教学启发互动，实习学员获益匪浅。八年制学员施泽涛同学以扎实的文言文功底著文《实习见钱师记》，倾情表达了对老师的感恩之心：“钱师新宏，风趣幽默，每查房之际，表情严肃，语言诙谐。能见人所不能见，常出人意料，然又在情理之中。或令人捧腹，或使人汗颜，皆使闻者有所得。所言不拘于医学知识，常随兴发问，社科人文，无所不包。尝自比孔子，不愤不启，不悱不发，深入浅出，无长篇大论。钱师不逐名利，但求真知。凡有所惑，必究根底。敏而好学，不耻下问。不得确凿之根据，誓不罢休。以知为乐，真乐也。小子于儿科实习一月，窃以为钱师者，真性情人也，鲜矣。”

课堂是教师的舞台，三尺讲台展示教师风采。“精品课程”活动有效地提升了教师的授课质量和水平，有效地提升了学员的学习兴趣和热情，真正促进了教学相长。愿“精品课程”越走越好！

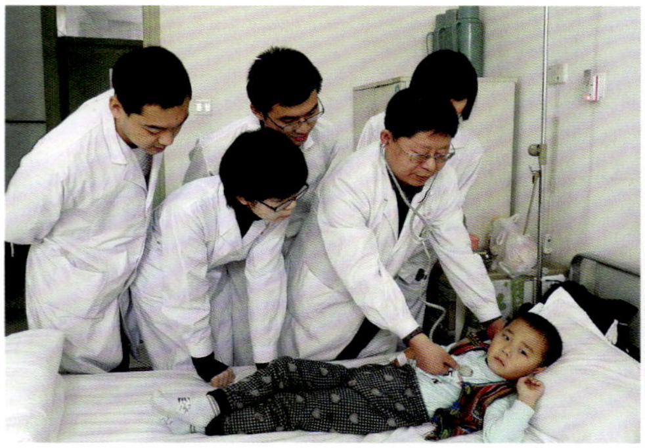

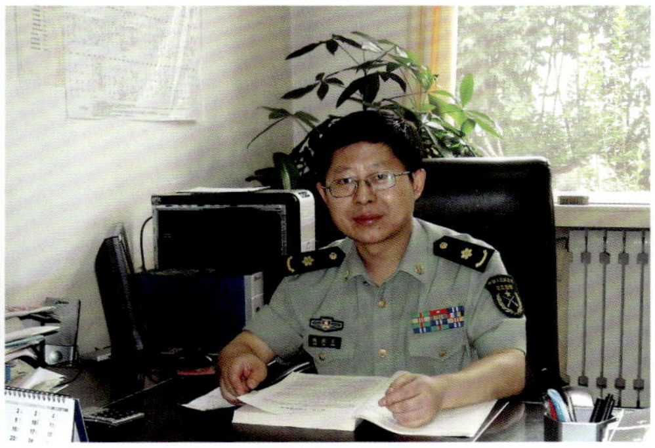

教学内容简介

变态反应性皮肤病

第一堂课　接触性皮炎

一、展示几组变态反应性皮肤病的患者图片

包括平时门诊、战时（云南老山前线）及灾区（汶川地震灾区），简要介绍该类疾病的发病情况及重要性。

二、复习皮肤免疫学基础

皮肤是一个免疫器官，介绍皮肤中的免疫细胞如朗格罕斯细胞、角质形成细胞、真皮树突细胞、淋巴细胞和肥大细胞。介绍本次课的重点和难点。

三、接触性皮炎的概念、病因与分型

概念：皮肤或黏膜接触外源性物质后，在接触部位发生的炎症反应。强调病史（接触史）、发生部位（接触部位）及疾病性质（炎症）三个要点。

病因与分型：根据接触物性质的不同分为刺激型和变应型（展示患者图片，介绍病例资料）。

列表总结两型接触性皮炎的特点（学员总结）。

四、接触性皮炎的发病机制

刺激型：直接损伤。

变应型：Ⅳ型变态反应（动画图展示接触性皮炎的发生过程）。

五、接触性皮炎的临床表现

因接触物的性质、浓度、接触方式及个体反应性的不同，发生皮炎的形态、范围及严重程度也不一样。特点：接触部位发病、边界清楚、皮疹单一、自觉瘙痒。

展示大量患者的临床图片介绍各种原因引起的接触性皮炎（包括外用药、金属制品、橡胶制品、染发剂、化妆品等）。

接触性皮炎临床特点总结（学员总结）。

六、接触性皮炎的诊断和鉴别诊断

通过1例患者的就诊过程，讲述接触性皮炎的诊断及鉴别诊断。总结诊断要点：

1. 接触史。
2. 损害发生于接触部位。
3. 临床特点：突发、形态单一、界限清楚、自觉瘙痒、病因去除后迅速消退，再暴露可再发，必要时可做皮肤斑贴试验。

七、接触性皮炎的治疗

1. 去除病因。
2. 抗组胺药：H_1受体拮抗剂。
3. 糖皮质激素：严重患者使用。
4. 免疫调节剂：转移因子、胸腺肽。
5. 其他：钙剂、维生素C。
6. 外用药。

第二堂课　药疹

一、概念及引起药疹的常见药物

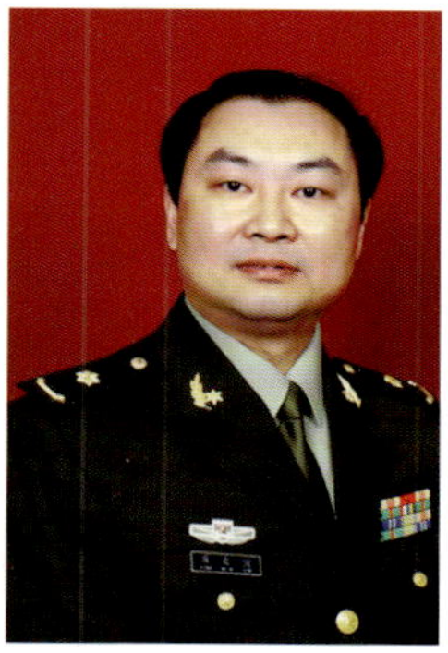

廖文俊

男，1963年7月生，第四军医大学西京医院皮肤性病学教研室教授、硕士研究生导师。从教26年，获得过国家自然科学基金2项、西京医院新技术、新业务课题1项、西京医院教学基金1项。发表学术论文70余篇，主编专著2部，参编专著和教材6部。陕西省医学会皮肤科分会常委。

从教格言：

师者，教之以事而喻诸德也。

概念：药物通过注射、内服、吸入等途径进入人体后引起的皮肤、黏膜炎症反应。

强调原因、途径（注射、内服、吸入等）、部位（皮肤黏膜交界处）。

二、常见致病原因:举例说明

1.解热镇痛药：吡唑酮类（安乃近）、水杨酸类（阿斯匹林）。

2.磺胺类：长效磺胺（磺胺对甲氧嘧啶）。

3.镇静安眠药：巴比妥类（苯巴比妥）。

4.抗生素：青霉素。

三、临床表现

特点：多样性：多种临床类型；模拟性：模拟其他皮肤病。

潜伏期：初次：7~10天；再次：1~2天。

重点介绍固定型药疹、荨麻疹型和血管性水肿型、猩红热样或麻疹样发疹型、剥脱性皮炎或红皮病型、药物超敏综合征、Stevens-Johnson综合征、大疱性表皮松解萎缩坏死型药疹的临床特点，展示患者的临床图片。

四、诊断与鉴别诊断

1.用药史：注意交叉过敏及隐蔽形式的过敏。

2.突然出现全身性、对称性皮疹。

3.与内科、传染科疾病及相似皮肤病的鉴别：皮疹鲜红、瘙痒明显、停药后较快好转。

五、治疗

1.立即停用可疑药物。

2.轻者：抗组胺药、维生素C、钙剂，静脉输液加速体内药物排泄。

3.重症患者：全身应用皮质类固醇激素，防止继发感染，维持水电及酸碱平衡，加强眼部、口腔、食道、外阴护理，血浆置换。

4.过敏性休克的抢救：立即皮下或肌肉内注射肾上腺素；皮质类固醇激素静推；呼吸困难者静推氨茶碱、吸氧，必要时气管插管，甚至气管切开；注意维持血压。

经验和感悟

俗话说：百闻不如一见。对人的心理学研究也发现，人类听觉记忆功能弱于视觉记忆功能。基于这些研究以及皮肤病的形态学特征，我在皮肤病学教学过程中，采取了以图像视觉冲击为手段的形象化教学，即以图像资料的形象感受为切入点，目的是培养学员的形象思维能力，连接两者之间的纽带和围绕的中心环节就是以学员为主体、以教员为主导的情境教学模式。以形象为主体创设具体的场景，从而激发学员的学习情感，并发挥其主动性和创造性，达到培养学员临床思维能力的目的。课堂教学的总体设计我归纳起来就六个字，即带进来，走出去，也就是首先要将学员的注意力从寝室带进教室，但也要让学员的视野走出教室进入诊室。为了达到上述目的，在课堂上创设了如下几种情境，包括图像展示，病例分析，故事演绎，悬念设置和角色扮演。

首先向学员展示一组本次课程中几种重点疾病的临床照片，通过这样的安排，极大程度地调动了学员的学习兴趣和积极性，为进一步的学习奠定了基础。当然，单纯的图片展示常常显得比较生硬、僵化。而对一个完整病例进行分析可增强图像的动态感，调动学员的参与意识，树立学员的主体意识，并提高学员学习积极性，我采用的具体方法就是展示病例图片，提供临床资料，先让学员自己分析该病例的特点，最后进行互动式总结。通过这样的处理，学员都很好地掌握了疾病的临床特点，而且对常见的致病原因也有深刻的记忆。但是，所有内容都千篇一律地提供患者图片和临床资料，往往会造成学员的视觉和听觉疲劳，而将这一过程故事化、趣味化则能进一步引导学员按照教员的思路去观察、分析和思考，并达到活跃课堂气氛、化枯燥为趣味和激发主动学习的目的。

教学的目的不是帮助学员获取高分，而是培养他们的临床技能。但是，在教室里怎样才能做到课堂教学与临床实践有机的结合，一个重要环节就是让学员的视野走出教室而进入诊室。我采取的方法是让学员扮演医生，教员扮演患者，让学员解决临床问题。比如在介绍接触性皮炎治疗一节，我提供了这样一例患者，首先让学员问诊，我回答相关的临床病史，学员做出诊断，并提出处理意见，当然，教员要给予引导，如患者因接触外用药引起，为预防复发应该怎么办？该病的性质是什么？是Ⅳ型变态反应引起的过敏性皮肤病，因此应使用抗炎、抗过敏药物，患者的皮损是属于哪一期？急性期外用药怎样选择？通过这样处理，实际上把接触性皮炎的病因、发病机制、临床表现及治疗都做了一个全面的复习和总结，学员也完成了从询问病史、做出诊断及制定治疗方案的全过程。

总之，我的课堂教学设计是根据皮肤病的形态学特点，以图像资料为手段，目的是培养学员的形象思维能力，但图像的使用需要技巧和方法，以形象化教学为切入点的情境教学模式极大程度地调动了学员的学习积极性、主动性和创造性，并获得了满意的课堂教学效果。

精品课程建设体现了现代教育思想的科学性和先进性，符合教育教学的普遍规律，并具有鲜明特色。通过精品课程教学，使自己的教学理念得到升华，教学技术和教学方法得到明显提高，课堂教学效果满意。

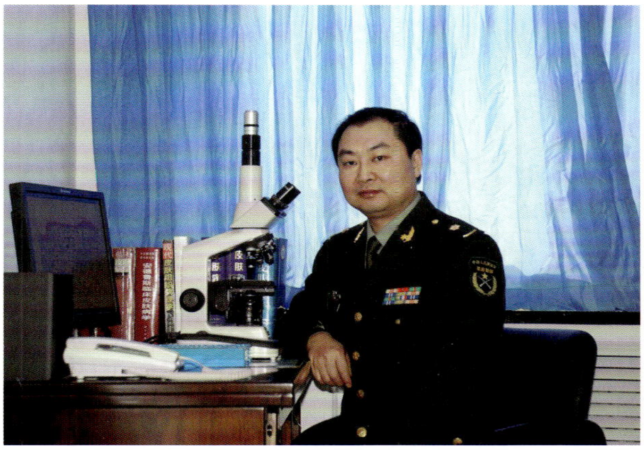

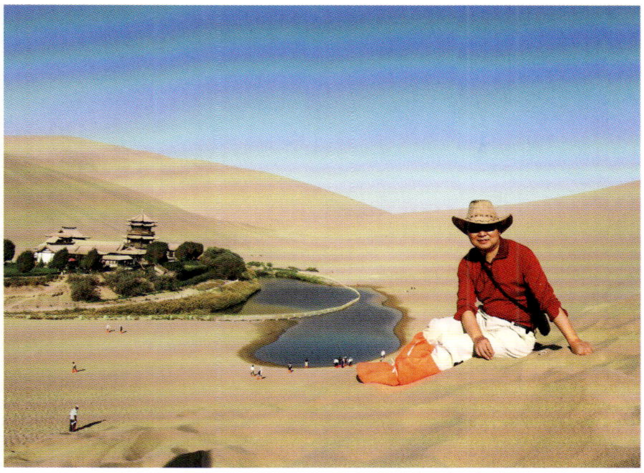

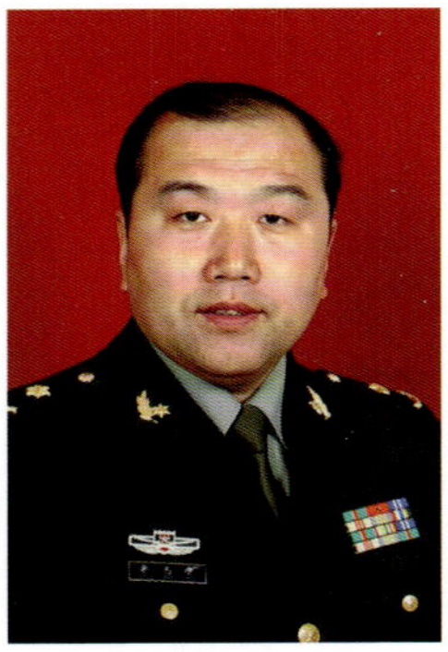

李志奎

男，1963年2月生，汉族，医学博士，山西新绛人。第四军医大学西京医院呼吸内科教授、主任医师、硕士生导师，从教18余年，为内科研究生、七年制、五年制本科等多轨道讲授《物理诊断学》、《呼吸内科学》、《内科学诊治的新进展进展》课程。现任中华医学会陕西省变态反应专业委员会副主任委员、陕西省呼吸专业委员会常委、中国抗癌协会陕西省肺癌专业委员会副主任委员、中国康复协会陕西省呼吸康复专业委员会副主任委员、中国医师协会呼吸专业委员会全国委员、国际呼吸杂志编委及中国药理学通报编委等职。主要从事支气管哮喘、肺癌诊治方面的研究，先后获得国家自然基金2项、国家国家高技术研究发展计划（863计划）子课题1项、中国博士后基金等项目资助，发表专业论著30余篇。

从教格言：
执着杏坛，乐于奉献。

教学内容简介

本次精品课授课内容为肺血栓栓塞症，授课对象是八年制医学专业学员。按照该章节内容的课程标准，本课程为2个学时，我们重点掌握肺血栓栓塞症的临床表现、诊断、分型、鉴别诊断和治疗，并熟悉肺血栓栓塞症的危险因素。

主要内容分为5大部分：

1.肺血栓栓塞症的概述：首先从流行病学看，其发病率、病死率和漏诊率均高；讲述了肺血栓栓塞症的概念；同时讲述了肺血栓栓塞症的危险因素，主要是血液高凝状态，静脉血淤滞，血液流动缓慢和静脉内皮损伤。

2.肺血栓栓塞症的病理及病理生理：肺血栓的病理主要表现为双侧多见于单侧，右肺比左肺多见，下肺比上肺多见。病理多见血栓、肺梗死、肺动脉扩张、右心室增大、肥厚及右心衰。

3.肺血栓栓塞症的临床表现及辅助检查：症状表现多样，缺乏特异性。主要呼吸困难及气促；胸痛；晕厥、咯血等；体征表现为呼吸急促；呼吸音减低；哮鸣音的呼吸系统体征。循环系统体征主要表现为心动过快，右心功能障碍或异常搏动，血压变化等。辅助检查包括：动脉血气分析、心电图等，确诊方法为核素肺通气/灌注扫描；螺旋/电子束CTPA；磁共振成像；肺动脉造影。

4.肺血栓栓塞症的诊断：根据临床情况疑诊PTE；对疑诊进行确证检查；确诊后进行求因检查。

5.肺血栓栓塞症的治疗包括：溶栓治疗；抗凝治疗；外科治疗。

讲述肺栓塞血栓症的五大部分后，又对其进行小结，同时引入实际病例，进行层层分析，环环相扣的方法对鉴别诊断、诊断、治疗进行讲述。最后，以互动验证的方法验证学生对肺栓塞血栓症是否融会贯通。

经验和感悟

德国教育学家曾经说过："教学的艺术不在于传授本领，而在于激励、唤醒和鼓舞"。这句话令我感悟颇深，要讲好一堂课，不止是病例式教学、问题式教学的简单应用，需要我们把启发式教学和对话式教学等教学方法如行云流水般用活！我经过认真的备课、精心制作多媒体，学生对授课模式的反馈，总结出以下经验：

1. 幽默的语言搭配适度的英语。

2. 优美的肢体语言展现重要知识点的精华。

3. 实物的展示留下深刻的视觉冲击。

4. 不再用病例式教学模式对课堂内容进行测试，通过现场模拟互动，在我以患者身份不断转换胸腔积液的症状同时，让同学们踊跃地进入见习医生的角色，充分调动了同学的积极性。

5. 大纲要求了解的内容以提示的方式留给他们。

通过以上方法，我把胸腔积液这个临床常见疾病却因知识点繁杂而令学生头疼的这门课讲得学生齐声贺掌。授课成功的关键在于教学活动进入了师生对话、充满生命活力的境界，使整堂课随着知识的传输而起伏、推进、延续。充分验证了爱因斯坦名言："兴趣是最好的老师"，也充分体现了"以人为本"的教学理念。

“精品课程”的讲授内容必须以《人才培养方案》和《课程标准》为依据，精练内容，突出重点，授课方法应结合本门课程的特点，力避“灌输式”、“填鸭式”教学，充分运用各种启发式教学方法，推进师生互动，培养学员分析问题、解决问题的能力，提高学员的学习兴趣和课堂吸收率，让学员在获取知识的同时体验科学的魅力，感受教员的风范。相信精品课建设在精益求精的过程中，越来越好。

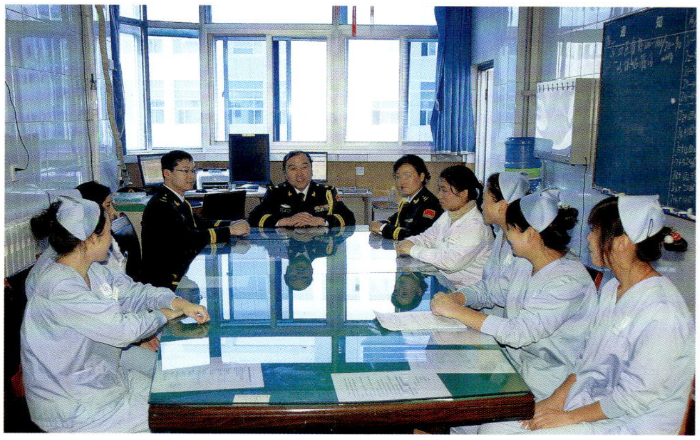

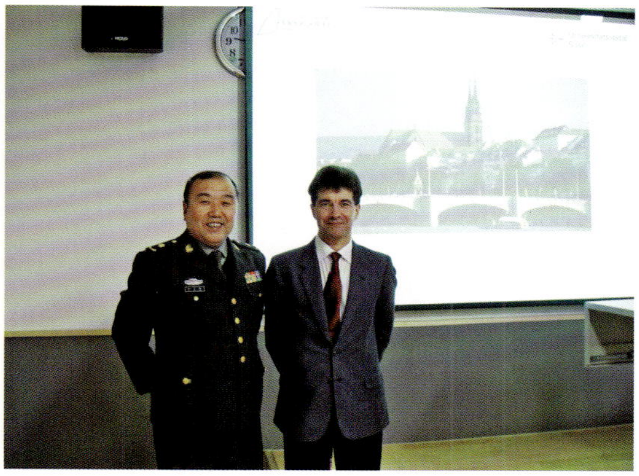

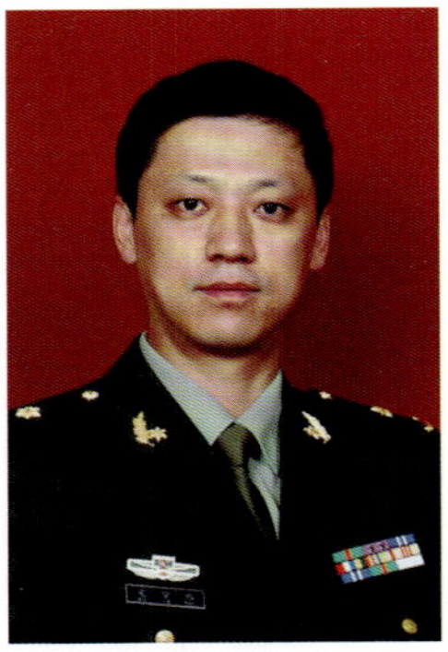

史皆然

男，1966年9月生，汉族，医学博士。现任第四军医大学西京医院呼吸内科副教授、主任医师、硕士生导师，从教16余年，为研究生、七年制、五年制本科等多轨道讲授《物理诊断学》、《呼吸内科学》课程。现任陕西省癌症协会肿瘤微创治疗专业委员会常委，陕西省结核和呼吸分会委员，陕西省内科学分会委员陕西省医疗事故鉴定专家库，专家中国老年学学会老年肿瘤专业委员会委员等职。主要从事支气管哮喘、肺癌诊治方面的研究，先后获得国家自然基金1项、国家863专项课题子课题1项、国家卫生部重大专项课题子课题1项，西京医院科室助推计划2项，发表专业论著30余篇。

从教格言：

授人以鱼，不如授人以渔。

教学内容简介

本次精品课授课内容为肺炎，授课对象是八年制医学专业学员，缩距按照该章节内容的课程标准，将肺炎的诊断标准、病情评估标准以及肺炎的抗菌素使用原则 作为授课的重点内容。其中，病情评估为难点。

授课前将上述重点和难点高度概括，总结成便于记忆的规律。如数字、单词、字母、几句短语或词汇。在授课时通过交流与学员互动，帮助学员掌握，同时引入典型病例，把所学的内容加以实践应用。再次强调重点，并加深理解。

课后课堂测验表明，学员的接受率为99%。

经验和感悟

还没有作好充分的思想准备，我就步入了医学殿堂，好在是一个踏踏实实的人，艰苦学习六年，顺利毕业，留校从医的同时也成为一名执教临床医学的老师。

初为人师，心中不免有几分忐忑，初上讲台，只能熟背教案，照本宣科。满头大汗之余，深感“台上一分钟，台下十年功”之寓意。转眼从教二十年有余，不经意间融入滚滚精品洪流，几经拼搏，有幸成为第九批精品教员。

谈到精品教学感言，我用一句古语概括之：授人以鱼，不如授人以渔。医学教育，特别是临床医学教学，注重实践，更应“授人以渔”。

临床疾病虽然有规律可循，但照本宣科，必然生硬刻板，有“填鸭”之嫌。如何把枯燥的内容转变成生动的讲述，让学生轻松、高效地掌握所要求的重点、难点，不能不说是一门艺术。幸好，临床课程最大的优势就是拥有许多鲜活的临床病例，适时引入典型的病例，引导学员按照疾病认识的规律，自己找出疾病特点，对照诊断要点，尝试建立诊断，再根据治疗原则，制订治疗计划。为了有效实施，互动可以起到激发兴趣，角色参与可起到增效的作用。在此过程中如能把要点，难点，总结成便于记忆的口诀或规律，则能起到事半功倍的效果。

这里我们不难发现，讲义中大段大段的理论就是所谓的“鱼”，如何能让学生在短时间内抓住这些“鱼”，就要看老师的本事了。我的办法是：总结规律，比如用一句熟悉或让人惊奇的句子，或简单的数字序列、或单词，其中每个字（数字、字母等）用以代表要点或难点的主要词语，将其展开的内容就是完整的要点或难点。重要的是不能把所有要总结的内容都总结好了，要留给学员一些试着自己去总结，这个过程就是“授人以渔”。当学员们学会了这种方法后，学习效率自然很容易提高。

这还不够，记住要点或难点只是最基本的部分，如何应用才是更重要的。前述引用鲜活的临床病例，让学员套用学会的要点或标准或原则，去尝试总结疾病的特点，进行诊断、评估和治疗，则是另一个“授人以渔”的过程。

最后，在上述理论层次不断实践之后，培养学员逐渐形成良好的临床思维模式，通过见习、实习，在临床实践中去尝试、检验，最终学会根据具体情况，主动在患者身上寻找疾病特点（症状、体征、检查结果、治疗反应），根据所获得的线索，进一步探索，分析，归纳，总结，评价，最终得出正确的诊断、获得理想的疗效。这是“授人以渔”的最佳结果。

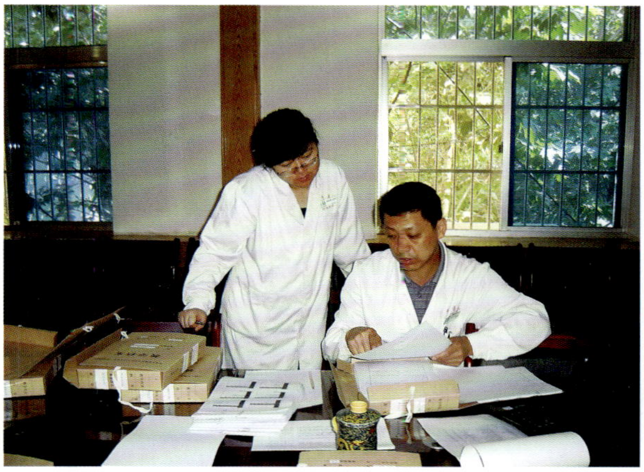

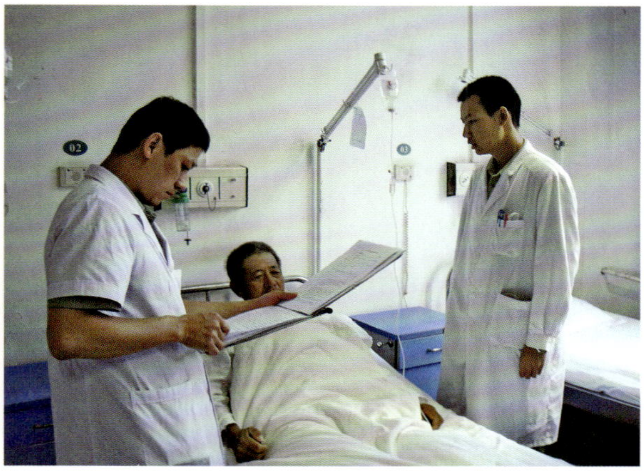

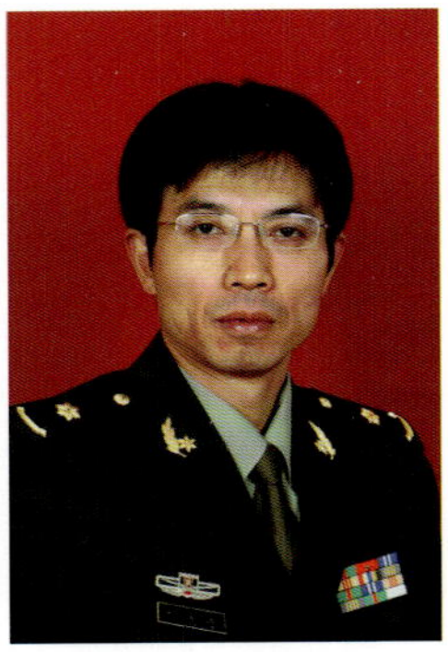

胡大海

男，1963年7月生，第四军医大学西京医院烧伤与皮肤外科主任，教授，教龄22年，获全军军队院校育才奖银奖(2008.9)，西京医院教学先进个人（2008.1），学校第十批精品课教员（2010.9），主要学术职务：中华医学会烧伤外科分会候任主任委员，中华医学会陕西省烧伤整形分会主任委员，全军烧伤专业委员会副主任委员。

从教格言：

为师者：传授科学知识，启迪创新思维，培养高尚品德。

教学内容简介

讲授《烧伤外科学》（第一节），内容包括烧伤的基本概念，烧伤的病理生理、临床分期，烧伤深度识别、面积估算以及烧伤急救、创面处理和烧伤抗休克治疗原则。

烧伤的病理生理，重点讲授热力损伤皮肤及相关组织后，局部的典型“三区带”病理变化同热力作用时间和强度直接相关；此外，烧伤面积达到一定程度后即可导致机体内环境紊乱，导致循环系统血液动力学异常，形成全身性“烧伤病”改变。烧伤后临床分期是上述病理生理异常的表现，依时间变化可大致分为：①体液渗出期（休克期）；②感染期；③修复期；④康复期。烧伤深度依据局部皮肤组织结构损伤深浅按“三度四分法”分为Ⅰ度、Ⅱ度（浅Ⅱ度、深Ⅱ度）、Ⅲ度烧伤。不同深度的烧伤临床表现特征各异，Ⅰ度呈红斑状；Ⅱ度呈现水疱，浅Ⅱ度水疱大小不一，创基潮红；深Ⅱ度多呈小水疱，创基红白相间；Ⅲ度呈现焦痂或皮革状。Ⅰ度和浅Ⅱ度烧伤1~2周愈合后无瘢痕形成，深Ⅱ度和Ⅲ度则愈合时间长并形成瘢痕。烧伤面积指创面占患者全身体面积的百分数（%TBSA），临床常采用的两种烧伤面积估算方法：①“手掌法”（患者手掌面积相当于其体表1%面积）；②“九分法”（全身体表面积划分为若干9%的等分）。依据烧伤深度和面积以及患者就诊时的全身情况，有无复合伤，或中、重度烧伤吸入性损伤，烧伤的严重程度划分为：①轻度烧伤；②中度烧伤；③重度烧伤；④特重烧伤。烧伤休克一般发展较慢，需要依烧伤严重程度预测体液丢失量，给予积极抗休克处理。目前，临床常用的成年人烧伤抗休克补液计算公式：1ml×%TBSA×体重(kg)（电解质液）+0.5ml×%TBSA×体重(kg)（胶体液）+2000ml（基础水分）（烧伤后第1个24小时，拟补液体总量）。

烧伤的早期救治需要原则。①现场急救：脱离致伤源，首先处理危及生命的伤情，局部降温治疗和创面保护，补液及转运，或就地抗休克治疗等。②烧伤浅度创面以保护创面，促进愈合为治疗原则，深度创面过大时则需切痂等去除坏死组织，③行皮肤移植修复。大面积烧伤休克期持续时间约2~3天，需持续给予补液防治休克发生。

2学时的教学目的是使学生能够描述出烧伤的病理生理和临床分期；能够阐述烧伤的现场急救措施和初期处理原则以及不同深度烧伤创面的主要特点，并拟定其相应的治疗计划；能够使用烧伤面积计算方法和烧伤休克补液公式，拟定出抗休克输液计划。教学的重点内容是烧伤面积的估算，烧伤深度的识别，烧伤休克的治疗原则。教学的难点内容是烧伤深度的识别。

经验和感悟

讲好一堂课，我体会如下几个方面很重要。①需要有讲好课的激情。也就是以满腔的热情，积极向上的态度高度重视和热爱所要教授给自己学生的知识内容。我体会到这种激情一定程度上源于对所授课内容的重要性的深刻理解，即作为老师自己深感所要教授的讲课内容，对一位临床医生的专业知识是必不可少的；因此，一定要让听课的学生——未来的医生所掌握。只有这样，才能尽最大努力让学生们要学会，将来从医时能给患者以正确的救治。有了发自内心深处要讲好所授课内容的激情，就会努力寻找科学的讲授方法和方式。②充分了解学生的相关医学知识掌握情况，积极研究和运用先进的教学方法。作为老师所讲授的内容一定要引起学生的共鸣和兴趣，才能被学生所接受和认知，否则无的放矢，课堂效果难以保证。要做到这些，必须充分备课，积极调研学生的前期学习背景，灵活地运用各种能够启迪学生主动思考和激发其学习兴趣的教学方式，例如典型临床病例分析，恰当的图示和动画，提问互动等。③明确授课目的，精心设计落实课程标准的内容。课程标准的制定，经过了严格论证，遵循学生整体培养目标，以保证学生所学医学知识的连贯性和全面性。因此，精心设计，精准表述每个时段的讲课内容是保证讲出精品课，落实课程标准的必要条件。④努力讲授好一堂课，既是传授科学知识，启迪创新思维的智慧实践，也是审美和表达艺术的探索体验。还有许多许多尚需我继续学习，实践提高。

“精品课程”活动感言：培养了学生，锻炼了老师。

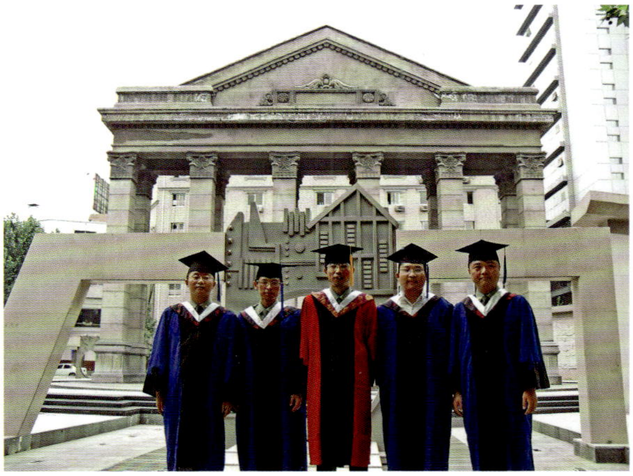

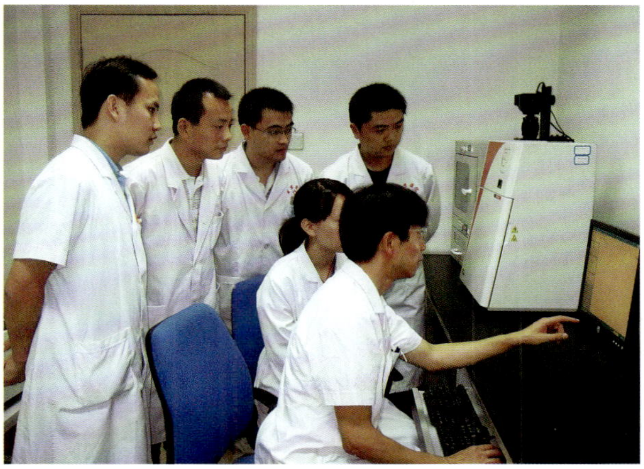

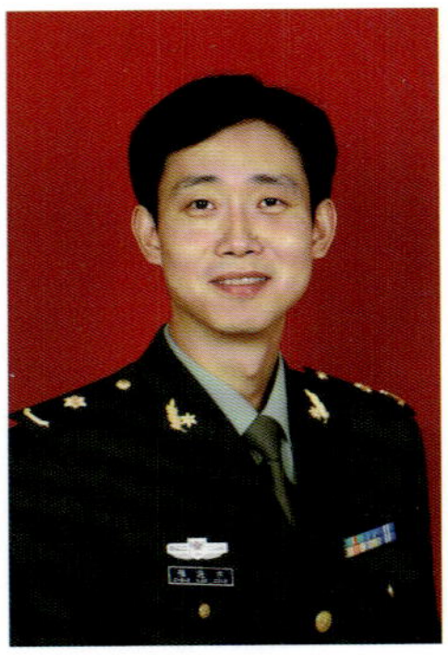

程晓东

男，1972年9月生，第四军医大学西京医院实验诊断教研室，讲师，承担实验诊断学教学任务8年，参与学校教学课题一项，2004年被评为学校教学先进，2009年被评为医院教学先进。实验诊断学获2009年国家精品课，实验诊断教研室获2010年国家级教学团队。

从教格言：

教员不是拿所得的结果教人，最要紧的是拿怎样得到结果的方法教人。

教学内容简介

一、肝脏的基本功能

肝脏的血管非常丰富。

肝脏内丰富的血窦、肝细胞内丰富的线粒体。

众多酶类。

1. 代谢功能。

2. 生物转化功能。

3. 分泌和排泄功能。

二、肝功能检查定义

肝功能检查是通过各种生化试验方法检测与肝脏功能代谢有关的各项指标、以反映肝脏功能基本状况。

三、肝功能检查的目的

1. 协助诊断肝病

2. 鉴别诊断黄疸

3. 指导临床治疗

4. 健康普查献血员选择

四、教学目的和要求

1. 熟知常用的肝功能检查项目并了解这些项目的临床意义。

2. 重点掌握黄疸的鉴别诊断。

五、主要内容

肝功能检查大致可分为5个方面，其中蛋白质、酶学、胆红素的检查是学习重点。

先看一张西京医院的肝功检查报告单。大致了解一下最常见的肝功能检查项目。

（一）氨基转移酶及其同工酶

可以催化氨基在氨基酸和α－酮酸之间转移的酶类。用于肝功能检查的转氨酶有两种，ALT和AST。都是非特异性细胞内酶。

1. 生理基础

细胞内酶：被局限在细胞内，外周血中含量很低，一旦细胞膜受损，胞内酶逸出进入血循环，则会导致血中该酶活性显著升高，所以转氨酶可以非常灵敏的反应肝脏的损伤。

非特异性：除了肝脏，其他一些脏器也含有转氨酶。

以上是共同点，两者差异？

(1)是组织学上，ALT肝脏中含量高， AST心脏中含量高。

(2)细胞内分布差异，ALT在细胞质中， AST主要在线粒体中。

在肝细胞轻度损伤时ALT逸出率大于AST，所以它更能灵敏的反应肝脏的损伤，而AST可以更特异的反应肝脏损伤程度。

2. 测定方法

酶动力学法。

3. 标本要求

血清。
4. 参考值及临床意义
(1)急性肝损伤时ALT和AST均显著上升。
(2)慢性肝炎时，转氨酶轻度上升。
(3)在肝硬化、肝癌时，会出现AST/ALT> 1 。
（二）蛋白质
1. 生理基础
血清中90%以上的蛋白质包括全部的白蛋白均由肝脏合成。
2. 测定方法
化学比色法。
3. 标本要求
血清；溶血、黄疸和脂血对测定有干扰。
4. 参考值及临床意义
临床意义：
(1) 总蛋白的降低多由白蛋白的减少所导致。
(2)总蛋白的升高多由球蛋白的升高所导致。
(3)白蛋白与球蛋白比值。
（三）血清蛋白电泳
正常的血清蛋白电泳，总蛋白正常，各区带百分含量正常。
慢性炎症、肝炎，白蛋白降低，球蛋白弥散性升高。
M蛋白血症，γ峰与β峰的融合，为非常独特的窄底高尖峰。
肾脏综合征、糖尿病肾病，α2球蛋白显著升高。
（四）胆红素代谢检查
1. 生理基础
胆红素是卟啉类化合物的代谢产物。人体内含卟啉最多的物质是血红蛋白。
2. 测定方法
重氮试剂法。
3. 标本要求
血清。避免溶血。
4. 参考值和临床意义
测得的STB值在17.1 ~ 34.2μmol/L，称之为隐性黄疸或亚临床黄疸；
而STB > 34.2 μmol/L时出现肉眼可见黄疸，称为显性黄疸。
5. 黄疸的鉴别诊断
(1) 溶血性黄疸：以高非结合胆红素血症为特征。
(2) 肝细胞性黄疸：以高结合胆红素血症和高非结合胆红素血症为特征。
(3) 胆汁淤积性黄疸：以高结合胆红素血症为特征。

（五）ALP、GGT指标检查

为什么胆汁郁积性黄疸时ALP、GGT指标会升高？

1. 碱性磷酸酶及其同工酶

2. γ－谷氨酰转肽酶

经验和感悟

一、采取多种形式，培养学习兴趣

1. 兴趣是最好的老师

实验诊断学作为一门桥梁课程，是医学生必须学习和掌握的一门课程。但众多的检验项目和枯燥的临床意义的记忆，往往造成学生没有兴趣学习。如何使学生对实验诊断学产生兴趣，也许作为教员的一个重要的功夫就是能够把看似枯燥的教学变得有趣。学生是否对实验诊断学习产生兴趣，也是衡量这门课是否成功的重要标志。

2. 教学就是生活，生活中无处不包含教学

教学内容与学生的生活实际应密切联系，让学生感受到生活中处处有教学，体验到学习的重要，激发和培养持久的学习动力。

3. 授之以鱼，不如授之以渔

方法即能力，掌握了方法就等于拥有一把打开知识宝库的金钥匙，而这把金钥匙不是靠授予，而是靠习得。

二、教学中必须加强训练

站在岸上永远学不会游泳，要想成为游泳健将就要到大海里去锤炼。因此，实验诊断教学还必须加强实验教学，使学员通过采血，肝功、血尿常规检测等一系列的亲自动手操作，熟悉检验工作，掌握项目的临床意义。

三、案例教学

病例与专业基本知识相结合，以激发学生的创新能力，克服传统课堂教学的束缚，拓展教学空间。通过对

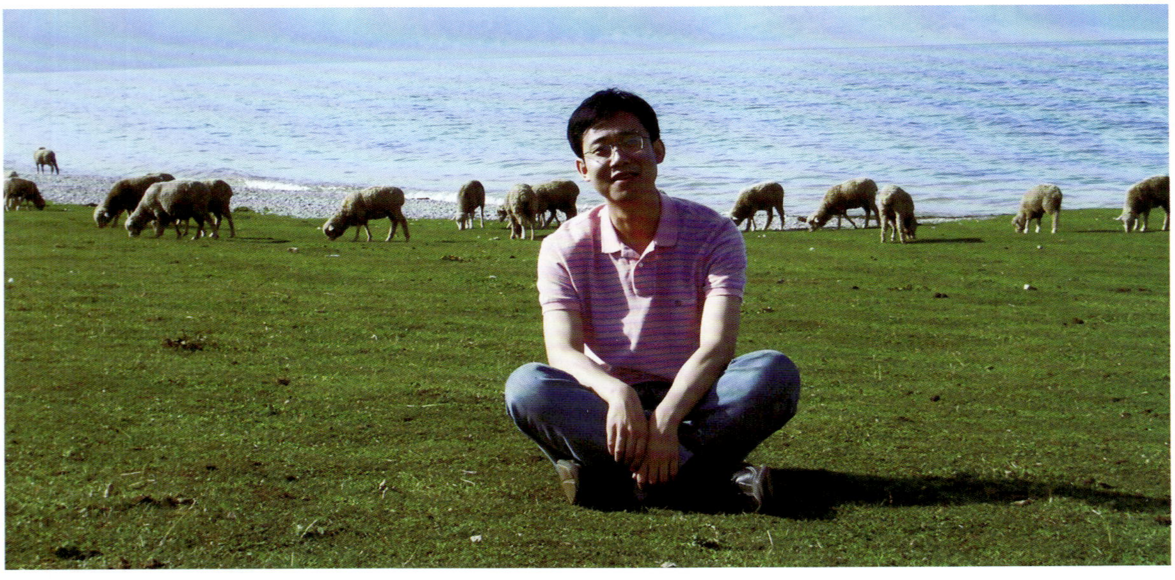

一个临床案例的分析，不但可以使学员熟悉掌握本章节的内容，还可以回顾与之相关章节的知识。

四、摆脱某些教材滞后的束缚，保持教学与新技术的应用同步

医学教育的教材中不乏优秀的教材，但教材的组织编写、出版等总是有一定的过程，而医学知识和技术的更新却越来越快。故大多数教材存在不同程度的滞后性。所以我们在教学中，要及时补充新知识、新技术的应用，这样培养出来的学生才能适应知识和技术的发展，满足社会的需要。要做到这一点，对专业课教师提出了更高的要求，在不断提高自身能力的同时，还要尝试教学改革，及时给学生补充有关新技术的应用知识，并引导学生将所学的理论知识运用到实践中。

一份耕耘，一份收获。良好的成绩将为我今后工作带来更大的动力。不过也应该清醒地认识到工作中存在的不足之处。教学工作苦乐相伴，我将本着“严、信、实、恒”的准则，一如既往，再接再厉，务实地工作，争取把教育教学工作搞得更好。

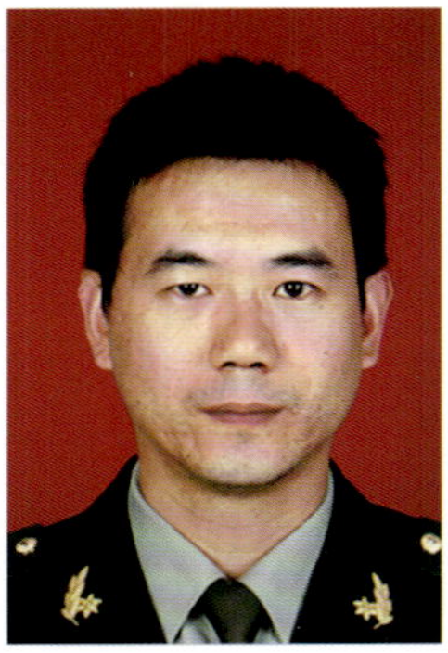

付 萌

男，1976年12月生，讲师。从事教学工作6年余，担任过五年制临床、空医、口腔专业、四年制护理的课堂及实习教学工作，2011年给八年制临床医学专业进行全英文授课。参加过医院全部课程的课程标准修订工作，发表教学研究文章1篇。

从教格言：

用真情教书，用真心育人。

教学内容简介

举三个结缔组织病典型病例，提出问题，引出结缔组织病与护理的讲授。

一、结缔组织病的概念及基本特点

结缔织织病是一组累及多系统、多器官的疏松结缔组织的自身免疫性疾病。

基本特点：①常有发热、关节痛、雷诺现象、皮损等症状；②慢性、反复发作的病程；③病变累及多器官、多系统；④实验室检查有免疫学异常，能够检测到抗核抗体(ANA)；⑤多为病谱性疾病。

护理特点：①一般护理不一般；②心理护理很重要；③病情观察要及时；④用药护理要长期。

二、红斑狼疮

命名：由法国的皮肤科医生在180多年前发现和报道，用希腊语lupus形容面部损害严重，狰狞可怕，像狼咬过一样。

病因：主要与遗传、雌激素、感染、环境和某些药物有关。对妊娠期妇女进行宣教时应避免其使用雌激素性质的避孕药；入院时应安排患者住阴面房间，避免紫外线照射；红斑狼疮患者应慎用青霉素。

发病机制：免疫学紊乱造成B细胞功能亢进，产生大量的抗核自身抗体，自身抗体通过Ⅱ、Ⅲ、Ⅳ型超敏反应导致靶器官损伤。

盘状红斑狼疮：“盘状”指皮损中央凹陷，周围高起，像盘子一样。好发于头面部，基本皮损为界清的暗红色斑块，表面鳞屑呈黏着性；存在光敏感现象；常遗留继发性损害。全身症状轻微，实验室检查常为正常。

亚急性皮肤型红斑狼疮：环形红斑、丘疹鳞屑性皮损具有诊断意义。系统改变介于盘状红斑狼疮/系统性红斑狼疮之间。

系统性红斑狼疮：皮损分为特异性皮损和非特异性皮损。面部蝶形红斑、泛发性发疹型皮损以、亚急性皮肤型红斑狼疮及慢性皮肤型红斑狼疮皮损仅出现于系统性红斑狼疮，为特异性皮损，非特异性皮损包括狼疮发、口腔水疱、糜烂、溃疡等，常提示病情的活动。系统性红斑狼疮累及器官多，全身症状重。不同的抗核抗体对疾病诊断具有各自的特殊的意义。治疗用药为糖皮质激素、硫酸羟氯喹、沙利度胺和免疫抑制剂。

护理措施：病房挂厚窗帘，外出穿长袖长裤进行避光；介绍成功病例增加患者信心；对生命体征及各系统进行病情观察；注意糖皮质激素的用药护理。

三、皮肌炎

定义：是一种主要累及皮肤和横纹肌的自身免疫性疾病。

病因与发病机制：自身免疫、感染、肿瘤、遗传等。

皮损：眶周紫红色斑，可略呈水肿性；指间关节、掌指关节的紫红色丘疹、红斑，称为Gottron征，对皮肌炎具有诊断意义。其他皮损包括伴剧烈瘙痒的紫红色斑片、皮肤异色症、甲周毛细血管扩张等。

肌炎症状:累及四肢近端肌群、肩胛带肌群；可累及咽喉肌群。主要表现为肌无力，表现为上肢上举困难、下蹲时站立困难、声音嘶哑、吞咽困难、容易误吸。实验室检查主要为肌酸激酶、醛缩酶的升高。

治疗用药：糖皮质激素(不含氟)、免疫抑制剂、免疫球蛋白。

护理措施：生活用品就近摆放；进食时宜取坐位或半卧位，吞咽困难者少量进食；及时观察呼吸和排痰情况，必要时吸痰；密切观察糖皮质激素的副作用。

经验和感悟

四年制护理专业是我校的一个特殊专业，以往大多采用的是与临床医学专业相同或相似的授课方式，在教学内容上注重医学知识及疾病的诊断和鉴别诊断，对护理、健康教育、卫生保健等方面的知识涉及较少，课程内容与护理实践紧密衔接不强，较难适应高层次护理人才的培养要求。

如何贴近四年制护理专业特点、减少课堂教学与实践教学的脱节，在对皮肤性病护理学——《红斑狼疮》章节的备课中我经过了反复的思考。经过多次的推敲，我做出如下几个选择：①对教学内容进行大胆取舍，对发病机制、疾病诊断、治疗部分略讲，对与护理专业相关的病因、临床表现、疾病护理部分详讲，以突出护理专业的实用性和专业特色；②结合护理角色，在详讲部分穿插适当的护理内容，力争做到护理与疾病本身不分家；③以红斑狼疮病名的由来引入，在对皮损解释中拉近对红斑狼疮整个疾病的认识，提高学员的学习积极性；④ 在讲授中适当总结，反复呼应，解决该堂课头绪多、知识点凌乱的问题，并在总结和呼应中培养学员用所学基础知识指导护理工作的思路。在备课过程中，我又认真请教了科室教授、科室护士长等人员，详细咨询了红斑狼疮患者应该怎么安排病房，怎么进行避光，怎么进行宣教等护理相关的第一手素材。这些充足的准备工作使我在课堂教学实施时做到了游刃有余，举例信手拈来，也进一步提高了授课的效果。

作为一名年轻的讲师，通过这次精品授课我受益匪浅。经过教研室的多次试讲，使我在课堂设计、语言表达、时间把握等方面进一步提高。经过课堂的实际授课，我又进一步学到了如何捕捉学员的实时学习效果，进而进行灵活的课堂授课调整。在感觉到自己教学水平提升的同时，我也真正体会到教学工作真正是永无止境，平时临床工作的积累是讲好课的前提。精心准备、精心设计、反复锤炼是讲好一堂课的必经之路。未来的教学我将更加努力，在教学中不断学习教学，在课堂教学的三尺讲台上不断锤炼，进一步提高自己的教学水平，做个能让学员记得住的好教员！

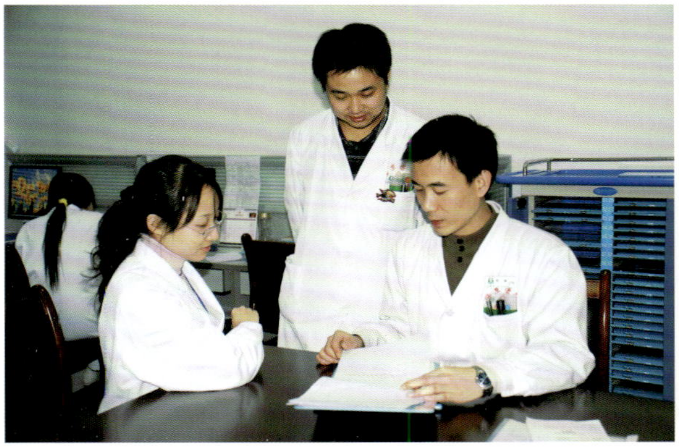

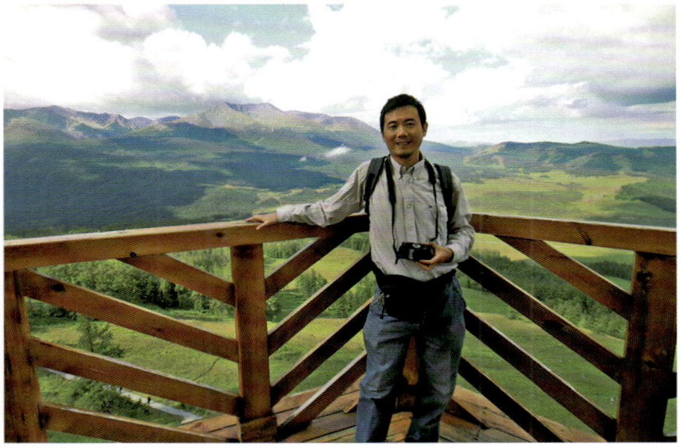

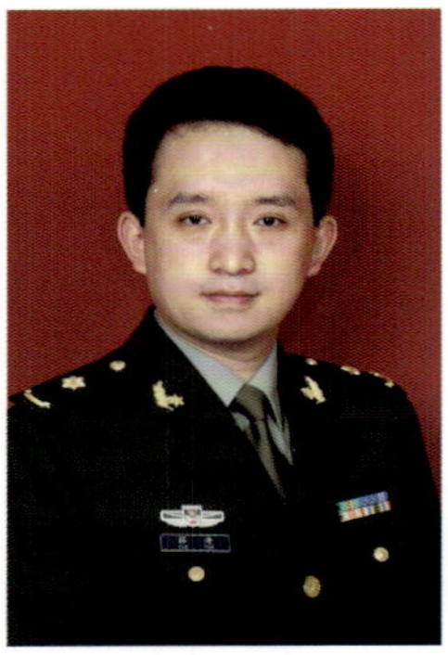

薛 涛

男，1975年12月生，医学博士，第四军医大学西京医院耳鼻咽喉－头颈外科副教授、副主任医师。从教15年，发表论文50余篇，其中第一作者SCI论文10篇，第一作者教学研究论文3篇。

从教格言：

教师是石，敲出星星之火；教师是火，点燃希望的灯；教师是灯，照亮夜行的路；教师是路，引我们走向光明。

教学内容简介

本人讲述的是咽科学中的《咽部解剖生理与睡眠呼吸紊乱疾病》，授课对象为五年制临床医学与空军医学本科学员，学时2个学时。

咽部的解剖与生理教学内容存在以下特点：涉及呼吸、消化、淋巴等多个系统，各个器官之间关系联系密切；大部分结构位置深在，空间及立体结构关系不易建立；睡眠呼吸紊乱疾病这一章节的重点疾病是阻塞性睡眠呼吸暂停综合征（OSASH），这是一个近年来才被临床逐渐认识与了解的疾病，随着生活水平的提高，肥胖人群的增加，发病率不断的增高，已经成为耳鼻咽喉的常见疾病，睡眠相关疾病的诊治也成为当前耳鼻咽喉临床科研的热点与难点。这部分教学内容基本概念多，记忆性的内容多，有不少数字性的概念需要学生记忆。如何能让学生在短短2个学时的时间里，学习、熟悉并且记忆大量的解剖学名词与数字性的概念，并能在进一步的临床疾病的学习中运用好学过的知识，对于我来说是一个挑战。

针对以上特点，我在课程的设计上重新地安排：考虑到学生们已经在解剖学、生理学、病理学等课程中学习过咽部解剖与生理的基础性知识，因此并没有过多的重复讲述，而是尝试把“基于问题的教学”(Problem-Based Learning,PBL)引入到耳鼻咽喉头颈外科的教学之中，通过不在教学过程中提出问题，调动学员的通过回忆、复习、梳理过去学过的基础知识解决临床问题，重点突出了教与学的互动与交流，充分调动了学员学习兴趣与主动性。

首先，播放了两段真实病例的视频，一段表现的是OSASH患者的鼾声对于他人休息的影响，一段表现的是OSASH患者睡眠过程中发生呼吸暂停、憋气窒息的情景，提出了问题，鼾声是从何而来的？为什么打呼噜的患者会出现呼吸暂停与憋气？进一步结合视频启发学员们通过复习咽部解剖与生理的特点，与教员一起共同定位疾病的发病部位，分析发病原因，然后通过教员提前制作好的教学道具理解OSASH的发病与咽部解剖生理特点的密切关系，通过OSASH这条线，把咽部的解剖与生理串联起来。

在教学过程中，充分利用多媒体现代化的教学手段，例如通过FLASH视频真实而又形象地模拟：夜间睡眠过程中肺部与外界的气体交换，呼吸道发生松弛塌陷导致气道狭窄，患者出现低通气，随着气道阻塞的加重，患者出现了呼吸动度存在但口鼻气流消失的现象，发生呼吸暂停，由于呼吸暂停的发生，血氧下降，刺激呼吸中枢，患者发生微觉醒，夜间憋醒。通过这段制作的材料，进一步阐明了OSASH的发病原因，而且引出了OSASH的几个最重要的概念。

在教学过程中传授经典知识的同时，积极启发和开拓思路，补充介绍了最新领域的研究成果，特别是介绍了国外学者结合OSASH疾病设计的经典的临床研究课题，激发学员认识到临床科研并不神秘，科学的进步在于探索与创新。

经验和感悟

因为科室临床专业分组，我一直讲述鼻科学的内容，由于原任课教员的工作调整，这次授课是我第一次讲授咽科学的内容，教学内容相对不熟悉，备课是一个艰苦的过程，更何况是自己从没有讲过的课程，有压力，但更有挑战，如何讲好这2个学时，不愧于教师这个神圣光荣的称号，对我来说压力很大。

首先对于自己不算熟悉的内容，要进行详尽的课程结构分析，结合未来面对学员的知识结构的特点，分析从哪些方面对于课程进行讲解，集合课程标准，决定先讲什么，后讲什么，如何引入问题，如何抓住学员的注意力，如何启迪学员的思维。完成了整体构思后，开始制作多媒体幻灯，个人体会：

1. 幻灯是教师与学员直接交流的窗口与平台，一堂课是否成功，幻灯制作占得比重很大。幻灯必须简明、美观，有视觉冲击力，不仅仅要抓住学员的眼球，更要紧扣住学员的内心，让学员跟着教学的内容去思考。

2. 幻灯是为教学这个最终目的服务的，教学内容始终是中心，各种先进的幻灯制作技术，如FLASH、KEYNOTE、视频、动画等的运用，必须符合教学这个中心目的，不能让教学幻灯成为各种幻灯制作技术的演示平台，作为教员永远不要成为幻灯的奴隶，而忽略了教学本身。

必须重视教案的书写，教案是课堂的教学内容、教学方法和教学手段集中体现。在编写教案的过程中，首先是对教材的一次深刻的解读，其次也是思维连贯发散的过程，经过不断的修改和试讲进一步完善教案，能更加提高自信心。最后，随着教案的完成，对于教材和知识点的把握更有力度，更有利于课堂的讲授。

通过对精品课程的准备与讲授，对自己是一次全面的锻炼，使自己对于“精品”有了更深入的理解。一堂精品课意味着精新的教学理念、精湛的教学艺术、精美的教学技术。精品代表着好中择好，优中选优，精益求精。教学如此，医疗与科研更要如此。

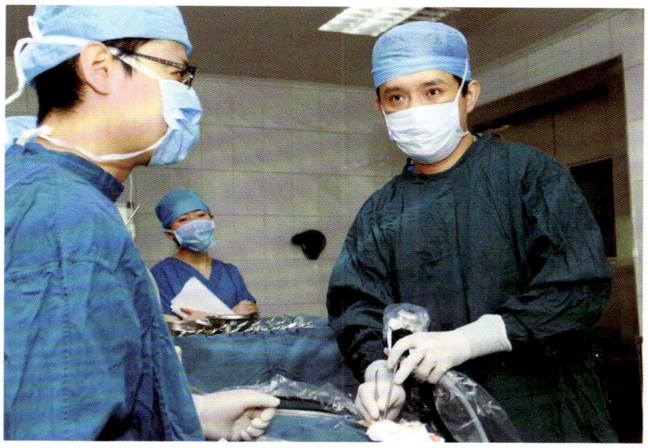

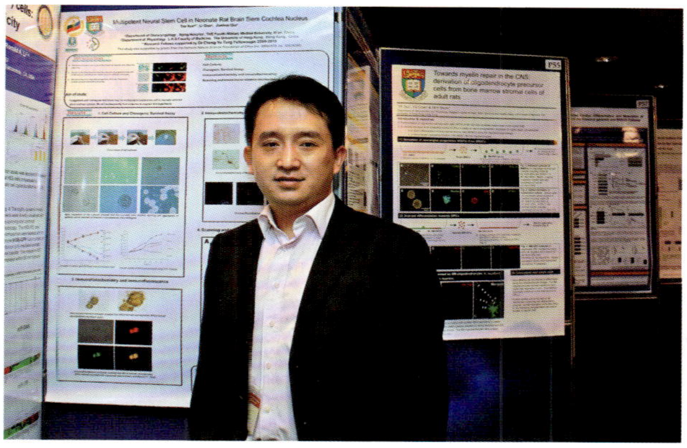

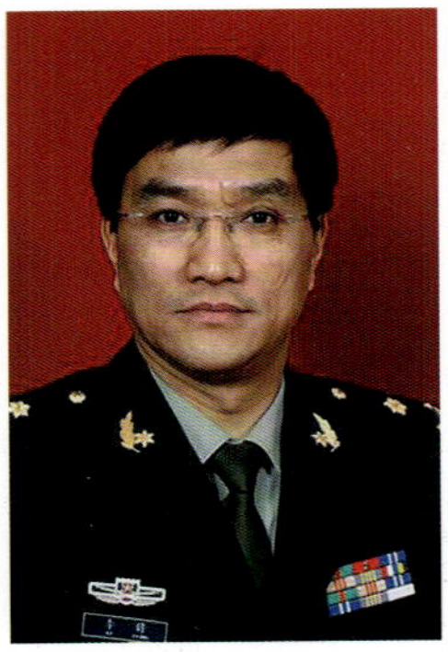

李 锋

男，1963年10月生，第四军医大学医院中医学教研室主任，教授、主任医师；从教27年，获中华中医药学会“科技之星”和陕西省“优秀青年中医药科技工作者”荣誉称号，主持研究课题12项、教学课题1项，发表教学论文6篇，主编教材2部、参编1部；任中华中医药学会理事，陕西省中医药学会常务理事，陕西省中医药学会内科和肾病专业委员会副主任委员，《中国中西医结合肾病杂志》编委。

从教格言：

教学“有机互动”，学识“无限超越”！

教学内容简介

“藏象学说”是中医学理论的核心，是中医临床辨证论治的基础，是中医药与中西医结合研究的依据。教学内容有三部分：脏腑总论、脏腑各论、脏腑关系，分4学时讲授；前2学时含“脏腑总论、肾与膀胱、肝与胆生理功能及其病理变化”内容。

“藏象学说”如同西医“解剖学、组织胚胎学、生理学、病理学”课程内容一样，解释机体结构与功能，但两者对机体这一认识存在较大差异。中医学以“功能”认识人体结构，再诠释脏腑整体功能，而西医则以“系统解剖”认识人体结构，再认识脏器功能。可见抽象的、功能的中医学脏腑“结构”比直观的、解剖的西医脏器更难理解。

于是，采用对比教学设计。①总论与各论对比：以“脏腑总论”讲授“藏象”整体轮廓，以“脏腑各论”讲述脏腑生理功能或病理变化，以“脏脏/脏腑关系”体现中医学整体观。②名称与功能对比：比照西医脏器“解剖学名称”，讲解中医学同名脏腑、即：功能单位，呈现两者异同。③方法与人文对比：中医学偏重于机体功能化脏腑的整体性，与传统东方文化密切相关；西医偏重于机体形态化脏器的系统性，与现代科技紧密相连。这一对比教学使“藏象学说”讲授思路清晰，内容完整，特色鲜明，便于学习，易于理解。

藏象学说概念：“藏”（zang）指藏（cang）于内的脏腑器官，“象”指现于外的生理病理征象，合称“藏象”；“藏象学说”是研究和阐述人体脏腑形态结构、生理功能、病理变化及其相互关系的学说。特点：以五脏为中心，联系六腑、五体、五官、九窍形成以“五脏系统”为主导的有机整体。内容：一是脏腑生理功能及其关系；二是精、气、血、津液功能及其关系（另章）。

脏腑组成：五脏（心、肝、脾、肺、肾），六腑（小肠、胆、胃、大肠、膀胱、三焦），奇恒之腑（脑、髓、骨、脉、胆、女子胞）。特点：五脏为实性器官——化生和贮藏精气，六腑为腔性器官——受盛和传化糟粕，奇恒之腑形空——与腑相似、藏精——与脏相近。关系：结构属表里阴阳与对应关系，生理上互相配合（脏行气于腑、腑输精于脏），病理上相互影响，治疗应表里兼顾。

一、肾与膀胱

“肾”位于腰部、左右各一（左肾、右命门），先天之本；具有“主藏精、主水、主纳气、主骨生髓”功能。精与天癸的概念，精分类与功用，水运行路径、肾主开阖与阳阴相关，纳气与肺主气相关，主骨生髓、精髓互生。“膀胱”位于小腹中央，上通肾下接尿道；具有“固摄、贮尿和排尿”功能，赖以肾气推动。“肾与膀胱”属表里阴阳与对应关系。肾与听觉关系密切。

二、肝与胆

“肝”位于腹部横膈之下、右胁之内，功在下焦，具有“主疏泄、主藏血”功能。气机的概念，疏泄气机促津血运行并调节生殖，疏调情志，疏泄胆汁促消化；调节血量，防出血，血养肝。“胆”附肝下、与肝相连；具有“贮存和排泄胆汁、主决断”功能。“肝与胆”属表里阴阳与对应关系。肝与视觉关系密切。

经验和感悟

中医学基础课程是西医院校非中医专业的必修课，处于强大西医教学优势下的中医学教学，特色虽然明显，但学员接受与理解一般较难，唯有对比中西医差异，突出中医药优势，方是提高教学成效，提升教学质量的关键。

强调中医学整体观：中医学认为人是一个有机整体，而人与“人、天、地”亦息息相应，这一整体观体现于中医学全课程中，藏象学说之“脏脏、脏腑关系”便是明证！依据中医学方法论，脏脏关系可概括为“五相生+五相克”关系，运用现代医学诠释此十大关系“本质”，又能吻合中医学整体观，着实发展中医学理论；反过来，思维与方向的科学调整，肯定会更好地引导医学科技进步。

推进中医药学教改：中医学教改须结合专业特点与轨道不同，调整内容重点、调节学时分布、改进考核方式、制作媒体课件，可长足提升中医学教学水平。“藏象学说”认为人体是以“五脏”为中心的有机整体，采用3D技术制作“藏象”CAI课件，使“藏象学说”教学内容与组织形态对照，区别于西医解剖学教学，直观形象、易于掌握。《中医学基础》其他内容（中药、针灸、四诊、辨证）亦需相应课程调整，改进教学模式。

以心感召、激发学中医愿望：藏象理论识别“人”的生物与社会两面性，生物之“人”有脏腑五官、社会之“人”存神志七情，二者交互影响，体现完美统一的“人”；富含东方传统文化的中医学，正是人的“自然与人文”和谐统一的科学；新中国建立，“学中医”早已成为全中国医药工作者的实际行动，促进了中医药和中西医结合事业的发展。21世纪是中国创新腾飞的时代，同为中国人，当有中国心，肩负中华民族伟大复兴的历史责任，同为医药工作者，当存医学志，胸怀创新中医药的宏图夙愿，创新中医药理论、发展中医药技术，促使中医药走向世界，中医药必将为全人类作出杰出贡献！“心”是五脏六腑之大主，“有心定有望”！

以理感化、卯足研中医动力：中医“肾”藏精、精生血，而“肾脏”分泌的促红细胞生成素（EPO）为这一理论提供了现代医学佐证。“肺与大肠相表里”的生物学基础与二者均发生于同一胚层有关，二者功能又如何表里？用现代医学表述之乃是中医学理论的重大学术创新！知会中医药创新关节点，掌握现代医学新技术，转化与结合并举，逐步回答中医药学重大科学问题，体验中医药研究的无穷魅力！

以事感动，促进用中医实践：中医药学之整体观与辨证论治观，不仅指导中医药学临床应用，也对现代医药学发展有借鉴意义。非典、甲流的治疗过程验证了中医药切实的临床疗效。藏象学说认为“肾”为先天之本、“脾”为后天之本，“调补脾肾”属养生的重要一环，基于此，中医药调治“亚健康”亦颇具优势；面对中医药应时而作的事实，不仅使“洋大人”默认！更使叫嚣“废弃中医”的著名“国教”不敢轻言！“用中医”更广泛地存在于中国社会各阶层，终成“智者首选、富者必选、贵者常用”态势。

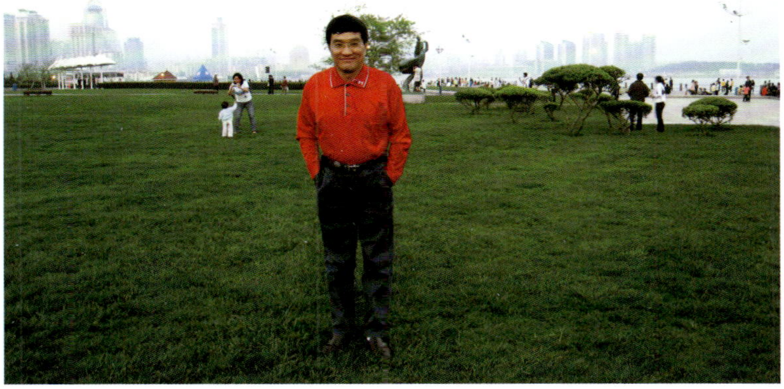

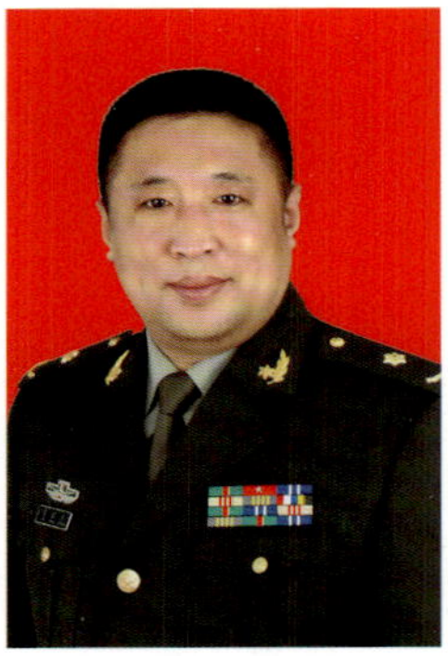

贺晓生

男，48岁。外科学（神经外科）教授、主任医师，硕士生导师。从教25年。获2011第四军医大学“精品课教员”荣誉，担任专业必修和选修课教学，制备系列多媒体教学课件，积极参与全军网上教学活动。兼任：①中华医学会神经外科分会神经生理监测学组副主委；②中国医师协会神经外科医师分会小儿神经外科专家委员会副主委；③中国神经科学会神经损伤与修复委员会委员；④陕西省神经外科学会委员；⑤《中华神经外科疾病研究杂志》编委及编辑部主任。

从教格言：

在教学中，内容的传输固然关键，思维的教导更为重要。

教学内容简介

授课名称:外科学

授课对象: 2007级(医疗、空医、口腔、五年制)

授课内容: 颅内和椎管内肿瘤

授课方式：大课

授课目的：掌握颅内肿瘤和椎管内肿瘤的临床表现及治疗原则；熟悉颅内肿瘤和椎管内肿瘤的基本分类和分型，诊断和鉴别诊断；了解常见几类颅内和椎管内肿瘤的临床诊治特点。

重点：颅内肿瘤的分类、分型、发病机制，以及其临床诊断及治疗原则。

难点：颅内肿瘤的发病机制和临床定位症状及体征。

教学内容及时间安排（共计80分钟）

第1学时：颅内肿瘤病因和发病机制、分类或命名、临床表现（症状和体征）、诊断方法（定位、定性、鉴别）。

40分钟

第2学时：

1. 颅内肿瘤综合治疗（手术和非手术）。

15分钟

2. 椎管内肿瘤病因和发病机制、分类或分型、临床表现（症状和体征）、诊断方法（定位、定性、鉴别）和综合治疗（手术和非手术）

15分钟

3. 随堂测试（30道测试题）

10分钟

教学方法与手段

通过回顾相关解剖知识，引出颅内肿瘤疾病，继而结合具体病例，引发学员兴趣和注意。以文字介绍为主线，配以各类图片（示意图、尸颅解剖图、影像学检查图、术野照片、典型临床特征照片等，制成视频以及应用3D动画，使教学内容更加逻辑化、形象化、生动化，使学员对教员所授知识更易理解和掌握。另外，课堂中采用加重语气，反复小结，随时提问的方式，引领学员的思维和注意，激发他们的兴趣，达到学员对所学内容的强化记忆。课堂上，穿插提问和讨论，以加深学员对所学内容的印象。课末，余留10分钟，请学员回答30道纸质课堂内容相关问答题；回收测试卷后，教员予以逐题讲解。

通过以上讲解，同学们应对颅脑和脊髓先天性畸形，以及颅内和椎管内肿瘤的病因和发病机理有初步的了解，对各种畸形和肿瘤所引起的典型临床表现和机制有充分的认识，达到掌握颅脑和脊髓先天性畸形和常见颅内和椎管内肿瘤的影像学特征，以及其诊断和鉴别诊断的要求，并能够提出合理正确的手术和非手术治疗原则和治疗方案，对最新的肿瘤诊治技术具有一定的背景知识。另外，也希望同学们在中枢神经系统肿瘤的发生、发展，体征和症状，诊断和鉴别，以及综合治疗等方面，形成动态的、变化的、逻辑的科学认识观。

经验和感悟

本期对本科生的教学内容是《颅内和椎管内肿瘤》，这是外科学（神经外科学）教学内容中最难的部分，因为无论是诊断和治疗，都涉及复杂的中枢神经解剖学知识，离不开学员的形象思维能力。如何将学员已掌握的神经解剖学知识，和患者主观症状以及医生的客观检查体征逻辑的联系在一起，对于学员理解和掌握“颅内和椎管内肿瘤”的诊治，极为关键，也是教员注意和努力的方向。合理的教学方式才能做到促成这种“联系”的快速和牢固的建立。

中枢神经系统的症候学体系极为复杂和庞大。考虑到授课对象是尚未进入临床的大三学生，在本次课堂理论课教学设计中特别强调了授课内容的“精炼”性。授课中既重点突出了颅内和椎管内肿瘤在诊断和治疗上的一般性和共同性，如肿瘤的生物学特征和综合治疗问题，同时也强调了颅内不同区域肿瘤，或椎管不同节段和髓内、髓外肿瘤的个性及特殊性。

为了提高教学效果，根据授课对象的具体情况，我们在课堂上通过回顾相关解剖知识，引出颅内肿瘤疾病，继而结合具体病例，引发学员兴趣和注意。以文字介绍为主线，配以各类图片（示意图、尸颅解剖图、影像学检查图、术野照片、典型临床特征照片等，辅以视频以及3D动画，使教学内容更加逻辑化、形象化、生动化，使学员对教员所授知识更易理解和掌握。另外，课堂中采用加重语气、反复小结、随时提问的方式，引领学员的思维和注意，激发他们的兴趣，达到学员对所学内容的强化记忆。课堂上，进行穿插提问和讨论，以加深学员对所学内容的印象。整个教学过程贯穿着“SRAT”式的教学理念，即Startling（惊动）、Reminding（提醒）、Alerting（警告）、Testing（测试）模式，使学员在高度情绪警觉中学习，利于教学内容的充分掌握。

近年来在学校系列“精品”展示活动中，通过“精品课程”来彰显“精品教员”的风采，无疑给广大教学人员搭建了一个机遇的平台，也给我们的教学能力和教学质量提出了无形的挑战。过去“讲一节，是一节”、“以不变，应万变”现象，再难以生存下去了。唯教学效果是评价教课能力和水平的最佳标准。这样，教员就必须从授课对象的特点和角度出发，不断地改进教学方式，以期提升教学质量。教学是一门科学，有自己的理论和体系；因此教员本身也应该学习和钻研如何教学。我校是一所综合性研究型医科大学，师资队伍也应不断进取，力争为21世纪培养出更多的杰出人才。

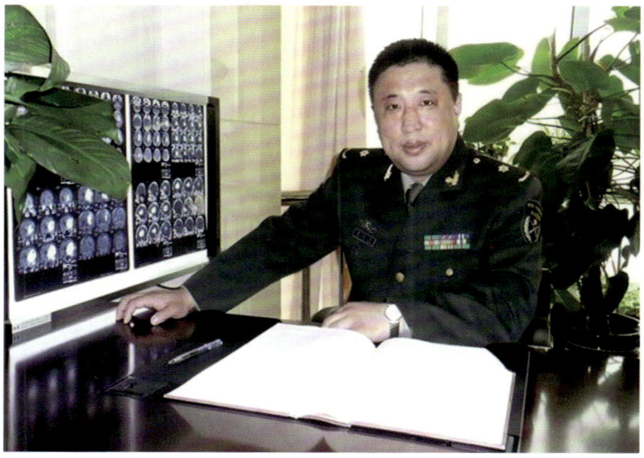

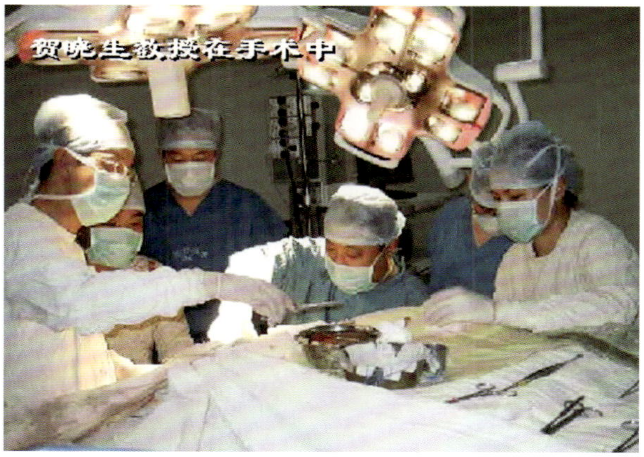

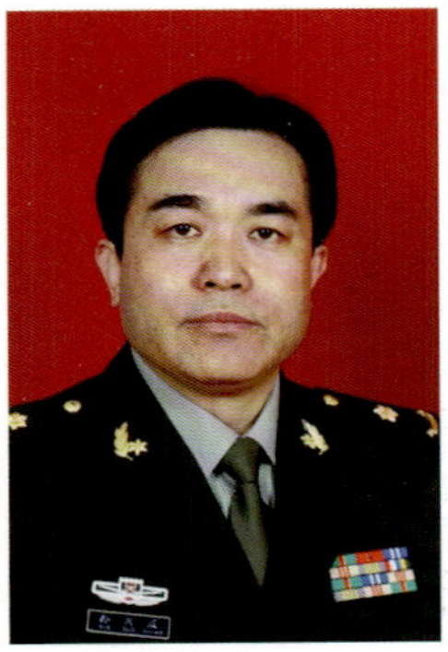

孙国成

男，1961年4月生，第四军医大学西京医院心血管外科副主任、主任医师、教授。从教28年。主要从事复杂先天性心脏病外科治疗与研究。先后进行了全国年龄最小婴儿心脏瓣膜置换术，体重最轻早产儿复杂先心病矫治手术等，获得陕西省科技一等奖和军队医疗成果二等奖各两项。担任陕西省小儿外科学会副主委，陕西省胸心外科学会常委，陕西省器官移植学会常委和多部学术期刊编委。

从教格言：
抱朴守拙，授人以渔。

教学内容简介

课程名称：胸部损伤

教学目的：能够掌握胸部损伤的基本概念、临床表现、诊断和治疗原则。

第一节：概论、肋骨骨折、气胸，主要介绍

1. 胸部解剖特点，强调胸膜腔的定义和在生理以及胸部损伤情况下的意义。

2. 肋骨骨折：对肋骨骨折特点及“连枷胸”病理生理进行反复强调，掌握急救处理原则。重点强调连枷胸为多根多处肋骨骨折，伴有反常呼吸，常引起严重的呼吸循环功能障碍；

3. 气胸：讲授气胸的分类即：①闭合性；②开放性；③张力性。也可按气体多少分：①小量气胸；②中量气胸；③大量气胸。不同类型气胸各自特点和治疗原则：少量气胸：无明显不适；中量或大量气胸：胸疼，呼吸困难，循环功能障碍。开放性气胸：胸疼，呼吸困难，循环功能障碍。张力性气胸：胸疼，极度呼吸困难，严重循环功能障碍。重点为开放性和张力性气胸的治疗原则：①开放性气胸：先变为闭合性气胸；张力性气胸：紧急情况下先变为开放性气胸；②胸腔穿刺或闭式引流；③及时抗生素，吸氧，纠正休克等。

第二节：血胸、其他胸部创伤

1. 胸膜腔积血称为血胸，伴有气胸者为血气胸。

2. 创伤性血胸按出血来源分为左侧血胸来源和右侧血胸来源；

3. 根据胸膜腔积血

量分为小量血胸：＜500ml，X线示肋膈角消失；中量血胸：500～1000ml，积血上界达肺门平面；大量血胸：出血量＞1000ml，积血上界超过肺门平面。中等量以上血胸临床表现为失血症状：面色苍白，脉搏快、细弱，血压下降；胸腔积血影响呼吸：胸闷、气短等；查体：肋间饱满，气管及纵隔向健侧移。反复强调主要的急救措施，并进行演示，以加深学员理解。

4. 配以典型临床特征图片并简要文字介绍：创伤性窒息、肺爆震伤、心脏损伤、膈肌损伤和胸腹联合伤，了解上述损伤的临床表现和治疗原则。

经验和感悟

一、教学设计

讲授一门课程，要想达到理想的教学效果，必须有良好的教学设计，即运用系统学方法，分析研究教学中的需求与问题，通过教学前的目标分析、教学中的策略设计和教学后的评价总结，思考解决的方法和途径，达到提高教学质量与效益的最优化。

二、课堂教学经验

运用“问题教学法”，从问题设计情境开始，激发学生对陌生事物了解掌握的好奇心，引导学生发现、分析问题，最后解决问题。授课过程中，运用临床典型病例介绍，激发学生兴趣，运用启发式提问，开启学生主动思维，达到使学生听时“聚精会神”，答时“争先恐后”的效果。

具体授课过程中以提问方式引导学员互动，简要回顾胸部解剖特点，以具体事例切入，引出胸部损伤的伤情、分类、处理原则。以典型病例诊疗过程，引导学员以医生角色，展开互动，启发学员对基本概念、分类、临床表现、诊断和治疗原则的学习。

言语交流是师生互动的基本方式，用生动的语言、抑扬顿挫的语调、连贯的词句能够展现老师的基本素养；准确的语言、明晰的思路能够体现老师的水平。

三、精品课感言

开展精品课程评选，促进教员们“人人重视教学，人人参与教学”，使我校的教学水平得到了空前提升，形成了重教爱教的良好氛围。愿更多的精品教员走上讲台！！

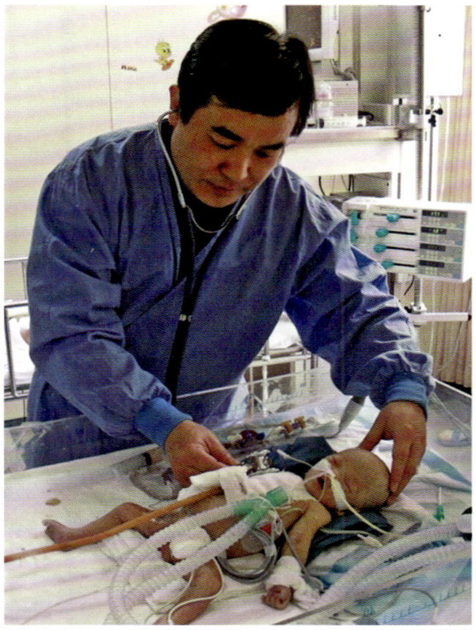

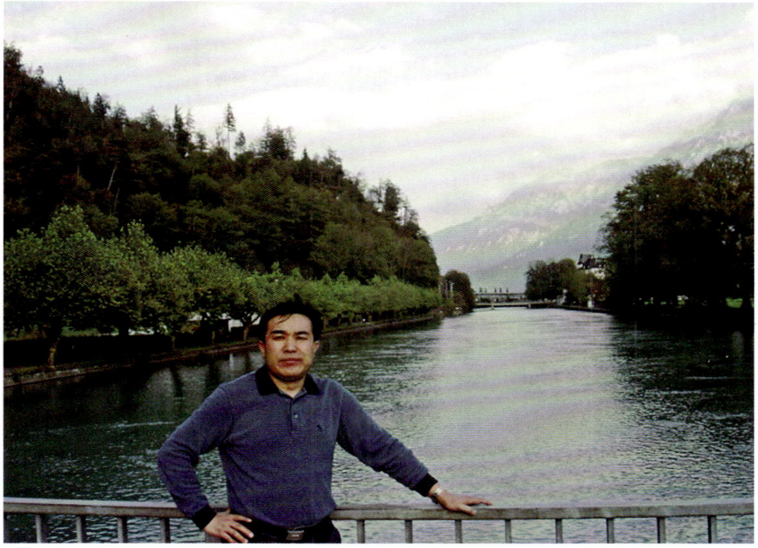

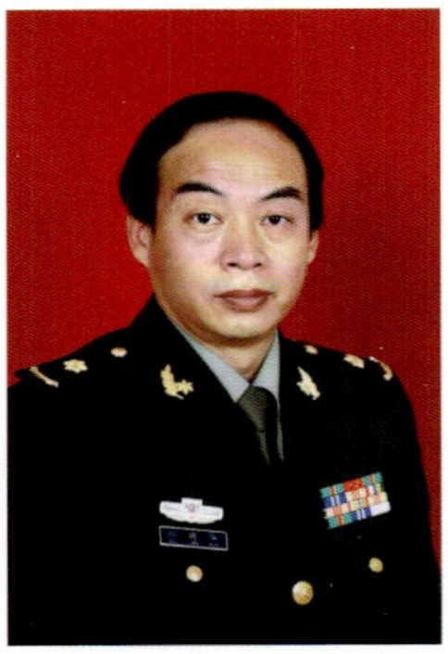

邱建华

男，1959年11月生，西京医院耳鼻咽喉头颈外科主任，教授，博士生导师。获总后优秀教师、解放军育才银奖。中华医学会耳鼻咽喉头颈外科学会、中国医师协会耳鼻咽喉分会、WHO中国防聋专家委员会常委；全军耳鼻咽喉头颈外科学会副主任委员；陕西省耳鼻咽喉头颈外科学会、陕西省听力语言康复专业委员会主任委员；《中华耳科杂志》等杂志副主编、常务编委。

从教格言：

走在知识的前面。

教学内容简介

本次授课的主要内容是耳的解剖和生理，包括外耳、中耳和内耳，涉及声波在耳部的传导和感知，其解剖复杂、结构精细、功能重要。主要特点：概念固化而繁多，需要记忆；声波传导复杂（在耳部的传导就经过气体、固体、液体），需要理解；耳蜗螺旋形的立体结构，需要想象；将声波产生的振动信号转变成生物电信号，需要演绎；维持中耳气压的平衡，需要空间；传导性聋和感音性聋的部位和特点，需要归纳；病理状态下（如听骨链中断、耳蜗毛细胞损伤）听觉障碍，需要推理；而利用解剖生理的知识，来治疗不同性质的耳聋，则需要引导。

面对诸多的特点和较少的课时，如何精心设计，变固化为动化，讲解剖联生理，述生理联病理，谈局部联整体，重点突出，最终使学生掌握听觉形成的解剖支撑和生理特点。为达到这样的教学目的，精心进行了总体策划：以人耳是如何听到声音的为引子，抓住学生的心理，提高学习兴趣；以详实的比喻，讲解耳的分区及结构的精妙；以生活中的实例，描述咽鼓管的功能；以自制的教具，演示鼓室六壁的结构；以实体标本，展示听小骨及耳蜗的精细；用科室的科研成果，启迪学生对内淋巴分泌和调控的理解；用三个听小骨、两块肌肉、一根神经对鼓室内容物进行归纳；用多个动画帮助学生理解声波传导和被感知的机制；用人工耳蜗植入者的视频，启迪学生对耳蜗感音功能损伤后修复的理解等，循序渐进，融为一体，抓住特点，突出重点，易于理解，变枯燥为生动，展示给学生一幅“耳解剖生理”的精美画卷。

经验和感悟

准备一堂课不容易，讲好一堂课则更不容易。

准备一堂课要花费很多的时间，而讲一堂课则只有四十分钟。由繁而简，由简而出，显露精华，成就精品。

我曾问学生，读书为了什么？答曰“为了更好地找工作”，我表扬了他。至少在“齐家、治国、平天下”的不同境界中，他达到了一定的境界，有了一定的目标，这就是努力学习的基础。

书本知识的特点是：有条理却呆板；有叙述无重点；有内容乏形式；有理论缺实践；有规律少归纳等，还可以总结出很多。

教与学的共同点就是培养自己和学生对书本知识的描述、记忆、分析、理解、归纳、总结、演绎、推理和创新的能力。

对于“授人以渔”的老师来说，抑扬幽默的语言能力、丰富的肢体语言、深入浅出的表达方式、环环紧扣的逻辑演绎、生动鲜活的课堂氛围等是达到或诠释上述共同点的基本要求。

课就是言之有果。这个“果”可以来自老师，但更多的应该来自学生的领悟。任何授课的形式，都是以更好地服务于这个“果”为基础。

告诉学生所授课程在理论上的缺陷，实践中的尴尬，执行中的问题，启迪学生创新性的思维。

老师与学生、授课与学习是一个同一体的两个方面，都基于教材中的“知识”。因此，在传授“知识”的过程中，老师应该走在“知识”的前面，精品由之而出。

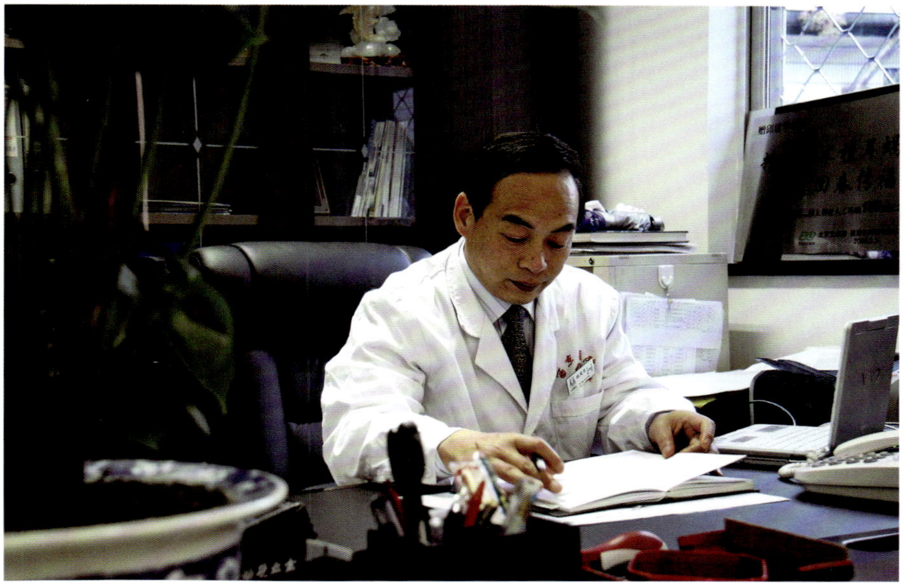

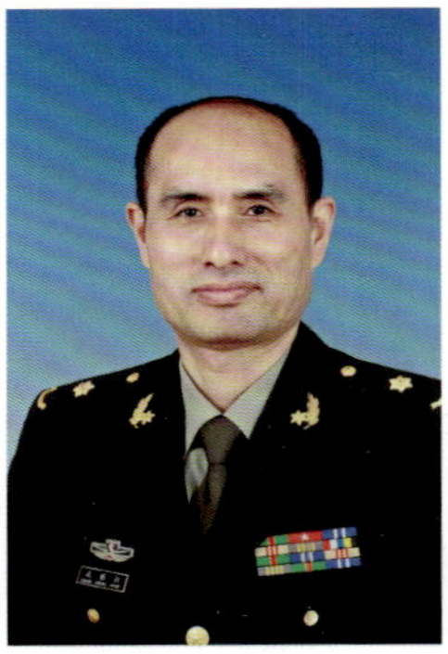

成胜权

男，1964年11月生，第四军医大学西京医院儿科主任、副主任医师、副教授。从教23年。获校、院教学先进个人4次。获校第二届优秀电教教材评比教学成果二等奖一次。负责校教学研究课题1项。参编或参译“十五”国家级规划教材《儿科学》、《军事儿科学》、《尼尔逊儿科学》等三部。任全军医学科学技术委员会儿科学专业委员会常委兼秘书长，全军计划生育优生优育委员会副主任委员，中华医学会陕西医学会儿科分会常委兼秘书，中国医学救援协会儿童医学救援分会常委，陕西省医学会儿童保健学分会常委，陕西医学会西安分会儿科学专业委员会委员，西安医学会儿童保健学分会副主任委员，陕西省保健协会新生儿专业委员会副主任委员等职。《中国当代儿科杂志》、《医学综述》等杂志编委。

从教格言：
圣则吾不能，我学不厌而教不倦也。

教学内容简介

“龙生龙，凤生凤，老鼠的儿子会打洞”，“种瓜得瓜，种豆得豆”。这是人们对生物遗传现象的认识，是生物界普遍存在的现象。

一个人的长相、表情、动作、身高等与遗传密切相关。然而，疾病作为自然界的一种现象，同样也与遗传有关!

在我国民间还有“一母生九子，九子各不同”这样的说法，这也相对形象描述了亲代与子代之间、子代与子代之间，总是或多或少地存在着差异。这就是生命的变异现象。遗传与变异是生物界普遍存在的一种生命现象。

遗传病定义：

1. 遗传物质(染色体及其基因)结构或功能改变。

2. 父母的生殖细胞(精子和卵子)里携带有病基因,传给子女并引起发病,且这些子女结婚后还会把同一种病传给下一代……代代相传的疾病。

遗传病的遗传模式：

1. 常染色体显性遗传——单个等位基因突变即表现。

2. 常染色体隐性遗传——杂合子不表现，纯合子表现。

3. X连锁遗传——随X染色体传递。

4. Y连锁遗传——随Y染色体传递，性反转，罕见。

视频：电影《舟舟》的片头，这部电影是由真人真事改编，主人公自己出演的电影。舟舟从小偏爱指挥，当音乐响起时，就会拿起指挥棒，挥动短短的手臂，像真正指挥家。他的真名叫胡一舟，1978年4月1日出生在武汉，这一天正是愚人节。

舟舟的出生，曾给这个家庭带来了欢乐和希望。父母给他取名胡一舟，希望舟舟像一条小船，平平安安地访问人世的港湾。然而1个月后，父母被告知舟舟患先天愚型。

先天愚型又称21三体综合征——21 trisomy syndrome,DS.

21三体综合征英国约翰·兰登·唐(John Langdon Down)医生于1866年首次进行详尽的描述。曾命名蒙古症(Mongolism)或蒙古痴呆症(mongolian idiocy)。1959年，法国遗传学家杰罗姆·勒琼证实本病的细胞遗传学特征是第21号染色体呈三体征，是人类首次发现的染色体缺陷病。1961年，The Lancet编辑首用Down's syndrome。1965年，WHO定名Down's syndrome(唐氏综合征)。其他名称：先天愚型，先天性白痴，国际脸儿。

21三体综合征最早发现、最常见染色体病，占小儿染色体病的70%～80%。在活婴中发生率1.0/600~1000。我国现有60万以上，每20分钟就有1个21三体综合征出生，每年新诞生2.7万人。男:女=1.65：1

临床表现：

特殊面容（表情呆滞、张口伸舌、流涎、扁平脸，鼻梁低平，眼距宽、眼外侧上斜，外耳小、耳位低）。

智能低下（最突出、最严重表现，平均智商25～50，喜模仿，语言发育落后）。

发育落后（矮身材，四肢短，肌张力低（软），白痴，运动发育延迟，性发育延迟）。

皮纹特征（通贯掌，第5指短而内弯，atd角＞45°，第1、2趾间距宽，草鞋脚）。

细胞遗传学检查：

●标准型：47，xx(xy)，+21：父母核型正常——亲代(卵子老化)的生殖细胞染色体在减数分裂时21号染色体不分离。

●易位型：46，xx(xy)-14，+t(14q21q)：原因——亲代为14/21平衡易位携带者，亲代表型正常。两条近端着丝粒染色体在着丝粒区断裂后，两长臂连接成一条染色体，遗传物质无或丢失很少，表型可正常。

●嵌合体型：47，xy，+21/46，xy；47，xx，+21/46，xx：表型与三体细胞比率有关。原因：受精卵早期有丝分裂时21号染色体不分离，异常配子与正常配子结合，体内一部分为正常细胞,一部分为21三体细胞。

诊断：

●临床表现（特殊面容/智力低下/发育异常/皮纹/畸形）。

●染色体核型分析

预防关键——唐氏综合征筛查——“唐筛”。

目的：孕妇血液，判断胎儿患唐氏综合征的危险程度 。

“唐筛”重点人群：年龄>35岁孕妇；习惯性流产、早产或死胎史；生活、工作在有污染(射线)的环境；服药(如四环素等)史；病毒感染(如流感、风疹等)史；夫妻一方染色体异常；孕妇嗜烟、酒。

“唐筛”——血清标记物

单联筛查(孕早)：二聚体抑制素A↑。

三联筛查(孕早、中)：甲胎蛋白(AFP)↓，游离雌三醇(FE3)↓，绒毛膜促性腺激素(HCG)↑，结合孕母年龄,计算危险度，可检出60~80%。

▲唐氏综合征的孩子也能创造奇迹

部分唐氏综合征具有超乎常人的优点和特长，加强培养和开发，会在某些方面出大成就，即使出不了大成就，也能取得相当程度的进步，建议家长不要放弃对孩子的希望!

“山东舟舟”姜良宏：3岁时开始站立，6岁不会说话；对音乐痴迷，精通架子鼓，武术。2005年2月，“青春中国—青少年艺术展评活动”全国总决赛获金杯奖；2007年8月，拿到国家音乐等级鉴定5级证书。

“江门女孩”绮雯：9个月能坐，2岁多会走路，5岁会说简单话。学会阅读、算术、游泳、骑自行车，弹奏电子琴，和正常人一样参加了工作。

经验和感悟

昔者子贡问于孔子曰：“夫子圣矣乎？”孔子曰：“圣则吾不能，我学不厌而教不倦也。”子贡曰：“学不厌，智也；教不倦，仁也。仁且智，夫子既圣矣。”当历史的车轮碾过华夏的土地，鸿蒙初立，华泽后世的一代圣贤孔子是这样回答学生的“我不能算是圣人啊，我学习不感到厌倦教育不觉得疲惫而已。”大家风范，史见青垂。作为一名教员，我在日复一日的教学工作中，时时刻刻将这句箴言作为自己修身施教的座右铭，追求真理的脚步永远不停歇，教育学生的理想永远在实现。

荀子的《劝学》中有云：“吾尝终日而思矣，不如须臾之所学也。”老夫子诚不我欺，可见学习的重要性。因此“活到老学到老”便是我的人生信条，在备课、讲课的过程中，时时感到自己的知识不够广博，储备不够丰富，所以应该更加注重每日多加学习，多加复习，“学而时习之，不亦说乎？”除了所要教授的专业知识，文学、历史、哲学等知识也是非常必要的。因此日日三省吾身，正所谓“温故而知新，可以为师矣。”为人师，首先是要做好自己，才能为学生树立榜样。同时我以为，教书育人，不仅仅是“传道授业解惑”，培养学生一个良好的、回馈社会的价值观，一个健康的、有活力的灵魂，更显得尤为可贵。为了使学员成为合格的军事医学人才及有责任感的社会人，我在课堂上尽量使比较乏味的课程变得生动有趣，充满活力与激情，例如将PPT做得精致易懂，放一些有意思的视频等，吸引学生注意力，做到言之有物、言之有据、言之有理，把握分寸，恰到好处。同时愿意与学生互动交流。优质教学工作的完成不仅仅是依靠教员一个人的努力，学员的主动、积极的配合也非常重要。

“我们的祖国是花园，花园里花朵真鲜艳。”孩子是祖国的明天，儿科学亦有其不同于其他的突出特点。和成人相比，从基础医学方面看，其各系统器官的功能、机体对病原体的反应其病理改变、特异性免疫功能都与成人差异甚大。从临床方面看，从疾病种类、临床表现、诊断到治疗也有其不同之处。所以我在讲课中经常向学生强调儿科工作中需要特别注意的事项例如：疾病谱和发病与成人不同、不能自诉、强调早期、药物剂量等问题。争取做到事无巨细，培养其职业审慎性。我认为，第四军医大学的学员不仅是一名军人，是在战场上保家卫国的坚决保证，同时作为一名医生，是帮助病患战胜病魔的“英才良将”。然而“英才良将”不可能一蹴而就，需要教员在平常一点一滴耐心持久的传授专业知识，同时关心学员们的生活。我热爱我的工作，更加热爱我的学生，所以我在教学的道路上永远不会倦怠！

随着医学模式的与时俱进，现行军事医学教育也产生了深刻的变化。我校“精品课程”正是关键时刻的一把东风，催人奋进，鼓励我们打破传统照本宣科式的教育方式，转变思路，发挥创造力，将讲课升华为一种艺术，这种推动力使我经过22年的教学生涯后形成一种质的飞跃，提升了自己的各方面能力，同时更好的服务患者。

年至半甘，治学不悔。长夜青灯，韦编三绝。春来冬往，三月不知肉味。窗外喜雨，引为知己。生根催发，相应成慰！

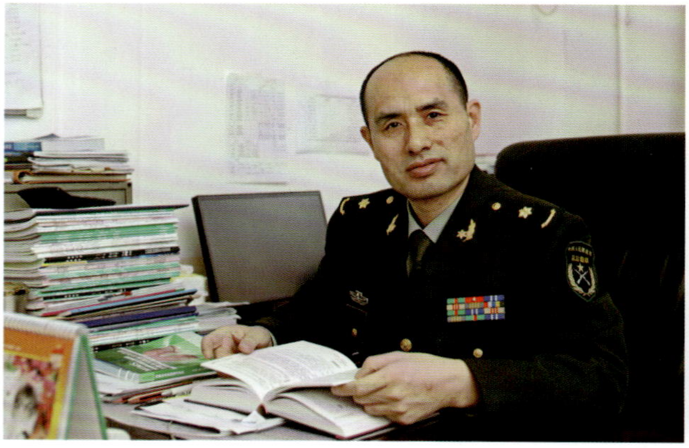

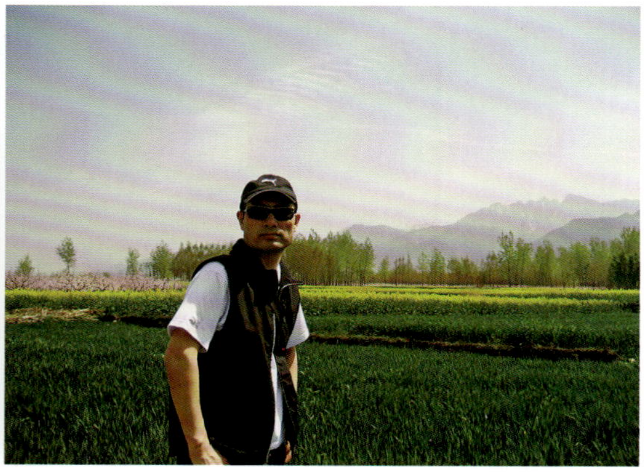

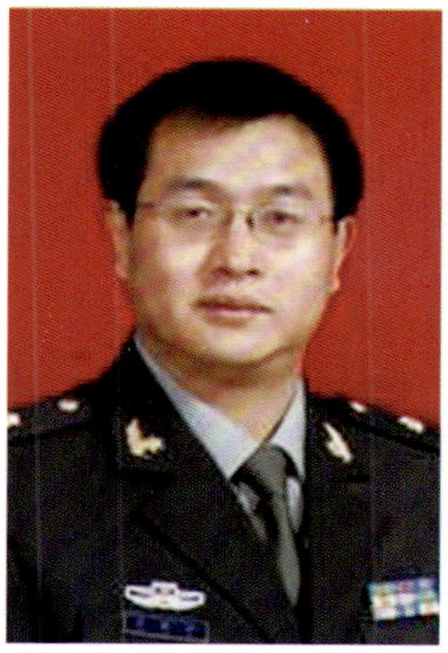

安家泽

男，1968年10月生，第四军医大学西京医院肝胆外科讲师，从教18年。中国抗癌协会肿瘤标志专业委员会委员。美国德克萨斯大学M.D.安德森肿瘤研究中心访问学者，长期从事肝胆胰脾外科基础和临床工作，擅长肝胆胰肿瘤、门静脉高压症及腹部创伤的诊断及外科治疗。获得陕西省科技进步一等奖1项。发表SCI收录论文4篇。参编专著3部。发表教学文章5篇，获得2011年第十五届全国多媒体教育软件大奖赛教学课件二等奖。

从教格言：
用良心教书，认真教育才是爱。

教学内容简介

本次教学的目的是使护理四年制本科学员能够了解阑尾炎的分类、病因及病理生理。熟悉阑尾炎的治疗原则。掌握阑尾炎病人的临床表现和护理措施。在教学实施过程中，通过复习阑尾解剖结构和生理功能，以急性阑尾炎典型病例切入，通过回顾相关知识和综合分析病例，帮助同学对阑尾炎诊治过程的认识和理解。手术录像演示急性阑尾炎的诊治过程。在讲述慢性阑尾炎和各种特殊类型阑尾炎的临床特点之前，再次强调学习方法，根据“矛盾的普遍性和特殊性”，引导学生掌握疾病的一般规律，然后抓住疾病的特点进行学习，做到事半功倍。总结复习急性阑尾炎的病因、病理和各种临床表现，在此基础上，进行理论讲解，启发学生总结出各种类型阑尾炎的临床特点。在护理教学中，通过复习阑尾炎的临床表现和病理变化，启发学生如何观察阑尾炎病人的病情变化，讲述阑尾切除术后减轻和控制疼痛的护理要点，强调术后半卧位和早期活动的好处，列举临床实例，配合图片，理论讲解阑尾切除术后并发症的预防和护理，最后，以提问方式，理论讲解如何对阑尾炎患者进行健康教育。

经验和感悟

在学校开展的精品课教员评选活动中，我光荣当选“精品课教员”。通过这样一个平台，我对教学有了进一步的思考。

教学有法，但无定法。教学过程是一个复杂的劳动过程，如何根据教学规律寻找到既适合自己又适合学生的教学方法，这是每个教师首先要做到的。从教18年来，我的经验和体会是：

在教学中，我们首先要掌握教学规律，把握因材施教。运用直观、形象、生动的媒体创造情景，从学生学习活动的角度来考虑如何创建与之相应的学习环境，选用恰当的教学方法，做到有的放矢。认真组织好每堂课的教学，多从现实生活中选取一些典型、生动、有趣的事例补充教学内容，让学生感到学习中的乐趣，能主动地、积极地学习。教学语言要有自己的独特性，要让学生听清楚、听明白，不妨借助一些技巧，如讲课中可以使用重复、深入浅出、抑扬顿挫等。

其次，要能够采用恰当的形式来实现师生互动，实行讨论式、研究式、参与式教学，启迪学生思考。这里所说的“恰当的形式”，就是指要实事求是。并不是说所有的课程无一例外地都要师生讨论，都要互动，而是要结合课程内容的实际来决定应采用的教学方式。

第三，能根据课程的类型恰当地综合运用现代教学技术和传统教学手段，以最佳的方式来教学。我们不是去简单地追求用没用多媒体，或用了多少多媒体，而是要考虑如何用好多媒体。我认为，多媒体和传统的教学方式是互补的关系，它们不能互相取代。要注意将多媒体与传统教学方式很好结合，寻求到最佳的教学方式。

精品课程是一个载体，它符合学校的办学定位、符合学校所倡导的教育理念。精品课教员是教学经验、知识、理念、追求和他的人格的综合体现。通过精品课程的建设这样一个过程手段，除了形成一批精品课，出现一批精品课教员，对学校的教学起示范性带动的作用外，更根本的，是要形成一支精品教员的队伍，来培养、吸引和带动所有教师。如果一个学校有1/2的教师成为精品教师的话，这个学校的教学就会有很大的提高，就能不断地提升学校的地位、层次。

总之，一份耕耘，一份收获，教学工作苦乐参半，我将本着“勤学，善思，实干”的准则，一如既往，再接再厉，进一步提高自己的教学水平。

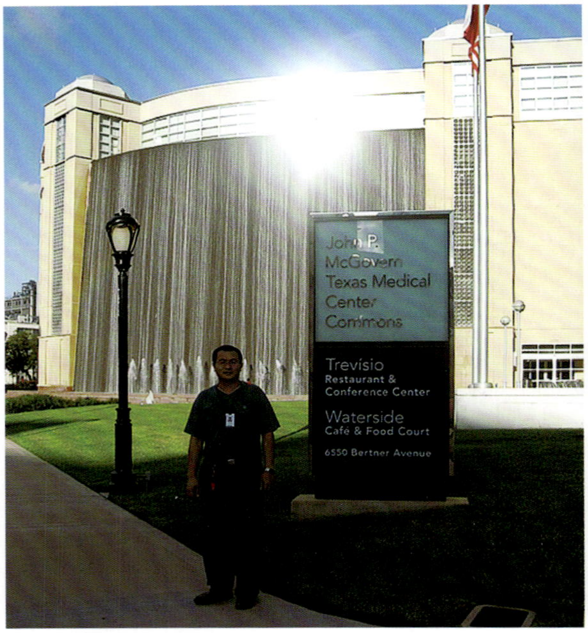
John P.
McGovern
Texas Medical
Center
Commons
Trevisio
Restaurant &
Conference Center
Waterside
Café & Food Court
6550 Bertner Avenue

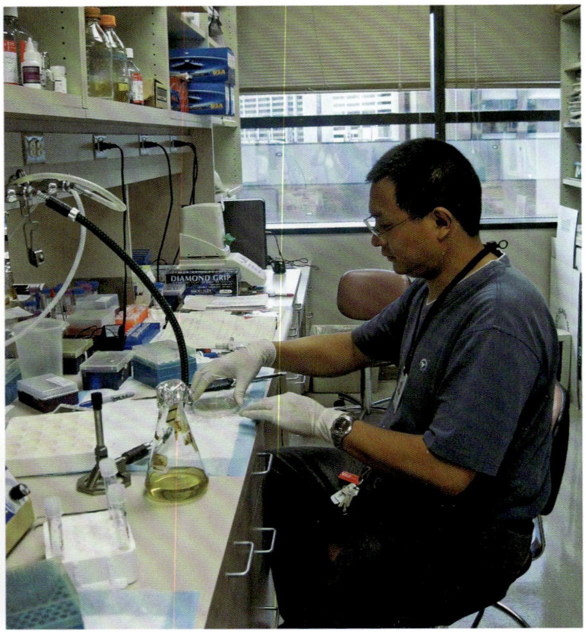

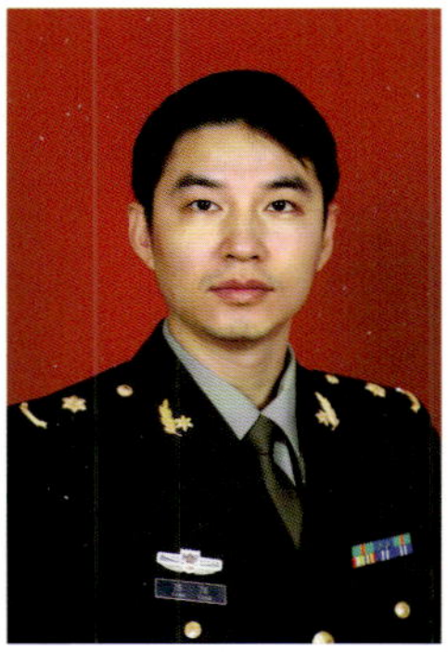

陈 阳

男，1974年2月生，第四军医大学西京医院耳鼻咽喉头颈外科副教授、副主任医师，从教12年。卫生部人工耳蜗捐赠项目陕西省指定手术医师，陕西省医学会耳鼻咽喉科分会委员兼秘书，《中国听力语言康复科学杂志》常务编委，《中华耳科学杂志》和《中国医学文摘耳鼻咽喉科学》编委。负责国家自然科学基金面上课题2项，获陕西省科技进步二等奖1项。

从教格言：

有所作为，和谐发展。

教学内容简介

授课内容为《中耳炎性疾病》，2个学时，对象为医疗、空医专业五年制。

由一个身边发生的病例引出讲授的内容：分泌性中耳炎，并引起学员对初步诊断的思考。接着从一段中耳炎的definition：“a collection of fluid within the middle ear space as a result of the negative pressure produced by altered Eustachian tube function”引出疾病的主要表现和发病机制，并且在这里请两个专业的科代表分别朗读和口译其英文定义。此举既体现了英语教学的要素，也在第一时间抓住了学员的注意力，还活跃了课堂气氛。

掌握了课堂的控制权之后，再从解剖、流病、病理、临床表现以及治疗措施等不同角度反复强调咽鼓管功能在中耳炎性疾病中的重要作用，加深学员对疾病本质的理解和印象。然后，在三种不同类型的中耳炎：分泌性中耳炎、急性化脓性中耳炎、慢性化脓性中耳炎之间进行比对教学，同时复习上节课所讲授的解剖生理知识，以利于学员消化学习。同时，在每种疾病的讲解中穿插临床病例的诊治经验和教训，辅以小段手术录像，充分利用学员对临床实践的好奇和向往，抓住学员的注意力，留下思考题并活跃课堂气氛。

经验和感悟

以前授课比较随性，基本以临床诊治的病例为主要内容授课。其结果，学员倒是很感兴趣，常常教员和学员一起忘记了下课时间。但是，授课的进度和内容不能统一，有些知识点容易遗漏。经过反复学习和揣摩，发现精品课程重在设计，引子、段子、点子都是精心安排好的，重要的知识点会反复的强调，围绕一个中心展开授课。那么，对中耳炎性疾病而言，咽鼓管功能就是核心，其发病、发展、转归和治疗无不与之相关。学员可以在这样的“精心安排”下体会到对中耳炎性疾病的分析和诊治思维，体会基础医学知识（解剖、生理、病理等）对临床医疗过程的重要性。另外，在全校上下掀起“教育国际化”的背景下，不失时机地在教学中引入英文教学的内容也会产生良好的效果。英文教学不是简单地讲几个英文单词，而是让学员们了解西方医学教学的不同一面，引起他们对东西方异同点的思考。

通过参与学校精品课程的评选，我也领教了其他专业的优秀教员的授课风采，经历了学习欣赏、自身成长的美好过程。教学和医疗、科研一样，是军医大学附属医院医生的光荣职责之一。教学也是一名有德医生价值传承的重要手段。每一位想要有所作为的医师都应该潜心思考教学方法，活到老，学到老，教到老。

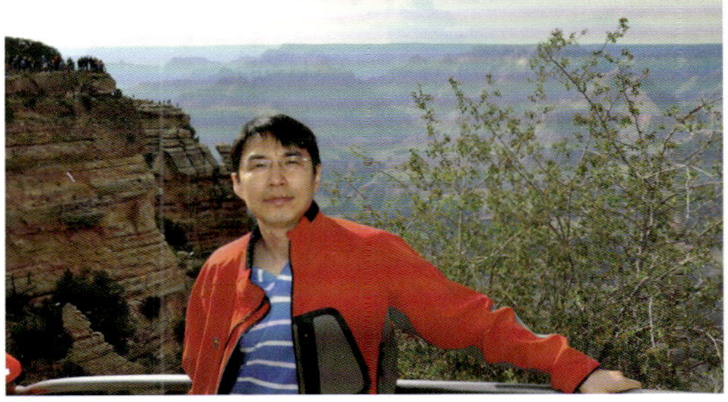

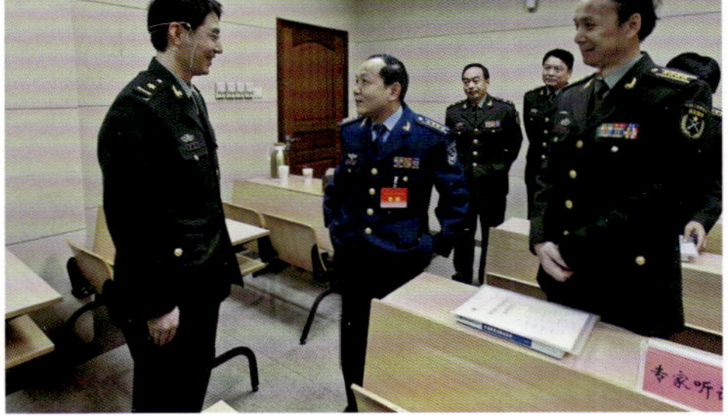

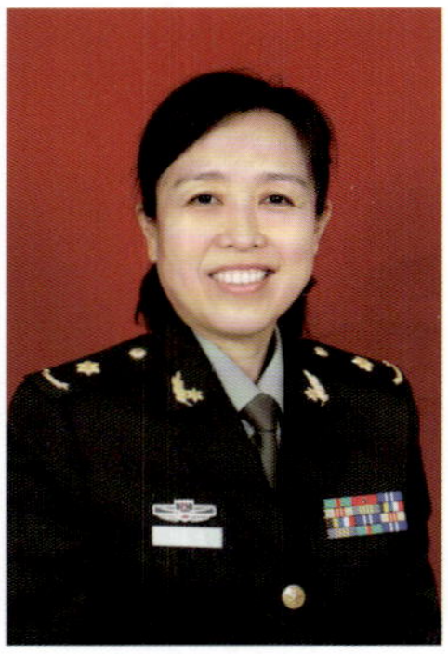

杨 岚

女，1959年1月生。第四军医大学西京医院血液内科教授、从教20余年，参编《战时内科学》、《内科学》、《临床免疫学》等教材。获军队院校育才银奖、学校教学先进个人、教学管理先进个人。西京医院教学督导组成员。

从教格言：

教员不是拿所得结果教人，最要紧的是拿怎样得到结果的方法教人。

教学内容简介

本次授课内容为第六篇第十二章《出血性疾病概述》，第十三章《过敏性紫癜》，第十四章《特发性血小板减少性紫癜》。

第十二章　出血性疾病概述

出血是许多不同疾病及不同出血原因的共同的临床表现。

首先复习正常止血、凝血机制，解析血管、血小板、凝血因子在正常止血过程中所承担的作用点，内、外源性凝血过程的异同点。

明确出血性疾病的基本概念、分类，归纳不同出血性疾病的出血特征：不同病因引起的皮肤黏膜出血的异同，遗传性凝血功能障碍和获得性凝血功能障碍的异同。分析临床特征：共同点和不同点。在详细的询问出血的诱因、过程、发作的情况，仔细判断出血的部位、性质及程度，结合过筛试验作出初步诊断和临床鉴别，制定防治措施。

第十三章　过敏性紫癜

过敏性紫癜（allergic purpura）又称Schonlein-Henoch syndrome，是常见的血管变态反应性出血性疾病。多见于儿童和青少年，以冬、春季发病为主。

1. 病因：过敏原可由多种因素引起，但直接病因往往难以确定。感染是最常见的过敏原，其次为食物和药物，其他如花粉、疫苗接种、虫咬、寒冷、精神因素等也可成为过敏原。

2. 临床表现：以皮肤型最常见，表现为反复成批出现的对称性瘀点、瘀斑突出于皮表为主要表现。其次为关节型、腹型、肾型及混合型。

3. 治疗：目前尚无特殊疗法，一般以去除病因、抗过敏及对症疗法为主。

第十四章　特发性血小板减少性紫癜

特发性血小板减少性紫癜（idiopathic thrombocytopenic purpura, ITP），也称为免疫性血小板减少性紫癜（immuno-thrombocytopenic purpura，ITP）是免疫介导的血小板减少综合征，属获得性的自身免疫性疾病。其特点是血小板寿命缩短，更新率加速，临床上分为慢性型及急性型，急性型好发于儿童，慢性型多见于青年女性。发病机制与免疫因素（包括体液免疫和细胞免疫）、单核-巨噬细胞系统的作用以及雌激素的作用有关。临床表现主要为皮肤、黏膜出血，颅内出血是危及生命的主要原因。

实验室检查：①多次化验外周血小板计数减少；②骨髓巨核细胞数增多或正常，但产血小板巨核细胞均明显减少；③血小板相关免疫球蛋白（PAIg）增高。

诊断和鉴别诊断：典型病例诊断不难确立，主要应排除继发性血小板减少症。

治疗：首选糖皮质激素。重点介绍英国标准化委员会《成人、儿童、孕妇特发性血小板减少性紫癜诊治指南》：成人、产科中视为“安全”的血小板计数建议及对儿童ITP的建议。中华医学会血液学分会止血与血栓学组关于成人特发性血小板减少性紫癜诊断治疗专家共识以及西京医院临床安全合理用药决策支持系统（Drug Rational Use Guidance System，简称DRUGS系统）中的ITP分层治疗。

经验和感悟

教师之为教，不在全盘授予，而在相机诱导。

一、激发学习热情

出血是许多不同疾病及不同出血原因的共同的临床表现。不论你是否从医，从事何种专业都会遇见出血这一常见问题。出血现象虽然并不复杂，可是要能准确分析出血的原因，把握治疗的尺度，确实是需要扎实的理论功底、丰富的临床经验和准确的判断力。如何让学员意识到这一点，充分调动他们的学习主动性，激发起他们的学习热情对教员来讲是一个挑战，也是我在备课时主要思考的问题。

二、调动学习主动性

教师的注意力首先是发展人的主动性，教师教任何课，“讲”都是为了达到用不着“讲”，为了避免授课内容与教材雷同，不把课堂变成单纯的问答会，我的设计理念是先不急于给学生讲解观点，而是启发学生自己去寻求答案，主动去掌握知识。在讲课中，我以临床实例为引子，列举临床上不同的出血特征，让学员有直观的感觉，启发学员去思考，把握不同出血性疾病的临床出血特征。

三、实时引进最新成果

血小板减少是临床上各科都会遇见的常见问题，也是临床上往往难以把握的问题。教学中我引入了英国标准化委员会《成人、儿童、孕妇特发性血小板减少性紫癜诊治指南》：成人、产科中视为“安全”的血小板计数建议及对儿童ITP的建议，中华医学会血液学分会止血与血栓学组2011年新版的关于成人特发性血小板减少性紫癜诊断治疗专家共识以及我参与编写的临床安全合理用药决策支持系统中的ITP分层治疗等前沿进展，结合最新的研究成果，详细介绍了当有完整的血管系统时，只有在PLT $<5\times10^9$ / L时才会发生显著的自发性出血，诠释了严格把握血小板输注和ITP治疗指征必要性。

重点内容的讲授与病例分享的结合，基础内容的复习与最新成果的结合，教与学充分互动，彰显课堂教学艺术——激发、启迪和活跃，充分调动学员的学习热情与主动性，提高教学效果与课堂吸收率。

教然后知困，知困，然后能自强也。

“一个人一贫如洗，对别人绝不可能慷慨解囊，凡是不能自我发展、自我培养和自我教育的人，同样也不能发展、培养和教育别人”（第斯多惠，“德国教师的教师”）。虽然出血性疾病给不同层次学员，从护校到研究生讲了十几年，但每年教学结束和学年开始时，我都特别注意用心总结，认真改进授课内容，提高课件制作的水平——教学成功的另一重要环节。

对精品课程活动的感言

精品课程活动不仅培养了一批优秀教员教学，也使学员受益匪浅。相长是我这次精品课的准备与讲授最深的体会。如果教师不想办法使学生产生情绪高昂和智力振奋的内心状态，就急于传授知识，那么这种知识只能使人产生冷漠的态度，而使不动感情的脑力劳动带来疲劳。

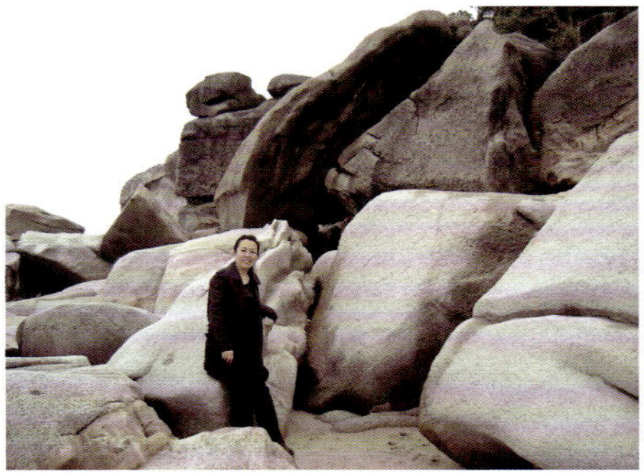

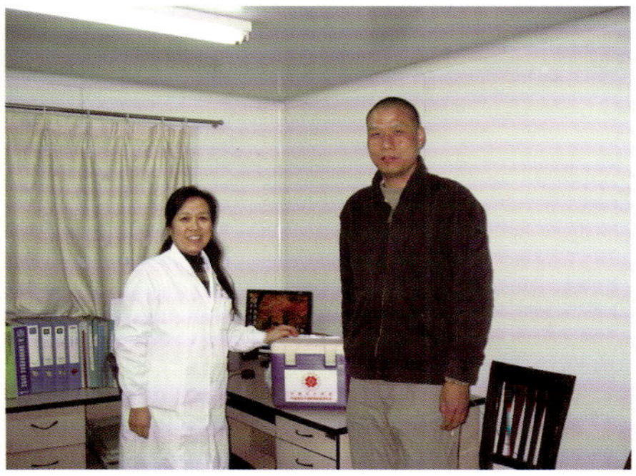

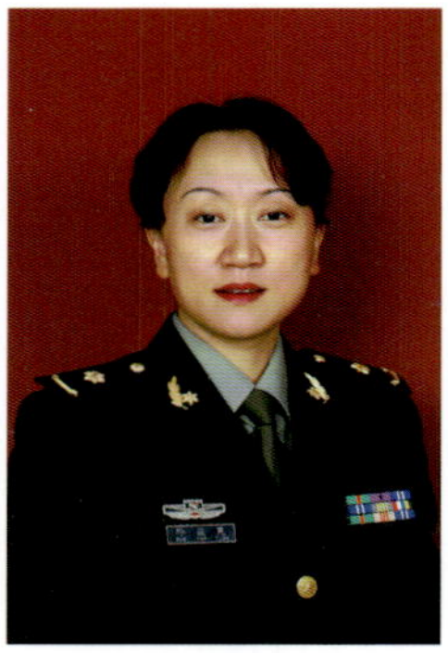

孙焱芫

女，1969年9月16日生，第四军医大学西京医院麻醉科副教授，从教17年。担任中华医学会麻醉学分会青年委员、陕西省麻醉学分会常委、中华医学会麻醉学分会气道管理学组委员、世界疼痛医师协会中国分会分娩镇痛专业委员会委员等职务。擅长各类门急诊手术、高龄、婴幼儿手术麻醉及围手术期镇痛和困难气道的处理。科研方向是麻醉药理学和疼痛生物学，获国家自然科学基金三项和陕西省基金一项；参编专著、译著20余万字，国内外刊物发表论著数十篇。科室分管教学的副主任，校级精品教员，具备良好的教学能力，长期承担常规教学、各类会议、培训班的组织和教学工作，先后辅导博士、硕士研究生10余名。2011年荣获“十一五继续教育工作”先进个人称号。

从教格言：
教学相长，传承发扬。

教学内容简介

课程名称：重症监测治疗

目的与要求：

能够说出重症监测治疗的意义及收治原则；

能够说出常用呼吸、循环系统的意义和正常值；

能够说出通气指标的主要参数及吸氧疗法的适应证；

简单阐述危重病人病情的常用评估系统。

重点：血流动力学监测、呼吸功能的监测。

难点：呼吸治疗、ICU常见病。

第一学时

ICU的概念特点：列举灾害事件认识重症医学的重要意义，强调作为现代危重病医学临床基地的ICU，具有针对重症患者进行连续、动态监测和系统、整体、均衡的治疗的特点。

ICU的发展历史：回顾ICU历史，增加教学趣味性，加深对重症监测治疗意义的理解，引导学员对医学研究的兴趣和热情。

ICU的工作内容：高度概括的介绍ICU监测、治疗和护理的内容。

ICU的收治原则：通过介绍病例，学员参与讨论的方式促进对ICU收治原则的理解。

呼吸功能的监测：重点讲解通气功能参数（呼吸方式、频率、幅度、呼吸音、分钟通气量、气道峰压）、脉搏血氧饱和度（SpO_2）、呼气末二氧化碳（$ETCO_2$)、血气分析等呼吸监测指标的正常值和临床意义。

呼吸治疗的方法：简要介绍氧疗、机械通气和物理治疗等常用的呼吸治疗手段

第二学时

血流动力学监测：重点讲解心电图（ECG）、无创和有创血压、中心静脉压和心脏功能（心排血量、肺动脉嵌压）等常用血流动力学监测指标的正常值和临床意义；并简要介绍其工作原理和相关影响因素。

患者的病情评估：简要介绍两种ICU常用评估系统的内容和意义，即治疗干预评估系统（TISS）和急性生理及慢性健康评估系统（APACHE II）。

ICU的常见疾病：通过急性呼吸窘迫综合征、全身性炎症反应综合征和多器官功能障碍综合征等ICU常见疾病的病例，介绍病情监测、评估和治疗的大致过程，使学员进一步了解重症监测治疗的具体实施。

经验和感悟

提高高等教育质量是“十一五”时期我国教育的“三大任务”之一，医疗卫生更是关系民生的大事，作为一名医学高等院校的教育工作者，本人深知教学工作中“德”“才”并举的重要性，长期以来，立足于本职工作，在日常工作及生活中严格要求自己，自觉抵制各项不正之风，树立良好的医德医风，为学生建立了一个积极、正面的教师形象；加强自身素质的提高，不断进行理论学习和专业培训，先后参加“全国麻醉学课程青年骨干教师高级研修班(2006)”、“奥克兰临床教学培训班（2009）”、“新加坡麻醉高级培训班（2010）”、“澳门模拟教学培训（2011）”及“美国心脏学会初高级生命支持导师培训班（2011）”；并在提高个人教学

水平的同时，促进了对教学理念、教学方式改革的思考，并将其灵活运用于实际教学中，取得了良好的效果。

问题引导教学

医学是一门实践性的学科，在教学中采用问题引导教学方法，利用病例、设问贯穿知识点，能提高学员的学习积极性，起到有的放矢、事半功倍的作用，强化教学效果。2011年我科特邀奥地利学者Dahaba教授为2008级学员开展的“PBL教学”的专题示范教学，学员所表现的参与热情和学习能力令人欣喜，因此逐渐引入问题引导式教学应成为我校开展精品课程的主要目标之一。

临床模拟培训

临床培训是继续医学教育的重点，随着我国医疗水平提高和教学条件的改善，除在工作中对年轻医师的“帮、传、带”外，应引入临床模拟教学，彻底颠覆传统的在医疗实践中“真人实战”的培训模式。目前我科住院医师培训人数已达74人次，并已成为中华医学会麻醉学分会 “万名县级医院麻醉科主任培训计划”培训基地。现与医院教学培训中心合作，利用我院最新引进的模拟人设备，先后派送课时4名医师接受专业模拟教学培训，组织10余名住院医师参与病例设计，用于不同层次的住院医师培训和考核，并为普及对内对外的培训打下良好的基础。

科研能力培养

为配合建设“国际先进的研究型军医大学”，在教学中应注重对科研能力的培养，鼓励学员和青年医师参与科研工作。我科是国家药理基地，近3年我带领多名住院医师参与了9项的临床研究，帮助他们培养了基本的科研意识和严谨的科研作风；先后为10名青年医师设计临床课题，并全程辅导实施，现已有5人在核心期刊发表论文，极大地鼓舞了他们的科研热情。

加强宣传交流

作为中华麻醉学会中青年委员、陕西省麻醉分会常委兼秘书，曾参与组织国家、军队、陕西省继续医学教育学习班十余期，负责组织“2008 中华医学会全国麻醉学术年会”、“2007国际疼痛基础研究与临床调控研讨会”、“2010国际麻醉基础与临床论坛”等大型会议8次；并利用学术专长，受邀在各种大型会议进行授课数十次，深知这种宣传交流不仅可以培养和锻炼一批人才，还可以吸引并影响更多的人，对扩大科室及医院学术地位具有十分深远的意义！

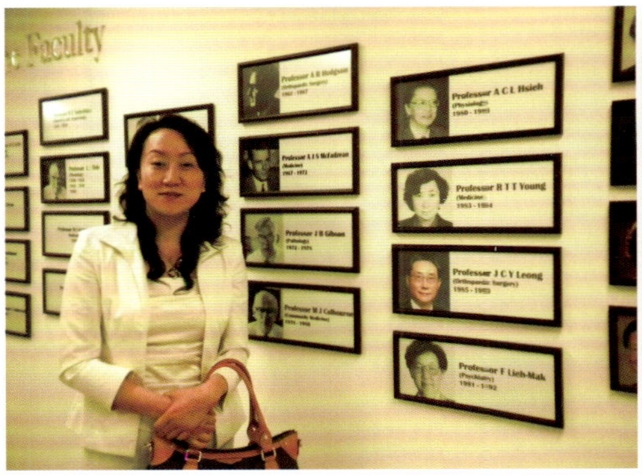

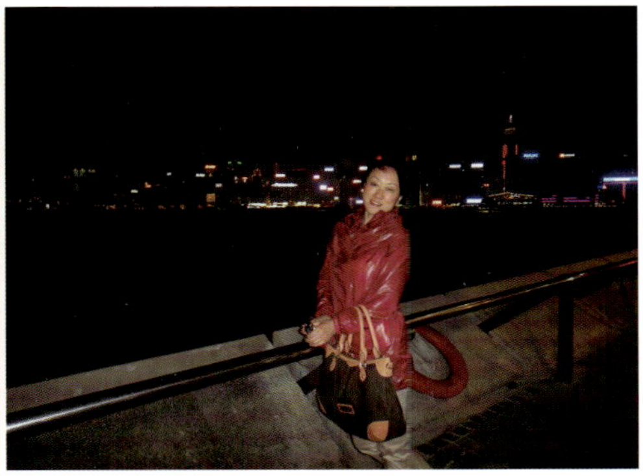

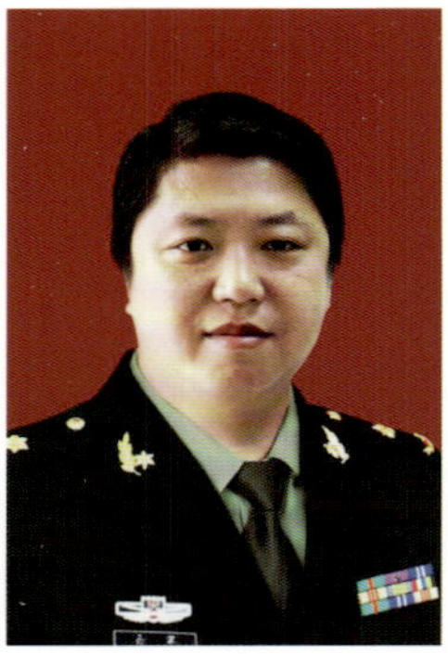

易 军

男，1969年3月生，第四军医大学西京医院血管内分泌外科，副教授，从教10年。参编教材1部，发表教学文章4篇。2010年被评为“西京医院教学先进个人”。中华医学会普通外科分会委员，陕西省抗癌协会乳腺癌专业委员会常委，西部放疗协会常务理事。

从教格言：

一丝不苟工作，踏踏实实育人。

教学内容简介

今年我参加“精品课教员”授课评比，我本次授课的内容是颈部疾病，内容主要讲解了甲状腺功能亢进的外科治疗和甲状腺癌。以下我将结合教学内容谈谈个人的体会。

以往授课，学员们都反映甲状腺疾病听得比较少，也接触不多。甲状腺疾病也不是作为一个常见病、多发病来讲解。但近年来由于生活高节奏、环境辐射、饮食缺碘或高碘等原因，甲状腺疾病的发病率也逐年上升。有数据显示：甲状腺患病率高达18.6%，意味着每5人中就有近1人存在甲状腺疾病的问题，甲亢发病率也达到3.7%，2010年甲状腺癌已跃居女性恶性肿瘤的第六位。这些疾病已经成为危害人们健康的隐形杀手。因此，让学员更好地掌握好这部分内容有很大的必要。我在每节课开始时分别列举了名人患上甲亢和甲状腺癌的事例，让学员们感觉到甲状腺疾病就在他们身边，一下子就深深地吸引了每个学员的注意。

在讲甲状腺功能亢进的外科治疗这节课里，为了引发学员们的好奇心，我在一开始选取了几张图片，他们是大家熟悉的电影和足球明星。我告诉学员们，他们都患有甲状腺功能亢进症。然后迅速地闪出一张典型的甲亢患者的照片：大脖子、眼球突出的吓人。学员们一下子就被吸引了过来。然后我再提出甲亢的概念。在后面的教学中，我运用了多种教学手段吸引学员们的注意。如在讲基础代谢率测定时，我在列出了计算公式后，举了身边几个患者的真实事例，让他们自己计算，有没有患上甲亢，是属于哪种程度的甲亢。学员们都牢牢记住了这个计算和分类方法。甲状腺功能亢进外科治疗的术后并发症是这节课的重点，为了让学员们很好地掌握这部分内容，我也设计了不同的教学方法。在讲到术后出血造成呼吸困难和窒息时，我列举了一个我科室真实的病例。在查房时医生突然发现患者颈部切口内大出血，并迅速在床旁敞开伤口，清除血肿，一下子缓解了患者呼吸困难和窒息的症状，让他们充分认识到一个好的临床医生术后观察和快速处理紧急危重病人的重要性。在讲到甲状旁腺损伤引起的血钙降低时，我作了手足抽搐的动作；在讲到喉上神经和喉返神经损伤时，我模仿了音调降低和声音嘶哑的不同的表现，给学员们留下了深刻的印象。

在讲到甲状腺癌时，一开始我列出了我国著名的乒乓球运动员王楠的照片，讲述了王楠在备战奥运会期间就查出患有甲状腺癌，但她依然坚持训练并最终取得好成绩的事例。一方面鼓舞大家要奋力拼搏、为国争光，另一方面也引出了甲状腺癌的讲述。谈到癌症，大家都很关心其恶性程度和预后，讲到甲状腺癌不同的病理分型时，我用了列举比较的方法，让大家认识到不同病理类型的甲状腺癌，其恶性程度、诊断治疗、临床表现和预后都是不同的。讲到甲状腺癌的临床表现时，我用了大量的图片，一方面讲述了甲状腺癌特有的临床特征，另一方面叙述了癌症的共有特性，如淋巴结转移和远处转移，同时还复习了以前学习的内容，如霍纳氏综合征等。授课结束时的小结，更加加深了学员的印象。

通过这样讲述，前后连接，左右比较，形象生动，印象深刻，使学员们充分掌握了本次课的学习内容。

经验和感悟

我是西京医院血管内分泌外科的一名教员，在以往的教学中参与了包括八年制、五年制、大专和护理的大课教学。多年的教学工作，我总结了一些经验，也有一些感悟，与大家共同分享。

医学课往往是比较枯燥的，在讲课中，往往容易陷入误区，生搬硬套，照本宣科，老师讲得口干舌燥，学员们听得昏昏入睡，达不到好的教学效果。我认为教学中要能讲得生动，吸引学员的注意力是最重要的。学习的最好刺激，乃是对所学材料的兴趣。教师可以用各种方法来激发学员学习的兴趣，形成自由、开放的教学气氛。教师在设计活动之前要重视学员兴趣和以往所学的知识。在教学手段上，应引入图片、板书、录像、动画等，让学员迅速产生感受，引起共鸣。教学活动是教师教与学员学的有机统一，教师既是活动的指导者又是参与者，同时，学员的学习方式、学习地位也较传统教学有了很大的转变。教学中要以“以人为本”“以学员为主体”的教学宗旨，生动活泼的授课形式，强调教与学互动的培训方法。因此我在授课过程中，多举病例，运用大量图片和录像展示患者的阳性体征，吸引学员的兴趣，并结合自己的临床经验，尽量调动学员的积极性，让学生参与教学。例如我在每节课开始时，经常举一些名人患病的事例，让学员们感觉到疾病的常见性，一下子就能吸引每个学员的注意。在本次授课时，讲到术后出血造成呼吸困难和窒息时，我列举了一个真实的病例，在查房时医生突然发现患者颈部切口内大出血，已经造成了呼吸困难，马上就要窒息。他迅速地在床旁就敞开伤口，清除血肿，一下子缓解了患者呼吸困难和窒息的症状，让学员们充分认识到一个好的临床医生术后观察和快速处理紧急危重病人的重要性。在讲到甲状旁腺损伤引起的血钙降低时，我作了手足抽搐的动作；在讲到喉上神经和喉返神经损伤时，我模仿了音调降低和声音嘶哑，并讲述了它们的不同，这些都给学员们留下了深刻的印象。

再谈谈教学课件制作，在课件制作上，一个好的多媒体课件既能很好地辅助学生掌握知识，同时又有利于教师使用和提高教学效率。那么，什么样的课件才算好的多媒体课件？我以为，制作一个好的课件首先是要做到教学内容正确，无科学性错误和严重的文字错误。其次是内容要全面，能够吸引学生的注意。充分、合理地利用多种媒体，可以弥补传统教学方法与手段的不足，大量的图片、录像、动画可以很好地激发学员的学习兴趣，但不宜过多，过多反而分散了学生的注意力，达不到应有的课堂教学效果。同时多媒体教学课件主要是起辅助作用，帮助教师完成教学任务，而不能完全代替教师授课。教师在授课时，完全照搬授课内容，缺乏创新，缺少交流，都达不到好的教学效果。因此课件制作要互动性强、创意性强，并且要做到颜色清晰协调、构图美观、制作精细，这样才能激发学员学习兴趣。

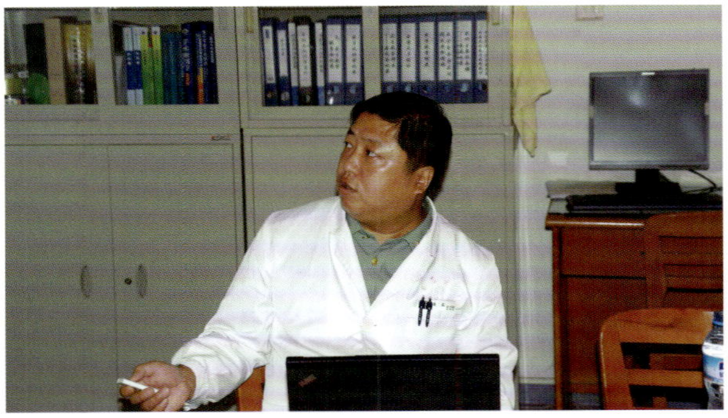

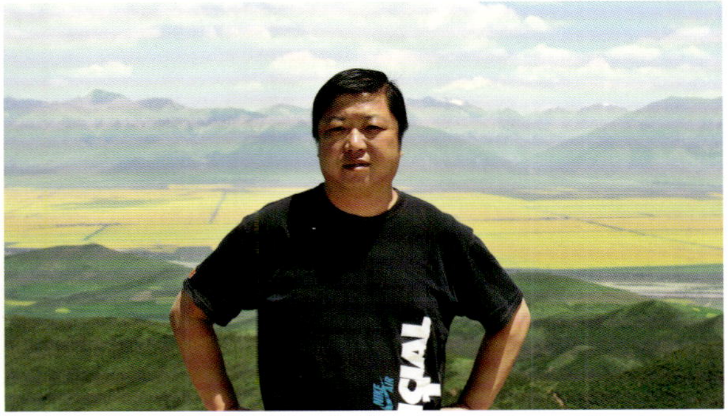

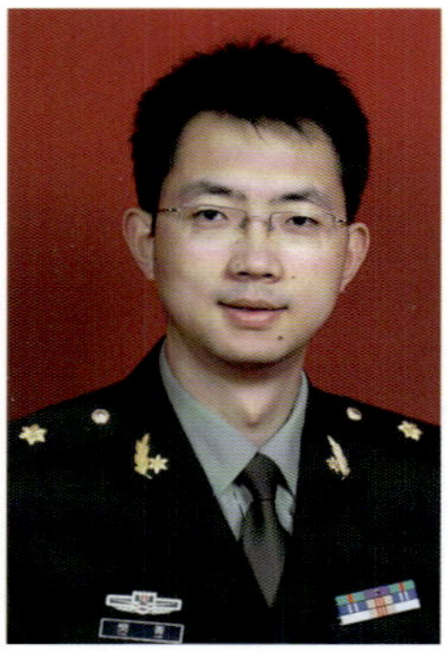

樊 菁

男，1978年5月生，第四军医大学西京医院血管内分泌外科，讲师，从教4年，2008年参与内科教研室的物理诊断学教学，2011年参与外科教研室八年制外科学教学，发表教学文章2篇，中华医学会陕西医学会普外分会会员，日本脉管学会会员。

从教格言：

教员应该无所不知。

教学内容简介

我是西京医院血管内分泌外科的一名年轻教员，教龄4年。今年我参加“精品教师”授课评比，授课内容为外科学颈部疾病第一第二学时内容。主要包括基本生理解剖概要，单纯性甲状腺肿和甲状腺功能亢进的外科治疗。以下我将结合教学内容谈谈个人的体会。

一、 甲状腺疾病的重要性

随着国内生活节奏的加快，甲状腺疾病的发病率也逐年上升。我们科室作为甲状腺疾病的外科专科，每年门诊就诊和住院治疗的病人数目都十分巨大。因此，有必要和学员们一起探讨学习甲状腺疾病。

二、 颈部的解剖

作为临床专业学习的基础，解剖学的知识非常重要。其中，熟悉甲状腺的解剖要点，对于学习甲状腺疾病的外科治疗非常有益，也为将来成为合格的普通外科医师打下基础。由于学员们已经在基础课部分，完整的学习过此部分的内容，因此，对于这一部分的学习，我主要采取提纲挈领以复习为主的方法。先通过解剖图片，帮助学员们回忆重点的解剖内容，然后，通过板书，从无到有，从上到下，从后到前逐渐的向学员们再现重点解剖结构，并辅助以提问回答，提高学员们的积极性，带动学员们的思维，从而在15分钟的时间里，快速回忆各种解剖要点，为后续的疾病讲授打下基础。

三、 单纯性甲状腺肿

解剖部分结束后，就进入了正式的甲状腺疾病的讲授。考虑到解剖部分的内容相对枯燥，缺乏灵活性，时间紧，回忆节奏又比较快，学员们在精神上比较劳累和疲倦。因此，这一部分的开始部分，我设计使用了一段视频。在该段视频中，十数名地方性甲状腺肿的病人，在镜头前排成数排，镜头缓慢扫过他们的颈部，巨大的包块，畸形的形态顿时引发了学员们的兴趣！实际授课中，有部分学员的眼睛立刻睁大了。随后，进行系统地讲授，在临床表现这一部分，我选取了一张甲状腺肿的病人的侧面照片，这是比较极端的一个病人，肿大的甲状腺呈串珠状围绕在脖子上，好似戴了一大串珠子。这张照片用于说明甲状腺肿的临床表现中的“肿”和“结节”两个特征。实际授课中，取得非常好的效果。我听到很多学员发出惊讶的声音，我相信，课程结束后，他们对于甲状腺肿的临床表现再也不会忘记了。最后，我进行了一个小小的总结，帮助学员们将思维收回，从图片、视频等感官印象联系到文字的抽象的概念。

四、 甲状腺功能亢进的外科治疗

同样，为了引发学员们的好奇心，提高他们的兴趣。在这一部分的起始，我选取了数张图片，他们有足球明星，有运动健将，都是学员们耳熟能详的名人。我以“悄悄话”的方式，告诉学员们，这些人出现在我们课堂的原因—他们都患有甲状腺功能亢进症。学员们恍然大悟，随后，提出问题：什么是甲状腺功能亢进症呢？通过以上的方式，将学员们的思路从“大脖子”的印象中，顺利引入这一部分的讲授内容。甲亢这部分的重点，包括临床表现、基础代谢率的测定还有术后并发症等。一边讲授，一边用鲜艳的图片来刺激学员们的视觉，帮助他们记忆各种临床表现。在测定代谢率的部分，我设计了一道题，请学员们自己计算，得出结论—即学即用，用以加深印象。而并发症的种类较多，有些比较好理解，如血磷、血钙降低，有些比较抽象，比如声嘶等。对于后一种，我向我科的教授学习，身体力行，请学员们扮演医师，而我扮演声嘶的病患，给学员们留下了深刻的印象。同样，在这一部分的末尾，有小小的总结，收敛课堂上愉悦活泼的气氛，将图片视频联系到抽象文字，为下一部分做准备。

五、 全英文授课的接受程度

由于本次授课为全英文授课，因此，不论是教员还是学员们都有很大心理压力，很多教学经验丰富的教授也有很大的顾虑。对此，我在理解教务科的要求的基础上，精心对这次授课做了准备。首先，针对课程标准和教材内容不符的现实，我特别准备了一份辅导材料，综合了2本外语教材的精华，并编撰词汇表，课前发给学员们，以便预习。其次，对于比较复杂孤僻的名词，比如解剖学词汇，我在图片上均标准了中文，以减轻学员们听课的难度。同时在授课中尽量采用口语化的授课方法，声音尽量大，发音尽量清晰缓慢，专业化的词汇就多重复几遍。最后，在幻灯中采用的词汇均为课程中的专业词汇，幻灯内容尽量简洁，以减少学员们听课时观看幻灯的视觉负担。这样，学员们耳眼收到的信息相互对应，从而快速理解授课内容。实际授课中，我注意观察学员们的表情，发现绝大部分学员都能跟上授课内容，也对教员的语言或问题有实时的反应。我认为，通过以上这些办法，此次授课学员们的接受程度还是不错的。

以上数点是我个人在本次教学中的一些个人体会，一家之言，请各位老师批评指点。

经验和感悟

我是西京医院血管内分泌外科的一名年轻教员，教龄4年。4年中参与教学的内容包括大课、物诊小课、实习带教、见习讲座等。各种各样的教学实践，对我本人的锻炼也非常多，也有一些体会。2009年，我获得奖学金赴日留学，在这一年中，除了科研和工作，我也和日本的本科学生有一些生活、学业上得交流，也和日本的同事探讨过教学的问题，从中获益不少。下面，我结合自己个人的经验，谈谈自己的观点。

一、 教学的主动权和主动性

一般来讲，在高中，这个问题的答案是非常清楚的。讲台上的就是老师，讲台下的就是学生，主动权在老师手里，而主动性则依靠学生。但是，进入大学后，这种传统的观念，应该有所改变。教学的主动权在哪里？我认为，在师生的互动里，在案例教学的讨论里。近年来，风靡国外的PBL教学法中，师生从一个问题入手，在讨论中教学相长，在某些时候，教员掌握主动，而某些时候学员掌握主动。所以说，在新的教学理念下，所有参与教学的人，无论教员还是学员，都应该对此有清楚的认识。再说主动性，现在的学员已经不再拘泥于课本的内容，或者教员讲授的内容，他们思想活泼，常常依据网络或者一些参考书提出一些专业的问题，这对于教员来说，是一个挑战。因此，主动性也同样适用于教员，教员们应该努力掌握本专业的所有知识和新的进展，努力的了解相关专业领域的知识或听取相关的讲座。这就是我的从教格言——教员应该无所不知的现实基础。

二、 小班授课与VIP 服务

由于上级招生政策的调整，我校近几年来的招生数目有所下降；同时，大力开展的高水平学员教育也使得小班授课的机会越来越多。不谈客观因素，小班授课应该是比较适合高等教育的一种方式。控制学员的人数，教员与学员的交流才能你来我往，授课的效果才能够更好。这非常类似现实生活中的VIP服务。这种服务，很多人都体验过，确实非常贴心，效率也很高。我校的本科生教育是教学改革的重点，教育国际化的标准也设定的非常高。因此，我认为，改革本科生教育的方式之一就是小班授课，30人一班，一届学生分为3~4个小班，由不同的教员授课讨论学习，这样各班各个教员之间也有竞争的关系。用VIP 服务的理念来进行本科生教学，教学的效果可想而知。这个观点与学校的精品教育的观点不谋而合。

三、 医生职业目标和气质的培养

医学也是一种职业，从这个角度讲，培养医生的学校比其他学校更加符合职业学校的特点。在日本医科大学里，每年医学生录取的数目并不多。除了成绩好，还要家世也好。所以，日本医学院里的学生都比较骄傲，他们外貌整洁，衣着言语得体，对于未来自己从事的职业有充分的认识，医生预备队的气质十足。反观我们的学员，除了家世的因素的影响，很少有人能在本科学习阶段了解未来职业的性质，培养出医生的气质。在见习和实习阶段，学员们的临床表现不能算出色。见习时候在会议室打瞌睡，实习时候早早从手术室溜走，这些现象说明学员们并没有对自己将来的职业有清楚的认识，更何况气质了。因此，在教育国际化的目标下，我认为，在对教学方式进行改革以外，也应该对如何帮助学员们明确职业目标，培养职业气质的问题做出思考。“思想决定行动”，如果一个人对于自己未来的职业目标概念模糊，他就不能主动地学习和思考，如果坐在诊室的人没有医生的气质，那么不会有人来挂号就诊，甚至引发各种医疗矛盾。

以上数点是我个人在工作和教学中的一些个人体会，一家之言，请各位老师批评指正。

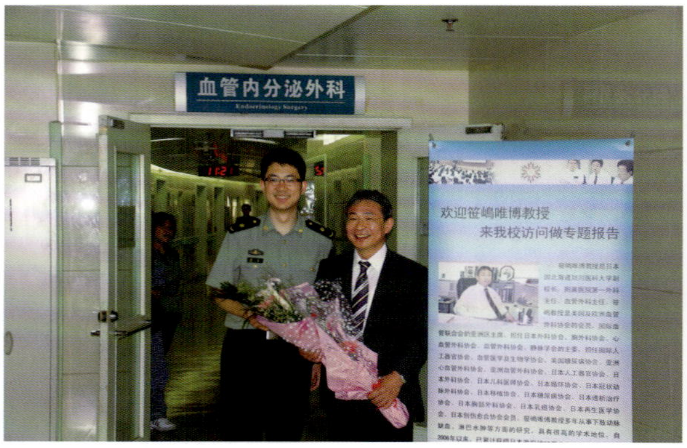

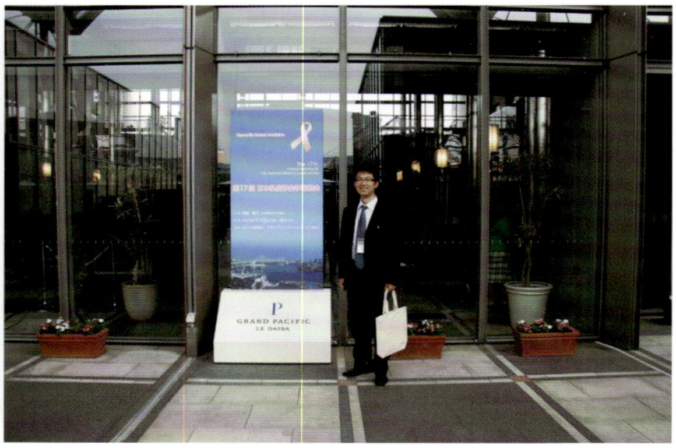

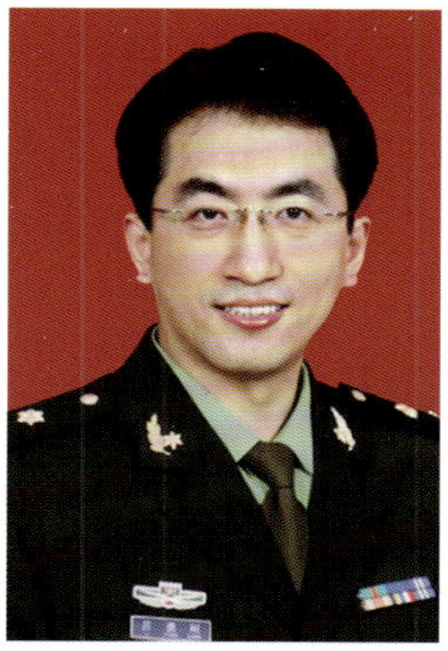

吕勇刚

男，1974年3月生。第四军医大学西京医院血管内分泌外科，讲师，从教6年。副主编专著2部，参编2部，副主译1部。以第一作者发表教学文章4篇。中华医学会陕西省普外分会会员。

从教格言：

精传道授业解惑之技；品为师育人容纳之谛。

教学内容简介

我本次授课的内容是物理诊断学的全身体格检查，这部分内容操作起来循规蹈矩，枯燥死板，理论讲解就可想而知了，书上更是直接列出了186项干条条。如何把它讲好呢？每一位教员讲解这一块恐怕都要这样问自己。

我首先回忆自己当学生的时候，老师是如何讲解这一内容的。然而时间过于久远，或许是讲得不够深刻，竟然没有半点蛛丝马迹；我又参考前几批的老师，他们是如何讲的，发现居然是带着大家看录像。这样的话又何必要老师，学生自己看可能还更自在些。一时之间想不出好的办法。把这一部分很清楚有条理地讲出来，又让同学觉得不枯燥，容易记忆，很难，想要申请精品教员？就更难了。

想到精品课教员，我不由眼前一亮。学校的评审已经进行了十几批，每一批都有视频挂在网上，何不参考一下呢？接下来的一段时间，我只要一有空，就去看这些视频，发现各位老师各有特色，然而照搬到我这两节课，还是不太适合。

仔细地分析我的授课内容，其实书本知识很好理解，可以说一看就懂，然而要找出一些内在条理、规律却比较难，也就是说很难记忆。有人说知识一定要在理解的基础上记忆，其实这句话只表达了一半，还有一半话，就是知识只有记住了，才能变成自己的，否则一旦考完试，就会还给老师。看来自己要重点做的，就是如何让同学记住这些枯燥的没有规律的东西。

明确了授课重点，我开始在“记”上面下功夫。不仅让学生记住课堂内容，更重点讲授一些学习和记忆的方法。比如编写顺口溜，就是很重要的方法。记得我们学习病理学的时候，师建国老师曾经编了很多顺口溜，非常有趣，让大家在哈哈大笑中记住了很多东西；我又想起来，我们学习腹部查体的时候，张宏博老师曾经编了一首打油诗，非常好用，我已经用了十几年了，我把它结合现在的书本内容重新诠释，转交给我的学生；我又想起来，自己在学习的过程中，也曾编了很多顺口溜、打油诗，我统统地把它容纳到我的讲解中来。记忆还有一个很好的方法，就是形象记忆。以左颈部的淋巴结查体为例，它的排列就符合一个“？”号，只要记住“？”的写法，不仅记住了查体的内容，也记住了查体的顺序，还有一点，就是不容易遗漏，因为“？”下面的一点，就对应着锁骨上淋巴结，这在查体过程中容易被遗漏。

建构主义是自己比较有心得的地方。为了便于大家记忆，我建构了几个情景，提炼出来关键字组成一句话，也能达到“记住”的目的。总之，通过这次精品课的备课和讲解，我在教学方法的运用、讲解深度的把握、课堂气氛的把控等方面，都有了新的体会和认识。希望自己能在“精品”氛围中不断进步，讲好每一堂课。

经验和感悟

我掐指算了一下，到2011年我申请精品课教员为止，我当学生当了22个年头，而当老师，只有短短的5年左右。当学生的时候我有一个习惯，或者说特点，就是老师教得好，教学方法符合我的“口味”，条理清楚，通俗易懂，准备充分，我便学得好，否则就提不起兴趣；我当学生的时候还有一个习惯，如果哪位老师不管什么原因，不管有意无意，他表扬过我，他在乎我，看重我，那他的这门课我也学得格外用功，相反，如果某位老师出过我的“丑”，我可能会讨厌这门课，甚至成绩也会一般。记得初中的时候，我的数学老师在学期末这样总结：虽然吕勇刚期中考试第一，但是期末考试和全年总评，还是人家**的！这位同学的名字我至今难忘，这位数学老师的话我也至今难忘，因为她的虽然但是，也许是无意的，但，深深地刺痛过我。

我总认为，当学生能碰上好的老师，是很幸运的事情。因此在我漫长的学生生涯中，有很多老师让我深深怀念。他们的教学方法，他们的音容笑貌，他们说过的一些话语，至今想起，如在昨天。或者渊博，或者风趣（今天想来，忍不住莞尔），或条理分明，或干脆利索……套用托尔斯泰的话：不好的老师是相似的（都让人讨厌，然后忘记），好老师各有各的妙处。我想每一个人，在其生命中的某一刻，或者某一段时间，他的理想，就是当一名好老师！因为当好一个老师，是多么有成就感的事！如果没有这样的想法，你就太可悲了，你生命中竟然没有碰上一位好老师么?或许你太淡漠了，好老师居然没有在你心里激起一丝波澜么？要不，就是你悟性太低了，诗人看到了绿洲诗兴大发，一头驴却看到了草，只想填饱肚子！回想我生命的轨迹，或多或少，或长或短，都是由老师把好了每一个关口，上学，上大学，当医生，从事外科，相对于父母而言，老师对我人生轨迹的影响显然要大得多。

而今，我终于也成为一名老师了！

“尊重你的学生，不要伤害他们”，这是我对自己当老师提出的第一个要求。好孩子是夸出来的，其实好学生又何尝不是如此呢？当学生的时候，我们希望老师能站在学生的角度，来认识问题和讲解问题。当老师了，也要深深记得这一点。如果一位老师能从学生的角度出发，以学生为主体，那他差也差不到哪里去。这就是我最深的教学体会！

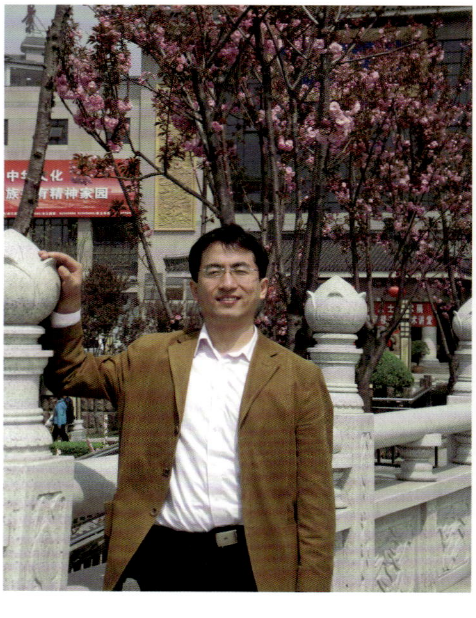

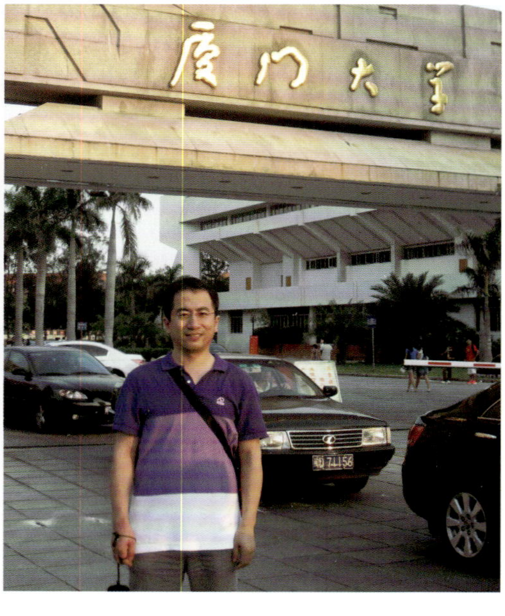

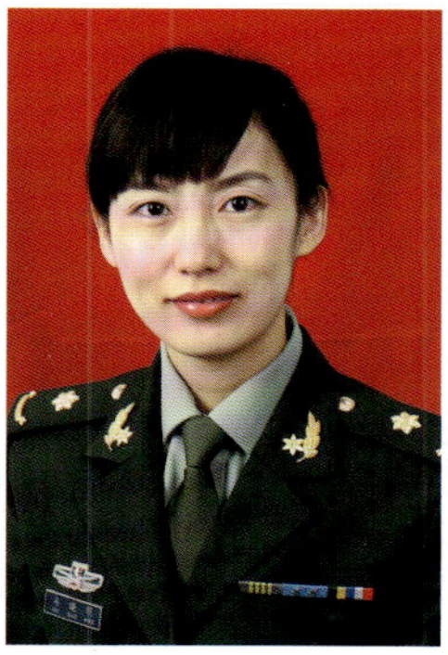

韦晓明

女，汉族，1977年2月生，讲师，承担实验诊断学教学任务3年，实验诊断学获2009年国家精品课，实验诊断教研室获2010年国家级教学团队。主要承担实验诊断学《体液检测》内容的授课任务。

从教格言：

要想学生好学，必须先生好学，惟有学而不厌的先生，才能教出学而不厌的学生。

教学内容简介

讲授内容是诊断学第四篇第四章第一节《尿液检测》，主要内容包括尿液生成原理的复习、尿液一般形状检测、尿液化学检测和尿液沉渣检测。其中尿液化学检测和沉渣检测是本次授课的重点。沉渣检测也是本次授课的难点。

尿液的生成重点复习尿液生成原理，指出生成中会出现问题的环节，从而让同学自己推导出尿液检测的目的、意义以及应该关注的重点问题。从而明白尿液检测适应证：①泌尿系统疾病；②其它系统疾病；③药物监测。

想要做好尿液检测，标本的收集非常重要，简单复习绪论中讲过的标本收集方法、标本种类、储存时间。

一、尿液一般性状检测：

1. 外观：常见的尿外观改变的有以下几种，血尿、血红蛋白尿、脓尿。

2. 气味：新鲜尿中有氨味，说明有慢性膀胱炎或尿潴留；有机磷中毒：蒜臭味；酮症酸中毒：烂苹果味；苯丙酮尿症：鼠臭味。

3. 尿量：影响尿量的主要因素有：肾小球的滤过率、肾小管重吸收、肾小管浓缩稀释功能。一般24小时尿量>2.5L称为多尿，常见于内分泌病和肾疾病。24小时尿量<0.4 L称为少尿，24小时尿量<0.1L称为无尿，常见的有①肾前性少尿；②肾性少尿；③肾后性少尿。

二、尿液化学检测包括：

SG (比重)、pH、PRO（蛋白质）、GLU（糖）、BIL（胆红素）、UBG（尿胆原）、NIT（硝酸盐） KET（酮体）、LEU（白细胞）、ERY（红细胞）。

1. 比重（SG）用来鉴别尿崩症、糖尿病。

2. 蛋白（PRO）。

原理：指示剂蛋白误差原理。

影响因素：①强碱性尿假阳性；②大剂量青霉素假阴性；③球蛋白假阴性；④分泌物，假阳性。

蛋白尿分为生理性蛋白尿和病理性蛋白尿，病理性蛋白尿包括：①肾小球性蛋白尿；②肾小管性蛋白尿；③混合性蛋白尿；④溢出性蛋白尿。

3. 尿糖

肾糖阈值 血糖超过8.88mmol/L时尿糖增高， 形成原因有血糖浓度超过阈值或肾阈值降低，原理：葡萄糖氧化酶法。临床意义：血糖增高性糖尿、血糖正常性糖尿、暂时性糖尿。

三、尿沉渣检测的方法：取10ml尿液，1500转1分离心5min，去上清，0.2ml沉渣涂片镜检。

1. 红细胞：正常的红细胞为红色双凹圆盘状，成熟红细胞，内部充满血红蛋白。每个高倍视野均可见到3个以上红细胞，诊断为镜下血尿。图片展示正常形态的红细胞、棘型或皱缩的红细胞、小红细胞、破碎红细胞。

临床意义：肾小球源性红细胞，多形性>80%：肾小球肾炎、紫癜性肾炎、狼疮性肾炎、非肾小球源性红细胞，多形性<50%：肾盂肾炎、肾结石、膀胱炎等。

2. 白细胞：图片展示白细胞形态。

临床意义：①泌尿系统有炎症；②女性阴道炎或宫颈炎；③肾移植排异反应；④肾盂肾炎；⑤急性间质性肾炎及新月形肾小球肾炎；⑥药物过敏。

3. 上皮细胞：图片展示上皮细胞形态。

肾小管：立方上皮；肾盂、输尿管、膀胱等处：移行上皮细胞；尿道：假复层柱状上皮细胞；近尿道外口处为复层扁平上皮细胞。

4. 管型：图片展示各种管型形态。

管型形成条件：Tamm–Horsfall蛋白和少量清蛋白、肾小管有使尿液浓缩酸化的能力、具有可供交替使用的肾单位。

管型分为：透明管型、细胞管型：①红细胞管型；②肾上皮细胞管型；③白细胞管型；④颗粒管型；⑤脂肪管型；⑥蜡样管型；⑦结晶管型。

结晶：尿结晶可分成代谢性、病理性两大类。

其它：尿液中还可能看到真菌、粘液丝、精子等。

经验和感悟

一、 激发兴趣。调动学生的学习积极性

现代教学提倡自主、合作、探究的学习方式，充分尊重学生的主体地位，通过培养学习的兴趣，激发学生的思维，让他们主动学习。对这门课程有没有兴趣是能不能学好这门课程的关键，兴趣的培养要在学习之初就应开始进行。我在上课时，通常会提出下面的问题：同学们自己会留取尿液标本吗？有尿糖的患者就一定是糖尿病吗？ 通过这些同学们熟悉但不知道答案的问题，立刻就引起了同学们的好奇与思考，这是激发同学们兴趣和求知欲的有效手段和方法。让学生自由讨论后，可以告诉他们： 通过这门课程的学习，你们就会知道上面问题的答案，从而让同学们感到这是一门很有实用价值的课程。

二、 传统教学手段与现代教学手段的合理运用

传统的教学手段主要是板书、板图和挂图，现代的教学手段主要是多媒体技术， 两者各有优点， 要合理应用。多媒体技术集文字、图像、声音、动画于一身，灵活地将其运用到教学中，可以帮助学生加深理解教学内容，将不易用语言表达清楚的、抽象的理论知识直观地表现出来，变抽象思维为形象认识， 使教学内容生动形象。例如， 各种尿液细胞的形态通过图片演示出来，会比教师的纯粹讲解效果要好。

在计算机技术日益发达的今天，多媒体教学发挥着越来越重要的作用，但传统教学方法在教学中的作用是多媒体教学无法完全取代的。因为板书和板图方便灵活，循序渐进，图文结合，重点突出，随讲随画，随画随讲，利于吸引学生的注意力，会达到较好的教学效果。例如，讲到管型形成等内容时，通过板图的方式讲解，

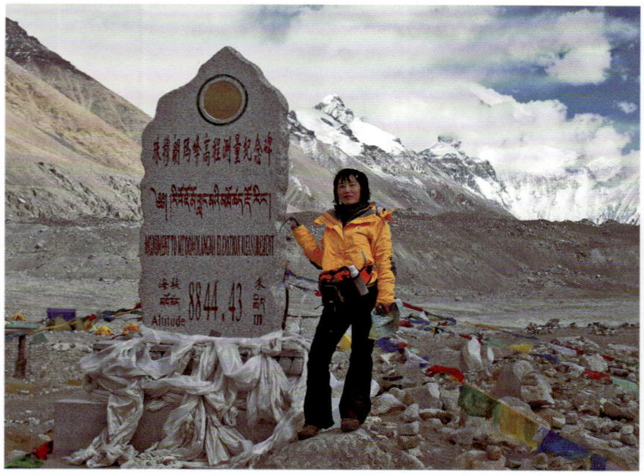

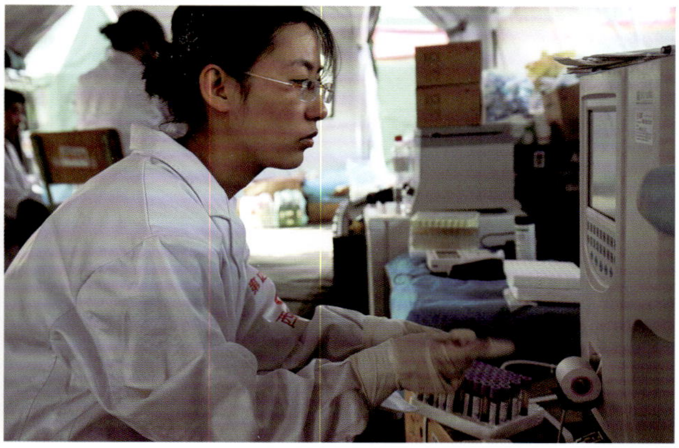

学生会更易理解。所以，在教学过程中要合理运用不同的教学手段，从而达到更好的教学效果。

三、重视实验教学

实验课是让学生自己动手，一般来讲学生的兴趣较高，但是也往往由于自主性太强，不同学生吸收学习到的东西差别较大。为了达到一致的教学效果，一定要重视课前的讲解，实验方法的设计，并要注意关注每一位学生的实验进程，操作方法，从而使实验课真正发挥到巩固大课所学知识的目的。

总而言之，教学过程中总会有苦有甜，当看到学生取得优异的成绩是作为教师最有成就感的一刻。

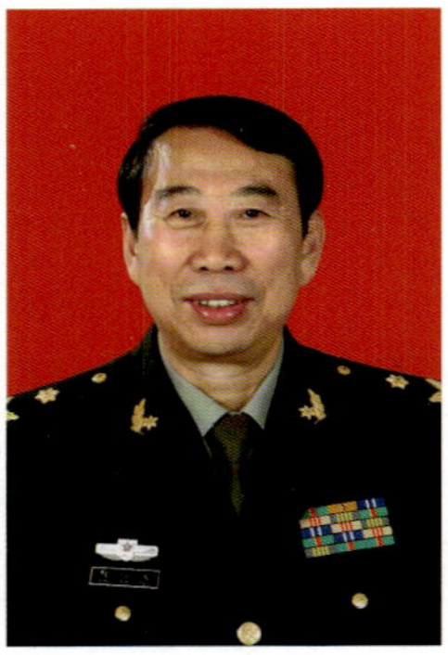

段云友

男，1952年5月生，第四军医大学唐都医院超声诊断科，教授、主任医师，博士研究生导师。从教32年，获解放军院校育才“银奖”。现任全军超声医学专业委员会主任委员、中国医学影像技术研究会副会长、中国医学影像技术研究会超声分会副主任委员、中国医学影像学杂志副主编等职务。

从教格言：
尽职、尽责、尽心、尽力。

教学内容简介

本次精品课程讲授的内容是医学影像学的重要分支之一超声诊断学，将基础知识和诊断应用浓缩为三大部分，结合图示、视频进行病例演示，穿插提问和互动，进行启发式教学，使学员在3个学时内对超声诊断学这门课程有完整的概貌性认识。

第一学时内容为超声医学基础理论，首先介绍了医学超声的基本概念和传播特性，由于此部分内容多数已在中学物理课程接触过，多以提问和引导方式帮助学员再认知，在此基础上讲授超声成像的原理和超声成像技术的类型，并重点介绍了超声医学中一个重要的概念多普勒效应。此外利用带来的便携式超声诊断仪直观的介绍超声诊断仪器的构成和超声诊断的基本回声规律。最后讲授了超声常规诊断的适应征及其优势和局限性。

第二学时内容为心血管疾病的超声诊断，在心脏疾病超声诊断中首先介绍超声心动图检测的内容及常用切面，使学员在了解正常超声心动图的基础上，选取了临床常见的房间隔缺损、室间隔缺损、法洛氏四联症三种先天性疾病和风湿性心脏病、冠心病和肥厚性心肌病三种后天性心脏病，结合二维、彩色多普勒、频谱多普勒图片，使学员对这些常见心脏疾病的超声超声诊断依据加深认识。在介绍血管疾病的超声诊断中，首先对血管超声的检测内容进行讲授，其次对动脉粥样硬化斑块、静脉血栓、动脉瘤几大类血管疾病进行超声图片讲析，让学员进一步了解超声在诊断血管疾病中的地位和作用。

第三学时内容为腹部及浅表器官疾病的超声诊断，先介绍腹部及浅表脏器的超声检查的应用范围、检测内容及注意事项，使学员了解腹部及浅表脏器的超声检查观测指标及基本术语。其次对腹部器官的良恶性疾病结合超声诊断原理和典型超声图片，对其特征性的超声表现进行讲述；在产科疾病的超声诊断中，主要讲授孕期超声检查观测内容和重要临床价值；在浅表器官疾病中重点讲授甲状腺和乳腺良恶性肿瘤的超声鉴别诊断。最后对目前超声诊断临床应用的新技术如介入超声、术中超声、血管内超声及超声造影做了概括介绍，使学员对超声诊断学的发展有了大概了解。

经验和感悟

超声诊断学是一门研究应用超声的物理特性，以某种方式扫查人体、诊断疾病的科学，其以无创、便捷、价廉和高效等优点渗透到临床医学的各个学科。但对于非医学影像专业的学员来说本门学科了解甚少，对其在临床诊断中的重要性还未深刻体会。作为一名具有30多年从医经历的“老”超声工作者，我见证了超声诊断技术在这几十年中的飞速发展，这么多的教学内容要浓缩在短短的3个学时内让学生从陌生到了解，激发起学生的学习热情，获得较为满意的教学效果，这是我这么多年教学过程中不断思索与琢磨的问题。从教学对象到教学效果，从教学设计到教学内容，对于一堂精品课程每个环节都非常重要，总结自己教学的经验与感悟，主要有以下几点：

一、精益求精，有所为而有所不为

在短短的半个世纪，超声成像技术经历了A超、B超、彩色多普勒超声、三维超声等几次历史性变革，大大拓展了超声诊断学的临床应用范围，从开始对组织的解剖结构，逐渐发展到关注组织功能，到现在超声介入治疗、造影等先进技术，超声医学的发展可以说日新月异。想要在仅仅课堂上的120分钟内既要讲授课程标准中规定的内容，又要达到良好的教学效果，就需要对授课的内容精益求精，有所为而有所不为。教育的艺术是使学生喜欢你所教的东西，从他们的角度出发，重点讲授其应当了解和掌握的内容，而不是面面俱到。考虑到超声诊断学是一门基础与临床的桥梁课，本次精品课程在引入超声诊断学概念后便开门见山的重点介绍超声诊断的适应证，让学生知道超声能做什么，与其他影像学检查方法有何优缺点，在今后的临床实践中如何为病人选择合适的检查手段，并选取临床常见的典型病例加以讨论，让学生对既熟悉又陌生的知识进一步加深印象，这样的一堂课就能做到主线清晰，重点突出。

二、教学形式多样，激发学生兴趣

韩愈曰“师者，传道授业解惑也”，在当今信息高度公开化的年代，老师的职责发生了微妙的变化，学生获取知识的渠道也变得多样化、快捷化，求助老师不再是充当解惑的唯一途径。因此在课堂上抓住学生的兴趣点，集中他们的注意力，激起他们的求知欲是一堂课是否成功的关键所在。《德国教师教育指南》中就有这么一句话“教学的艺术不在于传授本领，而在于激励、唤醒和鼓舞”。首先教师本身在授课过程中要精神饱满，充满热情，营造宽松愉快的教学氛围，用自己的激情去感染他人；其次要在课堂设计中，除了利用多媒体教学外，还要充分利用其他教学形式，激发学生的学习兴趣，在本次精品课程设计时就插入了大量生动形象的典型病例图片和动画，举例生活中的实例进行启发式教学，并利用带来的一台便携式超声诊断仪，使学生有个直观认识的同时，以模拟演示的方式引起学员的注意并激发其探索热情，在课间对学员进行操作指导，锻炼他们的动手能力。

三、师生互动，教学相长

一堂有效的教学，不仅在于成功的讲解，而且更取决于学生的积极配合。课堂教学要给学生自主学习的空间，师生之间要建立互动，这不仅是师生信息交流的一个窗口，也是思维方式得以训练、扩展思维的一项有效的实践活动。《学记》中讲道“是故学然后知不足，教然后知困。知不足然后能自反也，知困然后能自强也。故曰教学相长也。”在本次教学过程中穿插了提问和讨论环节，在与学生的不断互动中我了解到学生真正想要了解什么，需要什么，他们的盲点在哪儿，兴趣所在？这对我今后课程内容的安排，教学模式的转变和教学过程中素质和能力提高也有着很大的指导意义。

在课堂上应尊重、鼓励、严谨地对待学生并注重与学生们的互动和沟通，以微笑面对学生，以高度的责任心、最饱满的精神状态热情授课。

光阴荏苒，岁月如梭。在从教的30多年里，我始终秉承“尽职、尽责、尽心、尽力”这一教育格言，认真教好每一位学生，上好每一堂课。虽然皱纹见长，白发新生，但看到一批批学生成长、成才，心中总是充满幸福和快乐！

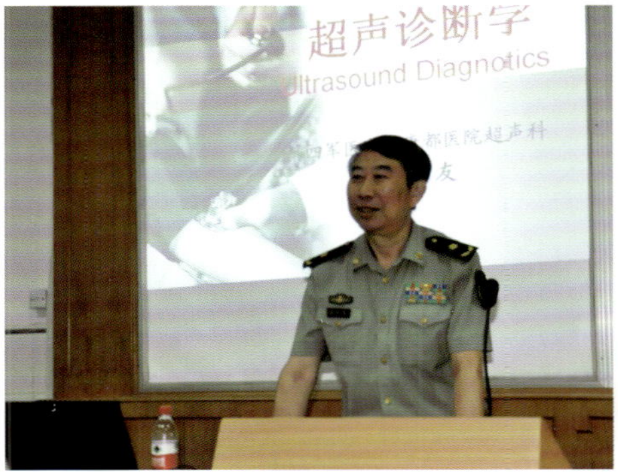

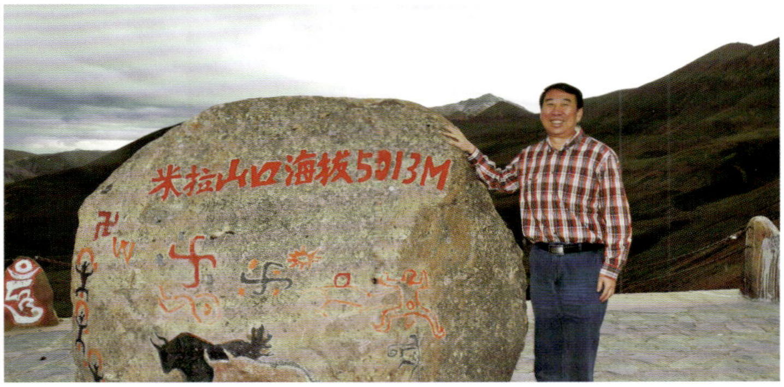

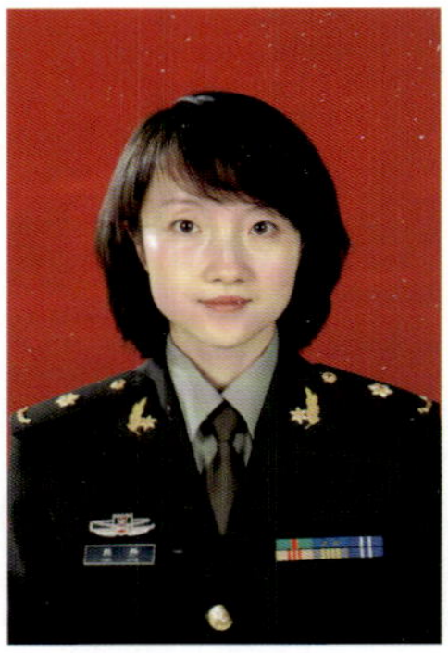

韩 静

女，1978年12月生，唐都医院眼科学教研室讲师，医学博士。担任讲师2年来，承担并完成了多轨道课堂及临床见习、实习教学任务；发表SCI收录文章3篇，研究论文获第一届中国眼科学基础研究大会“优秀论文奖”；获得国家实用新型发明专利6项，参编论著1本。2011年被评为我校“精品课教员”。

从教格言：

师者，教之以事而喻诸德也。

教学内容简介

角膜病

教学目的与要求：说出引起角膜炎的一些因素，阐述角膜炎的基本病理过程；运用角膜炎的病理过程总结角膜炎的基本临床表现，概括角膜炎的三个主要体征；举例说出角膜炎的常用实验室诊断方法，拟定治疗原则；阐述细菌性、真菌性、病毒性角膜炎的临床表现，区别三种角膜炎的发病特点，联系临床表现总结治疗方法，并举例说出几种常用的治疗药物。重点：角膜炎的病理过程；细菌性、真菌性、病毒性角膜炎的临床表现及治疗方法。

角膜炎总论

一、病因和分类

1. 外源性　外伤和感染(最常见)。

2. 内源性　VitA缺乏(角膜干燥及软化)自身免疫病(蚕食性角膜溃疡)。

3. 局部蔓延　结膜炎、泪囊炎、虹睫炎。

二、角膜炎病理变化过程

浸润期　睫状充血；角膜浸润（corneal infiltration）。

溃疡形成期　角膜溃疡（corneal ulcer）；前房积脓(hypopyon）。

溃疡消退期。

溃疡愈合期　角膜云翳、斑翳、白斑或角膜穿孔、角膜葡萄肿、角膜瘘。

三、临床表现

1. 症状　眼痛、畏光、流泪、眼睑痉挛；视力下降。

2. 体征　睫状充血、角膜浸润、角膜溃疡、前房反应等。

四、诊断

1. 详问病史　外伤史、全身病史、皮质类固醇史。

2. 典型症状。

3. 体征　裂隙灯仔细检查（荧光素染色检查、角膜知觉检查、泪液分泌功能检查）。

4. 实验室检查　刮片检查(细菌和真菌)；微生物培养有助于诊断和治疗。

五、治疗原则

去除病因；控制感染；促进愈合；减少瘢痕。

角膜炎各论

一、细菌性角膜炎

1. 病因　外伤、异物取出术后、慢性泪囊炎、角膜接触镜。

2. 致病菌　绿脓杆菌、金葡菌、肺炎球菌等。

3. 临床表现

症状　起病急，症状和体征明显；视力障碍。

体征　睫状/混合充血，灰白/黄色角膜浸润，角膜溃疡，前房积脓，脓性分泌物。

4. 诊断　病史；临床表现；实验室检查。

5. 治疗　频繁抗生素眼液点眼；必要时作药敏实验；有虹睫炎表现时散瞳、慎用皮质类固醇点眼（愈合期）；全身营养支持治疗；手术治疗：结膜瓣遮盖，角膜移植等。

二、真菌性角膜炎

病因　植物性外伤；长期使用激素/抗生素。

常见致病菌　曲霉菌、念珠菌、镰刀菌。

临床特点　发病缓慢，刺激症状轻。

角膜溃疡特点　角膜灰白色浸润坏死，可有卫星灶、伪足、免疫环、前房积脓黏稠。

诊断　角膜植物擦伤病史；角膜病灶的特征；角膜刮片发现菌丝即可确诊。

治疗　抗真菌药物：两性霉素B；禁忌皮质类固醇点眼；辅助治疗；手术治疗。

三、病毒性角膜炎

1. 常见致病病毒　HSV-I型病毒。

2. 临床特点　反复发作；伴全身症状。

3. 典型的角膜损害　上皮型；基质型；内皮型。

4. 诊断　反复发作的病史；角膜病灶的特征；实验室检查。

5. 治疗　抗病毒药物；上皮型禁忌皮质类固醇点眼，基质型、内皮型可用；辅助治疗；手术。

经验和感悟

角膜病是临床常见疾病，病变类型表现多样，治疗原则同中存异。为了让学生能更快更好的掌握本堂课内容，我的课堂设计强调“透过现象看本质”和“举一反三”。结合已学知识，带领学生由已知推论未知，由单一演绎多样，由炎症的基本病理过程推论出角膜炎的病理表现，由炎症的典型表现推论出角膜炎的临床表现和治疗原则，并适时的指出各类角膜炎的区别点，使学生在理解的基础上不知不觉的掌握本次课的重点。同时，在授课过程中注重及时小结，反复强调重点，加深了学生对新知识的印象。在启发、引导学生思考的过程中注重师生互动，特别是创造与学生平等、轻松的交流氛围，避免居高临下式的发问，使课堂气氛更为活跃，也提高了学生的学习兴趣。

身为一名四医大的教员，我深知教书育人是我神圣的职责。但在实际工作中如何真正将教书育人做好、落到实处却并非易事。试想：如果教师的科学研究不够深入，如何把握授课内容的深度与广度，如何介绍学科前沿

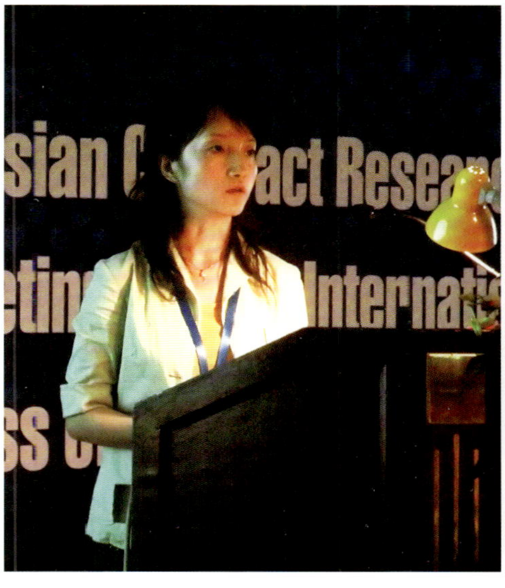

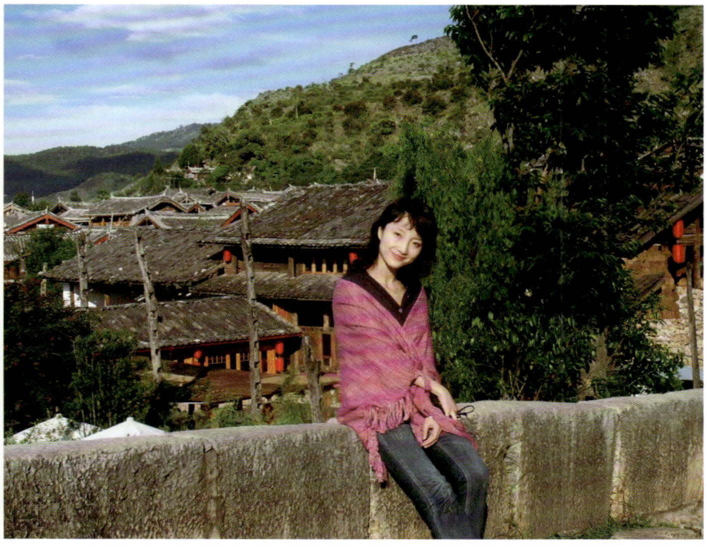

和发展动态，如何授人以渔？如果学习和掌握现代的教学理念和方法不够，如何提高课堂教学效果和课后的学习？如果不了解学生的学科或专业的知识结构和程度，如何调动学生的学习热情和主动学习能力，如何使课程内容与其他课程的知识有机融合？精品工程开展以来，特别是此次精品课的准备经历使我认识到：备课充分是保证教学质量和效果的基本条件。教师自身不仅要扩大阅读材料范围，扩大知识面，更新知识结构和层次，还要尊重学生主体，充分调动学生的学习积极性和主动性；另外，也要不断改革教学方法，掌握符合现代教育理论的教学方法和手段，丰富授课方式。

此外，我认为在教学中注入对学生、对患者的情感，更有助于提高授课效果和医学生的人文素质培养。“感人者，莫过于情”，感情是人格力量的基础。从教育心理学的角度出发，情感在学习过程中起着十分重要的作用，它是信念的催化剂。我国教育家曾说过：“教育之没有情感，没有爱，就如同池塘没有水一样。没有水就不成为池塘，没有爱，就没有教育。”教师在授课中的情感以及伴随而发的语言，不仅能激活学生听课的情绪，而且能增强说理性，可以收到感人至深的效果。用发自内心的对患者的爱、对学生的爱去打动学生，感染学生，学生才会在情感上与教师产生共鸣，才会“亲其师，信其道”。因此，只有将良好的感情、崇高的道德观传递给学生，才会激发学生积极向上的力量，才能强化医学生的人文关怀意识。如果教学中忽略了这种情感的灌输，就等于抽掉了教学的灵魂。

路漫漫其修远兮，吾将上下而求索。教育，是一个值得用我们一生来探索和实践的事业。在我校的精品浪潮中，我会不断努力提高自己的教学水平，使自己无愧于“老师”这个神圣的称号。

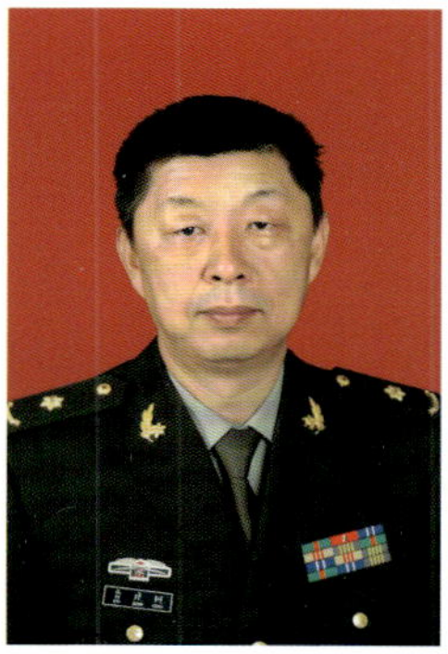

鲁建国

男，1963年10月生，教授，博士研究生导师，唐都医院外科教研室主任，普通外科主任，从教20余年，陕西省医学会普外分会副主任委员，陕西省抗癌协会外科肿瘤专业委员会副主委，陕西省抗癌协会肝胆胰肿瘤专业委员会副主委，《中国内镜杂志》《中国现代医学杂志》《中国医学工程》编委。

从教格言：

教育是科学，其价值在于求真；教育是艺术，其生命在于创新。

教学内容简介

讲授章节：门静脉高压症

概念：门静脉的血流受阻、血液淤滞时，则引起门静脉系统压力的增高。临床上表现有脾肿大和脾功能亢进、食管胃底静脉曲张和呕血、腹水等。具有这些症状的疾病称为门脉高压症。

一、解剖概要

1. 门静脉解剖特点

门静脉主干是由肠系膜上下静脉和脾静脉汇合而成。门静脉主干在肝门处分为左、右二支，其小分支和肝动脉小分支的血流汇合于肝小叶内的肝窦。流入肝小叶的中央静脉，最后经肝静脉流入下腔静脉

2. 侧枝循环

门静脉系与腔静脉系之间存在有四个交通支，分别是：胃底、食管下段交通支；直肠下端、肛管交通支；前腹壁交通支；腹膜后交通支。

二、病理生理

1. 门静脉高压症病因

按阻力增加的部位，可将门静脉高压症分为肝前、肝内和肝后三型。肝内型门静脉高压症又可分为窦前、窦后和窦型。在我国，肝炎后肝硬化是引起肝窦和窦后阻塞性门静脉高压症的常见原因。常见的肝内窦前阻塞病因是血吸虫病。

2. 病理改变

脾肿大、脾功能亢进；交通支扩张（食管下段、胃底静脉曲张最具有临床意义）；腹水。

三、临床表现

脾肿大、脾功能亢进、呕血或黑便、腹水、黄疸、腹壁静脉曲张、慢性肝病征象、非特异性全身症状。

四、诊断与鉴别诊断

1. 诊断：病史和体征、实验室检查、影像学检查、胃镜、血管造影等。

2. 鉴别诊断：出现上消化道大出血时，需与下列疾病相鉴别：胃十二指肠溃疡；出血性胃炎；胃癌；胆道出血等。

五、治疗

1. 食管胃底曲张静脉破裂出血的紧急处理

非手术治疗：建立有效静脉通道，迅速扩充血容量。监测生命体征变化，药物降低门静脉压力，药物止血。可在内镜下食道曲张静脉注射硬化剂（EVS）或内镜下血管结扎术（EVL）；三腔管压迫止血；经颈内静脉肝内门体分流术（TIPS）。

手术治疗：目的是阻断门奇静脉血流和分流降低门静脉压力，急诊手术多采用贲门周围血管离断术（贲门周围血管包括冠状静脉、胃短静脉、胃后静脉、左膈下静脉）。

2. 择期手术的选择

目前采用手术方式有断流术、分流术和肝移植。

分流术包括非选择性门体分流术、选择性门体分流术和限制分流术。分流术与断流术相比，其优点在于降压效果明显，并有利于控制腹水。但其缺点是手术难度较大，血管吻合口并发症多，易出现肝性脑病。上世纪80年代末，我科在国内率先提出“断流＋分流”的手术方式，目前共完成门脉高压症手术约2000余例，很好地解决了分流与断流两种手术方式存在的利

与弊，取得了满意的治疗效果。

肝移植仍是目前治疗门脉高压症最为彻底的唯一方法。

经验和感悟

大多数进入临床课程学习的学生，对外科学都有着很强的好奇心和兴趣，都希望能掌握并亲自进行外科操作。但外科学是一门实践性很强的学科，外科疾病的诊治不单单是手术的问题，其与基础医学、诊断学等多学科相互交叉渗透，密切相关。本章节门静脉高压症涉及肝脏门静脉系统解剖学、病理生理学、药理学、诊断学等内容，学员对相关知识的理解和掌握程度也决定了课堂教学的效果。如果照本宣科、平铺直叙的讲解，势必会使教学内容变得枯燥乏味。如何能将学员对外科学的好奇心和兴趣，转化为积极主动地学习行为呢？主要从以下几个方面入手。

首先，每次授课前充分准备，对本章节相关的基础学科知识点认真回顾和分析。进行学情分析，对学员基础知识学习情况进行了解，根据反馈对授课重点进行调整和补充。针对本章节中解剖、病理改变及手术等不易理解的内容，收集门静脉高压症的典型病例，包括病史信息、患者图片、影像学检查资料等，充分运用多媒体手段，以实物示例更好表现本病的特点，并设计三维动画模式，让学员不但能看得见，更能看得懂，大大提高了学员学习的积极性。

其次，教学的重点不在教，而在学。课堂教学不是理论的灌输，不是局限于知识点的掌握，而是调动学员参与教学主动学习的过程。在教学中先通过临床病例引出临床问题，让学员去思考什么是门静脉高压症。然后运用PBL教学法、启发式教学法等，不断引导学员自己去回顾和温习相关基础知识。通过病例分析讨论等课堂互动形式，让学员主动去思考和学习，培养临床思维和判断能力，激发学员强烈的求知欲望。

最后，总结精品课程教学，我觉得每一个步骤都应该体现出“精”字。课前精心准备，课件制作精美，课程教案要精编，授课内容要精练，课堂设计要精巧，教员讲解要精彩。

从教20多年来，完成了无数次的教学任务，获得了一些成绩，也得到了广大学员的认可。但通过参加此次精品课教学活动，却让我对教学有了新的认识。古人云：师者，传道授业解惑。每一次的精品课教学不仅是为学员完成了一次授课，更是对教员一种锻炼和考验。作为一名精品课教员，能够走上这个讲台，需要的不仅是勇气，还有技巧，耐心和自信，更要有对教师这个身份的认同，对教学这份工作的热爱和执着。

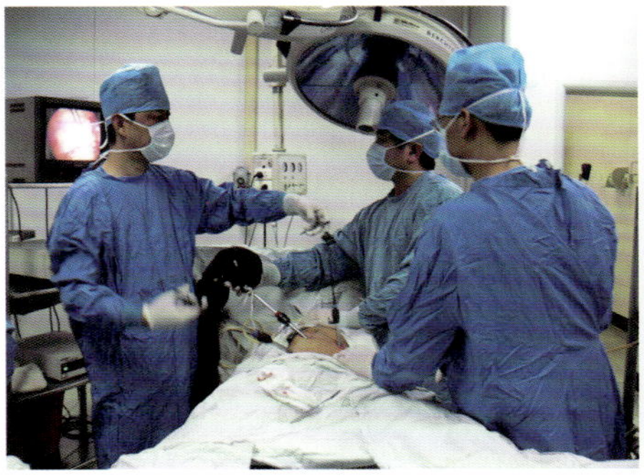

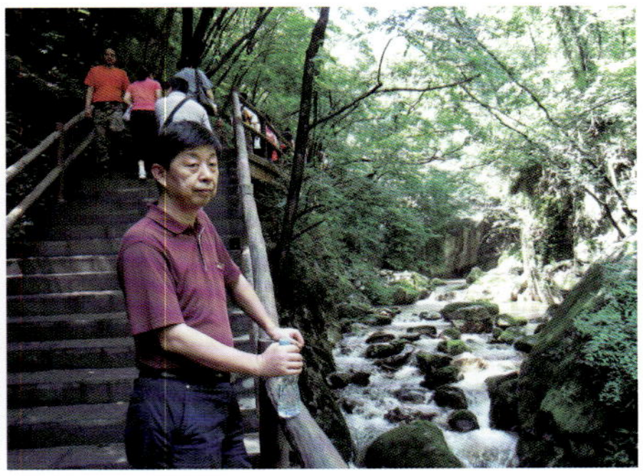

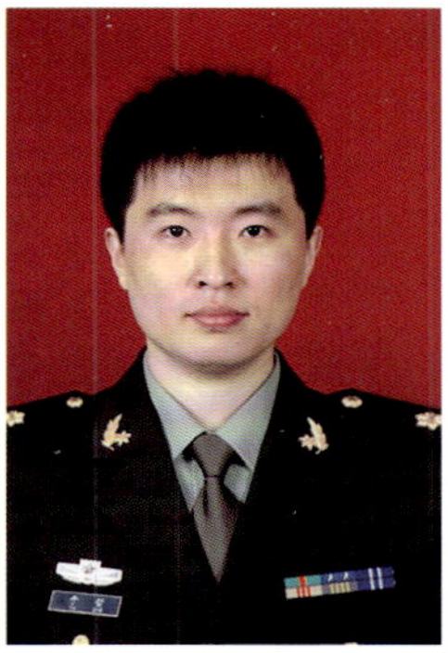

于 哲

男，1978年5月生，唐都医院骨科主治医师，讲师，从教3年。以第一作者发表论文20余篇，其中SCI收录7篇，教学论文3篇，参编专著2部。承担国家自然科学基金青年基金项目1项，学校首批“青年英才支持计划”资助对象，中华医学会陕西分会骨科学分会会员。

从教格言：
课堂是学生赋予我的舞台，我须做的唯有尽心竭力为他们演绎精彩。

教学内容简介

本次精品课程授课的对象是2008级临床医学专业五年制本科学员，采用的教材是人民卫生出版社《外科学》（吴在德、吴肇汉主编，第7版）讲授内容是第六十二章《上肢骨、关节损伤》。根据《课程标准》的要求，本章节内容涵盖3个学时，我选择后2个学时作为精品课程授课内容。

3学时的大体内容与时间安排（4~10为精品课程内容）

1. 前言	5分钟
2. 锁骨骨折	12分钟
3. 肩锁关节脱位	8分钟
4. 肱骨外科颈骨折	15分钟
5. 肱骨干骨折	15分钟
6. 肱骨髁上骨折	20分钟
7. 桡骨头半脱位	5分钟
8. 前臂双骨折	5分钟
9. 桡骨下端骨折	20分钟
10 .小结	5分钟

本次授课内容知识点较多，课堂上本人采用了三维动画、教具演示、学生参与等多种方法来辅助完成授课内容，力求形式多样、气氛活跃、条理清晰、重点突出。为了强化学生记忆，我自行编写了400字的顺口溜（含标题），并制作成书签发放给学生。该顺口溜总结了各种上肢骨与关节损伤需重点掌握的内容，既将全部片段串联成一个整体，又可以彼此对照，区别地领悟各种损伤的侧重点，学生普遍对此举措给予了肯定。该顺口溜全文及书签图案如下：

《上肢骨与关节损伤》

锁骨骨折分三段，中段损伤最常见，石膏固定做首选，手术提防骨不连。
肩锁脱位有三型，韧带损伤作凭证，Ⅰ型Ⅱ型可保守，Ⅲ型切开内固定。
肩部脱位分四型，间接暴力向前冲，肩方盂空杜加征，希氏足蹬最实用。
肱骨近端外科颈，断裂多因骨疏松，外展内收无移位，粉碎尼尔细分型。
牵引充分手法复，超肩夹板可建功，青壮手术求完美，老弱主张简易行。
肱骨干伤畸形重，中下多损桡神经，外借支具夹板复，内用钢板髓内钉。
肱骨髁上有前倾，内尺外桡前正中，骨骺受损难逆转，内翻外翻留畸形。
伸直损伤最常见，屈肘复位查体征，缺血挛缩需警惕，5P出现后果重。
肘部脱位囊壁残，触诊后空三角乱，揽腰复位效果好，骨块嵌顿慎取完。
桡骨小头半脱位，学前儿童多受累，握腕托肘旋转复，不用麻醉亦可为。
前臂双骨易同断，直横间斜扭螺旋，上尺桡脱孟氏括，下桡尺脱盖氏兼。
传统手法对力线，而今手术求复原，筋膜间室须警惕，压力过高手难全。
桡下骨折分三种，伸屈之外有巴通，银叉枪刺可复转，掌屈尺偏须保证。
矫形石膏满两周，改换中立防僵硬，钢板外架皆可选，告知患者留疼痛。

经验和感悟

本次授课内容的知识点较多，教师要在短短两个学时内讲授《课程标准》规定的5处上肢骨与关节损伤，这就要求教师需借助一些特殊的教学设计和教学手段，使看似凌乱重复的教学内容能够呈现得条理清晰又引人入胜。

本次授课过程中，我多处借助三维动画演示技术来辅助阐述授课内容，收到了比较满意的效果。比如，在授课伊始首先设置一个动画场景：以一名患者不慎跌倒手掌撑地，进而肩部撞击地面的情形为例，向学生提出问题："这样的一个受伤情形会导致人体上肢的哪些部位发生骨折？"这样的动画场景既能引发学生的思考，也可以为整节课教学内容的展开设置悬念。在授课结束的时候，教师再结合授课内容将答案告诉学生，事实上这样一个损伤场景几乎可以涵盖上肢骨与关节损伤课程标准中所设定的全部内容，如桡骨远端骨折（伸直型）、前臂尺桡骨双骨折（间接暴力）、肘关节后脱位、伸直型肱骨髁上骨折（10岁以下的儿童）、肱骨干骨折（间接暴力）、肱骨外科颈骨折(老年骨质疏松的患者)、肩锁关节脱位和锁骨骨折（间接暴力）等。这样的动画场景配合其串联效果容易让学生形成深刻的记忆，也使得比较散乱的教学内容系统性更强。

另外，在讲述一些骨折的受伤机制和分类时，三维动画技术容易使比较枯燥的授课内容活泼生动起来。以肱骨干骨折分类为例，为了讲清楚三角肌粗隆和骨折移位方式之间的关系，教师往往要花费很冗长的时间和很繁琐的语言来阐述其详细机制，这其中还包含了比较复杂的解剖学知识，学生听得吃力，听后也非常容易混淆。有了三维动画技术的辅助，学生可以对各部分肌肉牵引骨折断端移动的情形一目了然，教师仅用很短的时间和很精练的语言略加描述，就能够达到让学生融会贯通的教学效果。

手法复位是骨折治疗过程中的重要手段，也是课程标准中重点推崇的教学内容，而这部分内容侧重于实践技能，教师大量的语言描述往往比不上一个直观生动的操作演示。在课堂上受到教室空间的局限，教师的操作演示往往很难让每个学生都看得清楚，更无法直观地了解手法复位过程骨折断端移动的具体情形。三维动画技术具有无可比拟的仿真效果，它不但可以通过各种特写效果在大屏幕上清晰地呈现复位过程中的手法细节，还可以配合透视效果，让学生真正看清楚复位操作中骨折断端的渐变过程。不论是锁骨骨折的挺胸张肩的复位操作，还是桡骨头半脱位的复位时环状韧带的修复状态，有了三维动画技术辅助，这些传统授课中的所谓"难点"，豁然变得简单而有趣。

需要指出的是，三维动画制作不要指望"临时抱佛脚"或者一蹴而就，教师一定要注意平日对教学素材的积累，特别是一些生动的场景，有时可能会在头脑中闪亮一现，教师要及时捕捉住思维中的创新点和精彩要素，恰当地运用到三维动画创造中去。美轮美奂的课件只可能出自具有高度责任心的教师手中。

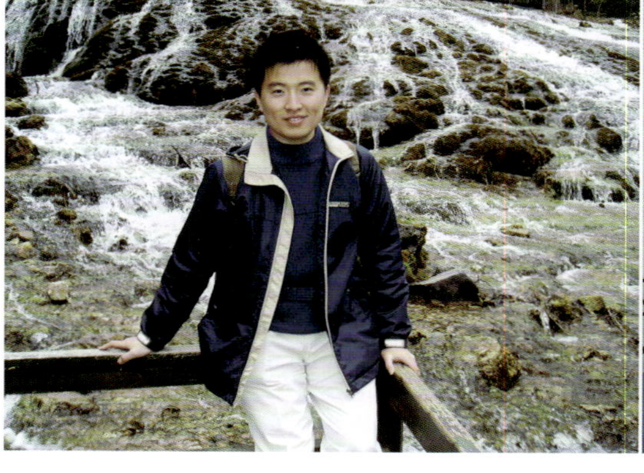

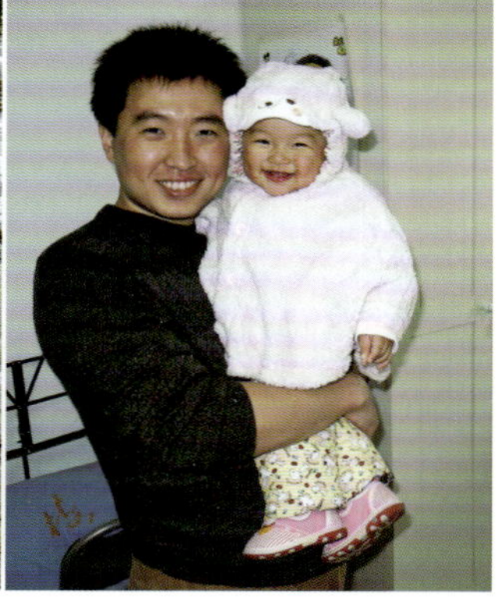

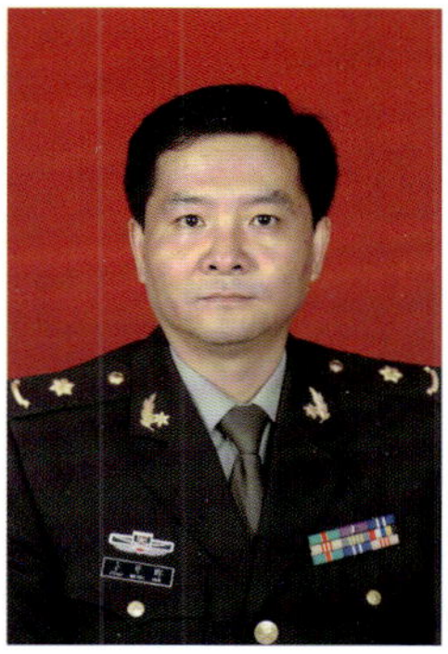

袁梦晖

男，1970年6月生，唐都医院核医学科副教授，从教17年，发表论文20余篇，参编专著2部，其中SCI论文1篇、教学论文3篇。现担任中华医学会核医学分会青年委员、解放军核医学分会青年委员、陕西省核学会理事。

从教格言：

俯首甘为孺子牛，躬行勇做千里马。

教学内容简介

医学影像学——《核医学检查技术》

核医学（Nuclear Medicine）是研究核技术在医学的应用及其理论的学科，是应用放射性核素诊断、治疗疾病和进行医学研究的医学学科。我国核医学界将核医学分为实验核医学和临床核医学两个部分。随着学科的不断发展和完善，临床核医学又逐步形成了各系统核医学，如心血管核医学（核心脏病学）、内分泌核医学、神经系统核医学、肿瘤核医学、消化系统核医学、血液系统核医学以及泌尿系统核医学等。

核技术在医学上的应用，使人们的认识由细胞水平进一步发展到分子水平。通过放射性核素示踪法，可以在正常生理情况下，从分子水平动态地研究机体内各种物质的代谢变化，揭示体内及细胞代谢的过程。

近年来，随着分子生物学与医学影像学技术的结合，形成了分子影像学,分子核医学是其主要分支，占据重要的地位。分子影像学是在活体内以分子或生物大分子作为靶目标的分子成像技术，能从分子水平上揭示人体的生理、生化以及代谢改变，实现了在分子水平上对人体内部生理或病理过程进行无创、实时的体外显示及功能成像，从而实现对疾病的早期诊断。

核医学显像是显示放射性核素标记的药物在体内的分布图，放射性药物根据自身代谢特点和生物学特性，能特异地分布于体内特定的器官或病变组织，并参与体内代谢，标记在放射性药物分子上的放射性核素由于放出γ射线，故而能在体外被检测。核医学显像主要显示器官及病变组织的代谢和功能，但随着科学技术的不断发展，图像融合技术的逐步应用，使得反映人体器官组织结构的X线穿透性CT与主要显示器官及病变组织代谢和功能的核医学影像结合起来，从而使医学影像学的发展步入了新的里程。

核医学的内容除了显像外，放射性核素治疗也是其重要的组成部分，它是利用在机体内能够高度选择性地靶向分布在病变组织内的放射性药物，在体内杀伤病变细胞，达到治疗疾病的目的。放射性核素治疗由于能够在体内得到高的靶/非靶比值，对病变组织有强的杀伤作用而全身正常组织受到的辐射损伤小，在临床上有较高的使用价值。

本次课采用大班课讲授，以启发式教学为主要教学手段，采用多媒体幻灯片演示，并穿插提问和互动。本次课的教学基本要求是：能够说出核医学的定义、内容及发展；能够说明放射性药物的概念及特点，能够复述核医学仪器SFECT和PET显像原理，举例说明SPECT和FET显像的应用，能够说出核素显像、治疗的基本原理及其主要临床应用。

经验和感悟

当今世界科技的迅猛发展和现代医学新理论、新技术、新方法的不断涌现，对医学影像学教学提出了严峻挑战。如何加强对医学生素质教育和创新能力以及实践能力的培养，注重培养医学生运用核医学知识解决临床实际问题的能力，为学生知识、能力、素质协调发展打下基础，成为摆在我们这些核医学教育工作者面前的一道难题。

当今，分子生物学与医学、影像学相结合，PET/CT等图像融合技术的发展，形成了核医学与CT、MRI的结合与交叉，核医学作为分子影像学的重要组成部分，正在快速发展，并起着重要作用。以PET、SPECT为代表的核医学功能显像在肿瘤的早期诊断、治疗、预后判断中的应用，在心、脑血管疾病早期诊断中的价值，显示了核医学强大的生命力；核医学功能显像在放射治疗中的应用，形成了肿瘤放射治疗的生物靶区新概念，促进了精确放疗的发展，促进了图像引导的放射治疗的兴起，表示了核医学向其他学科的渗透。从核医学的发展过程中可以看出，新技术、新方法在不断开发、研究、应用，原有的方法也在不断更新和发展，这就要求讲授者不仅要有丰富的医学专业知识，而且要有比较全面的计算机、核物理、核化学等相关专业的知识，才能把教学内容融会贯通，讲述起来重点突出、层次分明、得心应手，更好地体现教材所要求的突出“三基”（基础理论、基本知识、基本技能）、“五性”（思想性、科学性、先进性、启发性、适用性）和“三特定”（特定的对象、特定的要求、特定的限制）的原则。

在放射性核素靶向治疗的讲述中，为了适应现代医学提倡综合治疗，提高患者生活质量为宗旨的理念，除了强调放射性核素治疗与其他治疗发放相比有何优势，还应注意补充综合治疗、个体化治疗，增加放射性核素治疗失败时或对放射性核素治疗不敏感时的治疗补救措施。一切以学生今后的临床技能培训、临床思维培养为中心。

一堂课的完成，需要教师与学生的交流和互动。教师需要了解学生想听什么、想学什么，才能在讲述中把握学生的脉搏，吸引学生的注意力。因此，教师在上课前应充分做好准备，认真进行备课、预讲及试讲，要根据学科发展和临床需求不断更新教学内容。在课堂讲述中，要灵活运用各种教学手段，活跃课堂气氛，提高教学效果。

作为教师，还要注重培养学生的求知欲望。因为一堂课讲述的内容是有限的，而且知识是在不断更新的，因此，要激发学生的学习兴趣，教会他们正确的学习方法，让学生学会主动、自主地学习，才会让他们受益终生。

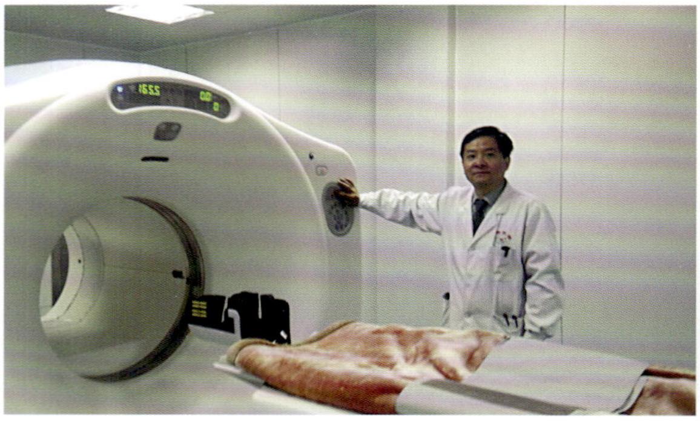

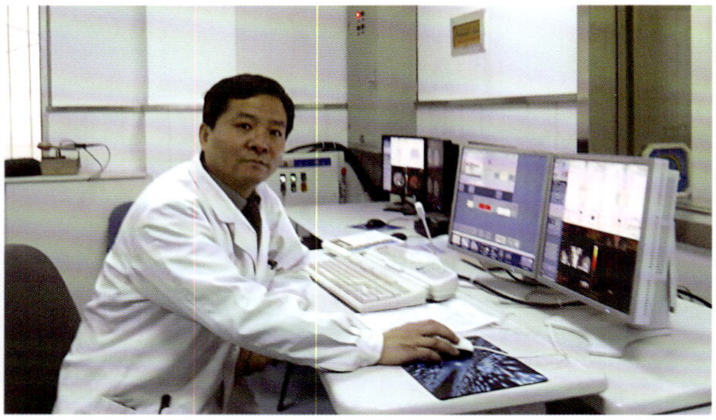

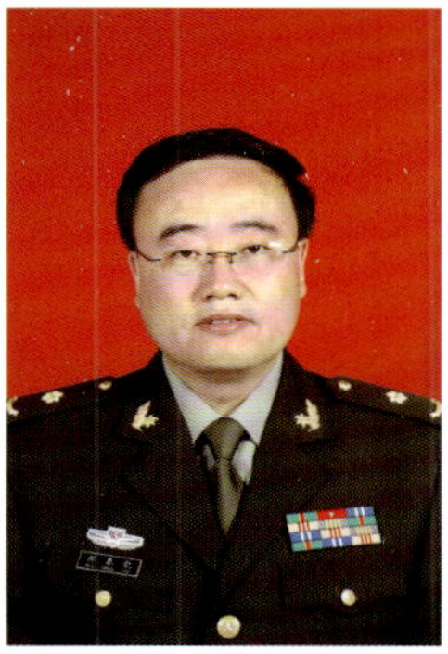

郝春秋

男，1965年1月生，唐都医院传染科副主任医师、副教授，从事传染病学教学、医疗和科研25年。主持国家自然科学基金2项，参加863课题、十一五重大专项课题、国家自然科学基金课题、省科技攻关课题等多项，获陕西省科学技术二等奖1项，发表学术论文50余篇，教学论文7篇，参编教材及专著6部。

从教格言：

学然后知不足，教然后知困。知不足，然后能自反也；知困，然后能自强也。故曰：教学相长也。

教学内容简介

本次讲授内容为传染病学第四章第一节《伤寒与副伤寒（Typhoid fever/Paratyphoid fever）》，选用教材为杨绍基、任红主编，人民卫生出版社出版（第7版）。

首先以“伤寒玛丽”的故事开头，通过在美国乃至世界医学史上留下了重重一笔的伤寒玛丽的故事，让学员对伤寒有个初步的认识，并由此引出伤寒的概念，归纳出伤寒最主要的临床特征，并贯穿在整个课程中。

病原学：除了突出伤寒杆菌属沙门菌属外，还启发同学们回忆肠杆菌科五大菌属及其所引起的传染病。归纳出肠杆菌科中的五大菌属所致的传染病都是非常重要的肠道传染病，尤其是鼠疫和霍乱，是目前仅存的两种甲类传染病。

流行病学：强调带菌者传染源在伤寒的传播中更具危害性。伤寒玛丽是终身带菌者，也是伤寒的终身传染源。传播途径，为粪口途径，也就是病原菌从粪便排出，又从口而入发病，主要通过饮水、食物、手和动物等4种媒介传播，尤其水源污染，可引起伤寒的暴发大流行。

病理变化：伤寒的病理特点是全身单核巨噬细胞系统的增生性反应。伤寒最主要的病变部位是回肠末端的集合淋巴滤泡。这也是后面讲到的肠出血、肠穿孔的部位。

临床表现：是本次课的重点内容，主要讲典型伤寒的临床表现。典型伤寒临床上分为初期、极期、缓解期和恢复期。初期，处于病程的第1周，症状多为非特异性，易误诊、漏诊。极期，可归纳为五大主症：发热、全身中毒症状、相对缓脉、玫瑰疹、脾、肝肿大。缓解期：极期表现逐渐减轻。恢复期：极期表现逐渐消失。

第二学时，简单介绍非典型伤寒的临床表现，解释复发和再燃的区别和伤寒的并发症，要强调的是伤寒最常见的并发症是肠出血，最严重的并发症是肠穿孔。

实验室检查：主要三方面：第一常规检查，主要是血常规特点即“三高一低”。第二病原学检查，即细菌培养，是伤寒确诊的唯一依据。第三是免疫学检查，即肥达反应。

诊断要点（四点）：即流行病学资料、临床表现、实验室检查和诊断性治疗。流行病学资料在传染病诊断中具有独特的作用，这在2003年的“非典”诊断中得到了有力的证明（举例）。

治疗：首先是一般治疗，饮食需用伤寒饮食，如饮食不当可诱发肠出血和肠穿孔，危及生命。看《祥林嫂》视频，可了解贺老六患伤寒复发死亡的原因。第二是对症治疗，是治标。第三是病原治疗，即抗生素的应用，这是治本。第四是对慢性带菌者的治疗，抗生素口服效果不好时，可采取胆囊切除术。

预防：包括管理传染源、切断传播途径和保护易感者三环节。切断传播途径是关键，主要是三管一灭，即管水源、管饮食、管粪便、灭鼠。

小结：通过12345对主要内容进行归纳：一个中心就是典型伤寒，从临床表现、诊断要点到治疗原则都是以典型伤寒为蓝本讲的。两个并发症是肠穿孔和肠出血。三个概念需要熟知，即复发、再燃和伤寒饮食。四个分期包含两层意思，一层是伤寒的临床分期；另一层是病理分期，两者是有对应关系的。五大主症是典型伤寒的核心表现。

课后作业：有一些思考题通过传染病学网站布置并安排答疑。

经验和感悟

对于医科大学来说，教学、科研和医疗是其最重要的三大任务，其中的教学任务是最核心和最基本的任务。我校实施的精品战略工程，包括很多专题，但精品课程是其最重要的组成部分，它的实施已经造就了一支高水平的师资队伍，相当数量的精品课程也带动了我校整体的教学改革与进步，明显提升了我校的整体教学实力。这在2010年我校教学评建中已得到了充分的证实。

通过准备和讲授精品课，我深深地体会到，从中受益的既有听精品课的学员，也有授精品课的教员，还有承载精品教学的大学本身。

听精品课的学员反映，跟以往让人感觉枯燥乏味的课程不同，精品课极大地调动了学员的学习兴趣和积极性，且现场由学员对教学进行评估，使教学以学生为主体的宗旨不再是一句空话，真正落到了实处。尤其临床课能突出临床实践的特点，注重病例教学，使一种病的症状、体征、诊断、治疗不再是一个个空泛的理论，变成了具体而实在的图片、动画或视频，看得见，听得懂，记得牢，使学生在课堂上始终处于兴奋、活跃和思考中，为日后的见习、实习和从医生涯打下了良好的基础。学员对知识的渴求、对成为一名良医的愿望，已不需要任何的督促和鞭策，此所谓“不用扬鞭自奋蹄”。

对于讲授精品课的老师，能针对各堂课的特点制定相应的教学计划，突出课程的特点，不再照本宣科。课前的备课要源于教材，又高于教材，原则上要忠于大纲，细节上要机动灵活，形式上要生动活泼。要提高授课吸引力，就要讲究授课艺术。如在伤寒的授课时，以“伤寒玛丽”的故事开头，既有趣味性，又有启发性和知识性，紧紧地抓住了学员的注意力。同时通过该故事的四个阶段（祸起萧墙—查明原委—风波再起—至死不愈）归纳出了伤寒的基本特点，并贯穿在整个课堂中，把伤寒的传染源、传播途径、临床表现、实验室检查、诊断要点、治疗原则和预防要领有机地结合在了一起。讲课中，要穿插幽默的语言和有趣的事例，使学员始终跟着教员的思路去思考、去联想、去理解、去记忆。如通过“非典”怎样“从中国走向世界”的例子来说明流行病学调查在传染病诊断中的重要性；从鲁迅名作《祝福》中祥林嫂第二任丈夫贺老六的死因来说明“伤寒饮食”的重要性和“肠穿孔”并发症的危险性等，都达到了事半功倍的效果。

对于学校而言，开展精品课程建设既是提高我校教学质量和实施教学改革的需要，也是我校实现建设世界名校的需要，符合教育规律和院校发展规律。精品课程激活了我校的讲坛，显著提高了全校整体教学质量，造就了一支具有高水平、高素质的教师队伍，提高了四医大在全国大专院校的竞争力，是功在当代，利在千秋的善举。

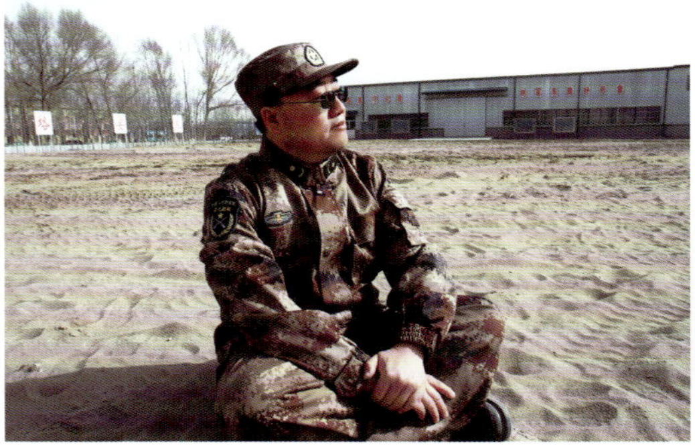

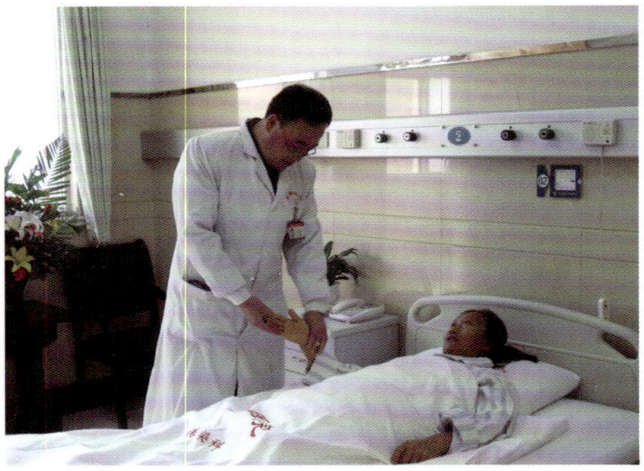

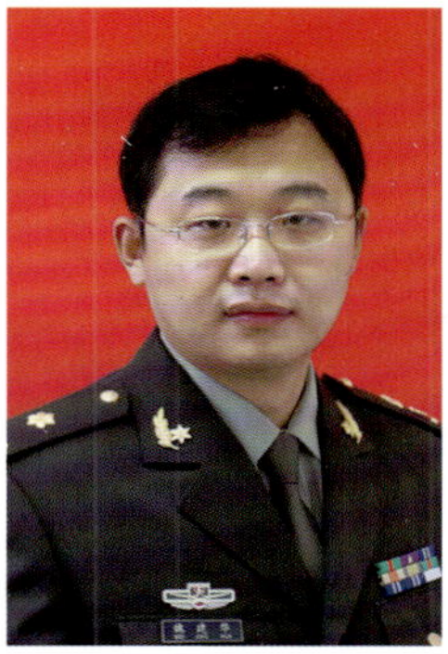

魏建华

男，1974年10月生。现任第四军医大学口腔医学院口腔颌面外科主治医师，讲师。从事颌面外科教学6年，并一直担任临床带教工作，主要专业方向：颌面整形创伤外科。曾获院教学先进个人，发表教学论文4篇。参编参译专业著作五部，主编卫生部十一五继续教育音像教材一部。担任口腔医学教学组长三届。现为中华口腔医学会口腔颌面外科专委会和整形美容外科学会会员。

从教格言：

"师者，传道授业解惑也。"

教学内容简介

授课题目：口腔颌面部损伤

时间：2学时

口腔颌面部是人体暴露的部分，不论平时或战时，都易遭受损伤。口腔颌面部损伤的特点包括：①口腔颌面部血运丰富，组织再生与抗感染力强。②口腔颌面部窦腔多。③口腔内有牙齿，易造成"二次弹片"伤；另一方面，有利于骨折的诊断与复位。④口腔颌面部是消化道和呼吸道上端的所在部位，损伤时常可影响其功能，甚至发生窒息。⑤口腔颌面部有涎腺和面神经分布，如腮腺受损，可并发涎瘘；如面神经受损，则发生面瘫。⑥颌面部损伤可同时并发颅脑损伤和颅底骨折，可出现脑脊液鼻漏或耳漏。

对待颌面部损伤的处理首先应遵循先全身后局部的原则，首先要做急救处理，腔颌面部伤员可出现一些危急情况如窒息、出血、休克、昏迷等，应及时抢救。由于颌面部是呼吸道的开口所在部位，特别容易出现窒息，因此要特别注意呼吸道的管理。窒息按发生原因可分为：阻塞性窒息、吸入性窒息两种。窒息的急救处理首先要发现窒息症状，伤员有烦躁不安、面色苍白、鼻翼扇动、口唇发绀、血压下降、瞳孔散大等呼吸困难或窒息症状时，则应争分夺秒进行抢救。根据窒息的原因采取相应的措施进行抢救，打开呼吸通道。

口腔颌面部软组织损伤包括了开放性损伤和闭合性损伤两种。对于开放性损伤的治疗同全身其他部位一样要进行清创术，但是颌面部损伤由于位于美容区而且血供丰富，因此处理起来有其特殊性，概括起来就是三个原则，保留组织、保持原位、美容缝合。在软组织损伤的处理中，要特别注意探查腮腺和面神经的损伤，防止发生涎瘘和面瘫。

颌骨骨折在颌面部损伤中占有很高的比例，上颌骨骨折按照最容易发生的部位分成了三型，下颌骨骨折好发于颏部、颏孔区、下颌角和髁突颈部四个部位。颌骨骨折最常见的临床表现包括了：咬合错乱、面部畸形、张口受限、眶周淤血和感觉异常等五个表现。诊断主要依靠影像学诊断和临床症状检查。

对于颌骨骨折的治疗同长骨骨折有很大的不同点，最特别的一点是颌骨骨折要以恢复良好的咬合关系作为治愈标准。

颌骨骨折的治疗原则包括：①处理时机　颌骨骨折患者应及早进行治疗。但如合并颅脑及重要脏器或肢体严重损伤，全身情况不佳时，应先抢救伤员的生命，待稳定后再处理颌骨骨折。②合并软组织伤的处理　清创后先缝合口内创口，再作骨折固定，最后缝合外部创口。③骨折线上牙的处理　骨折线上的牙一般应保留，但若牙已松动，折断，龋坏，牙根暴露或有炎症者，则应拔除之。④骨折段的正确复位和可靠的固定　应尽早地进行骨折段的复位与固定，并以恢复患者的原有咬合关系为治愈标准。

颌骨骨折的复位固定方法要围绕恢复咬合关系来进行。颌间弹性牵引固定是颌面外科的特色技术。在此基础上现代的治疗手段更多采用手术切开坚强内固定的办法。可以达到解剖复位、可靠固定、早期功能锻炼的目的。

总之颌面损伤是有许多不同于其他部位损伤的特殊性。只有掌握了颌面部损伤的特点和软硬组织损伤的治疗原则，才能在治疗中不犯错误，进行正确的诊断和治疗。

经验和感悟

口腔医学课是我院对非口腔医学专业的医学生开设的唯一的一门口腔专业课，是临床医疗学生学习口腔医学相关知识的最重要的途径。可是课程设置只有20个课时，外科部分为10个课时，课时不足与内容多的矛盾非常突出。颌面部损伤这节课在口腔专业的学生要通过18个课时来学习，而临床学生的授课时间只有短短的2个学时，口腔颌面部损伤又是与临床医学关系最密切的课程。是泛讲还是精讲？讲泛了就变成了科普，同学们可能上课的时候觉得很热闹，但是过后很容易忘掉；如果精讲，时间又很有限，如何选择授课内容呢？

根据以上的这些特点，我在内容的选择上花了很多功夫，最后决定有所取舍，结合病例，以点带面的授课原则。首先是取舍，损伤的内容包括了概论、急救、软组织损伤和骨折这四部分内容，概论部分虽然书上内容不多，但是我决定要扩展精讲，因为对临床学生来讲，最重要的是掌握颌面部损伤的原则部分；对于急救部分，同学们已经在别的临床课中学过了大部分的内容，但是颌面部损伤最容易发生的问题是窒息，因此授课时只讲解窒息，止血、休克和抗感染就不再讲解了。对于软组织损伤，考虑到同学们已经学过了清创缝合术，就只讲解颌面部组织保留和缝合的原则，再介绍一下颌面部经常发生的面神经损伤和涎瘘的处理原则就可以了；骨折部分重点讲解颌骨骨折的诊断和处理基本原则。经过这样的取舍以后，就能在两节课内将颌面外科最有特色的内容包含进去了。第二是结合病例，在临床工作过程中，常常会遇到临床专业的外科科室处理过的颌面部损伤的患者，比如颌面部软组织损伤，往往临床专业的医生只注重伤口的清创缝合而忽略了面神经和腮腺的探查，结果出现面瘫或者涎瘘的问题，有必要着重给同学们讲解，于是在讲解颌面部损伤特点和软组织损伤的时候，选取了多个病例来重点强调这个问题，加深同学们的印象，相信他们在做医生的时候遇到这种问题肯定不再会犯同样的错误了。除此之外，在讲到每个特点的时候都要结合合适的病例，因为临床专业的学生对口腔颌面部解剖知识了解是比较少的，仅仅讲解知识点是很难理解和记忆的，通过病例，调动他们的形象记忆就容易掌握得多了；第三点就是以点带面的原则，拿颌骨骨折来说吧，课本上的内容包括了上颌骨骨折、下颌骨骨折和颧骨骨折这么三大块，如果每个骨折都单独讲解的话，很容易把同学们给搞晕了，因此我在授课时就抓住咬合这个点，将三个骨折放到一起来讲，统一称为颌骨骨折，通过分析颌骨骨折为什么出现咬合问题、在复位固定中如何利用咬合关系，将颌面部骨折的好发部位、临床表现以及治疗的知识点串起来，就做到了以点带面，重点突出，易于理解记忆了。

在授课的过程中，我注重了与学生的互动交流环节，这是基于同学们已经学过了基础课和大内大外的课程，如果一味的讲解，可能许多知识同学们都已经学过了，就浪费了时间，其实只需要在同学们现有知识的基

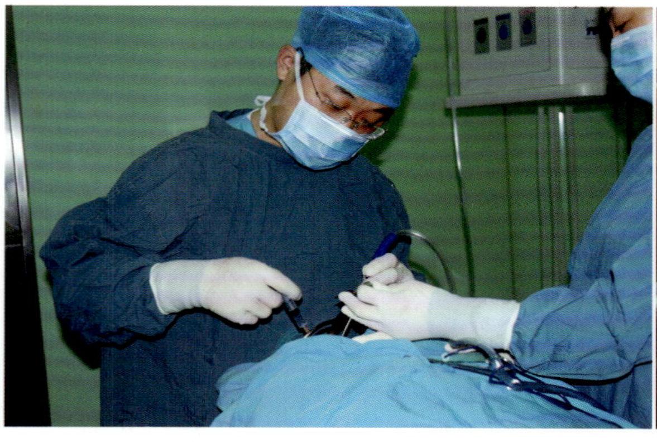

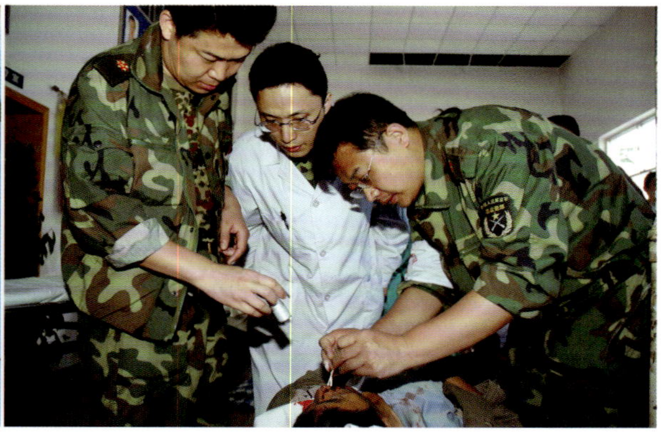

础上让他们掌握颌面部损伤的特别之处就足够了。这就要通过大量的课堂互动来实现了。比如讲到颌面部损伤的第一个特点，血供丰富的时候，会问同学们它有什么临床意义呢，通过大外科的学习，同学们大部分会回答出血多，因此这一点就不要做太多的解释了，只需要强调血供丰富的积极意义，那就是组织的再生和抗感染力强就行了，通过一个病例，同学们一下子就把这个特点掌握了。再比如讲到颌面部骨折的时候如何复位固定的时候，先问问同学们长骨骨折的时候如何进行外固定呢，同学们因为学过了骨科的内容，知道骨科常用石膏绷带、夹板和牵引支架，我会再问问同学们这些东西能否用在口腔内呢？这样就会调动学生的兴趣，激发他们的思考，我会展示一张图片，上面有钢丝、牙弓夹板和橡皮圈，顺利引入颌间结扎的概念，同学们就能记住颌骨骨折的特殊性了。互动让课堂充满了趣味性，通过互动将同学们一步步引入知识的殿堂。“文似看山不喜平”，授课也是这样，同样的知识点，有互动的参与，就像看山一样，跌宕起伏，不知不觉就会掌握知识点。

古语云：师者，传道授业解惑也。作为老师，首先要有“道”，那就是丰富的知识储备，有道才能传；“业”，就是经过取舍要给学生讲授的内容，老师应该通过合适的手段来“授”给学生；最后是“解惑”，老师不能被动地等着同学来找老师来问，而是要通过互动，将同学可能自己都没有发现的“惑”给引出来，主动解之。具备了以上的几点，才可以称为“师者”。精品课程的活动让我加深了对这句古话的理解和感悟。

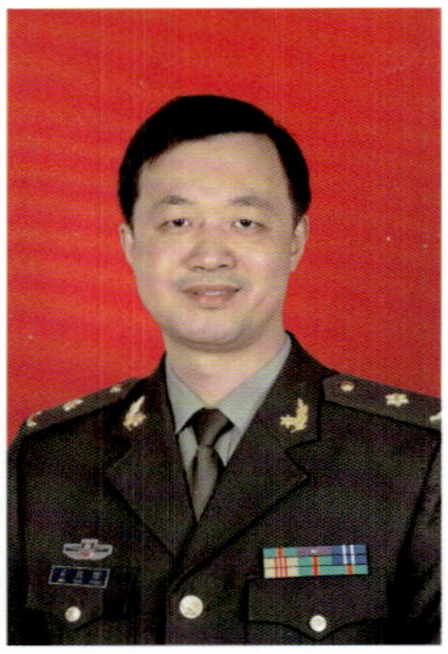

吴国锋

男，1976年7月生，第四军医大学口腔医学院口腔修复科副教授，从教7年。发表教学论文7篇；获教学相关国家发明专利1项、实用新型专利1项，承担院级教学重点课题1项。主编、主译教材各1部，参编教材2部；负责的教学组被评为院级教学先进集体。承担国家自然科学基金1项，发表学术论文30余篇。现担任国际颌面修复学会会籍事务委员会与外部联系委员会委员、中华口腔医学会计算机专业委员会常务委员、全军口腔医学专业委员会青年委员。

从教格言：

诚实做人，踏实做事。

教学内容简介

本次精品课题目是“全口义齿固位原理”，将系统讲解全口义齿在无牙颌上“固位”的原理，涉及到许多固位力的来源和影响因素。为了让抽象的“力”形象化，教员特地自己拍摄了两段视频用于教学演示，以便于学员更好理解。此外，授课内容中还适当加入本领域最新的一些研究结果，例如我科“全口义齿固位的研究”（获国家科技进步二等奖），目的是拓展学员知识面

授课一开始引用“口腔修复学网络课程”网页上同学留言问题：“无牙颌嘴里一颗真牙都没有，全口义齿怎么戴得住的？”，介绍本次授课内容：

说出全口义齿固位力来源

阐述影响固位与稳定的影响因素

要求学员理解

目前全世界无牙颌患者3360万人，其中全口义齿固位有效率仅为32%，如果全口义齿固位不良会发生什么样的尴尬后果呢？（播放一段患者说话时义齿脱落的视频）引出核心问题，“那么全口义齿怎么样才能戴得住、戴得稳呢？”接着回顾了从16世纪以来全口义齿固位研究的历史变化（木质义齿—弹簧义齿—橡皮义齿—现代义齿）。目前全口义齿固位原理已经清楚，而且我科在国内处于领先地位，研究成果曾获本领域最高学术奖励——国家科技进步二等奖（郭天文教授）

一、全口义齿的固位的含义

1. 固位Retention　抵抗义齿向垂直方向脱位。

2. 稳定Stability　抵抗义齿翘动和向水平方向移位。

两者是辨证的，是一个统一体的两个方面。固位是全口义齿行使功能的基础。

二、全口义齿的固位原理

三个主要来源：大气压力，吸附力，表面张力。

四个次要来源：咬合力，肌肉协同力，重力，制锁力。

（一）大气压力（Atmospheric Pressure）

1. 原理　负压，密闭，1.0336kg/cm。

2. 形成过程　咬合→排气→部分真空（负压）。

3. 影响因素

(1) 基托面积：压力=压强*面积

Watt计算，上颌$22.96cm^2$,下颌$12.25\ cm^2$

我科测试，上颌$20.53\ cm^2$,下颌$11.85\ cm^2$

实际受力：上颌4~6kg,下颌1~2kg

(2) 边缘封闭程度：封闭区良好。

（二）吸附力（Absorption）

1. 定义

附着力Adhesion→不同分子间。

粘着力Cohesion→相同分子间。

2. 影响因素　基托与黏膜表面接触面积，基托与黏膜表面接触紧密程度，唾液的质与量。

（三）表面张力（Interfacial surface tension）

1. 定义　液体表面分子受内部分子吸引的力。

2. 影响因素 全口义齿的覆盖面积，基托与黏膜的密合程度，唾液的粘稠度。

下面重点讲解四个次要来源及其影响因素：

1. 咬合力（Occlusal Force）。
2. 肌肉协同力（Muscle Control）。
3. 重力（Weight）下颌义齿。
4. 制锁力（Mechanical Locks）。

三、与全口义齿固位有关的因素

1．颌骨的解剖形态 高，宽，颌位。
2．口腔黏膜的性质 厚薄性肌肉：协调性，舌体。
3．基托外形 面积，外形，边缘。

四、影响固位稳定的可控因素

1．印模（Impression）。
2．模型（Cast）。
3．颌位（Jaw Relations）。
4．选牙 牙尖斜度（0,20,30度）。

本次课讲解了全口义齿固位的概念，全口义齿固位力来源（三个主要来源，四个次要来源），以及影响大义齿回位和稳定的各种因素。这次课是全口义齿学习中的重点，对于后续全口义齿制作具有指导意义，但是授课内容非常抽象。在教学设计时采用两段自编视频来揭示回位力原理，大大调动了学员的课堂兴趣。同时教员引导学员列举生活中相关实例，也帮助学员进一步加深理解了全口义齿的固位和稳定影响因素。

经验和感悟

“全口义齿固位原理”内容是《口腔修复学》教学中非常重要但比较难讲的内容，原因是授课内容十分抽象。“固位原理”看不见、摸不着，但是又客观存在。如何引导学员形象化的理解“全口义齿固位力”的存在，

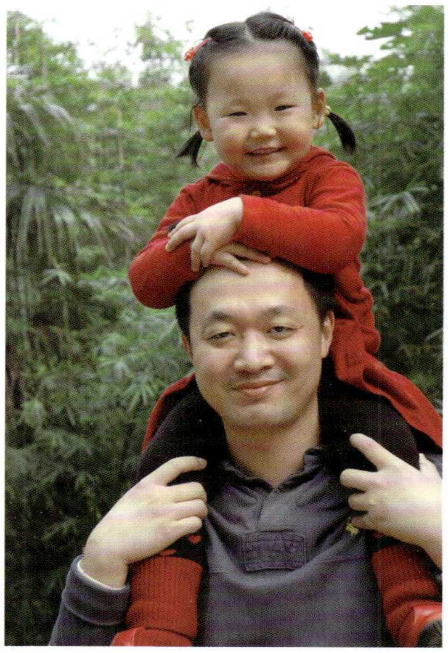

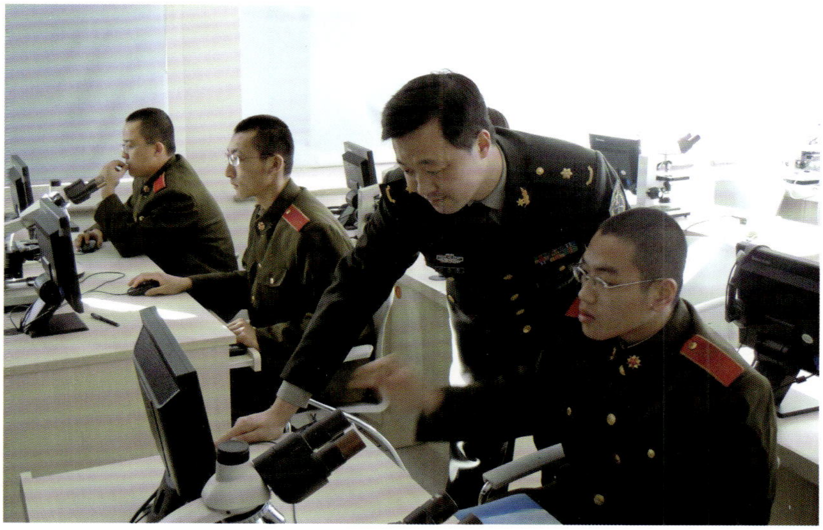

便成为我此次授课的难点与关键。为此，我通过多段自编视频来揭示固位力现象，课堂实践中也获得良好互动效果，极大调动了学员的课堂兴趣。本课程还充分利用了“口腔修复学专业学科网站”和“口腔修复学网络课程”两个网站，作为学员课外学习园地和师生互动平台，突出“教员主导，以学员为主题”的教学理念。

我的体会是作为教员，首先应该“钻研”自己所要授课内容的特点。“钻研”如何使自己的教学内容既符合课程标准，又能激发学员的学习兴趣。一次成功的授课，应该使学生能够深刻的记得授课主要内容和授课教员的鲜明风格。本次授课我并没有直接开门见山的讲解“全口义齿固位原理”，而是从历史谈起，他引了美国的华盛顿、中国的蒋介石等名人全口义齿的实例，使授课内容中包含一定人文历史知识，但这些名人轶事又与本次授课内容密切有关，一下子吸引了学员的注意力，学员对于教员的认识也会更加深入，学员更欣赏的是具备深厚人文功底的教员。

其次，在授课素材的收集上，应该学会自己“动手”。为了说明“大气压力”和“表面张力”，我分别设计并自己拍摄了两段视频，更形象地说明了其中的原理，比口头讲解有效得多。就像好的广告创意一样，教员对于课程的用心设计以及其中让人印象深刻的设计情节，这样的授课学员更加喜闻乐见。此外，在网络上我还“动手”广泛收集相关的网络素材与网络课件，例如在网络上找到一个说明义齿固位不良的韩国搞笑视频，授课应用时学员印象极其深刻，顿时明白全口义齿固位的重要性。其实，好的教具、素材是需要一代代教员用心收集、不断更新的，每个教员都应该自己“动手”去制作，去搜寻。

精品课程建设应该重视教员自身人文素养的培养，多从学员特点和授课内容出发，我深刻意识到自己在这方面还有很大不足，今后还需不断加强专业理论与实践学习，在学校精品课建设中继续完善提高。

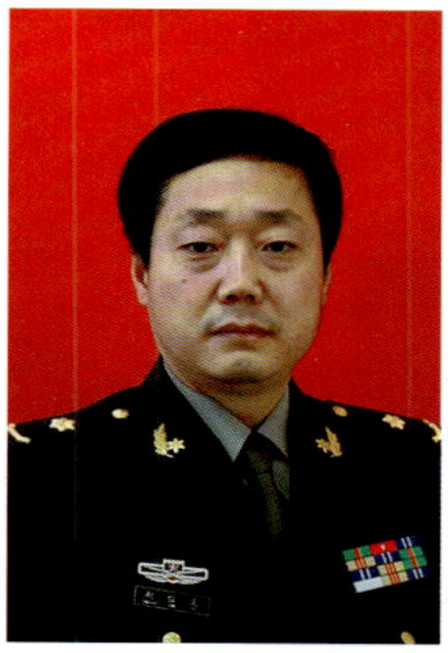

赵信义

男，1962年11月生。第四军医大学口腔医学院口腔材料教研室主任、教授，从教22年。兼任中华口腔医学会口腔材料专业委员会副主任委员，陕西省生物医学工程学会理事。先后主持国家自然科学基金课题3项，军队及陕西省课题7项，主编卫生部全国规划教材1部。2010年被评为学校精品课教员。

从教格言：

教学就像搞研究，必需有清晰的思路和良好的实施方法，才能达到希望的效果。

教学内容简介

题目：口腔种植陶瓷材料

种植陶瓷材料是一类植入人体组织内(主要是骨组织)的陶瓷材料，对它们的要求比与牙齿、黏膜接触的材料高得多。口腔医生重点要掌握种植陶瓷材料的种类、各类材料的性能特点、影响陶瓷材料与组织结合的因素及它们在口腔医学的应用状况。教学主要内容包括：

一、概念和应用范围

种植(implantation)是指通过外科手术的方式插入或埋入体内的过程，并非种树那样，不会生根发芽。口腔种植陶瓷材料是指植入到口腔颌面部硬组织内，替代天然牙缺失、骨组织缺损缺失和畸形矫正，恢复生理外形和功能的生物陶瓷材料。它们在口腔医学中主要用于颌骨缺损、缺失修复。

二、种类

根据材料与骨组织反应情况将种植陶瓷材料分为三大类：生物惰性陶瓷、生物活性性陶瓷和生物可吸收性陶瓷。尽管生物惰性陶瓷的惰性强，但它仍能被机体识别出来是异物，因此植入骨组织内后并不能与骨组织直接长到一起（骨性结合），而是有一层纤维层包裹材料，这样就不利于外力在骨组织的传导，也不利于恢复骨结构的强度。生物活性性陶瓷植入骨组织内后，表面会被轻度溶解，释放出钙、磷元素，为缺损部位骨组织的新生提供了必需的元素，能促进骨组织的生长和修复，最终与骨组织直接长到一起，形成骨性结合。生物可吸收性陶瓷植入骨组织内后，会被组织缓慢溶解、吸收，最终被周围骨组织所替代。

三、性能要求

主要是理想种植陶瓷材料应具备的性能。

四、材料和组织界面

主要介绍了影响种植陶瓷材料与骨组织结合的材料本身的因素，包括材料的组成、表面性能及力学性能。

五、临床应用

主要有两方面：陶瓷人工骨和陶瓷人工牙根种植体。

如何在2学时内将上述内容系统且精炼地讲授出来，并有力地引导学生们的思维，是本堂课的关键。经过反复思考，我决定通过带有逻辑性的提问来一步一步地引导学生们的思维，引导他们进入最主要的内容，进而激起他们的学习兴趣。例如：上述这三大类种植陶瓷材料都有哪些具体种类呢？它们各自的力学性能是怎样的呢？影响它们与骨组织结合的因素有哪些呢？依据这些因素，作为临床医生在选择和应用种植陶瓷材料时应该注意哪些问题才能确保植入的陶瓷材料与骨组织形成良好的结合呢？

通过上述的介绍和一系列提问，极大地引起了学生们的兴趣，在随后的讲解中，每一种材料都按这样的思路进行。实践证明，这样的课堂设计，不仅使学生当堂掌握核心内容，也在随后的终审中征服了评委的心。

经验和感悟

我是1988年来到口腔医院口腔材料教研室，二十多年来长期从事口腔材料学的教学工作，经过这二十余年的教学锻炼和积累，对教学工作逐渐悟出一些感受，同时对教学工作的兴趣也越来越浓厚。“精品课程计划”为我展示自己的积淀提供了很好的舞台，在专家教授的悉心指导下，经过努力，在2010年获“精品课教员”荣誉称号。现将本人的一些经验与感悟说与大家分享：

首先，你要有充足的知识储备，对你讲授的内容要非常熟悉，熟悉到你能用通俗的语言将它讲明白。口腔材料学内容广泛，涉及材料学的三大支柱：金属，陶瓷和聚合物。这些材料人们在日常生活中都碰见过，学生们在中学及大学的基础课学习中已有一些接触。这就需要教员通过回顾来唤起学生的记忆，增加他们的兴趣，使他们认识到材料学的知识就在身边，就在日常生活中。

其次，必须具备扎实的临床知识。材料学是理工学方面的知识，如何将口腔材料学的内容与口腔医学临床工作紧密结合起来是提高学生们学习口腔材料学兴趣的关键。毕竟学生们将来主要从事口腔医学临床工作，对涉及临床的内容更感兴趣，学习起来主动性更大。因此，要求教员在整个教学过程注重每个知识点与临床工作中的问题联系起来，基于这样的要求，教员必须具备扎实的临床知识。

三是要善于组织、提炼授课内容，使每堂课题内容有一个逻辑主线索。根据这一逻辑主线索,通过一步一步的提问，引导学生们的思维,加强学生们的记忆，同时极大地引起了学生们的兴趣,而且学生们在课后复习时，也容易掌握所学的知识。引导就是教员在教学过程中根据问题症结和难点实质，用富有启发性的教学方式和教学语言多角度地启发学生，使之产生多方联想而有所感悟。疑难、重点问题的多样性，决定了引导手段的多样性。一方面，教学重点和难点的引导既可以导之以趣、导之以思、导之以情，也可以导之以理、导之以法。另一方面，由于口腔材料学教学内容的多重性，教学难点的多样性，决定了教员引导方法需要多变。所以，教员须多备几手“导”的技能，以便突破教学重点和难点。

最后是要善于总结经验，不断提高教学水平。每次上完课后我都有一些感受和新的想法，发现一些不足，及时将这些想法记录下来，在下次讲课时及时改进。对自身授课中的一些不足之处及改进的想法往往会酝酿出教学改革的思路。每学期的教学总结也是极为重要的，它是指导下学期教学改革的依据。通过不断的总结、不断的改革，教学水平就会不断地得到提高。

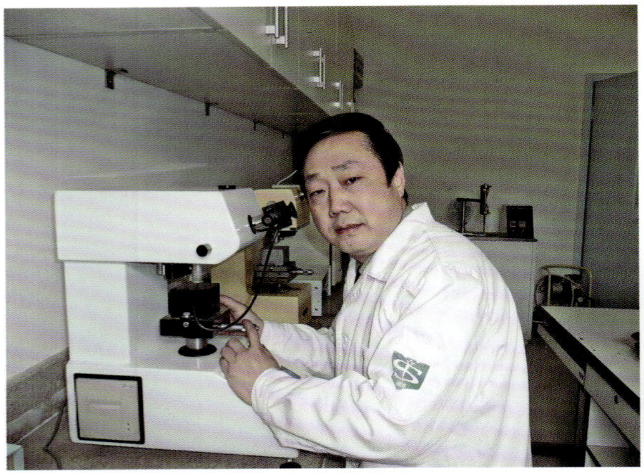

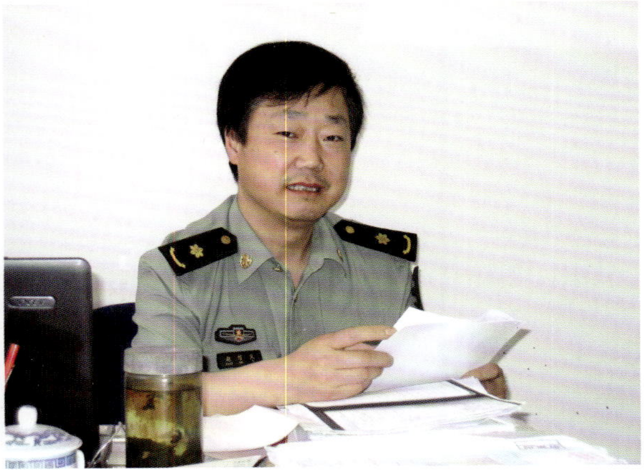

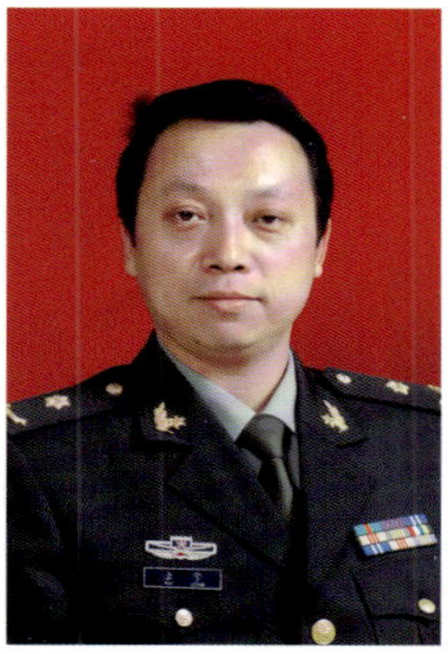

余 擎

男，1967年11月5日生，第四军医大学口腔医学院牙体牙髓病学教研室主任、教授、博士生导师，从教21年。发表教学论文6篇（其中SCI收录1篇）；教学课题7项；主、参编教材10余部，校级教学成果一等奖1项；陕西省精品课程1项，承办继续教育项目15项；现任中华口腔医学会牙体牙髓病学专业委员会常务委员，多种国内源期刊杂志的副主编和特邀编委。

从教格言：

授之以渔、传之以道。

教学内容简介

本次课学习根管治疗后疾病（Post-treatment endodontic disease，简称PED），是新版教科书中的新增章节。通过2个学时的学习，使学员能阐述PED的病因，能正确运用PED的临床诊断方法和非手术治疗技术，能说出其手术治疗手段。

首先通过复习前面所学的根管治疗术内容，讲授什么是PED。PED，又称牙髓治疗后疾病，一般是指根管治疗后患牙根尖周病变未愈合或出现新的病变。然后通过具体病例分析PED的病因，指出导致PED的关键因素是感染，其中根据感染的来源可分为：①根管内感染（Intraradicular microorganisms）；②根管外感染（Extraradicular infection）；③异物反应（Foreign body reaction）；④真性囊肿（True cysts）。再深入剖析感染控制不足的主要因素：微生物种类--特殊，微生物存在形式--生物膜，以及微生物的定植位置--隐匿。

接着还是通过临床病例，介绍PED的诊断。从病史采集、症状和体征的分析、一般检查、辅助检查和根管探查等方面具体分析其诊断要点，强调判断PED的主要病因是诊断的重点。

最后介绍PED的治疗。由于其致病因素主要是感染控制不足，因此PED的治疗原则就是：彻底清除并控制感染，保存患牙。具体的方法包括三大类：根管再治疗、根管外科手术以及拔除，着重介绍根管再治疗的操作技术,尤其是再治疗中的关键环节—原有根管充填物的取出。

经验和感悟

课堂教学首先要求教员对教学内容有全面的掌握，具有丰富的相关知识，也就是俗话说的：要给学员一杯水，教员必须拥有一大桶水。由于根管治疗后疾病是新版教材中新增的章节，与临床实际贴合紧密，对于毫无临床经验的初学者来说，理解起来有一定的困难。因此，更需要我们提前做好功课。

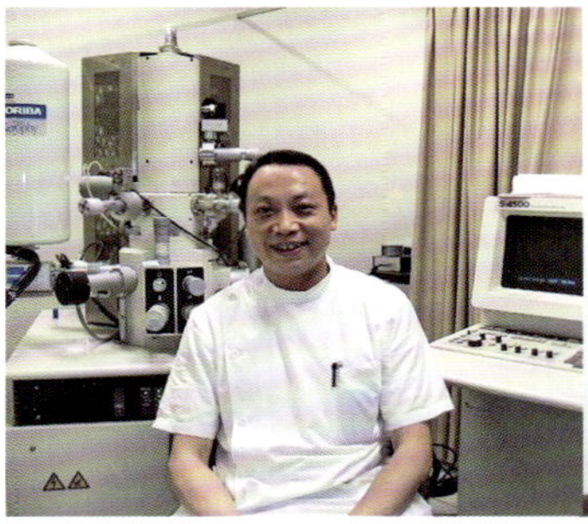

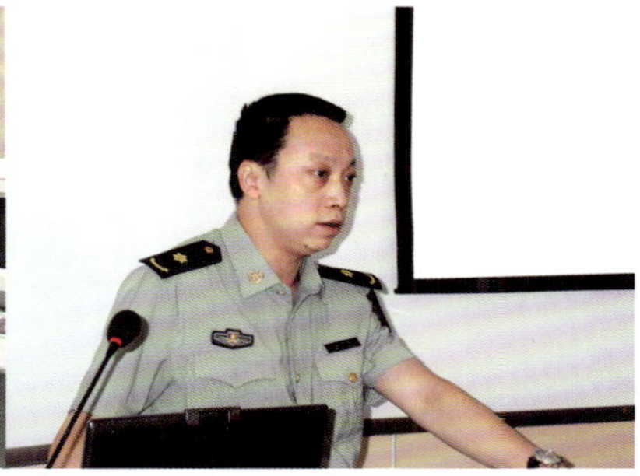

授之以渔，传之以道。课堂教学中第二个重要因素我觉得是教员的推演功，包括推理、推导、演示、表演等。也就是要引导学员从他们已掌握的知识，学会自己逐渐推导出新的知识点。本次课就通过学员以前学过的根管治疗术、大病理和微生物等知识，用临床病例结合根管解剖学特点，引导学员理解根管治疗后疾病的。

还有一个重要因素就是，课堂教学要有激情：理论教学不仅仅是传授基本知识，激发起学生对本学科知识的兴趣更重要。要达到这点，教师首先要有激情，要以饱满的热情，生动的形象与肢体语言，感染和吸引学生，使学生对本专业产生兴趣，发挥他们学习的主观能动性。

书山有路勤为径，学海无边苦作舟。虽然已经从教21年，但我更加感到需要学习的东西太多，勤和苦对于教员来说更为重要。

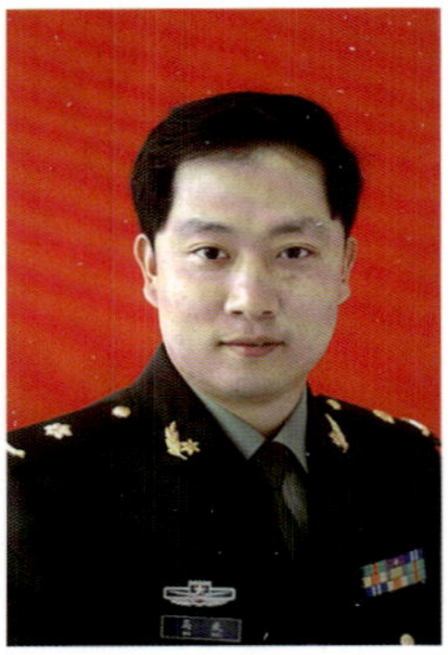

马 威

男，1975年8月生，第四军医大学口腔医院种植科讲师，从教10年，4次担任口腔种植学教学组长，3次获得“教学先进个人”称号，现任中华口腔医学会种植专业委员会委员。

从教格言：

踏实从教，无愧师名。

教学内容简介

本次课讲授的是口腔种植学的第二章《口腔种植学基础理论》，按照课程标准的要求，重点阐述了种植体骨结合以及软组织界面的定义、特点及影响因素，让学员们了解种植体材料的基本要求及表面处理的目的，同时还对口腔种植相关的重要解剖结构、牙槽骨的骨量分级和骨质分类方法进行讲授。具体教学内容如下：

首先，回顾上一堂课讲授的口腔种植学的发展历史和内容框架，自然引申到现代口腔种植学的最基本和最重要的理论之一：骨结合，我利用多媒体幻灯和Flash动画详细演示了牙种植体的骨组织界面——骨结合的基本结构和形成过程，通过课堂提问和讨论让学员们自己总结出骨结合的定义，力争在课堂上就完全理解掌握骨结合这个重点概念。然后，将课本上有关骨结合组织学过程的部分内容进行总结和精炼，通过几个关键词概括骨结合愈合过程的几个重要组织学阶段的特点。接下来，对于骨结合的影响因素展开详细的讲解，可以通过引用几个临床病例，或者临床工作中的小故事来加深学员们对于骨结合三大影响因素的理解。以上就是第一节的内容。

在第二节课中，由种植体骨结合自然过渡到种植体的软组织界面的学习，与骨结合相同，首先要让学员们弄清楚种植体软组织界面的定义及意义，这也可以通过示意图的展示来完成。然后通过与骨结合的对比，得出种植体软组织界面的组织学特点以及其临床意义。对于影响种植体软组织界面的因素，我对比上一节课中骨结合界面的三大影响因素进行讲解，阐述其内在联系和异同点。牙种植体材料相关内容的学习并非本次课的主要内容，要求学员们课下通过专业网站和网络课程了解相关内容，在课堂上，只对关键的几点进行讲授，例如种植体材料的基本要求与金属钛的材料学特性之间的关系，通过钛的材料学特点的讲解，让学员们明白纯钛的生物学特点，了解纯钛表面处理的目的和必要性，能够概括常用的表面处理方法。

本次课最后一个知识点就是口腔种植的应用解剖，通过解剖示意图帮助学员们复习以前学习过的相关解剖知识，例如上颌窦和下牙槽神经管的位置、走形及其变异情况等等。通过牙槽骨的骨量分级和骨质分类的解剖示意图帮助学员们学习和掌握其常用分级和分类标准。

最后，简单总结本次课的教学内容和重点，通过布置课后思考题，引导学员们利用互联网络和专业网站自主学习，与教员进行交流沟通，巩固课堂学习成果。

经验和感悟

作为一门新兴学科，近年来口腔种植学的发展在全球范围内呈现出日新月异的态势，相关的基础理论和临床操作技术不断完善和成熟，已经构建了独立的理论体系框架和技术规范。在我国，口腔种植学起步于上世纪八十年代后期，2002年中华口腔医学会口腔种植专业委员会的成立标志着我国口腔种植学开始作为一个独立的学科进入到口腔医学的学科大家庭中。然而由于诸多原因，我国口腔种植学的教学工作远远落后于临床，相应的课程设置和教育理论研究也在起步之中。

借鉴了欧洲及美国先进医学院校及研究单位的经验，我们在2007年开设了口腔种植学的课程，并于当年成立了独立的口腔种植学教学组，开始了口腔种植学的教学工作。由于独立的口腔种植学课程在国内开设尚无成熟经验，没有统一的教案、教材、教具和教学方法，按照借鉴国外、边教边改的指导原则，根据我国医学生的知识结构和认知特点，我们制定了一套适合我国口腔医学院校的教学方法。利用学校“教学评建”的机会，我们还逐步完善了课程目标、教学内容、实施标准等内容，教学中强调发挥学员的主观积极性，在已有的启发式、引导式教学方法的基础上进行了不少的创新。总结下来，主要经验有如下三条：①采用大量实物操作结合多媒体直观教学；②与国外院校保持接轨，借鉴先进教学经验及理念；③通过讨论、回答问题及问卷调查等方式始终同学员保持密切接触。

经过近年的教学实践，教学组不断改进和扩充了口腔种植教学内容，尤其是通过组织教员参加“精品课”的评选活动，又大大促进了我们教学改革的步伐，不仅规范和完善了教案，明确的教学目标和任务，也明显提高了教员的教学水平，使口腔种植学的教学迅速走上了规范化的道路。我本人讲授的“口腔种植学基础理论”这节课也非常荣幸地被评选为学校精品课程。

在教学过程中，还有一个很重要的问题就是，是否开设口腔种植学临床实习教学？我认为在理论课教学结束后加入独立的口腔种植临床实习，对于提高教学质量，满足学员们提出的“实用性”要求都至关重要。通过一些临床病例的参与和治疗，学员们可以更好理解理论知识，掌握操作技能，并为他们今后走上新的工作岗位后在新的高起点展开工作提供实践经验。目前我们已经安排了口腔种植临床实习的内容，并按照不同教学轨道拟定了在校教育和毕业后教育的临床实习教学的基本目标。从实施情况来看，已取得了良好的教学效果。

从我国全国范围内来说，口腔种植学教育还处于发展起步阶段，现阶段的教学内容和教学方法还有很多方面不够成熟和完善，我们教学组有信心有决心尽快建立并发展完善一套符合国情，并能够适应未来口腔种植学科发展需要的在校教育和再教育的教学体系。

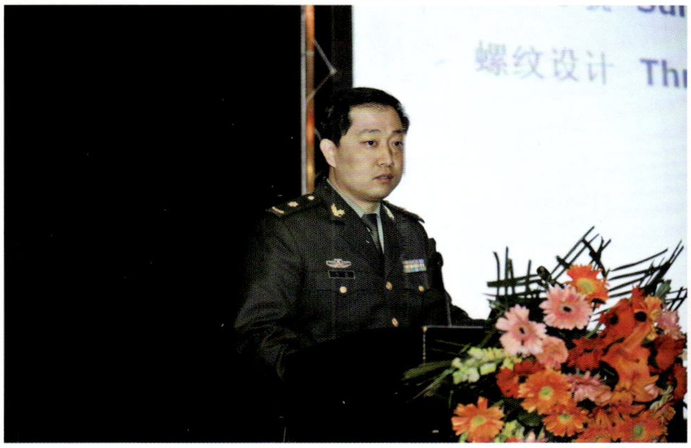

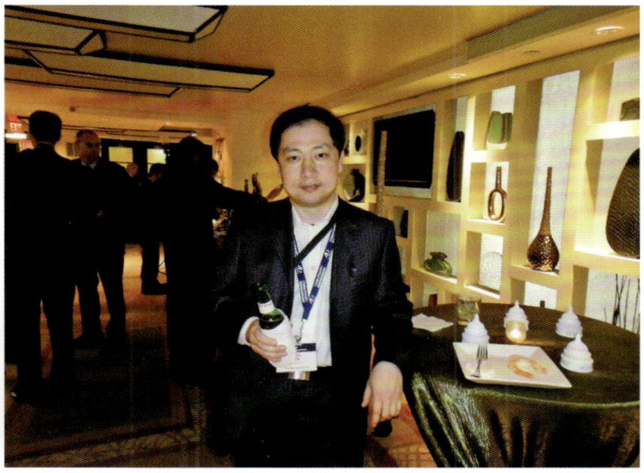

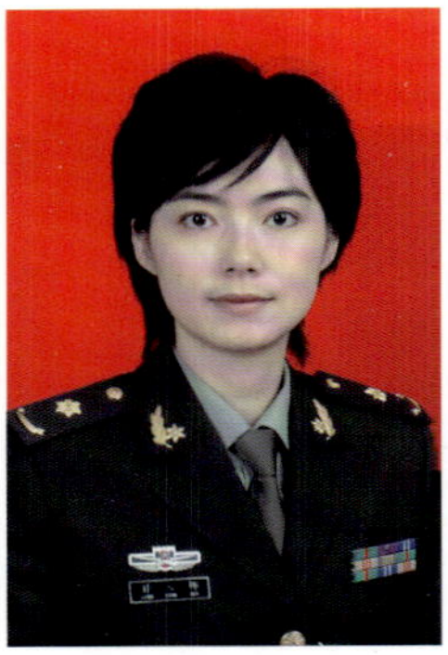

甘云娜

女，1975年12月生，第四军医大学口腔医学院修复科讲师、主治医师，从教11年。完成教学1200余学时；发表教学研究论文6篇；主编、参编专业书籍6部；2005至2006学年任口腔修复学教学组长，同年本教学组评为教学先进集体，本人被评为校级教学先进个人。

从教格言：
台上10分钟，台下10年功。

教学内容简介

本堂精品课的讲授题目是“固定义齿的戴牙与复诊”。教学内容为口腔修复学第四章第八节（P170）、第九节（P174）“固定义齿的试合与粘固”以及第四章第十节（P176-179）固定义齿修复后可能出现的问题及处理。授课对象是2006级5年制口腔专业本科生。课程基本目的是：掌握固定义齿就位的标准；掌握临床常用粘固剂的种类和适应证；理解固定义齿修复可能出现的问题；了解固定义齿修复后出现问题的处理对策。授课内容主要有：

一、 固定义齿制作的全过程

1. 通过流程图共同复习固定义齿制作的过程。

2. 通过录像了解固定义齿的试合与粘固的过程。

3. 不良粘固带来的危害：以不良修复体造成的危害类比粘固剂清除不彻底引起危害，以小见大，突出固定义齿试戴的细节的关键性。强调一个医生必须具备的责任心。

二、 固定义齿的试合（try in）

1. 固定义齿试合的过程。

2. 就位（seating）

①就位的定义。

②就位的标准：复习固定义齿的组成，分别讲解各个部分的就位标准；提问，和学生讨论龈上、龈下、齐龈三种龈边缘形式的优缺点，并阐述最新文献研究结果。

③就位的检查方法：通过模型演示探针探诊的方法。通过看动画、提问，和同学一同讨论探诊不同冠边缘形式时的不同感觉。

④就位的方法：邻接阻挡、冠内阻挡、软组织阻挡。

这部分内容和临床结合较紧密，对于没有上过临床的学生来说，理解起来有一定难度，主要是通过大量图片使之形象化。一方面提醒同学这些是了解内容，一方面突出要记忆的重点内容。

三、固定义齿的粘固（cementaion）

这一部分内容在全冠的试戴中讲过，主要是和同学一起复习重点内容。

1. 粘固的过程。

2. 常用粘固剂的特性及使用注意事项。

3. 粘固剂的调拌。

4. 固定义齿的粘固方法。

第一学时小结：固定义齿的试戴与粘固。

通过视频让同学观察比较前后牙粘固方法的区别。

重复开始看过的“固定义齿的试戴与粘固”的录像，加深整体印象。

四、固定义齿修复后出现的问题

1. 常见问题的种类

通过一篇回顾性文献分析固定义齿修复后可能出现的问题：基牙疼痛、基牙松动、软组织炎症、固定桥松动脱落、固定桥破损。

2. 基牙疼痛的原因及处理

基牙疼痛是最常出现的问题，要分辨自发痛、刺激痛、咬合痛，以及粘固前疼痛、粘固过程中的疼痛以及粘固后一段时间后的疼痛。因为学员在牙体牙髓病学中学习过这方面的鉴别诊断，所以主要是提问和同学共同复习。在讲述引起疼痛的原因时强调医生可以通过自己细致的操作减少医源性疼痛，给患者更多的人文关怀。

3. 基牙松动的原因及处理

原因：基牙条件差、桥体跨度大时、基牙少或材料强度不够,桥体合面过宽或牙尖过陡、（创伤性）牙周炎,局部或全身健康下降，基牙牙周组织的耐受力降低

以设计错误的固定义齿修复照片强调医师在市场经济的大环境下不能只讲钱不讲良心。

4. 软组织炎症的原因及处理

分为龈乳头炎和软组织黏膜炎。由残根的处理，联想介绍新技术“牙根留置技术”，扩大学生视野

5. 固定桥松动的原因及处理

原因：两端固位体的固位力相差悬殊；基牙固位形差，粘固剂溶解；桥架设计不当，引起桥体弯曲变形，基牙发生继发龋、牙周炎或折裂；通过讨论单基桥的软组织问题教会学生辨证思考的读书。

6. 固定桥破损的原因及处理

原因：固位体磨损穿孔；桥体弯曲下沉；连接体脱焊或折断；树脂磨损、变色、脱落；瓷折裂与剥脱。

五、全课时总结

本章重点内容为教学重点是固定义齿的就位标准，教学难点是固定义齿修复出现问题后的辨证处理。

经验和感悟

“固定义齿的戴牙与复诊”虽然不是“口腔修复学”固定义齿章节的重点理论内容，却是临床实践中固定义齿修复环节最重要的两大操作步骤之一。然而，面对没有任何临床经验的5年制口腔专业本科生而言，本章节的讲解难度很大。难点首先在于课程内容在教科书中分散分布，缺乏完整性；并且，条目凌乱，系统性不强。其次是，本科生对固定义齿的修复过程基本没有直观、感性的认识，如果照本宣科的罗列内容，则会导致一团糨糊的后果。最后是本章节的内容与《全冠的戴牙与复诊》章节有部分重复，学生容易混淆或者自觉乏味。针对这三大难点，我们注意突出原则，抓住重点，以学生为主导进行课程设计。

一、PBL教学方法贯穿始终

本课使用的是PBL教学方法，以一系列生动的病例，引发学员思考问题，用精心设计的问题，激发学员参与教学互动的积极性。问题设计有易有难，有课本内的，也有课本外，有帮助学员复习之前的知识的，也有开阔学生眼界，发散思维的。因此，整个课程中学员学习兴趣浓厚、课堂气氛活跃，非常有益于学员对所学内容的深刻理解和全面掌握。

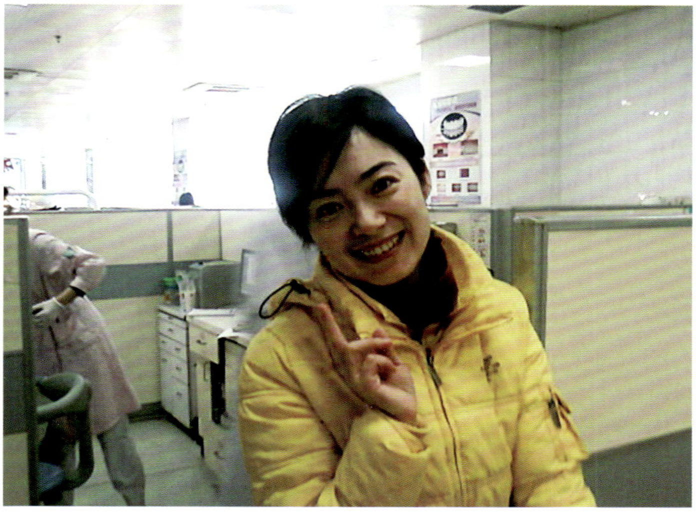

二、多种多媒体教学手段加强学员直观感悟

为了使学员对固定义齿的戴牙和复诊有直观的感悟，必须使用能够触动学员感官的教学资料。在备课过程中，根据学员层次和教学内容需要，收集整理了大量相关的典型病例、精彩图片、视频资料等，并将这些素材有机地融合在课堂讨论和讲授过程，使得学员对课堂内容获得丰富和深刻的理解和掌握。

三、强调“爱伤观念”，体现“人文关怀”

固定义齿的戴牙是一项琐碎却又细腻的工作，医生此时同时扮演着产品生产者和检

验员的双重职责。此时的一个大意、疏漏都可能给患者造成很严重的后果。合格的医生不仅要有精湛的医术，更要有爱护患者、对患者负责的使命感和责任感。所以，在本章节的讲解中，我们通过不少失败的病例来强调“大意失荆州”的后果，希望学员在掌握理论知识的同时，逐渐养成“爱伤观念”，将来成为一名德才兼备的合格医生。

“精品课程”是我校精品战略的重要工程之一。通过精品课程的精心备课，期间不断接受高年资教员的宝贵意见，自己在反复推敲中授课水平大幅度提高，学员也从中受益良多。希望这种精益求精的精神能始终贯彻在我校的教学工作中，从好的经验中提炼出行之有效的制度，不断完善提高。

教学内容简介

本次课讲述颞下颌关节（temporomandibular joint, TMJ）的解剖特点、运动特性及其解剖生理学特点。

一、TMJ的解剖特点

TMJ主要由下方的髁突、上方的颞骨关节面、介于两者之间的关节盘、在外侧包绕三者的关节囊以及关节囊外的关节韧带构成。

1. 髁突呈梭形，其前后径较短，内外径较长。内极较外极突。髁突顶的横嵴将髁突关节面分为前斜面和后斜面，前斜面为主要功能区。

2. 颞骨关节面　分颞骨关节窝和关节结节两部分。关节窝的前界为关节结节，后界为关节后结节，外缘为颧弓的后续部分，内后缘为岩鳞裂、鼓鳞裂。关节结节为颞骨颧突根部的前脚，分为前、后两斜面。后斜面为主要功能区。

3. 关节盘　略呈椭圆形，上面观前凹后突，下表面前突后凹。矢状方向上可根据厚度将关节盘分为前、中、后三带，前带和后带的胶原纤维呈多向排列，而中带的胶原纤维以前后向走行为主，为关节盘主要的功能负重区。冠状方向上，关节盘内、外侧韧带将关节盘的内、外缘与髁突的内、外极紧密联系在一起，使得关节盘与髁突紧密连接形成盘-髁复合体。

关节盘的主要功能：吸收各个方向的拉力和压力；上下关节面吻合，协助改变TMJ运动的轴向；营养、润滑和感觉功能。

4. 关节囊　由韧性较强的纤维性结缔组织构成，上前方附着于关节结节前斜面的前缘，上后方附着于鼓鳞裂及岩鳞裂的前方，内外侧附着于关节窝的边缘，向下附着于髁突颈部。

5. 关节韧带　主要包括颞下颌韧带、蝶下颌韧带和茎突下颌韧带3对。

二、TMJ的运动模式

TMJ的主要运动形式：滑动——发生于关节上腔，轴心在下颌孔附近；转动——发生于关节下腔，轴心在髁突。

双侧髁突同时转动的运动形式包括：①小开口运动（铰链运动），是指从下颌后退接触位（髁突最后位）开始张口，至开口度约2cm区间的运动；②最大开口运动。双侧髁突滑动兼转动的运动形式包括大开口运动和前伸后退运动。一侧髁突滑动另一侧转动的运动形式为侧方运动，工作侧髁突沿髁突－下颌支后缘轴转动，非工作侧髁突向前下内滑动。

三、TMJ的解剖生理特点

经验和感悟

解剖学课程素有解剖结构复杂、专业名词众多、内容枯燥难懂等特点，本次课涉及的颞下颌关节更是如此。如何使本次课变得生动、精炼，笔者有以下几点感想：

一、突出形象化教学

当代教学活动的主体是学生，唯有让学生学得轻松，学生才能爱学好学。解剖学知识的难点在于抽象，要帮助学生快速掌握解剖学知识，形象化教学必不可少。在备课过程中笔者努力将解剖学难点通过图片、视频的方式直观化，配合画龙点睛式的讲解让学生“一目了然”。

二、密切结合临床

专业基础课程的学习是为今后学习临床课程服务的，临床知识也是现阶段学生最感兴趣

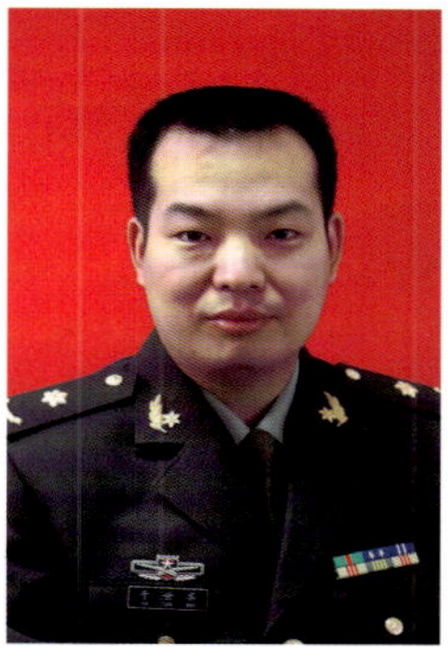

于世宾

男，1976年10月生，现任第四军医大学口腔医学院解剖生理学教研室副教授。从教10年，先后承担各层次、各专业的理论和实训课共700多学时，发表教学论文5篇、科研论文30余篇，参编参译专著5部，承担国家自然科学基金1项。现为中华口腔医学会颞下颌关节病及殆学专业委员会青年委员、殆学学组秘书。

从教格言：

用自己的知识和人格魅力为学生服务。

的，在解剖学知识的讲授中穿插临床知识，不但有助于激发学生的学习热情，更有助于理解相应解剖结构的功能。如在讲授关节窝与外耳道之间距离很近时，引入外耳道疖肿出现颞下颌关节病相应症状的病例等，在给学生留下深刻印象的同时，大大活跃了课堂气氛。

三、良好的互动引导学生自主思考

解剖课上单纯的讲授难免乏味，通过课堂互动让学生参与其中，学生通过自主思考获取的知识常常终生难忘。在本次课的教学中，笔者将互动环节穿插始终，或通过提问复习与本次课相关的解剖知识，或让学生自己思考颞下颌关节的几种触诊方法，或让他们在自己的颞下颌关节运动中体会髁突的运动模式。这些互动既让学生深刻领会了知识点，同时也为他们今后的临床学习、工作奠定了一定的基础。

四、不断创新是精品课的不竭动力

教学是一门艺术，没有最好，只有更好，学校精品战略的核心就是不断创新，只有不断创新才能成就一个个鲜活、动态的精品。先后两次参加精品课评审的经历使我深刻到领会了这一点，在备课过程中，每一张图片、每一段文字都需要不断地精雕细琢，因为每一次修改都会有不一样的新意、不一样的效果。本次授课过程中将“髁突”比作“拇指”的细节就是在开课前与同事的讨论中挖掘出来的，这一比喻在课堂上收到了良好的效果。

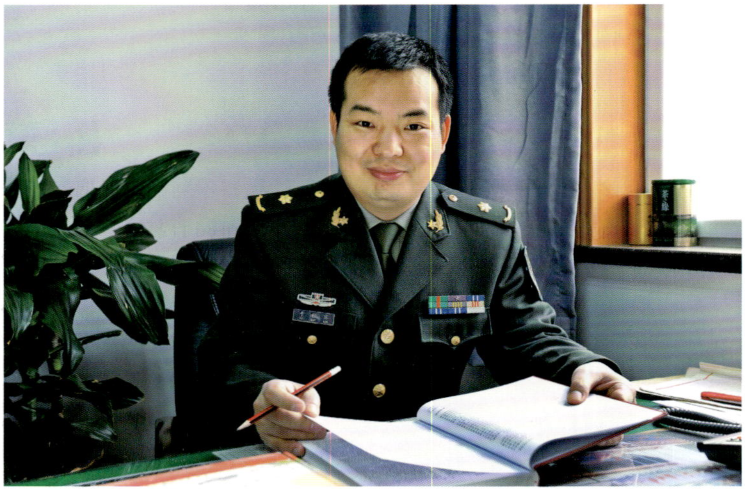

教学内容简介

本次课是口腔科学的第一课，包含绪论内容和牙体牙髓病学部分的前两节内容。通过3个学时的学习，使临床医学专业的学生能说出牙齿的结构、龋病的危害，阐述龋病的病因及非龋性疾病的治疗方法，能总结乳牙恒牙的更替时间、龋病的临床表现、四环素牙及楔状缺损的病因及预防。

第一学时首先通过展示临床病例照片，展开病例讨论，引入临床医学专业学生为什么要学习口腔医学，阐述学习目的、意义，引起学生重视。通过各种动物牙齿的照片引入人类牙齿的介绍，利用自拍视频和学生互相观察让学生讨论各种牙齿的形态与功能，教师加以引导和总结，激发学生的学习兴趣。同时留下问题（乳牙和恒牙的数目差别在哪里），为后续讲课埋下伏笔。利用模型教具和视频讲述牙齿的结构和乳恒牙数目及更替，此时解答前面的预留问题，前后呼应。再利用更替中的正常与异常引导学生进行乳牙与恒牙的鉴别，最后用数字小结本节课重点。

第二学时通过严重龋病照片让同学强化认识龋病，再按照龋病定义、病因、临床表现、分类、诊断、治疗这一规律讲述。穿插复习牙齿硬组织结构，强调与临床医疗工作密切相关的部分，如放疗后易发生猛性龋等。用大量临床照片增加认知，而治疗方面主要通过视频让学生增加感性认识。

第三学时首先提问学生牙齿的硬组织是否只有龋病的侵害？让学生列举其他硬组织破坏的现象，引入非龋性硬组织疾病的概念。按照病因、临床表现、诊断、治疗的基本思路讲述四种常见疾病：四环素牙、楔形缺损、牙隐裂、牙本质过敏症。与临床医疗相关的部分重点强调，如四环素的安全使用时间，以免造成四环素牙。最后给学生留下参考书籍和学习网站，以便课后学习。

经验和感悟

课堂教学首先要求教员对教学内容完全理解，融会贯通，并且有自己的见解，再按照符合认知规律的方式表达出来，让听众接受。因此，必须要做好备课工作。积极收集教学素材，包括照片、视频、教具等，这是一项长期的工作，每一个有心的教员应该能在生活中发现并收集到这些内容，以备教学所需。另外，如何利用这些资源，更好地为学生理解接受是教员必须考虑的另一个问题。我们本次课的教学对象是临床医学生，如何让他们重视口腔医学、掌握与他们相关的重点内容，并且学习口腔医学的基本内容，教学策略的选择也很重要，如何选择教学手段，更好地为教学目的服务是教员需要思考的另一个问题。

对于我们年轻教员来说，要讲好课，多讲多练是唯一的途径。我很感谢在精品课申报和教学评建过程中来听我讲课的每一位教授，没有他们的悉心指导和反复锤炼，就没有我的这堂精品课！从授课内容的组织、讲述方法的选择、语音语调的演示、幻灯制作的建议……每一位听者都给予我很多。庸师讲述；良师解说；优师演示；大师启迪。每一位老师身上都有值得我们学习的地方，而我们只有不断学习和思考，才能不辱教师使命，不甘为良师，向大师方向努力奋进。

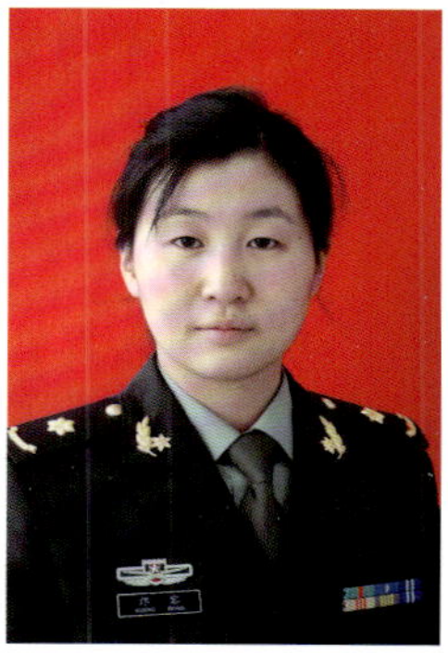

邝容

女，1978年3月18日生，第四军医大学口腔医学院牙体牙髓病学教研室讲师，从教10年。发表教学论文4篇；教学课题1项；参编教材3部，参译专著3部；博士在读。

从教格言：

庸师讲述，良师解说，优师演示，大师启迪。

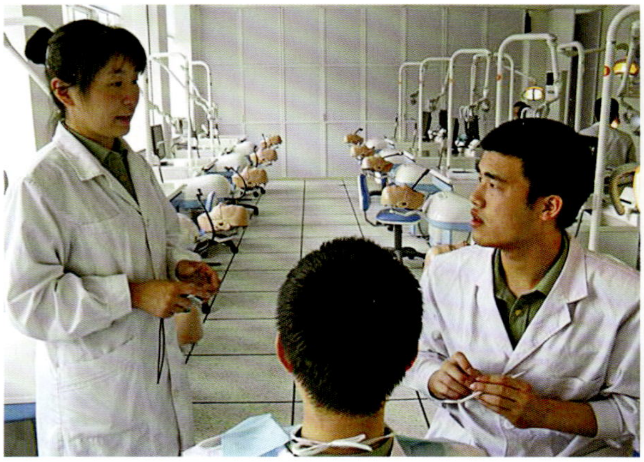

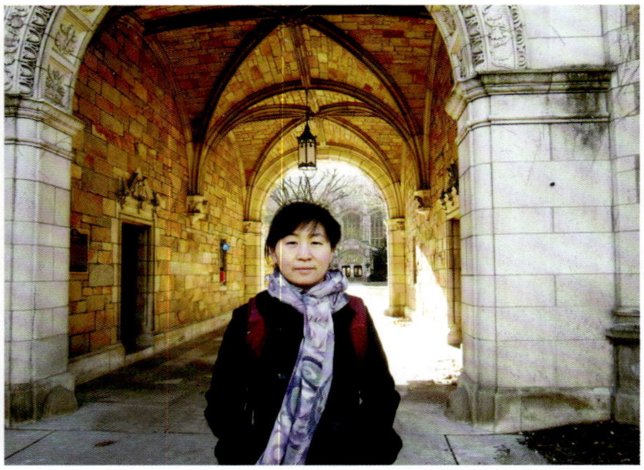

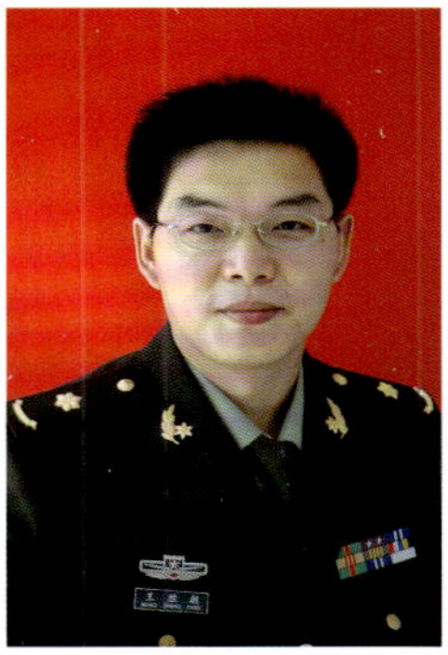

王胜朝

男，1972年7月生，第四军医大学口腔医学院口腔预防科副教授，从教11年。完成教学1200余学时；发表教学研究论文5篇；获西安市教育技术成果三等奖1项，校多媒体教学评比三等奖1项，参与获教育部教育技术成果三等奖、陕西教育技术成果一等奖等3项；参编教材5部；负责的教学组2次被评为教学先进集体，本人2次被评为校级教学先进个人。承担国家自然科学基金2项，发表学术论文30余篇。兼任中华口腔医学会口腔预防专委会和老年口腔医学专委会青年委员、陕西省口腔保健专委会副主委。

从教格言：
精品的教师不是讲授真理而是与学生一起探索真理。

教学内容简介

本堂精品课的讲授题目是：《口腔诊疗中的感染与控制》。教学内容为《预防口腔医学》第5版第14章。授课对象是07级5年制口腔专业本科生。课程基本目的是：学员通过讨论式学习，能够阐述口腔诊疗中医源性感染的概念、主要种类和特点；能够阐述感染传播方式与途径；能够归纳感染控制途径中病人检查与评价、个人防护、牙科常用无菌和消毒技术和方法等。授课内容主要有：

通过对视频报道“女大学生因看牙感染乙肝”讨论，引起学员对口腔诊疗中的感染问题的重视。导入医院感染(Nosocomial Infection, NI）和医院内获得性感染(Hospital Acquired Infection, HAI）的概念。进而引出口腔医源性感染概念。

一、口腔医疗诊疗中的医院感染

课堂讨论口腔疾病与诊疗的特点，学员自我归纳口腔诊疗中发生医院感染的危险因素；旁征博引，证实口腔诊疗场所是可能发生医院感染的一个高危场所。进一步阐述AIDS、乙型肝炎、结核与梅毒的四种需要重点防护的感染性疾病。

（一）HIV感染与艾滋病

①艾滋病流行状况；②人类免疫缺陷病毒(HIV)；③含HIV的体液；④在口腔诊疗中传播证据；⑤可能的传播方式和途径；⑥感染HIV的口腔病损；⑦AIDS高危人群；⑧HIV病毒灭菌方法。

（二）乙型肝炎

①流行状况；②乙肝病毒（HBV）的特点；③HBV感染的危险讨论和证据；④高危人群；⑤含有HBV的体液。

（三）结核

①流行状况；②病原体；③结核病口腔诊疗感染的危险性。

（四）梅毒

①流行特点；②病原体；③感染方式；④口腔病损表现。

二、感染传播方式与途径

（一）口腔医疗场所的感染源　急性传染病患者；潜伏期感染者；病原携带者。

（二）口腔临床感染的传播方式与途径　手部伤口，污染器械，空气飞溅、牙科气雾。

三、感染控制的目标、策略及方法

（一）目标和策略

感染控制的原则—普遍预防：①把每一位病人均当做感染源进行处理；②制定严格的感染控制程序并常规执行。

感染控制的基本策略：① 所有可疑感染者进行检查、筛选与评价；②口腔医务人员必须进行个人防护；③医疗操作中必须采用无菌技术；⑤治疗器材进行充分的灭菌或消毒处理。

（二）感染控制的途径和方法

1. 病人检查与评价：目的，内容。
2. 个人保护：严格洗手；戴手套；戴口罩；眼睛保护；保护性工作服；其他预防措施。
3. 无菌术与表面消毒：防止血液和唾液污染；防止飞沫及碎片污染；诊室的清洁。
4. 消毒及消毒剂：消毒的概念；口腔临床消毒剂的种类和用途。
5. 器械的灭菌：器械清洗；器械的包裹；灭菌方法和效果；特殊灭菌考虑。
6. 牙科设备消毒：消毒区的划分；牙科设备的消毒方法。
7. 临床废物处理：基本要求；口腔临床废物的分类处理。

本章重点内容为口腔医源性传播方式与途径；口腔医源性感染的个人防护、感染控制方法。本章难点内容为口腔医源性感染的综合防控技术和方法。

经验和感悟

《口腔诊疗中的感染与控制》是口腔预防医学教学中非常重要的内容，之所以重要，是因为医疗机构以及每一个在临床工作的医护人员都必须扎扎实实做好医院感染控制工作，才能保证口腔医疗环境的安全性，这是医疗机构正常运行的底线，关系到每位患者及医疗工作者的安全和医疗机构的声誉。为了能够引起每位学员的重视，让他们掌握关键的医疗感染控制方法，本课程使用各种方法激发学员的学习热情。遵循“重视学生学习方式的引导，重视学生能力的培养”原则，在课程设计方面下功夫。

一、引导-讨论式教学方法贯穿始终

本课使用的是引导-讨论式教学方法，以一系列生动的案例，引起学员思考问题，用精心设计课堂讨论的问题，激发学生参与教学互动的积极性。问题设计由易到难，由感性到理性。整个教学沿着从为什么要重视口腔诊疗中的感染，口腔诊疗中医院感染的种类和传播途径有哪些，到如何进行口腔诊疗中的感染控制的思路，每一个重要知识点均通过以问题为引导，组织课堂讨论，学员通过主动参与、获得知识点的主要内容，教员进一步总结归纳学员讨论结果。这样的方式学员学习兴趣浓厚，课堂气氛活跃，非常有益于学员对所学内容的深刻理解和全面掌握。

二、积极利用各种教学手段刺激学员视觉听觉

为了引起学员对口腔诊疗实践中医院感染控制工作的重视，必须使用能够触动学员感官的教学资料。在备课过程中，根据学员层次和教学内容需要，收集整理了大量关于医院感染和口腔医源性感染的典型事件、精彩图片、详实数据、视频资料、英文教学素材等，将这些素材有机地融合在知识点的课堂讨论和讲授过程中，使得学员对课堂内容获得丰富和深刻的理解和掌握。例如本课一开始就用一段网络热传的视频新闻报道视频资料，给学员传达了“若忽视口腔诊疗感染控制工作会造成严重社会危害”这一信息，从而很自然的导入本节课的教学内容。在整个教学过程中使用大量的图片、数据及案例，说明口腔诊疗中医院感染的高危性、感染的种类、特点、传播媒介和途径，以及口腔诊疗中感染控制的重要性、感染控制的原则、路径和技术方法。根据学

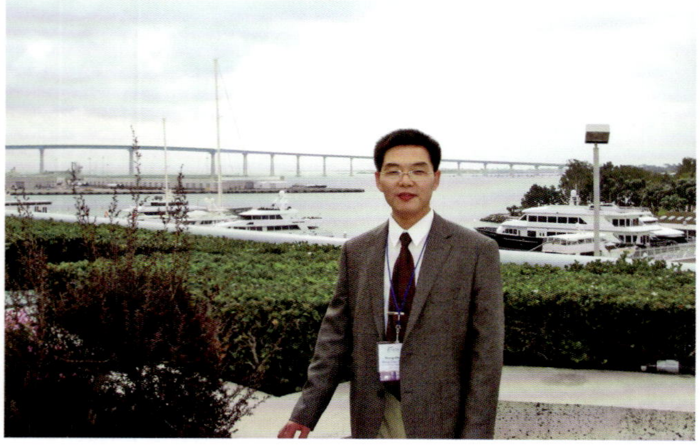

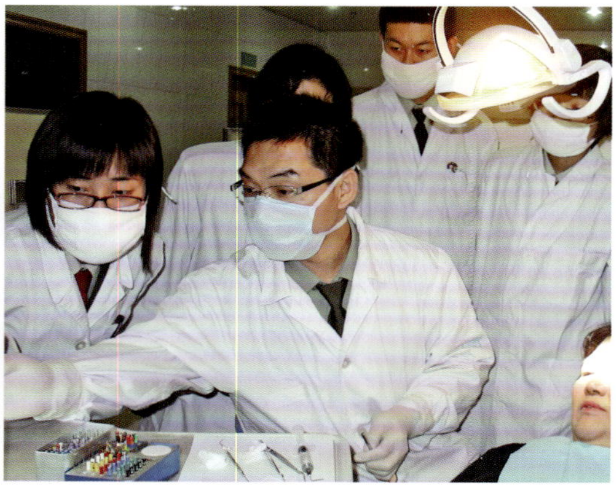

生的接受信息能力，恰当运用幻灯，表现具有层次性的教学内容。同时，在课间及课后利用印刷资料，卫生部“口腔诊疗器械消毒技术操作规范（2005年）”，强化口腔诊疗中感染控制的原则和操作流程。还采用网络课程的远程交流手段布置思考题及在课后复习重要知识点。

“精品课程”是我校精品战略的重要工程之一。通过开展精品课程备课与授课，学员从精品课堂中受益良多，我们教员的授课水平更是大幅度提高。作为四医大的教员，我们将每堂课都视为教学相长、探讨真理的良机。我们将加倍努力在精品之路上继续探索，为我校教学建设贡献更多力量。

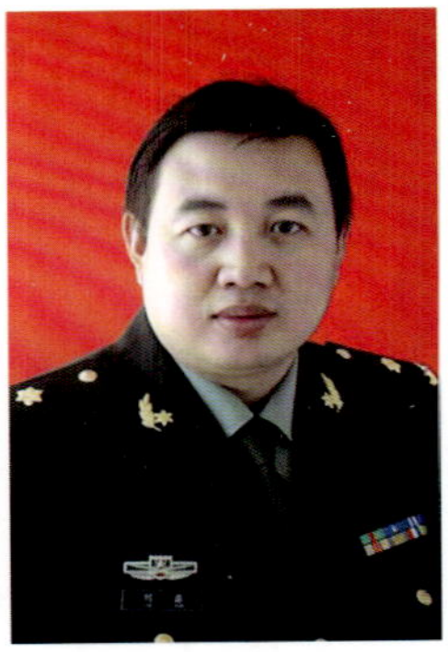

刘 鑫

男，1974年10月生，现任第四军医大学口腔医学院正畸科主治医师、讲师。1998年毕业于第四军医大学口腔医学专业获学士学位。2005年获口腔医学硕士学位，2005年6月评定为主治医师、讲师。主编专业相关教材1部，参编7部，完成学校立项多媒体教学课件1部；以主要完成人身份完成口腔正畸学网络课程及教学素材库开发工作。从教12年。

从教格言：

想到和得到之间最重要的是做到，收获是在辛勤耕耘以后的。

教学内容简介

我参加精品课教员竞聘的教学内容是口腔正畸学的第3讲，《错合畸形的病因学》的内容，本章的重点是错合畸形的功能因素、口腔不良习惯、乳牙与替牙期局部障碍。难点是口腔功能因素。错合畸形的形成是多种因素作用的结果，主要可分为内在的遗传因素以及外在的环境因素两方面组成。其中遗传因素来源于种族演化和个体发育，错合畸形是随着人类的种族演化而发生和发展的，表现出咀嚼器官不平衡退化的结果；而每个个体因为接收到来自父母的遗传特性，所以具有父母的一些体貌特征。环境因素主要由先天因素、后天因素、功能因素、口腔不良习惯、乳牙期及替牙期的局部障碍、骨性错合的病因六部分组成。先天因素指从受精卵细胞的形成到出生前导致错合畸形形成的原因，主要分为母体因素、胎儿因素、常见的发育障碍及缺陷。后天因素指出生之后造成错合畸形的各种全身和局部环境因素，包括：某些急慢性疾病、佝偻病、内分泌功能异常、营养不良、颌骨外伤。功能因素是指在儿童生长发育过程中，随着牙和颌面部形态的不断发育与完善，牙颌系统的咀嚼、吞咽、发言、呼吸等口腔功能也在不断得到发育和发挥。与此同时，口腔功能行使过程中所带来的各种功能性刺激反过来会促进牙、合、颌的生长和发育，而口腔功能的异常则会成为错合畸形形成的重要因素，主要包括吮吸功能异常、咀嚼功能异常、呼吸功能异常、异常吞咽、肌功能异常。口腔不良习惯造成的错合畸形约占各类错合畸形病因中的1/4左右，了解形成不良习惯的原因，在早期进行引导、破除，防止、阻断错合畸形的发生是正畸的目标，口腔不良习惯可分为吮指习惯、舌习惯、唇习惯、偏侧咀嚼习惯、咬物习惯、睡眠习惯六部分。乳牙期及替牙期的局部障碍是指牙合发育过程中的任何全身或局部障碍都会影响乳牙期及替牙期的正常发育，造成牙的数目、位置、形态以及牙替换等方面的异常，是错合畸形的常见原因。可分为乳牙早失、乳牙滞留、恒牙早失、恒牙早萌、恒牙萌出顺序紊乱、乳尖牙磨耗不足、乳牙下沉几方面。大多数中等程度骨性错合是遗传因素所致。

经验和感悟

没有什么太高深的东西可谈，只觉得世界上做事的方法都是一样的，不论是看病人、教学生、做科研，一分耕耘、一份收获。要想得到，就必须有付出，而且往往是在付出几倍、几十倍后，得到才会出现。想要把两个课时讲好，就必须花20个、40个课时去备课；想要成为第四军医大学的精品教员，就必须花200个，甚至是400个课时去准备。备课之初，首先要做的是对课程进行总体设计，把所讲的内容分为若干个知识点，突出重点、难点，设计好课堂提问以及板书的切入点，利用多种方式为学生更好的诠释重点、难点的内容。接着就是为每个知识点配置合理的时间，安排时应该把提问和板书的时间计算在内，有了时间分布图，我们接下来就是做填空题，按规定的时间制作幻灯、书写教案，该简单的地方简单一讲，该复杂的地方要详细、突出的讲。然后再利用powerpoint中的排练计时功能反复的练习，要求做到在规定的时间分秒不差的完成讲述。最后把它们像串珠子一样串起来，备课就完成了，只要在上课时再加一点沉着和自信，就能完成一堂好的课堂讲述。大家总说在教学实施时，设计最重要，教学设计是整个教学活动的灵魂。但我却认为每一个环节都是最重要的，教学无小事，只有重视教学中的每一个环节，一丝不苟的做好每一个环节的工作，不断的练习，做到整个幻灯无论是哪张幻灯出现，你都能毫无偏差的接着讲下去，你就有了交出满意答卷的基础。对于“精品课程”活动我是举双手赞成的，因为它给了我们一个舞台，一个竞争和从学习、吸收中不断提升的舞台。如果总是把教学归结为自己本专业的事，那就有坐井观天之嫌了。当你来到“精品课程”这个大舞台，你才会发现外面的世界是如此的精彩，原来幻灯还可以这样做，问题还可以这样去表达。在竞争中不断吸取全校教学高手的经验和方法，你才能找到脱胎换骨的感觉。

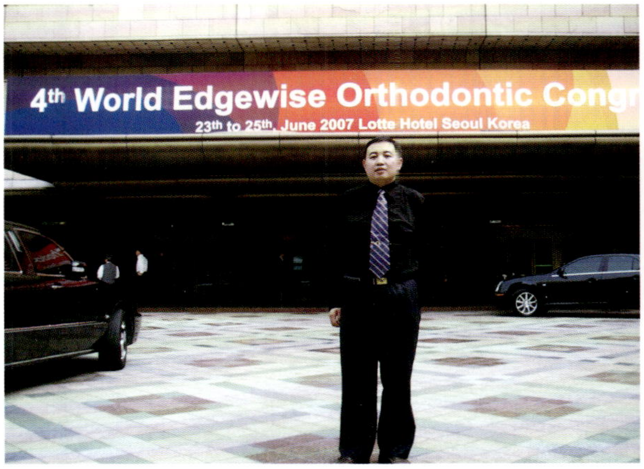

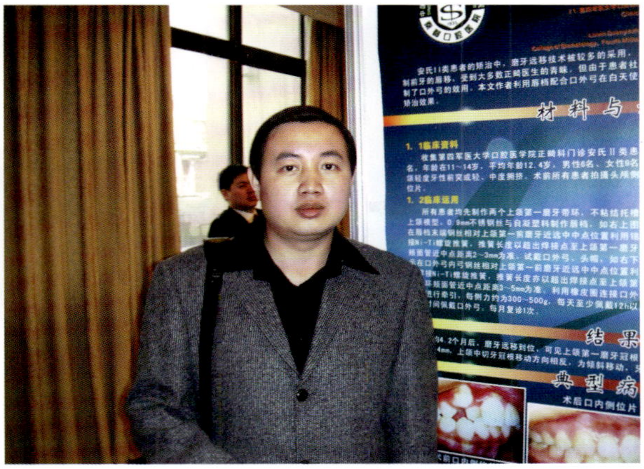

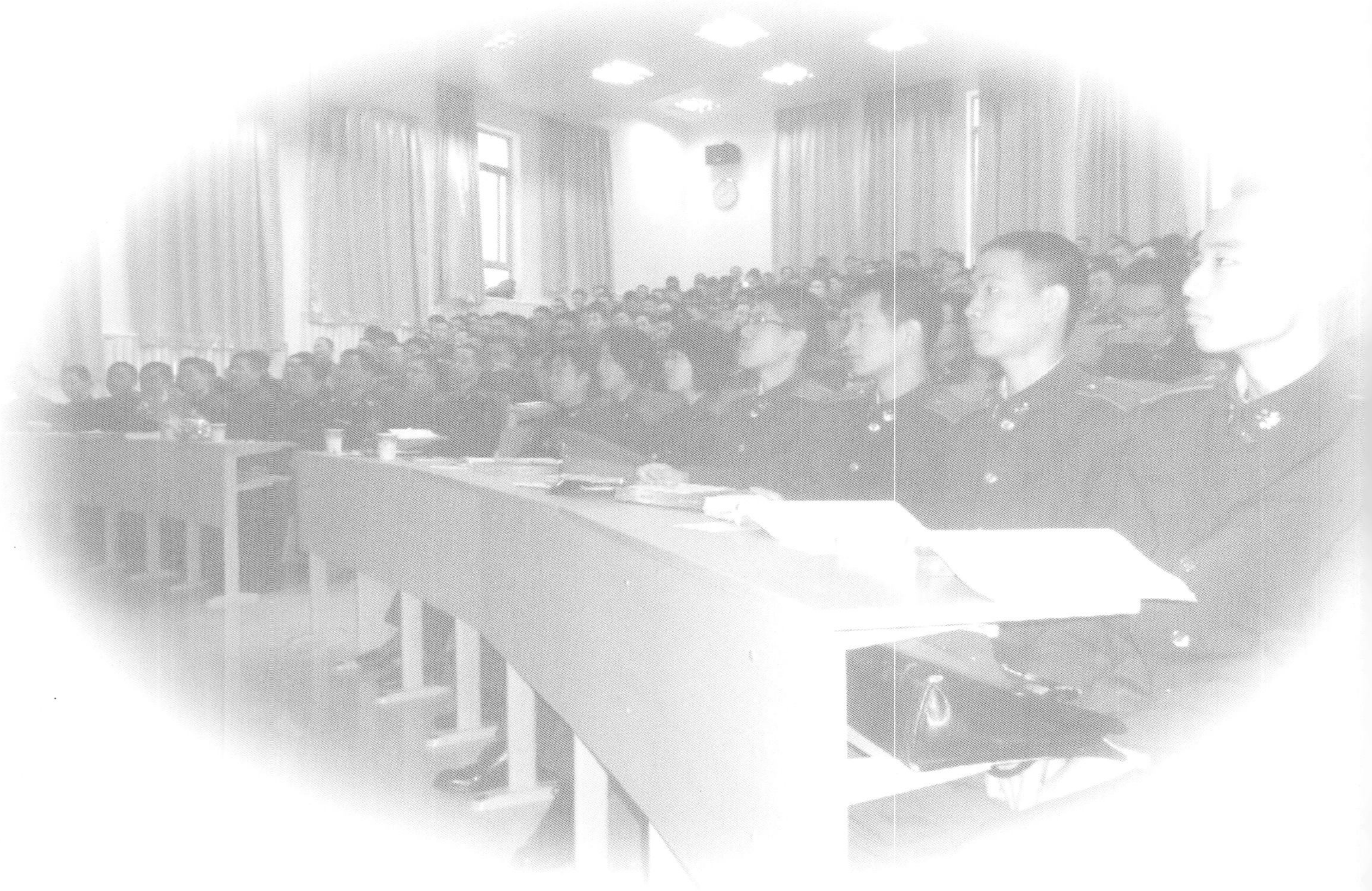

2 第二篇
学员精品课程感想

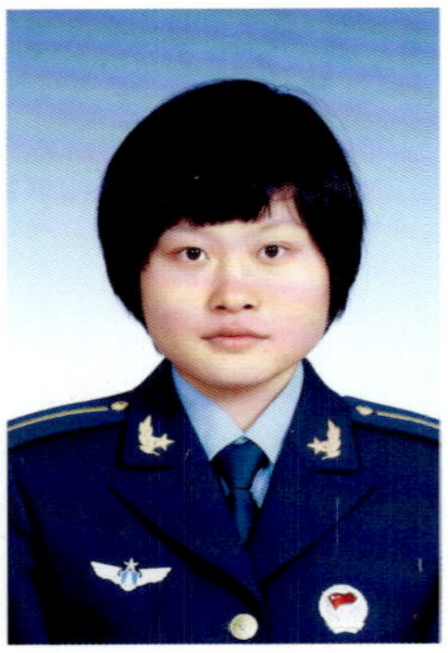

授之以渔，传道解惑

航空航天医学系学员四队　曹香芸

博学善教，独具匠心

和蔼可亲的笑容，坚定从容的步伐，当您走入教室，所有的目光聚焦在您的身上，一丝敬意，油然而生。课堂上，随着那一张张生动形象、通俗易懂的幻灯片，您口中滔滔不绝的知识像无数细浪飞流而下，撞击着在场一百多人的脑细胞。那掷地有声的语言，像具有强大磁力的吸铁石，让人不觉屏气凝神起来，跟随您去探索肾间质疾病、尿路感染的特点、分类、发病机理、临床表现、鉴别诊断、治疗原则、临床进展。您不仅让我们系统深入地学习了章节知识，也同时把自己多年临床实践总结而来的诊疗经验传授于我们。在您身上我看到了为人师表的高尚医德、创新进取的敬业精神。

以身示教，工作严谨

见习期间，有幸成为您所带的见习学员，短短一周时间，让我受益匪浅。

查房时，您亲自示范如何与病人沟通，稳定病人情绪；如何为病人查体，抓住关键体征；遇到难缠疾病，如何制定诊疗计划。每当我们对您的提问一头雾水时，您从没有责备批评过，总是用和蔼的语气认真给我们讲解，督促我们课下要认真看书。

在肾内办公室，听到住院医生哀叹工作太多缺少休息时间，您通过讲授自己的学习工作经历，鼓励大家利用一切可利用的时间和精力去学习、深造自我。您当年在担任住院总时，一人监管十来个重症监护病人，每天大脑都处于亢奋状态。别人休息了，您一个人在自习室孤灯奋战。听完之后更加佩服您的敬业精神。

敢于否定，学识渊博

在会诊过程中，您不拘泥于放射科所出结果，敢于提出自己的观点，并通过查阅权威资料，验证自己的观点。您还经常用哲学的观点来解释疾病发生发展的机理，恰如其分地用哲学的观念去解释医学问题，并建议我们要认真研读哲学，生命科学起源与哲学，学好哲学，对自己的医学学习将有锦上添花的好处。

健康所系，性命相托

“我们做出的每一个诊断，每一个治疗，对于病人来说可能都是生死攸关的大事，所以来不点半点含糊和马虎。”您要求我们时时刻刻谨记这句话，尽全力挽救病人的生命。

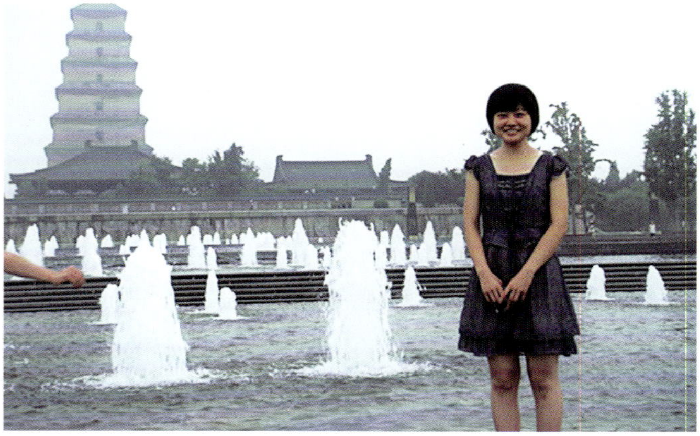

您以自己的一言一行诠释着医者之道，处处彰显出甘为人梯、愿为春蚕、辛勤耕耘、无私奉献的精神，您倾注的是汗水，铸就的是精品，您的言传身教，激励着我们这些求知若渴的学子在浩瀚的医学领域里，刻苦钻研，精益求精，勇攀高峰。

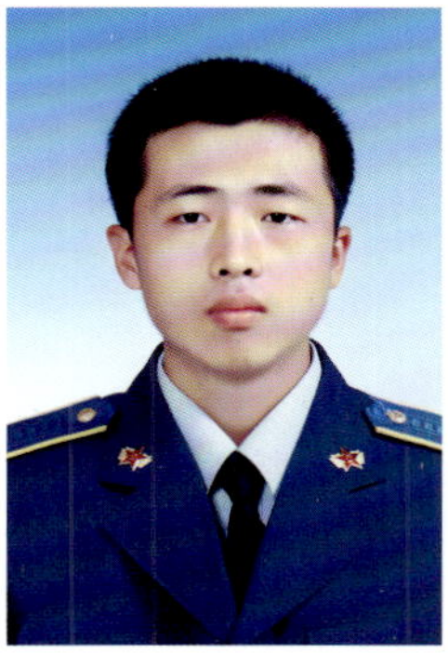

精品教员评选之我见

航空航天医学系学员五队　程子宁

在我入学时，樊校长提出的“精品工程”就已经如火如荼、花开遍地了。我有幸能在这样的环境下接受教育与训练，作为四医大的一员，我时刻感觉着“精品工程”带来的日新月异的变化。而其中让我感触最深的莫过于风趣博学的精品教员。

学校开展精品教员评选活动无疑是本着对本科生无限负责的态度，也确实让我从中受益匪浅。精品教员的课程风趣易懂，重点突出，能够充分调动我学习的自主性与积极性。原本生涩复杂的医学知识逐渐变得有趣。在精品课程之上，我总能切身体会到教员们的良苦用心，意识到作为一名医学生应该刻苦学习，把治病救人作为今生最值得骄傲与自豪的事。

因此，我举双手支持学校的精品教员评选活动，这是一项于本科生非常有益的事。我相信通过精品教员的评选，一大批学识渊博的教员将会得到学校与学员的双方面肯定，进而极大地鼓励教员上课的积极性和学生听课的效率，最终使四医大的本科教育再上新台阶，为国家与军队培养出一批又一批出类拔萃的军事医学人才。

就精品教员的评选与授课，我有几点建议：第一，评选过程中应该积极调动学生参与，采用记名投票的方式选举自己喜欢的教员。这样，教员会更加重视学生的反馈意见，并对课程内容与授课方式及时做出调整，以适应大多数学生的学习习惯，增加师生课堂互动，活跃课堂氛围，使上课效率大大提升。第二，教员上课应更加注重理论与实际的联系，通过具体的事例对理论内容加以解释说明，积极鼓励学生发散思维，创新思考，努力培养理论知识过硬，实践能力一流的医学人才。第三，对于教员的授课方式，我希望更多地以讲座的方式出现。相比于常规教学，讲座的形式更自由，更有利于教员根据授课需要调整授课内容，针对学生兴趣的话题作为突破口，用相对自由的方式由浅入深，一步步引导学生积极主动地思考问题，调动课下查找相关资料自学的积极性。使课堂不仅成为传授知识的圣地，同样是思想火花碰撞的神圣殿堂。

最后，我真心希望精品教员评选活动可以成为学校更多积极措施的开始，向着国际先进的研究型军医大学的宏伟目标不断靠近，为军队和国家培育出更多优秀的全面掌握知识，注重科研实践的合格的新型军事医学人才。

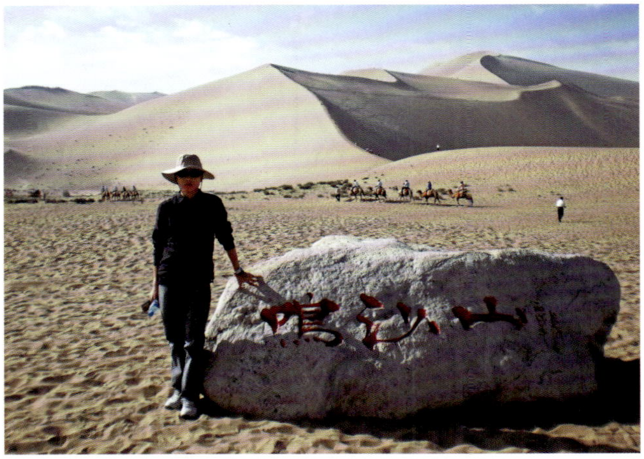

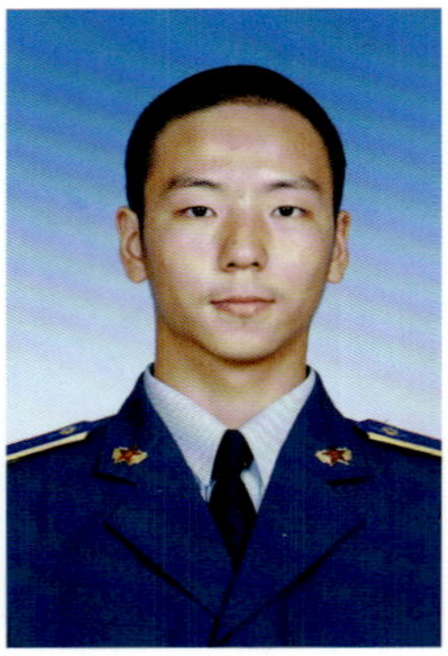

言传身教铸精品

航空航天医学系学员一队　方 岩

每个人在成长过程中都会遇到一位对自己有着巨大影响力的人。在这一年多的学习过程中，我有幸遇到了这样一位精品教员，他不仅教给我知识，而且影响着我如何成长为一名真正的军人，一个铁打的汉子。他就是军事理论教研室的张刚副教授。

与张刚副教授的第一次见面是在新生训练的战术课上。在布满杂草碎石的地上，他亲自为我们演示了所有姿势的匍匐前进，并一遍遍地重复细节，很是耐心。烈日当头，他的声音由于嗓子使用过度而变得沙哑，口角因缺水而干裂，迷彩服也被汗水浸湿。分开训练后，他亲自指导体质较差的学员，对于动作错误的同学，及时纠正。他对我们说，来到四医大，就是一名军人，是军人就要不论何时都能咬牙坚持，是汉子就要流血流汗。跟随张刚副教授训练一个月下来，我在身体和心理上都发生了很大的变化，我知道了我们肩扛着军人的责任和至高无上的使命，而要完成这些，刻苦的训练和扎实的专业技能是必不可少的。

新训后，张刚教员又成了我们《后勤纲要》课程代课老师。令我们没有想到的是，在他刚毅粗犷的外表下竟隐藏着一颗细腻的心。短短的十个课时里，他将原本我们认为不可能完成的五本教材整理得井井有条，并在课堂上有主次、有详略地给我们讲解出来，而且为了让我们理解得透彻一些，他还引用大量的事例，绘声绘色，妙语连珠。学期末，我们在《后勤纲要》的考试中都取得了令人满意的成绩。

幸运的是，在大二的手枪射击课上，我又一次分在了张刚教员的组里。可能是先天素质不好，我的手枪射击一直找不到窍门，这让我很苦恼。张教员发现我的问题后，每节课分开训练时，他都会单独对我进行指点。临实弹考核前，他又针对我的问题，送给我几个“锦囊”，带着这几个“锦囊”，我从容地完成了实弹考核，取得了满意的成绩。因为他的循循善诱，他的“整体把握，个别分析”的先进教学方法，我们组在最后的考核中也都打出了比体验射击时更好的成绩。

平日里的张教员，脸上总是挂着亲切的笑容，绝不将消极的观念和情绪带到课堂上，他总是用积极的心态感染我们，并告诉我们，军人要有宽广的胸襟，要有泰山压顶、岿然不动的胆略。他的言传身教让我们成长和成熟了许多，真真切切地感受到了精品课程的与众不同。这就是“精品课程”的力量，有了这些力量，我们必将实现“国际先进的研究性军医大学”的宏伟目标。

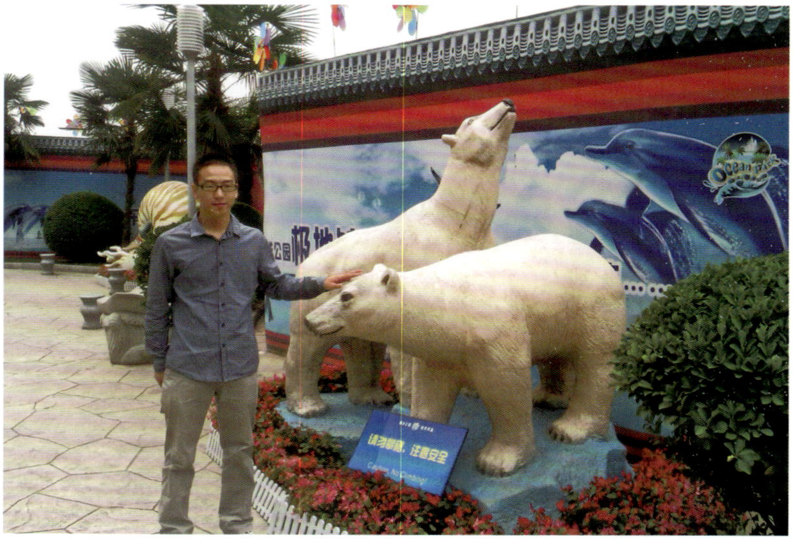

本科学员在精品课程建设中扮演的多种角色

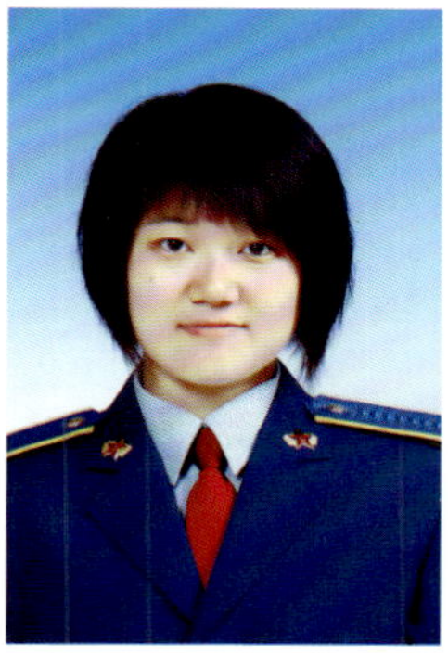

航空航天医学系学员五队　梁婷

在精品战略的滚滚洪流中，精品课程——精品战略的核心工程，正如火如荼地展开着。精品课程建设是学校党委实施精品战略、提高课堂授课质量和教学水平的一项重要举措，也是与我们本科学员关系最密切的一项精品建设之一。本科学员在精品课程的评选中扮演着多种角色。

我们本科学员是精品课程的参与者。精品课堂，不是知识的灌输，而是思想的启发；精品课堂，不是教师的独白，而是师生思想的碰撞和灵魂的对话；精品课堂，不仅是事先预设的，也是动态生成的；精品课堂，不仅要教学生学会，更要教学生会学。精品教员的评审，看的不仅仅是教员一个人的才华，也不仅是教员一个人的努力。一堂精品课，须有热心教学、乐于教学、善于教学的优秀教师，也须有勤学善问、积极主动的优秀学生。一个课堂是一个有机整体，教员要做到的除了诲人不倦，还要因材施教，学员要做到的不止默而识之，还应举一反三，只有教员和学员达到思想上的共鸣，才会达到最好的效果！

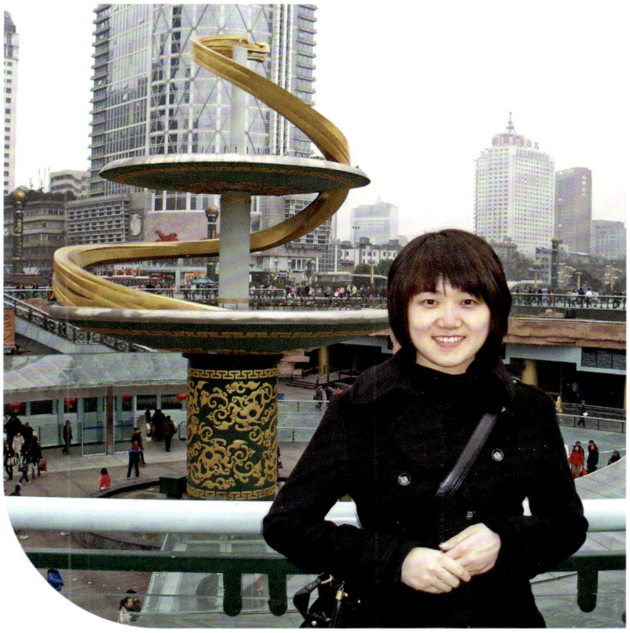

我们本科学员是精品课程的见证者。精品课程建设的目的在于提高教学水平，而决不能迁就现有的水平。精品课程宁少勿多，宁缺勿滥。我们看得到学校各级教学管理部门积极创造适宜于教员凝神静气打磨精品的环境，我们看得到学校大力防范浮躁之风的、平庸之气对精品意识的侵蚀，对良好环境和氛围的破坏。我们能感受到教员精益求精、精雕细刻的精神和态度，我们能感受到教员学富五车，博闻多识的才华与知识。还记得迎评期间教员们忙碌的身影，整理资料，准备课程，答疑解惑，课外辅导......这些我们都看在眼里记在心里，作为学员，我们为有这样的学校，这样的教员而骄傲。

我们本科学员是精品课程的受益者。精品课程精练内容，突出重点，授课方法力避“灌输式”、“填鸭式”教学，结合了各门课程的特点。精品教员，充分运用各种启发式教学方法，推进师生互动，培养学员分析问题、解决问题的能力，提高学员的学习兴趣和课堂吸收率，让学员在获取知识的同时体验科学的魅力、感受教员的风范。创新是大学的灵魂，质量是大学的生命，提高人才培养质量是大学发展永恒的主题。在精品课程建设中，更多的教授名师走上讲台上入门课、基础课和主干课，增加了我们学员接触名师、教授的机会，开拓了我们的视野，激励我们的学员严格要求自己，学会自我学习、自我发现、自我管理，学会对自己负责，珍惜来之不易的求学机会和美好时光。

在精品课程建设中，我们学员不仅仅是旁观者，而是参与者，见证者，并且是最终的受益者。精在品误程建设蓬勃开展，已见成效的氛围下，将我们学员的热情投入到精品课程建设的中去，提高自己，报效国家。

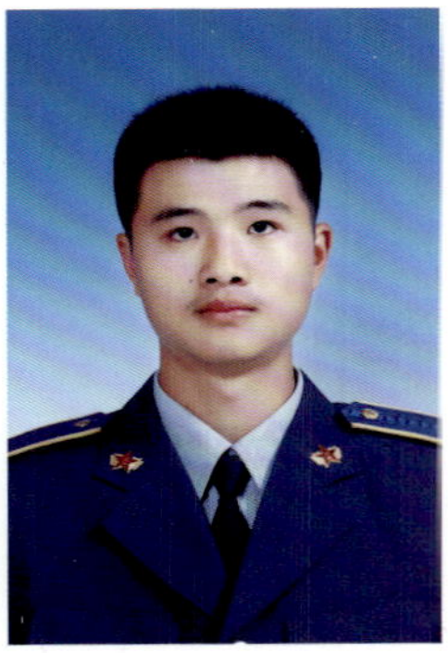

精品教员铸军魂，精英人才展军威

航空航天医学系学员五队　姜俊

在四医大的辉煌发展历程中，学校实现了“全国科技进步奖一等奖”的三连冠，SCI论文总数在同类医科院校中排名第一等可喜可贺的成绩。樊校长提出的“创精品，创精英”精品战略在其中起到了不可磨灭的作用，其战略方针思想也深得总后一致好评。其中精品战略之“精品课教员”评审活动推动着四医大健康稳步发展。

精品教员是在精品战略的旗帜下诞生的。他们呕心沥血，培育出研究性精英人才，创造出精品课程，建设出一流的研究型的军医大学。“精品课教员”评审活动鼓励教员提高自己，完善自己，以“精品教员”的荣誉称号鞭策自己。同时也对教员以及教研室间争先创优、争先创精品课程起到了促进作用。这一活动大大提高了教员的素质，提升了各个教研室的教学水平，进而也提高了四医大本科教育的教学质量。学校尽可能地安排精品教员给广大学员授课，以更好的方式让学员接受更多的知识，这是所有四医大学员引以为荣的。

这一活动主要由学员对教员教学反馈信息评价以及专家教授对教员们的听课评价完成。在我上课学习的过程中，令我印象深刻的优秀教员不计其数。虽然我们已不再在他们的课堂学习，但是他们的名字依然清晰地印刻在我的脑海中，他们留下的知识的芳香仍然在我们身边萦绕。

还记得大二上学期解剖教研室的武胜昔教授的那堂课，他讲的是间脑，是较为枯燥和抽象的形态学，但是他擅长于应用多媒体教学资源，结合了帕金森病的临床病例及手术视频，把丘脑的立体结构讲得有声有色，无不例外地了激发了学员的兴趣。我想同学们永远不会忘记武教授讲授的纹状体-黑质通路障碍所导致的帕金森病，这也许就是精品教员的魅力所在吧。

外语教研室的周玉梅主任是当之无愧的精品教员，还记得第三战役时，她一手抓08级学长的口语抽测，一手抓09级学员以及研究生的教学。如此繁重的教学工作，周主任也能处理得游刃有余。08级学员的口语考试取得了优异的成绩，顺利地通过了总后的抽测，完胜第三战役。周主任讲课总是声情并茂，激情四溢，她饱满的精神状态总能振奋人心，使学员们心无旁骛地度过每一节英语课。她有在美国深造的经历，课堂中常常给我们讲述美国文化的背景，比如印第安人的历史、牛仔的来由等，开阔了我们的视野，加深了我们对英语国家文化的了解，当然也提高了我们的英语水平。她的课堂上气氛活跃，内容丰富，形式多样，鼓励大家大胆练习口语。当初总后专家听完周主任的课后这样评价到：“这是我在全军院校听到的最精彩的英语课!”

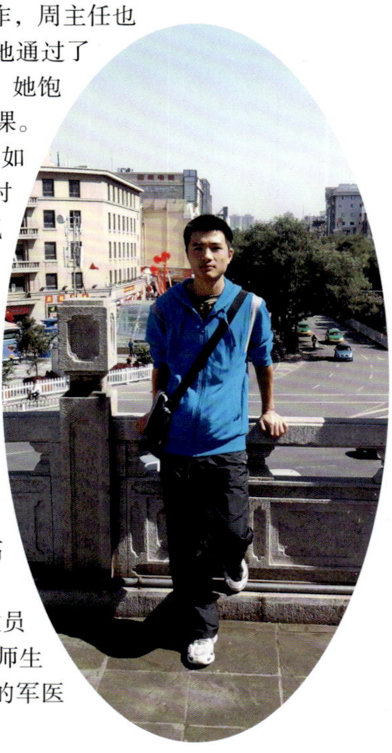

精品教员真的太多，像生理教研室的高峰教授、药理教研室的张蓉讲师等等，他们精彩的课堂就是学员吸取知识精华的来源。精品教员能以饱满的精神、高昂的风貌、优秀的课件、精彩的授课，完美地将知识传授给学员。传授知识并不是最终目的，以恰当的教学方式让学员接受知识，并能让学员彻底地消化所学知识，更能使学员把知识应用于实际，开发学员的潜力，培养出具有创新能力的高素质综合型人才。

“精品课教员”评审活动值得大力推扬，它推举出来的精品教员层出不穷，精品教员培养出来的精英人才更是比比皆是。四医大的师生力量定能打造出我校的辉煌明天，为我校早日实现国际一流研究性的军医大学奠定坚实的物质基础和精神基础。

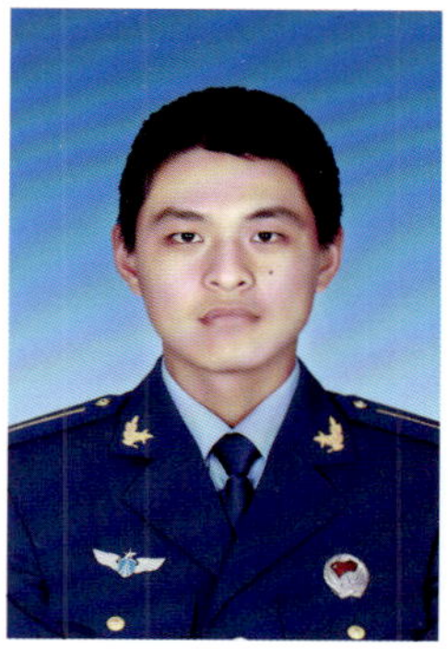

三尺讲台要high，向课堂梦游say goodbye

航空航天医学系学员二队　王 可

最无奈，台上教员教授低头细数幻灯片，缓慢移脚三两步，充耳不闻呼噜声，视而不见睡一片。

最可叹，学员满腔热血进课堂，一心只为知识来，怎奈双眼难辨黑白，大脑一片空白，脸色转而煞白，梦到天色渐白。

曾几何时，上述情况已成了大学生活的真实写照，令人担忧。原本满怀梦想的有志青年在经历了十二年寒窗苦读，在无数次战役的硝烟中得以重生之后，大跨步向着大学殿堂的同时，怎变得如此缺乏激情，浑浑噩噩？所谓教授眼下的课堂怎成为鼾声四起、毫无生气的养猪场？

"没有不好的学员，只有不好的教员"。樊校长的精彩论断为全体教学人员敲响了警钟。一系列问题无不警示我们：课堂教学的改革迫在眉睫！要真正打造精彩、高质量的课堂，唯有走"精品"这条路才是方向。

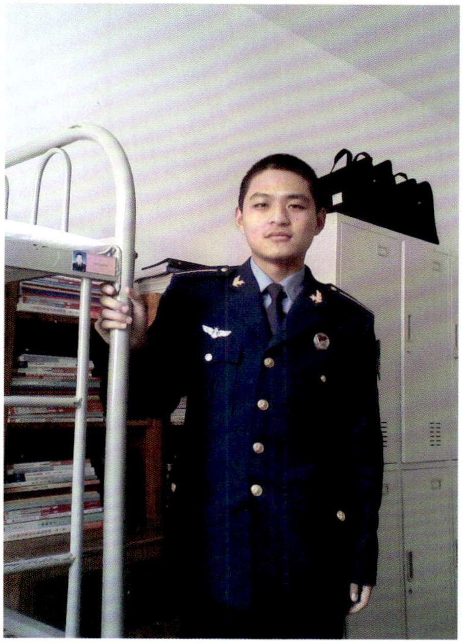

什么是"精品课堂"？什么样的教员才配叫"精品教员"？从学员角度出发，我认为以下几点必不可少：

首先，教员知识面要广，善于旁征博引。精彩的课堂必须有精彩的课堂内容为后盾，多方面的信息能无限激发学员的学习热情，使学员体验到学习到知识的乐趣。试想，对于一节全新的课程，如若只一味地就理论而理论，就教材而教材(人材)，其结果只怕会是使学员深陷迷茫之泥淖，愈陷愈深，从而丧失信心，半路折戟。相反的，如若能以一个教学问题为根基，以高度概括性语言为主干，以生动事例、典型病例为分支，全面、从不同方面地加以阐述，定会事半功倍，学员在五体投地之时大脑必也处于全投入状态。

再者，幽默，能在合适时机活跃课堂气氛无疑是对精品教员提出的另一要求。在封闭的教室里，人难免会有一种向着睡眠发展的趋势；此外，人也不可能一节课都能全投入课堂。这时候，便是教员发挥其能力的时候，一句令人捧腹的玩笑，或是引人哄笑的怪调，或是让人气爽的表情，亦或是不长不短的"跑题"……都能重新调整死气沉沉的课堂气氛。但这不是说说就可以做到的易事，与其说是一种习惯，不如说是一种能力！

最后，课堂内容质量要高。课堂，要真正成为学员有所感悟、有所收获的麦田地，就要求课堂内容要精，教员备课要专。因为没人愿意花费宝贵的时间去听一些无关紧要的废话，与其那样，不如倒头便睡、梦见周公。也许会有人提出异议，说有些科目本身就注定了其枯燥乏味，这我不予以否认，但是我想说的是这是只局限于本科目而毫无发展眼光人的观点，真正学富五车、博闻强识之人定会于无声处听惊雷，创造出超脱于科目本身而不脱离其本身的授课之道。这样的人才配称作"精品教员"！

毫无疑问，精品教员评审活动真正为第四军医大学课堂教学注入了一剂新鲜血液。教员有了危机感，时时争当精品；学员有了幸福感，课课享受精彩。精品教员勇当领头雁，领雁群搏击长空秀风姿；精品课堂充当排头兵，率队昂首阔步向明天。

忆往昔，台上声嘶力竭，目不转睛；台下鼾声四起，纹丝不动。

看今朝，三尺讲台够 high， 台下学员向梦游课堂say goodbye！

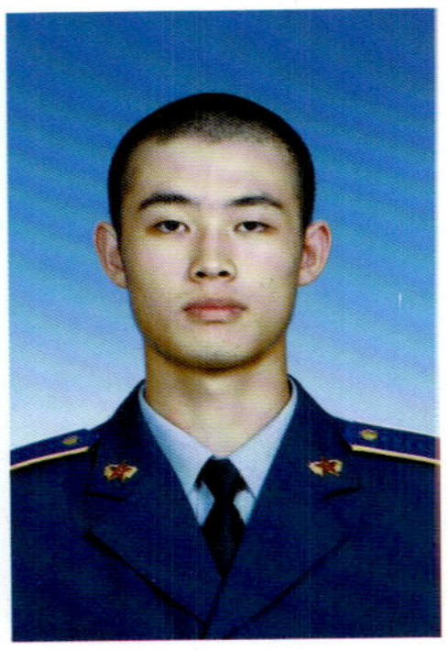

人性的光辉——记李云庆教授

航空航天医学系学员一队　林红卫

1993年四月，日本京都大学，探出院墙的簇簇樱花开出一片感人的凄凉的美。当一位年轻的中国学者双手拄着拐杖，拖着用石膏固定的右腿，一瘸一拐的来到博士论文答辩会场时，参加答辩的教授们纷纷将惊异的目光投向他，在沉默的注视里，透露出对这位生死以赴的求知者的敬佩，而他的日本导师水野升先生眼里早已噙满泪水。他用一年零四个月的留学时间就摘取了这所享誉世界的著名大学的博士学位，在京都大学医学部近百年的历史上，他是第三个，也是第一个中国人。是年，他仅仅32岁，他就是被日本解剖学界誉为“肩负21世纪中国解剖学界历史之使命”的年轻学者——李云庆。

入学之初，就早早地听说了李教授的名字，不仅仅因为他所取得的辉煌学术成就，更被他坎坷的求学故事所深深震撼。此后，随着课上课下对李教授的渐渐了解，他一丝不苟的治学态度和谦逊勤奋的科研品质更是让我充满敬意，他光辉的人格无时无刻不在影响着我们，影响着四医大的学子们。

作为双精品教员，李教授可谓是我校轰轰烈烈开展的精品课程系列活动中涌现出的典型代表。课堂上，他总是那么平易近人，充满活力。他说如果大家听不懂，可以一遍一遍的讲解。他不愿放弃任何一个学生，也不允许任何人放弃自己。从他深入浅出的讲解中，你完全可以看出他深厚的学术底蕴和对知识精益求精的态度，已经是学科领域权威的李教授，仍然会针对一些小问题给我们耐心解释，有时他会斥责我们对知识的不求甚解，这让我们感到惭愧的同时也深深地被感动。“为人师者，是站在学生前面的导航者和站在学生脚下的人梯者。”李教授秉承先师李继硕先生“躬身搭桥，挺身作梯”的崇高育人精神，不知疲倦的为四医大的教学工作倾注心血，教育并培养了一批又一批精英人才。

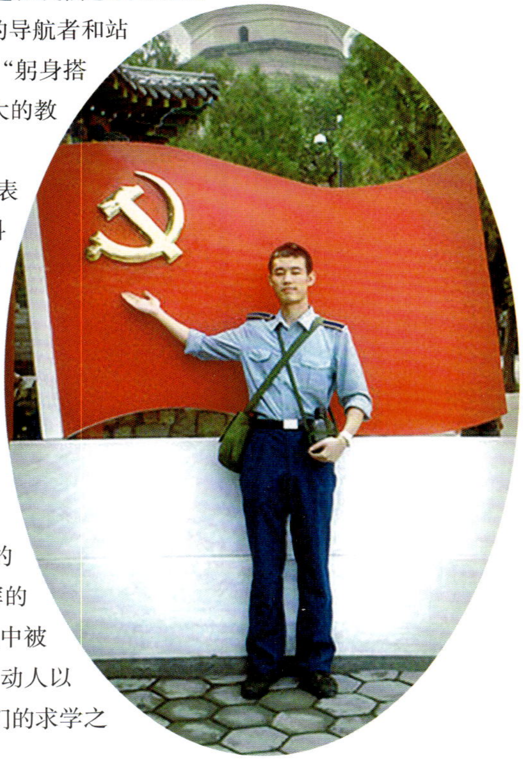

仍记得2011年夏天在我校为李教授举行的一等功表彰大会上李教授的讲话。他谦逊地说，“获得国家科技进步一等奖，不是我一个人的成果，我今后将更加勤奋的工作”。在说到自己的导师李继硕先生的时候，他突然哽咽了，感恩老师多年来无私的教诲和培养。我相信这一幕必将会种在所有四医大学子的心灵深处，伴随并影响我们的一生，因为李教授那颗感恩的心和那谦逊的品质无论对我们做学问还是做人都是最好的启示。

精品课教员不仅仅要有渊博的专业知识，辉煌的学术成就以及精湛的授课技巧，更需要凝聚熠熠生辉的人格魅力和高尚品质。只有这样，才能在岁月的冲洗中被打磨成精品，永远传承。“动人以言者，其感不深；动人以行者，其应必速。”李云庆教授人性的光辉将照亮我们的求学之路，引导我们不断追求精品，打造精品！

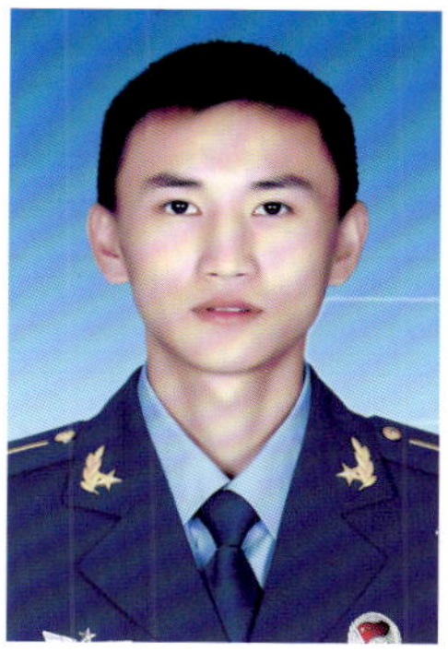

浅评精品

航空航天医学系学员二队　刘修志

经过部队激烈的全军院校招生考试，自己终于如愿以偿地来到了梦想中的军校。初次来到四医大，刚开始并没有发现它的独特之处。但随着学习生活的深入，慢慢感受到了她的魅力和深厚的学术人文底蕴。尤其是在本届党委实施的学校“精品战略”，让我感受到了一个积极进取的四医大，一个充满无限前景的四医大，一个展翅腾飞的四医大。

作为一名学生，学习，毫无疑问，是我们的核心。除了自身的因素外，老师的师德和水平对一个学生的成才成长起着举足轻重的作用。一个好老师不仅教授给我们知识，还潜移默化的影响着我的人格和价值观的形成。四医大的精品教员制度，无疑是一个创新性的举措。四医大的一个个“精”字招牌为我们成才成长三百六十度的保驾护航。

说到学校的精品教育制度，感触应该从我们的精品教员说起。我们的计算机应用教研室的周智明教员，是一个和蔼可亲又智慧博学的人，我们都非常喜欢上他的课，一上他的课有一种回家的感觉，温暖真切。听他讲课，就像是一个长辈对晚辈的捶心教诲，言辞谆谆，听者切切。

在课堂上，周老师总是循序善诱地给我们讲授计算机知识，设身处地的为我们着想。针对我们战士学员多的情况，周老师在重点或者不好理解的地方总要亲自操作示范一遍，以免我们一知半解，不能得其要领。我们真切地感受到他要把我们培养好，教育好。

我们经过了十二年的基础教育，从高中进入大学，不仅是为了学到专业知识，更重要的是塑造我们的人格和价值体系。四医大的精品课程制度，在这方面起着一定的作用。每一个评为精品教员的老师，他（她）不仅有着丰富的教学技巧，还都有着良好的师德，潜移默化着我们。

我觉得作为一名精品教员，首要的是他（她）的师德，其次才是他（她）的教学能力。一个师德好的教员，肯定会本着对学生负责的精神和态度，认真的备好每次课，做好自己的课件，针对学生的情况作出合理的教学安排，从周老师的讲课中可以清楚到感受到这一点。

很显然，我们都是精品教员制度的受益者，我们喜欢精品教员为我们授课。所以，我们为什么要限定在四百人的数字上呢？如果到了四百人，还有很多教员符合精品教员的标准，但是他们却不能得到相应的待遇，这样对他们是不公平的。如果只是限定在四百人，那么他们就是永远的“名人堂”，会不会止步不前呢？所以，我们要做的只是全面完善我们的精品课教员评价体系，不断地选出更多更好的精品教员，为我们四医大的每名学生提供高质的教学，为四医大的“国际名校”目标，为四医大的明天注入更多的活力！

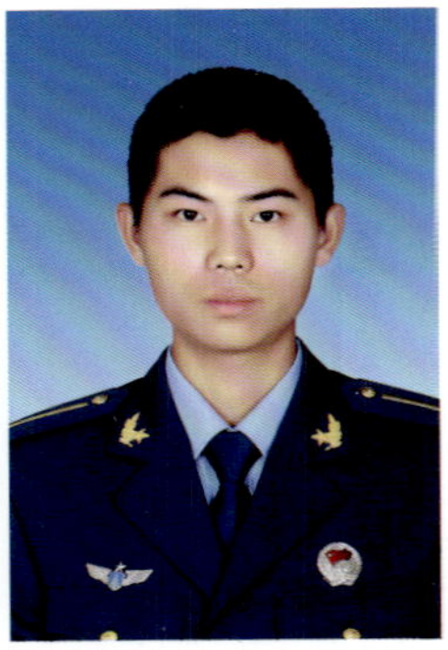

雁翎之歌

航空航天医学系学员二队　王炜中

每年秋天大雁南飞，在迁徙进程中整个雁群在其头雁的领导下克服了艰难险阻到达南方过冬。在这场生命迁徙中雁群的头雁起了非常重要的作用，除了体力超支外，还要掌握飞行方向，做好整个雁群的引路、领航。在雁群“人”字飞行队形里，中尾部的大雁很省力而头雁却很辛苦地带领大家朝向目标飞去。樊校长在《步入医学殿堂第一课》中也讲到消化病医院的大雁精神。

由此我想起我们的精品教员就在四医大教学进程中起到了头雁的作用。上周我们航医系2011学员听了人体解剖学王文副教授的精品课程，课后我对精品课程及精品教员有了以下三点认识：

一、授课思维

精品教员在上课时思维缜密、条理清晰，能够积极带动起全体学员的热情。而有的教员上课时给人的印象好像是在“背教案”，台上台下死气沉沉。我觉得教学应该是相长的，在课堂上教员与学员之间实质上是一种思维和语言的交流，教员与学员之间应相互了解、相互体让，使课堂台上台下教员与学员思维完美结合。我们的课时本身就已压缩，课堂上的高效配合能大力提高学员对知识印象更深。

二、课堂气氛

精品教员在上课时有时会即兴联系当前课堂内容说一些风趣的话语，或是谈自己当年的一些经历以及讲一些临床上的典型病例，台下的学员会情不自禁地发声大笑抑或睁大眼睛仔细聆听。课堂气氛变得更加活跃，教员思绪飘逸，同学们也会进入状态全身心地投入课堂，课堂效率大幅提高。

三、答疑效率

精品教员在答疑时给人一种充满自信和权威的感觉。这样会让学员感受到一种踏实和对知识的肯定而不会觉得模棱两可产生厌倦心理。老师的出色答疑也会让学员在课余节省更多时间。

“精品战略”如同给四医大这条巨龙插上两条腾飞的翅膀，会让四医大的明天飞得更远更高。精品课程评出精品教员也就在教学进程中找到了头雁，头雁来源于团体之后又融入于团体。在精品“头雁”的带领下没有人掉队也没有人愿意掉队。与此同时，一批又一批精英也变成了头雁。新老交替，团队永葆旺盛的生命力。

精品学校要有精致学科，精致学科要有精华课程，精华课程要有精英教员，精英教员培育精良学员。从将军到士兵共扛起精品大旗，把四医大推向世界，让医药事业为人类造福。

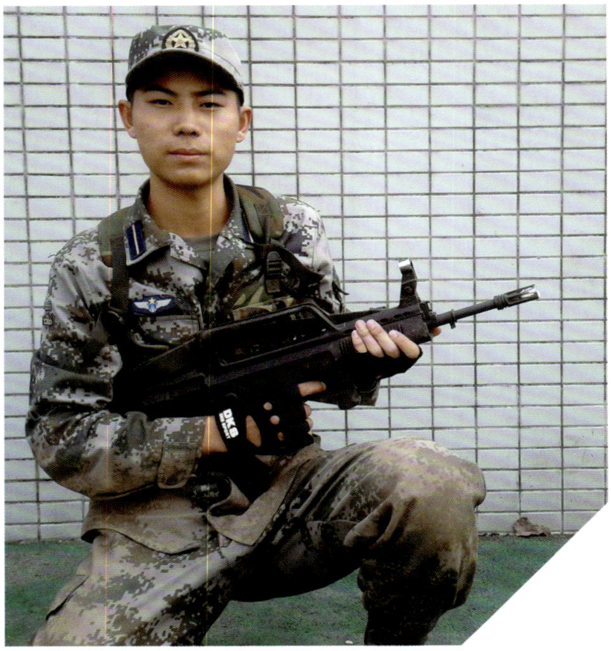

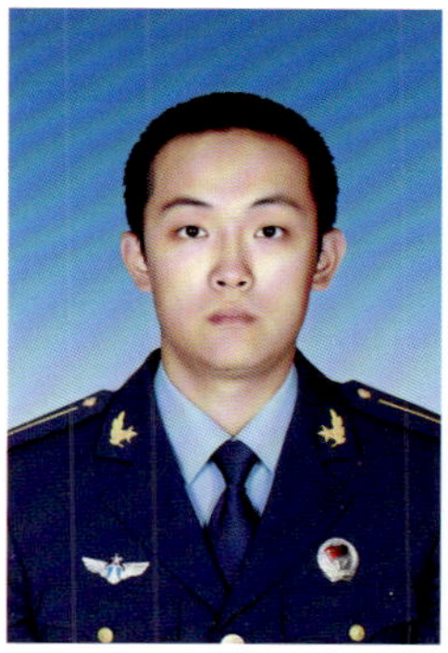

精品课程之我见

航空航天医学系学员二队　王宥霖

精品教员，是校长“精品战略”中重要一环。从上课，学员理解吸收到成绩提升，每一环节都追求完美。也正是这样，精品课程了教员们努力追求的目标，培育精品，成了教员们不断探索的问题。

21世纪最为缺少的，就是人才。而“精品”之以理念，与其恰好对应。精品“精”在每一处，从没有一处败笔，可以说就是一件完美无缺的艺术品。价值绝非艺术品本身，更在于它的指导、示范作用，引导次品变优，优品变精。使这一个整体形成不断超越现在，永不满足现状，不断追求卓越的良好氛围。在“精品”标准不断提高之时，重分发挥个人的能力，甚至打破现有的职位高低界限，更多地强调现在的作为，而不是过去的资历、成绩。真正做到让新秀脱颖而出，让中坚力量不固步自封，时刻怀有竞争意识，在军队这个崇尚荣誉的大环境中，形成良好的风气。

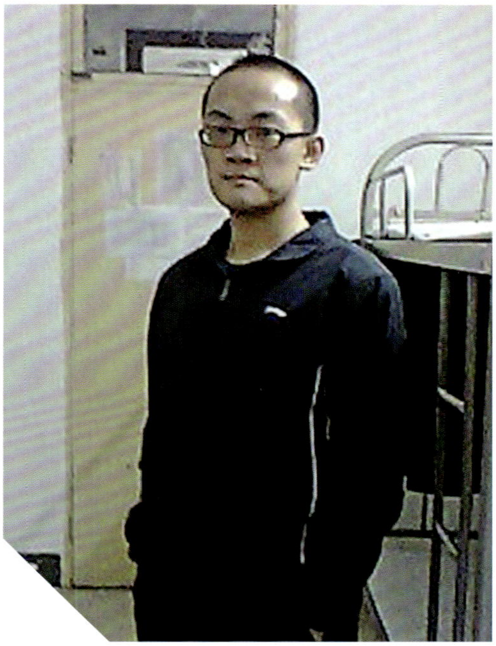

给我们上基础化学的刘鹏教授，曾指着一个“简单”的动画，无不感慨地说，这几十秒的动画，我做了2个小时！是的，对于每日上课、教研、实验的教授来说，2个小时可以做太多重要的事情，解决太多困难的事情。但是，汗水铸就精品。没有精品教员们的大量付出，也就没有教学成果频出、教学改革的成功。在此我想对默默付出的你们说声：“你们辛苦了，谢谢你们！”

可以说，精品只是个结果，更重要的是成为精品的过程，就像炼铁，没有超高温的灼烧，没有粉身碎骨的痛彻心扉和磨练时的痛苦滋味，是很难成为精品的，也是很难在成为精品的那一刻发出来自内心的一笑，抑或是痛快地大哭一场，细数那曾经的点点滴滴，那些峥嵘岁月，也注定是无可争议的闪光点。

不过，只有短暂的辉煌，或只是为了精品而精品，或是过去的资历不需要完全投入，或是因无法成为精品而自暴自弃，都是在评审过程中需要注意的，以及在评审后需要留心观察的。毕竟，选精品是选一直都是精品的，是选经得起时间考验的精品的。选精品仅仅是一个起点，希望品精的组织者不仅看当时的质量、学员的表现，更将眼光放得长远，观察精品是否一直为精品。非精品中是否有漏掉的精品，使选精品真正能选到精品。

作为一名普通的大一学生，享受到了精品教员的教学，我深表荣幸。那一句句含义丰富的点评，那一张张严谨优美的图片，确实让我领略到了精品教员的魅力，以及对教学、对学员不计回报的倾情付出，也时刻鞭策着我在学习中精益求精，绝不一知半解，在医学这一神圣而严谨的学术殿堂中书写属于自己的“精品”。

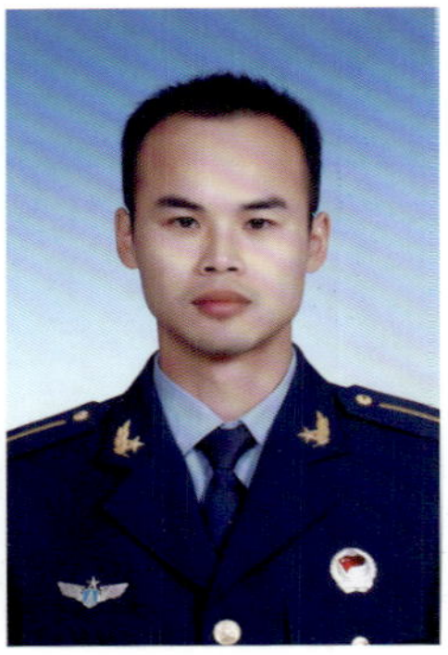

精品阳光助我成长

航空航天医学系学员四队　文益安

改革春风吹绿了神州大地，精品工程沸腾了军大全校。在精品阳光的照耀下，四医大这只雄鹰正展翅翱翔在蔚蓝的天空中，向着“国际先进的研究型军医大学”的宏伟目标奋勇前进。随着学校精品战略的深入推行，学校上上下下形成了人人想精品、建精品、出精品的大好局面！精品工程中的精品课程使我们学员受益匪浅，校园里四处弥漫着精品课程的书香氛围，回荡着精品教员的谆谆教导，我们在精品教员的引领下畅游于知识的海洋！

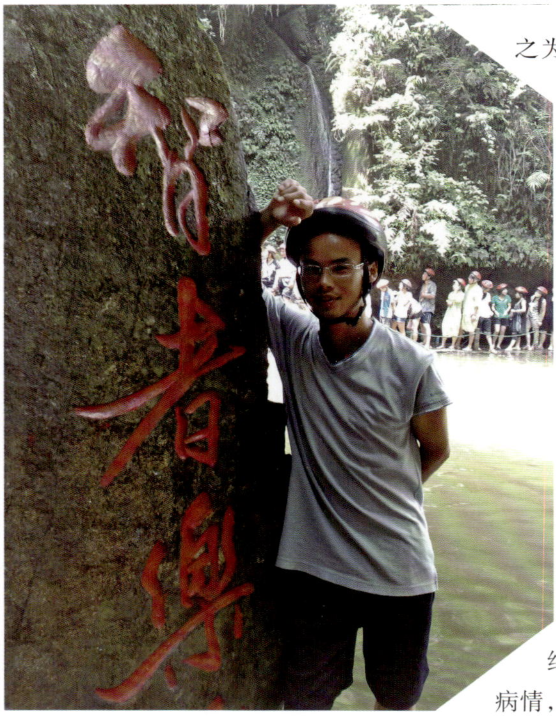

精品课程到底精在何处，何以敢称之为精品？我的回答是：精品课程之精在于教员，在于课件和课堂氛围。在我的心目中，精品教员是全校教师的代言人，他们以一丝不苟、鞠躬尽瘁、无私奉献的精神，完美诠释了精品的深刻内涵。

精品课程之精在于教员之精！任新玲教授是精品教员中的代表，无论是在授课还是课下，都严格要求自己，一丝不苟。课堂上任教授讲究“授人以渔，而非授人以鱼”，上课从不照本宣科，而是结合自己丰富的实践经验，教我们领会课本知识的真谛，并以临床思维解决临床问题的方法和技巧。一串串复杂的数字在她的解析下，变成了一个个跳动的音符，谱写着出一曲曲精品的赞歌。教学查房时，她总是和蔼可亲地将我们叫到跟前，耐心细致地给我们讲解病人的情况，结合病理报告和影像资料引导我们一步步分析病情，在她的帮助下，我们不仅体会到做医生的职责，更感受到做医生的乐趣。身为一个副教授，她平时总有忙不完的会议、科研、报告演讲等，脚步总是匆匆忙忙，但在我们面前却是如此耐心细致，无不体现着对学生的关心、爱心和责任心。

精品课程之精在于课件和课堂氛围之精！每一张幻灯片都凝聚着教员对学生的关爱与责任，这份关爱与责任不仅仅体现在课件的排版、设置上，更体现在对课件图片、视频资料的选取上。所有的资料都是教员在临床工作的一个的缩影，从问诊、查体到辅助检查、诊断、治疗，每段文字、每张图片、每段视频都经过精挑细选，是临床上极其珍贵的实践资料。在教员的引领下，同学们都能跟着老师的思维，积极踊跃地参加到课堂讨论中，真正实现了教员与学员互动，在轻松活泼的课堂氛围中学习，随着教员幽默风趣的讲解，一个个知识点悄然印刻在我们的脑海中，终生难忘。

一丝不苟创精品，甘为人梯育精英。可亲可爱的教员们以无私的精神向我们播撒着滴滴甘露，助我们茁壮成长，书写青春辉煌，传承精品阳光！

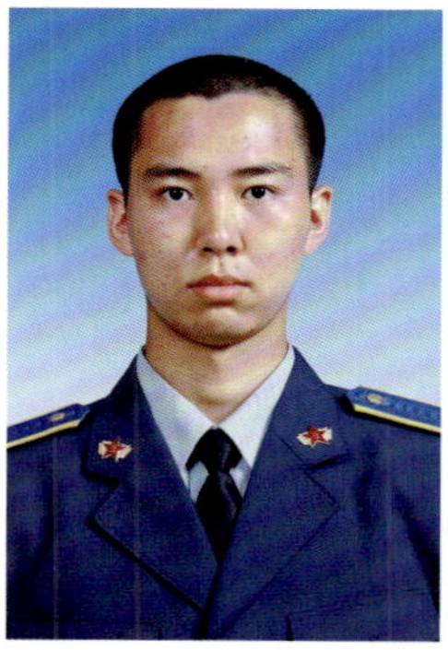

沐浴精品春风

航空航天医学系学员四队　许航旗

漫步在青青的石阶小道，呼吸着空气中的清新与凉爽，时常觉得，这校园里的风是那么充满希望。停下脚步，遥望天空，回想起刚刚结束的一堂堂精品课程，快乐与感动在心头油然而生。

总喜欢在精品课上去仔细观察教师的语言和神态，因为在这里早已是智慧交流的平台，从第一次步入教室的那一刻起，我就被眼前的一切深深吸引。少了“居高临下”，多了民主与平等的真心对待；少了“一味强加”，多了情感与人格的广泛交流；少了“严肃沉重”，多了微笑与快乐的知识享受；少了“师道尊严”，多了宽松与鼓励的理解沟通。

精品课程，不仅是学校在践行精品战略道路上的重要一步，更是体现了平等、自由、宽松、关心、鼓励的师生关系。

总是十分珍惜每一次的精品教学课程，因为在这里能感受到学术的深奥与多变。学生主动参与、教员生动讲授，使得每节课程都是那样的丰富多彩。跨越时代的阻隔，我们一同去聆听一段扣人心弦的美妙故事；超越知识的屏障，我们一同去感叹每一份智慧与创造。精辟的教学理念，精优的教学技术，精粹的教学内容，精湛的教学艺术，然后，是一个个精彩的教学效果，这其中包涵了教员们无尽的汗水与创造。

思考精品的意义与价值，小到一段短小精悍的总结评论，大到教学模式的深入改变，每一次的合作与感悟，都时时刻刻告诉我们，知识源于感受，快乐源于分享。

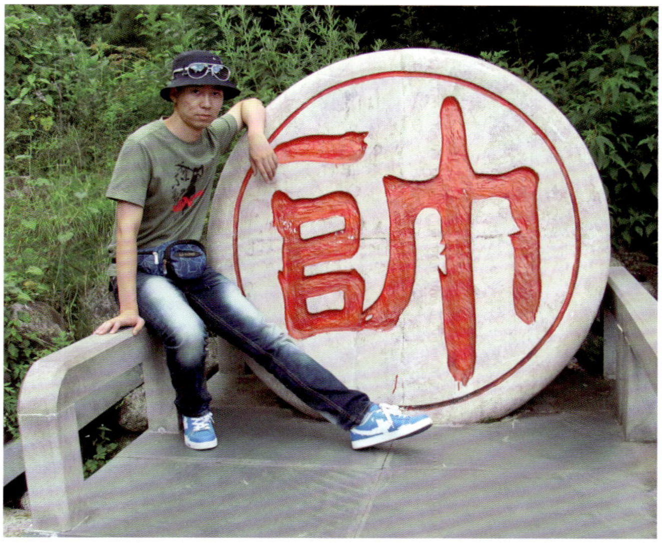

感激每一位教员，因为他们的辛勤努力，让我们沐浴在精品教育的春风下，相比其他高校，我们的教员多了一份神圣感，学生多了些许敬畏感。一改往日的“味同嚼蜡”，教员们把多年的积淀与感悟化作深入的学习与思考；告别过去的“呆若木鸡”，学生用心去分享知识的快乐与感动。这一切使得师生之间在知识、情感、人格、精神、道德等方面有了更加深入的交流，使得我们在学习中快乐、在快乐中成长。

感谢一次次的精品讲述，让我们懂得了知识的源泉就在自己最近的脚下，科学的代代传承、交流与发展，就是依赖于真心付出和在快乐享受中去发现和创造。我想，这就是精品课程评审活动最大的意义所在。

精品课程建设是一个时间积淀和反复实践的过程，若要不断收获丰硕的果实，还需要更为深入的持续开展和创新。作为新一代的四医大人，只要敢于创新，勇于开拓，美丽的教育之花定会在和睦的精品春风中绽放出更加绚丽夺目的光彩。

遥望路旁的片片绿树，听闻阵阵鸟语花香，我仿佛看到，前行的道路就在远方通往阳光的方向，那里定会是一片环绕在清清水涧的海棠花，白的是圣洁，黄的是流年，红的是硕果。不畏前路漫漫，终有一天，我们会到达那个地方。到那时，求知的种子在我们每个人心中生根发芽，伴着知识的雨露，不断激励和祝福一代代青年奋勇前行。

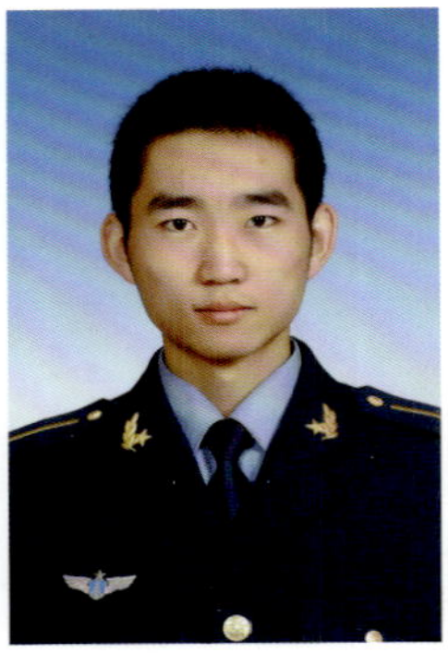

漫精品路 浩浩恩师情

航空航天医学系学员四队 姚国泰

一名师者，应该具有怎样的渊博知识，才能授之以渔，传道解惑？他们用“精华”告诉我们，学习的旅程虽然繁重，但却精妙。

一名学者，应该具有怎样的敏锐洞察，才能创新革旧，破疑纠谬？他们用“精髓"告诉我们，科研的彼岸虽然美好，但却精深。

一名医者，应该具有怎样的德行品质，才能救死扶伤，妙手回春？他们用“精神”告诉我们，从医的道路虽然崎岖，但却精彩。

他们是知识的耕夫，是科研的舵手，是生命的歌者。他们用知识作词，以激情谱曲，用“精优”诠释着一堂堂“精品课程”。他们就是我们心目中的精品教员。

一、随风潜入夜，润物细无声

也许我们不知道一堂精品课程的背后流淌了教员多少的汗水；也许我们不知道每张幻灯片需要彰显多少独特的构思；也许我们不知道每一句讲解凝集了多少知识的光芒。但是，当我们被那一张张精美的幻灯片所吸引时，当我们沉浸在教员描述的知识的桃花源中时，当我们赞叹医学的神奇与奥妙时……我们终于明白这其中需要多大的努力和多久的准备，终于懂得教员的良苦用心，终于在这知识的粮仓中收获了属于自己的那份果实。

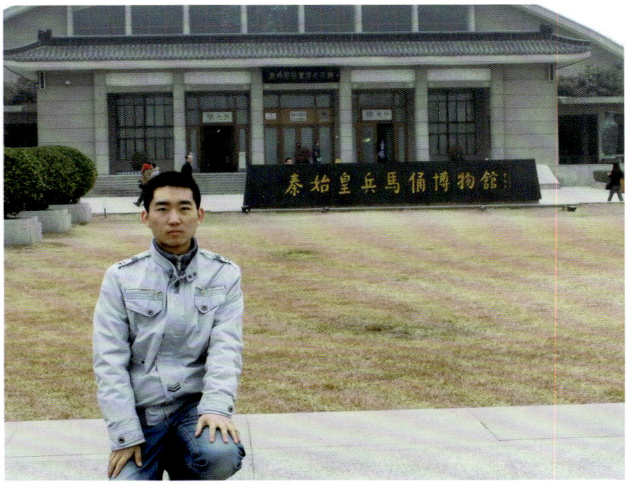

二、玉壶存冰心，朱笔写师魂

一支粉笔，两袖清风，三尺讲台，四季耕耘。讲台上的老师是辛勤的园丁，用朴素的言行播洒着知识的种子。没有华丽的装扮、丰厚的酬劳、大众的瞻仰，有的只是默默耕耘、静静收获，收获这满地的芬芳，这一地的果实，这一代代人间的白衣守护者。每每见到老师一次次耐心回答学生的疑惑，一遍遍阐述科研的方法，一句句细心的解析医学的原理时，感动总会涌上心头，那是乐于施教的朴实无华，是不求回报的无私奉献，是安于平凡、甘于简单的谦逊态度。

三、桃李不言，下自成蹊

如果朴素是一种装扮，那么老师便是最英俊的人；如果奉献是一种财富，那么他们富可敌国；如果谦逊是一种荣誉，那么他们满载荣耀。一批批精品教员披肝沥胆开拓着四医大的精品辉煌，一辈辈教学名师前赴后继谱写着四医大的宏伟远景，一代代四医大学子共同描绘学校的美好蓝图。在这一片学习的沃土上，我们嗅着知识的芬芳一路前行，为了梦想，我们接过老师手中的接力棒，向着未知的知识海洋驶去。

岁月忽其不淹兮，春与秋其代序。人生悠悠，路途漫漫。聆听着一堂堂“精品课程”，知识便在这循循善诱中得到提升，生命便在这谆谆教导中得到洗礼，灵魂便在这殷殷培育中得到升华。再回首，我看到的是“挺身为梯，躬身作桥”的大师风采，是“一万年太久，只争朝夕”的大学风尚，是“至精至爱，效国效民”的大学精神……

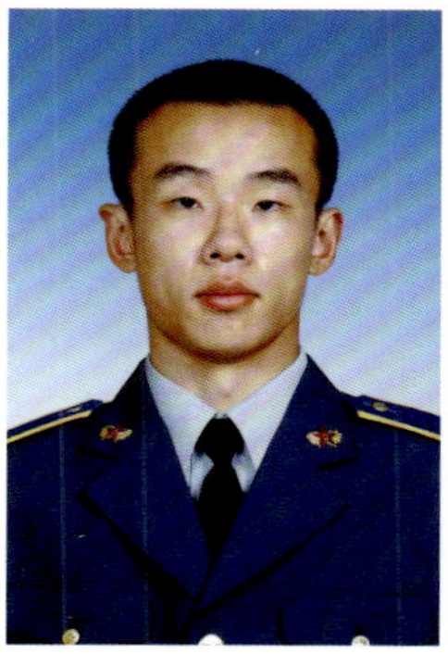

钢梯，铁桥

航空航天医学系学员一队　于耀成

“师者，传道授业解惑也。”当看到这句时，我首先想到的是我们的医学物理学精品教员——屈学民教授，我想还应加上这样一句：“挺身做钢梯，躬身为铁桥”。如果你看到过屈教授在三尺讲台上容光焕发、神采奕奕的将一个无限空间时间的物理学世界展示在我们面前时，那么你会感到这样的评价再贴切不过了。然而，在教授的言传身教下，我们所获得的绝不仅仅是书本上几个公式那样有限，更多的是一个积极向上的人生态度。

在物理学学习过程中，许多人喜欢用“啃”这个字，可见其抽象和难懂；然而，教授总喜欢说“玩”这个字。当讲到最令人难以消化的量子物理时，教授说这部分是物理学的四大王冠之一，而他也就喜欢“玩”这一部分。“玩”是一种自信，是一份从容，而教授正把这一份自信与从容在他的深入浅出的讲解中渗透出来，用他乐观积极的心态感染着莘莘学子。也许这种轻松愉快的教学氛围下，我们队期末物理平均分取得了同年级第一的优异成绩。

早已步入中年的教授课堂上从来没有疲倦的神色，即使在教学评价最紧张的准备时期，那些冰雪交加的寒冬时节，教授用他散发出的活力驱走了教室中的寒冷。每当他在讲台上神采飞扬地授课时，座位上的同学也全神贯注地听着，这时整个教室就在宏观与微观、动力学与电磁学、经典与现代中不停穿梭着。而每当下课的铃声叫停了这辆高速穿梭的时空列车时，同学们的意犹未尽都写在了脸上。

教授为人很谦逊。他总是教育我们，做学问就要像空杯子一样，要放得下姿态才能倒得进水。教授在学术上有许多成就，但却又平易近人，在教学过程中对他的成就只字未提。他先后承担国家级、军队级、省部级4项课题。获国家发明专利1项、三类医疗器械注册证1项，实用新型专利4项，获国家科技图书二等奖1项。2000年以来发表学术论文55篇，其中SCI/EI收录4篇。教授现任陕西省物理学会理事，西安地区军队院校理化学会常务理事，《中华医学实践杂志》常务编委，陕西省体外循环委员会委员，军队院校育才银奖，主讲《大学物理学》、《医学物理学》、《生物医学电子学》、《生物医用材料学》等课程，年均120学时，主编、参编教材和专著21部。

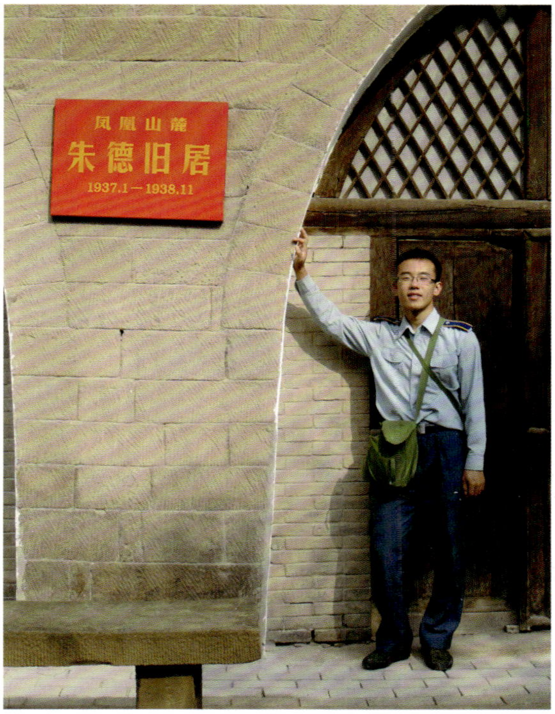

教授能荣获第十二期精品教员，作为他的学子，我由衷为之高兴。当你还在疑问，为什么四医大人才辈出、为什么四医大能连年摘得国家科技进步一等奖、为什么四医大人在一次次紧要关头不辱使命时，那么就请你去了解一下这些像屈教授一样的精品教员吧。在他们身上凝聚着四医大人的精神与魂魄，是他们战斗在精品战略的第一线。作为一名骄傲的四医大学员，我更要在学习生活中追求精品，不愧师恩！

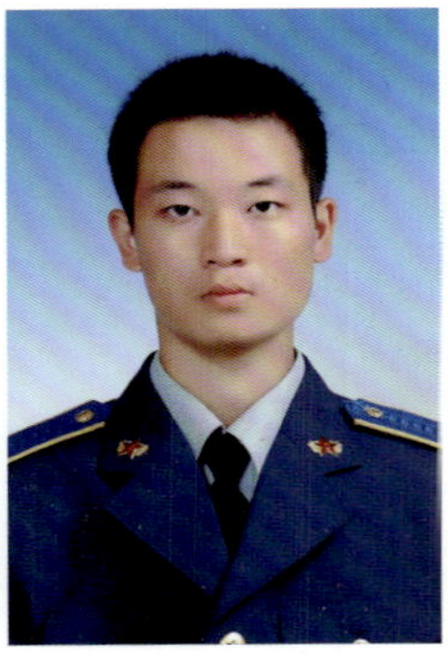

精品课程创金牌学员

航空航天医学系学员五队　张斌

一直坚信大学时代是人生中最重要的一段历程。大学里，我们接触纷繁的事物，学习高深的知识，懂得宝贵的情谊，掌握赖以生存的技术。我们的人生观和价值观在这个时候丰富和成熟，最终成为一生为人处世的原则和基准。大学，意义非凡。

所谓教师，身兼教书育人的责任，光荣而艰巨。一名教师不仅仅将专业而精准的知识教授给他的学生、弟子，更是着重培养学生的观察力，启发学生的思维。老师不仅仅是学业上的领路人，还是德操上的楷模，为人师表的他们尽可能的将自己的学生塑造为对社会、对国家有贡献的人才。

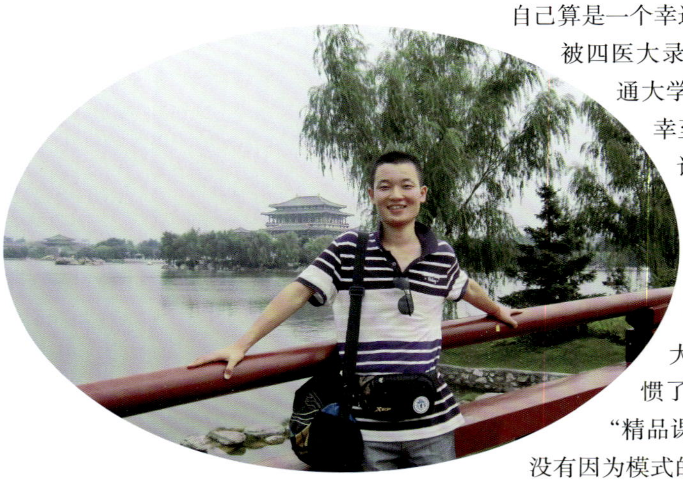

自己算是一个幸运儿，以不高的分数打了个擦边球被四医大录取。才有幸接触了、经历了与普通大学不同的教育模式，颇有感慨，庆幸至今。我入校时，学校实施“精品计划”已有一段时间，各项事宜也比较成熟了。我感触最深的一项策略是“精品课程”。教员授课的方式和方法一直都是大学生之间津津乐道的话题，可能是由于大学知识的结构和内容都与我们习惯了的模式迥异。但是，在学校实施“精品课程”的背景下，大学的课堂不但没有因为模式的改变而使我担心或厌烦，反而极大地调动了我自主学习的积极性和对学习内容的兴趣。

“精品课程”都是教员根据学员的能力、知识的重要性以及学科文化的背景，量身定制的授课课程。其形式多样，常常从日常生活或大家熟知的热点事件入手，从开始就调动起学生的兴趣，也凸显出了知识的重要性，实用性。互动性强，加大了学生和教师的交流，让知识的教授更有针对性，也提高了授课的效率。理论结合实践，基础结合临床，很大程度上解决了知识量大，不易理解的难题。调动学生自主性的同时，也促进了教员的教学工作的蓬勃发展。为了把每节课都靠拢向“精品课程”，教员们更加精心的备课，教授的知识更加全面和具体，并且教员还将其以学员们最易接受、掌握的形式教授。最难能可贵的是，“精品课程”不仅仅是教授书本上现有的知识，同时注重培养和开发学员的创新性思维和自主思考解决问题的能力。处在这个信息爆炸的时代，今天学习的知识可能在明天就滞后了，比起对框架式的知识的死记硬背，活学活用显得更加实用和迫切，而能够理解和掌握探索知识后面隐藏的方法和规律则是更加“苛刻”的要求。只有做到后者，才能成为屹立在时代学科知识洪流中不倒的金牌人才。

“精品课程”让我们站在同辈的前端，提前接受到更科学、更高效、更本质的教育。感悟到这种教育方式的必要性、宝贵性。沐浴在学校“精品课程”的阳光之下，我辈必将珍惜这弥足珍贵的机会，汲取最宝贵的知识，企盼成为明日的金牌人才，也为学校谱满成就的乐章添一音符。

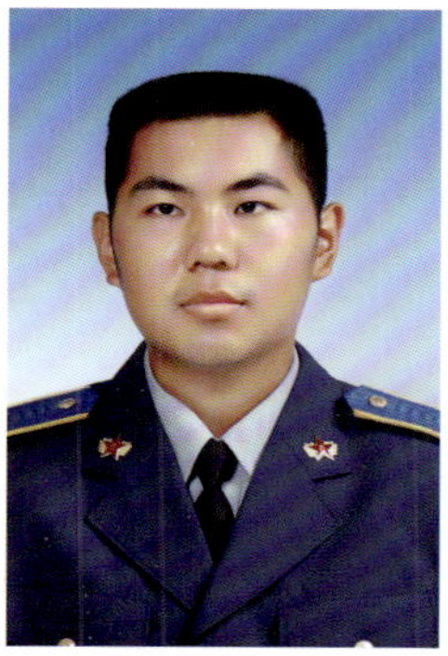

教评之中见真功

航空航天医学系学员五队　张志禹

当教学评价成绩揭晓时，我们都知道，四医大在课堂教学这一项上独领全军，拿到了A。在四医大生活学习了两年，并没觉得这有什么不对劲，可细想起来才意识到，我们之所以能够取得这个成绩，与精品教员评选制度、精品课程的开展，有密不可分的关系。

在教学评价期间，我也曾经历了专家听课这样一个场面。在那种场面下，不要说站在讲台上一讲90分钟的教员，就是坐在人群中的我也感到非常紧张，生怕出了什么差错，影响了评价成绩。可是，上课的时候，我明显感到，我们的教员，并没有因为专家的到来而有什么不同．上课的节奏、安排、方式方法与没有专家时基本一样，更让我想不到的是，教员们竟比平时多了一份自信，他们举手投足之间展现了对自己的信任。这份自信从何而来呢？

他们并不都是专家教授，也不都是事先准备了最拿手的章节，相反，他们中有许多是刚走上讲台没几年的年轻教员，所教授的内容也多是很早就在教学计划中制订好的，没有什么选择性可言。那么，为什么他们讲的如此得好呢？因为，他们要么是精品教员，要么正在向精品教员这一荣誉称号而努力。正是由于在精品教员评选制度下，每一名教员都精益求精，朝着这一目标努力，使得我们的课堂质量有了显著提高。不仅如此，精品教员评选是差额的，是严格按照评价标准来的，所以，在评选时只看能力，不看职称。这使得无论是专家教授，还是普通讲师都有了一个可以公平竞争的舞台，让所有人可以尽情发挥。

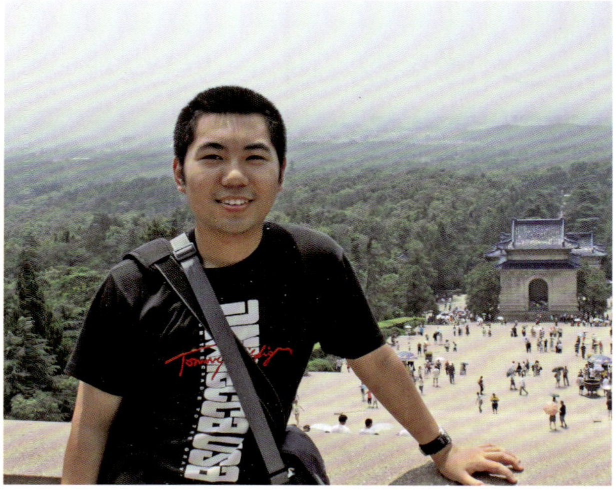

平时，教员们上课就按照精品教员的标准要求自己，并且经常征求学员们的意见，让我们指出，他们哪里没讲到位，哪里应该多强调几遍。然后自己下次再讲课时就会特别注意。经常这样，不仅学员们学到了想学的知识，教员在讲课方式上也有所体会和提高。因此，即使短时间内不能成为精品教员，但已具备了即讲好每一堂课，朝精品教员努力的能力和基础。所以，当教学评价到来的时候，我们的教员们能从容应对，并且有常人所不具备的自信。这份自信正是来自平日一次次的积累，一次次评选精品教员后的经验总结。正是由于所有教员共同切磋，切磋出了全体四医大高水平的教员。

教学评价结束后，许多教员真切地对我们说，虽说被专家抽到听课很紧张，但他们其实特别想专家来听自己的课。因为，他们对自己的讲课非常自信，不仅能达到评价要求，更能展现四医大的教学水平非同一般。他们风趣的把这种心理现象也称为“四医大”现象。

作为一名普通学员，在四医大学习了近三年了，真切地感受到，精品教员的评选制度，给我们带来了深远影响。我们不仅学到了知识，更学到了研究知识的方法；我们不仅听了普通讲师的课，更聆听了许多教授，著名专家乃至两院院士的课。与其他院校的同学相比，我们真的很幸运。相信，在精品工程的推动下，教员与学员都能在四医大里有长足的发展。

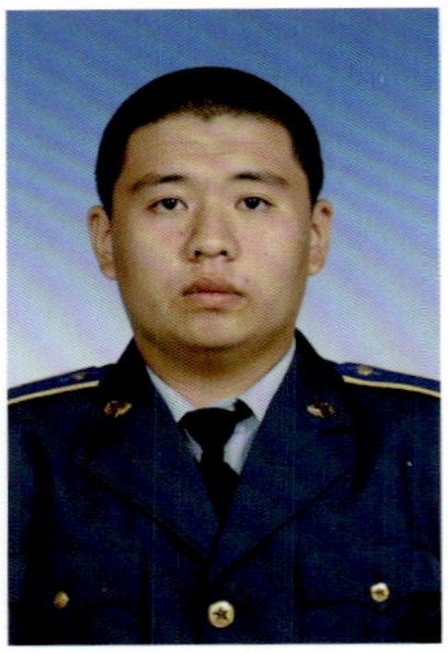

素质教育，精品温床

航空航天医学系学员一队　朱跃

2007年，精品工程在四医大一点点的起步，如今已经走过了5个春夏。而这其中学校的声誉，科研的进程和教育的水平都有了很大的提高。这是领导、老师和学长们有目共睹的。

十二载的苦读寒窗，我有幸考入第四军医大学，乘着精品战略的风帆，开始了自己的大学和军旅之路。

与地方大学的同学相比，有些人因找不到目标而失去了动力，有些人碌碌无为，在大学的教育模式中迷失了梦想的航迹。我庆幸在人生中最关键的时期遇到了一个领航人，一个优秀的领航人——四医大人。

四医大“精品教员”活动，使学校的教育水平更上一层楼。“精品教员”的学术水平和人格魅力无一不让我钦佩。我就从身边的老师，讲讲我对精品的感悟，她就是第四军医大学基础部生物化学教研室，赵晶副教授。

作为副主任的赵晶副教授，主要研究方向是肿瘤基因治疗及小分子抑制剂的筛选。近五年，以第一作者发表论文2篇，单篇最高影响因子6.4，获陕西省科技进步一等奖（列第3），荣立三等功1次，获第六届陕西青年科技奖，2006年学校十杰青年金奖，承担国家自然科学基金2项。

她也是我们的生物化学理论课老师，她以其幽默的语言风格和平易近人的态度获得我们的一致好评，我相信这也是赵晶副教授可以评为“精品教员”的一个重要的原因。她让我们可以更加主动投入到学习中去，提起兴趣，引发思考，在素质教育的温床里找到属于自己的未来和梦想。

在赵晶副教授的课堂上，听着幽默的语言，体验着活跃的教室气氛，学习的热情也就高涨了起来。我们走过十二年的苦读，应试教育到素质教育，我们在四医大的精心培养下越来越好，我们怀揣着梦想，在四医大精品战略的洪流里尽情地书写自己的美好未来。

虽然仅仅一年，但我们已经深刻感受到了学校的发展和自身的进步。“一直向前走，否定到最后”的铿锵声依然指引着我们坚持走在四医大精品战略的路上，这一路，有坎坷，有颠簸，风雨之后，学校在探索的路上已经看到了彩虹的美丽，已经尝到了精品工程带来的成果。

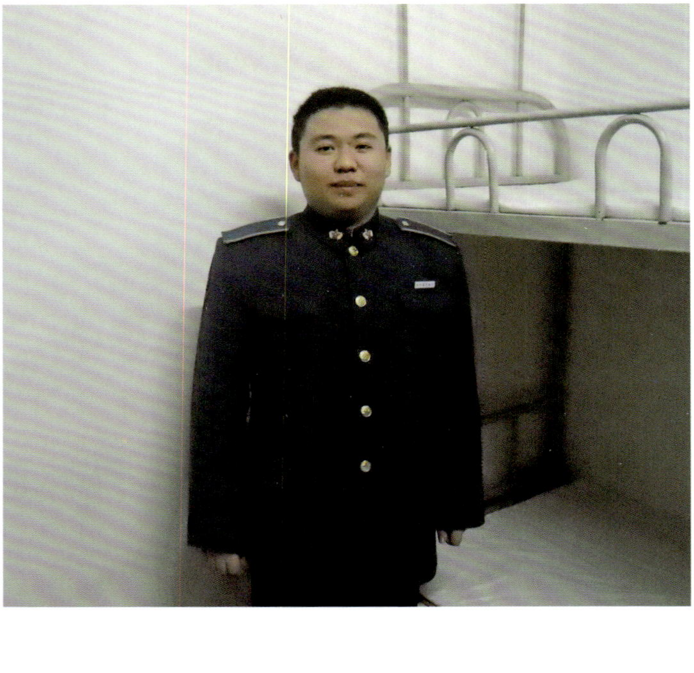

我相信，随着母校精品战略的逐步实施，精品工程渐渐地走向成熟，精品文化的底蕴将越来越深厚，影响和激励着一代又一代的四医大人不断前进。

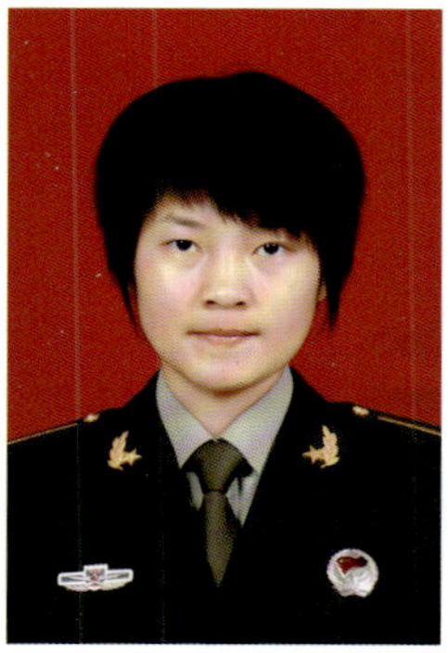

青春，在这里绽放

护理系四队　尹双

当致精致爱，效国效民的精神在四医大人的心里植根时；当德学协进，知行合一的校风在校园里驰骋时；当团结求实，创新献身的校训在这片热土上延伸时；精品战略的春风吹遍了整个校园，给四医大注入了新的源泉，带来了新的活力！

精品课程在全校火热展开，教员们本着“想精品，干精品，出精品”的理念，夜以继日，不辞辛苦，精心准备每一门课程。精品战略为他们提供了一个展示能力和学识的舞台，在这个大舞台上他们各尽其能，将自己所学的知识完美地展现给大家，传授给我们。他们用自己的实力赢得了精品教员的称号，如姜茹教员，周智明教员，赵亚教员，化前珍教授等都给我们留下了深刻的印象。在传授精品的过程中，他们不仅向我们展示了精品教员的亮丽风采，也向我们阐释了“精品”的深刻内涵。他们是学业的带头人，他们是精品课的开拓者，他们更是我们学习的榜样和奋斗的方向！

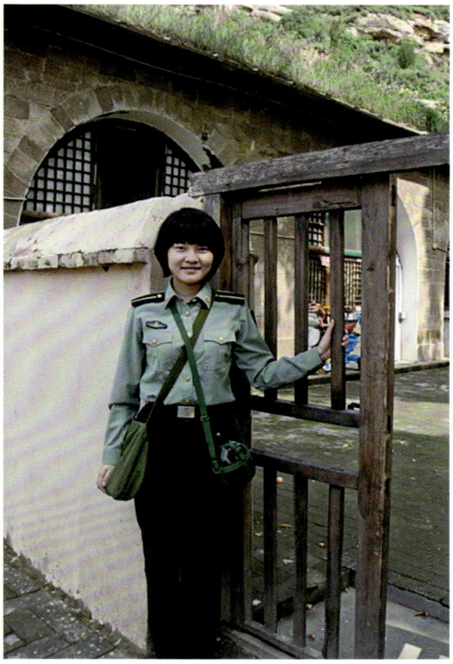

在学习精品课程时，教员的学识让我们深深的折服。一堂看似平常的课，他们却能讲出生动，讲出新颖，讲出精彩；一个简单的公式，他们却能讲出逻辑，讲出推理，讲出技巧；一个抽象的符号，他们却能讲出具体，讲出特征，讲出内涵。同样的课堂，他们却能创造不一样的学习氛围；同样的问题，他们却能启发学生产生不一样的思考；同样的时间，他们却能给学生带来不一样的效率。他们传授给我们的不仅仅是知识，而更是知识中的“精品”。

当我们在感叹教员们渊博的知识时，教员的敬业精神更是让我们感动。每一堂精品课都能将我们牢牢地吸引住，教员们用他们那简洁的方式，清晰的思路不但保证了我们能听懂课还保证了我们都能听好课。与此同时，他们还特别注重“教”与“学”的结合。课堂上不断启发我们思考问题，鼓励我们积极发言及探讨各种问题，然后让我们开动脑筋加以解决，必要时他们会给以帮助。这样的教学是实实在在地将“课堂”变为“学堂”，是真正的让我们学到真学识，掌握硬本领。课堂上，教员们是我们的老师，课下，他们则是我们的好友。无论我们在学习上遇到什么困难，他们就算再忙也会挤出时间来帮我们解决，并开导我们，鼓励我们，让我们更加有信心去面对各种难题。他们真的是我们的良师益友啊！在这里我想真诚的向各位教员们说声谢谢！

精品课程犹如一股甘泉，它涤荡着我们的心灵，陶冶着我们的情操，滋润着我们的生活。它让我们如痴如醉，沉醉其中。它进一步地丰富了我们的知识，拓宽了我们的眼界，提高了我们学习的积极性，也更加促进了我们的成长和发展。它让我们的思维方式更加科学，让我们的学习态度更加主动，让我们的奋斗目标更加远大。它给我们增添了巨大的精神财富，提供了丰厚的文化底蕴，让我们的青春在这里成长！在这里绽放！我们能有机会在这么好的环境中享受这么好的文化精品是一件多么幸福的事啊！

樊校长曾告诉我们，精品是追求第一或唯一，它不随空间的拓展而缩水，可随时间的推移而增值。作为四医大的学员，我们要好好学习,努力在这块土地上不断追求精品，打造精品、创造卓越！

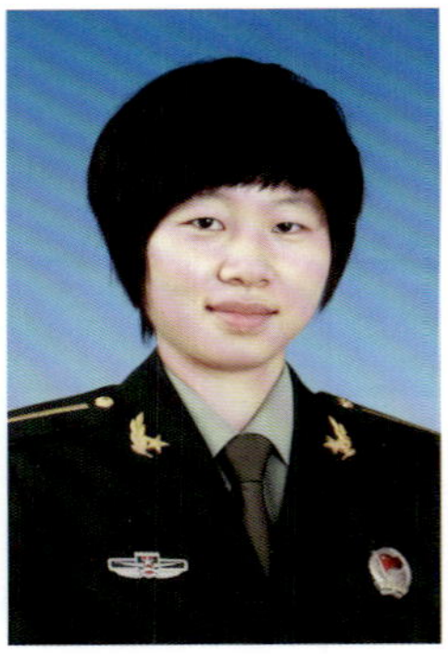

您的双手 我们的天空

护理系一队 邓静

我记得您额头上的颗颗汗珠
总在教室转角处用手挥去
是从手术台赶到讲台的匆忙
还是未来得及吃饭引起的胃疼
是的，都是

我记得您焦急却又无奈的神情
总在下课前几分钟让我们肃然起敬
是觉得四十分钟的课堂太过短暂
还是恨不能将所有的知识都教于我们
是的，都是

我记得您疲惫却依然激情的脸庞
总在灯光下洋溢着一种信念
是对医学和教育的执着
还是老师对学生的承诺
是的，都是

我记得每一堂精品课程
灵动活跃
精彩纷呈
我以为那是我们最珍贵的宝藏

精品，是一种品质
更是一种信念
感谢您用双手在每一位四医大学子的心中
种下精品的种子
从此以后
生根发芽
在属于我们的天空下
枝繁叶茂

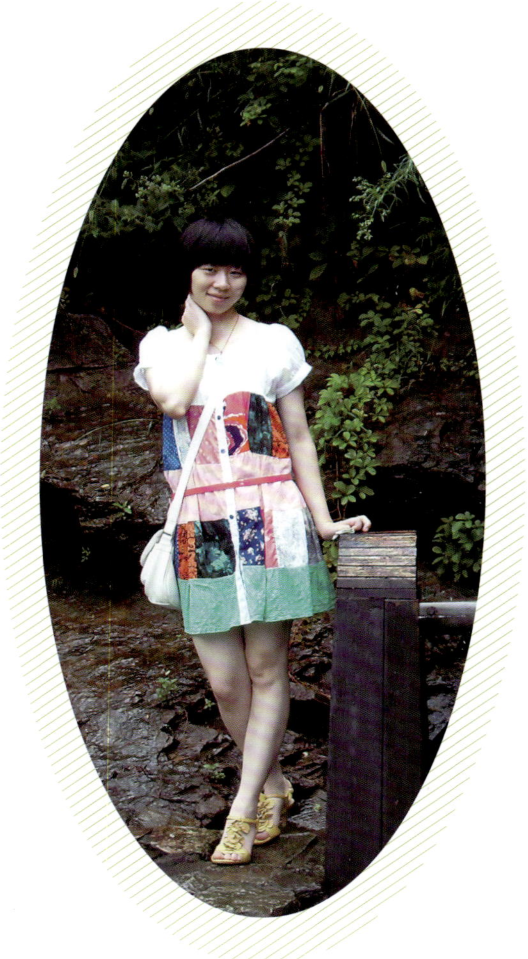

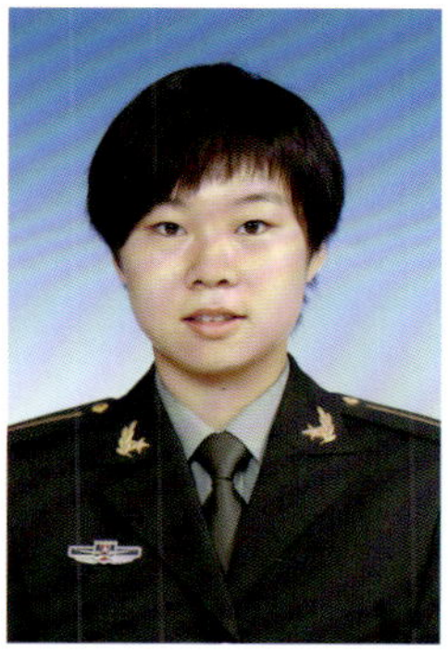

精彩·绽放

护理系一队　忽晨笛

为实现建设国际先进的研究型军医大学目标，全面提升我校本科教育质量，在教学中树立“精品”意识，培育一流师资，学校全面开展了精品课程评比，由此也产生了一批批优秀的精品教员。作为精品工程的受益者，我们本科学员切实地感受到了课堂氛围、内容多方面的变化。

基础护理教研室的刘喜文教授上课时非常注重与学员的互动，课堂氛围十分活跃。记得课堂上的小组角色扮演，使我们不仅在快乐中掌握了知识，提高了团队协作意识，而且在角色扮演中舍身处地地理解了患者的心理变化，为今后的工作奠定了良好的基础。为了切身体会患者的病痛，鼻饲操作需要我们用自己做实验。初入鼻腔时那股辛辣的刺激让我不自主的掉下眼泪。因为呕吐的原因，两次都未能成功。刘教授一直在旁边鼓励我，指导我使用正确的方法，并告诉我不能退缩。在她的坚持下，我成功地将管子插进了胃里。其实，我们学校活跃着的精品教员不止刘教授一人，他们在三尺讲台上默默地“献了青春献终身”，几十年如一日，从来不曾改变。

精品课程的开展，使课堂的内容精练，重点突出，教员的授课风格风趣，幻灯精彩。已经基本上脱离了传统意义上的“填鸭式”教学，充分运用各种启发式教学方法，使我们的分析问题、解决问题的能力有了很大提高，在获取知识的同时体验科学的魅力、感受教员的风范。在我看来，精品教员、精品课程的评选都是在我们将来为军服务、为民服务奠定良好的知识基础，同时也教会了我们精益求精的处事态度，这才是真正能让我受益一生的良师益友。相信在一系列精品战略的引领之下，我们的青春会更加精彩的绽放！

我没有华丽的词语来形容他们，没有动听的歌来赞美他们，我有的，只是一种朴实的感恩情怀，一种对他们的真诚尊敬。教员们就像是一首首温暖的歌曲，把真爱播撒每一片田野；也像一杯杯醇香的美酒，把美好带给每一寸土地……

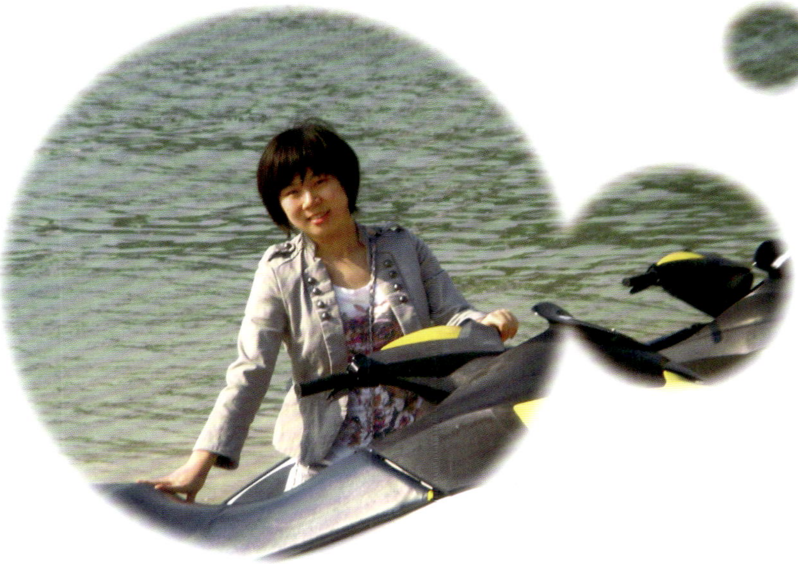

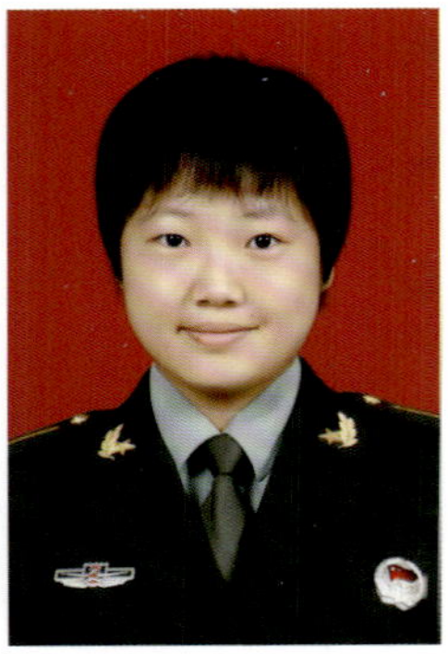

耕耘，收获

护理系四队　曾钦梅

老师是园丁，为祖国山川添秀色；老师如春雨，润育桃李，神州大地尽芳菲。加减乘除，算不尽您作出的奉献！诗词歌赋，颂不完对您的崇敬！您用知识甘露，浇开我们理想的花朵；您用心灵清泉，润育我们情操的美果。唱不完的教师赞歌，写不完的教师情怀。我们的老师是人群中的人才，而精品教员则是人才中的精英。精品教员用他们的知识丰富我们，用他们的魅力感染我们。

入校以来，参加了很多教员的精品课，所有的教员都很优秀，在他们身上我看到了严谨、博学、责任。而精品教员则让我感受到了幽默、风趣、引人入胜、发人深思。在精品课上我们有了更多的启发，更多的拓展，更多的收获。

这项活动给教员们提供了展示的平台、进步的空间以及前进的动力。虽然精品课的准备很辛苦，教员们也承受了一定的压力，而又有一句话说得好：成长是美丽的痛，但是不成长却是一辈子的痛。精品教员评选活动给了教员们共同讨论，相互借鉴的环境，让教员们也更大的发挥了自己的优势与潜能。

精品教员评选活动，最大的受益者还是我们学员。在精品课堂上，我们看到了精品教员的风采：精心的准备，精美的课件，精练的语言，精彩的讲述。我们在精品课堂上不仅掌握了课本知识，还能灵活联系实际，在生活中发现新问题，进行新探索。除此之外，教员的人格魅力也深深地影响着我们，那种幽默，那种严谨都值得我们思考并学习。我们学员在精品课堂上也一定能获得更大的提升，并且创造更多的精彩。

再看看我们的精品教员，刘喜文教员、周玉梅教员、李青教员、赵亚教员、周智明教员等都是同学们眼中的良师益友。在课上他们是严师，教授我们知识，全心全意倾其所学，使我们掌握更多的知识与能力。在课下他们又是好友，为我们解决困惑，与我们探讨人生，用自己成熟而睿智的思想引导我们有所作为。

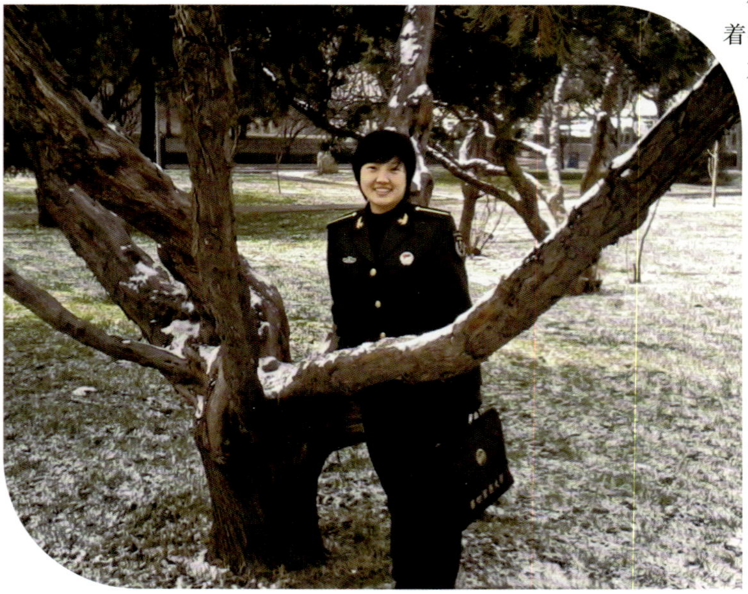

精品教员不是演员，却吸引着我们饥渴的目光；精品教员不是歌唱家，却让知识的清泉叮咚作响，唱出迷人的歌曲；精品教员不是雕塑家，却塑造着一批批青年人的灵魂。教员给我们教授知识，精品教员更为我们丰富头脑。教员、学员都在这样的精品活动中收获成功，收获精彩。精品之路也必将朝着更光明的方向前进！

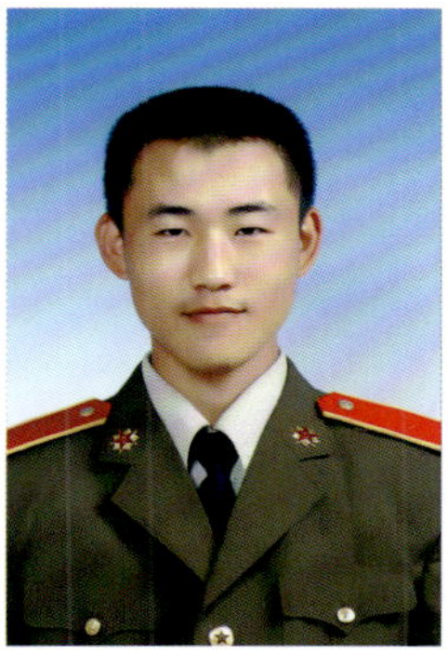

风景这边独好

口腔医学系　白 杨

“江山代有才人出，各领风骚数百年。”先哲伟人已逝，历史风流依旧，前辈们毕生心血延续下他们的旗帜，科学顶峰以渐渐显露其真实的面貌，未来的一切都将等待我们超越。置身莽莽的时代洪流，带着赶超西方、争创一流的豪迈气魄，四医大人清醒地认识到时不我待的急迫，在天问的道路上，让生命融入科学。“精品课程”如火如荼，发奋进取的豪情荡漾在每名教员心中。让世界选择中国，让未来选择我们。踏遍青山人未老，风景这边独好！

四医大有这样一批可爱的教师，他们风华正茂，挥斥方遒，神醉情驰于浩瀚的科学世界，天地的韵律，造化的机巧，生命的美妙给予他们永不枯竭的精神动力，在这条艰苦的探索道路上上下求索。大可总揽全局，小可细致入微，他们至精至爱；既可脚踏实地的埋头苦干，又可跨越国界与世界对话，他们厚积薄发。自由的思想，独立的人格，创新的精神，足以使他们超越时代而长青，砥柱中流，成为民族的脊梁。

听到他们在课堂上满怀信心的讲述，我们感到十分激动。细致的推理，大胆的设想，严谨的求证，科学的试验，我们感觉像进入到科学的殿堂，知识的盛宴，令人醍醐灌顶。这是心与心的交流，学术与学术之间的融合，精彩绝伦，华美惊艳，我们的思绪随着一张张翻阅的幻灯片恣意飞扬。我们的胸中涌起了进取的豪情，树立了攻关的信心。

“合抱之木，生于毫末；九层之台，起于垒土；千里之行，始于足下。”满怀进取图强志向的我们，需要打好基础，用知识武装自己，我们到底需要什么？

我想，我们需要理性的思维，我们需要创新的精神，我们更需要百折不挠的斗志。“博学之，审问之，慎思之，明辨之，笃行之。”博观而约取，厚积而薄发。做学问，应不偏激、不迷信、不盲目，我们要用理性指导我们的思想。善于思考，敢于质疑，领异标新，我们要用创新来开拓展新的事业。处低谷而力争，受磨难而奋进，我们用斗志征服一切阻碍。

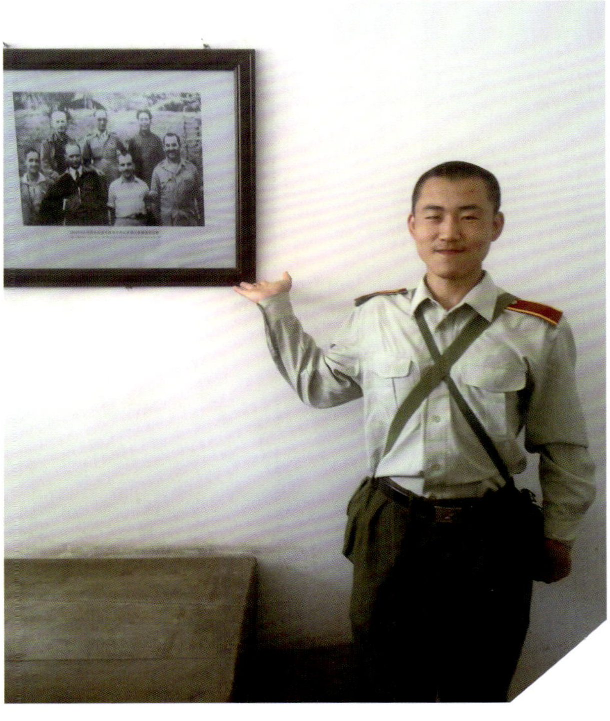

新的转机与闪闪星斗，
正在缀满没有遮拦的天空。
那是五千年的象形文字，
那是未来人们凝视的眼睛。

面对未来，面对科学，我们这一代豪情万丈，信心百倍，几千年的历史终于轮到我们上场。我们将用毕生的努力去践行真理，用智慧改变世界，用拼搏创造明天！

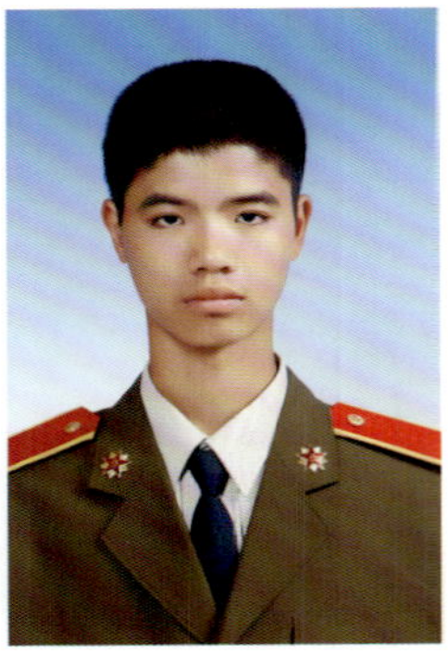

精品课程有感

口腔医学系　陈如杰

师者，传道授业解惑也，老师的重要性不用多说。自我校实施了精品战略以来，精品教员的开展是其不可缺少的一部分。教育是一门艺术，一堂堂课就是一个个艺术精品。所谓“精”,是要有精辟的教育理念、精粹的教育内容、精湛的教学艺术、精良的教育技术和精彩的教学效果。所谓“品”，就是要有品位、有特色、有口碑，经得起众人的评头论足，经得起时间和实践的检验。大家都知道，课程是教育的心脏，课程建设是教学的核心内容，课程教学是实现人才培养目标的基本途径。现在高校的课堂中普遍存在问题。讲课的味同嚼蜡，听讲的呆若木鸡，学生没了敬畏感，老师少了神圣感，课堂气氛沉闷，师生交流很少。何谈授课质量？抓精品课程在当前可以说是切中时弊，顺应潮流，合乎规律。开展精品课程建设就是提高授课质量，它是实施教学改革的需要，是我校建设高水平大学的需要，也符合教育规律和院校发展的规律。

自从我校全面启动了精品课程建设以来，各方面均取得了很大的成绩。我校精品课程已经深得人心。精品课程启动以后，学校领导带头坚持每周听课制度，从常委做起，每周一的上午作为校领导听课日，这是雷打不动的。樊校长和孙政委都带头听课，樊校长在每一次听课之后都要进行现场的点评，这是对精品课程最大的支持；教员参加精品课程授课，积极性也是空前高涨的，从去年7月份精品课程启动以来，授课教员现已超过200名，评选出了27名精品课教员。这200位教员中，院士带头讲课，他们中有国家级的教学名师，有军队优秀教师，有军队育才奖获得者，还有学校教学先进个人，还有长江学者、三级以上的“金牌”教授，还有总后“三星”人才等等。在年龄分布上，有德高望重、德艺双馨的老教授，也有蓬勃向上意气风发的年轻教师；我们学员在这段时期学习的积极性也是空前的，学习的效率也更高了。一些同学说精品课程启动以后，上课睡觉的少了，听讲的多了，说话的少了，提问的多了，教室里多了互动，少了沉闷。精品课程建设已经形成了“心齐、气顺、风正、劲足”的大好局面。

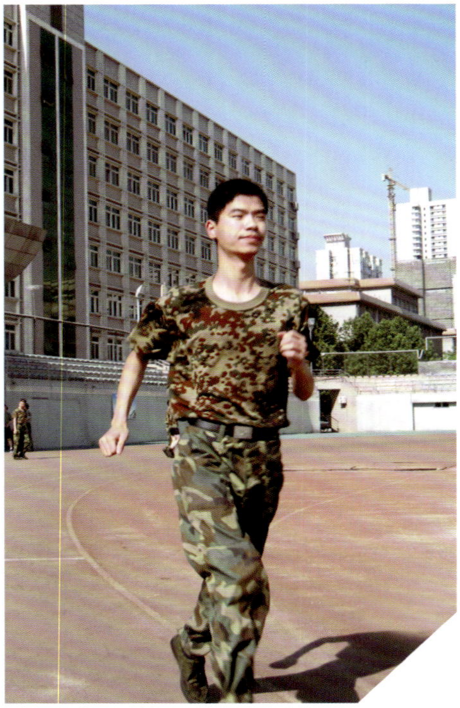

新课程改革中强调，教师要让学生“学会”变为“会学”，变“要我学”为“我要学”。教师在教学过程中成为了学生学习的帮助者、合作者、引导者。今天的几位老师，在每一个教学环节，教师只作恰如其分的点拨，并未一问一答的大包大揽。创设自由、和谐地学习氛围，把学习的主动权真正交给学生，指导学生学会学习，提高学生的学习能力，掌握学习的方法。而且老师不是把小组合作流于形式，更注重了小组合作的实效性。注重在活动中体验、感悟和思考，让学生享受教学的乐趣，这样既训练了学生的语言表述能力，又拓展了学生的思维，可谓一举多得。

因此，我们必须坚持实施精品战略，加快实施精品战略，为建设国际研究性的军医大学而不断努力。

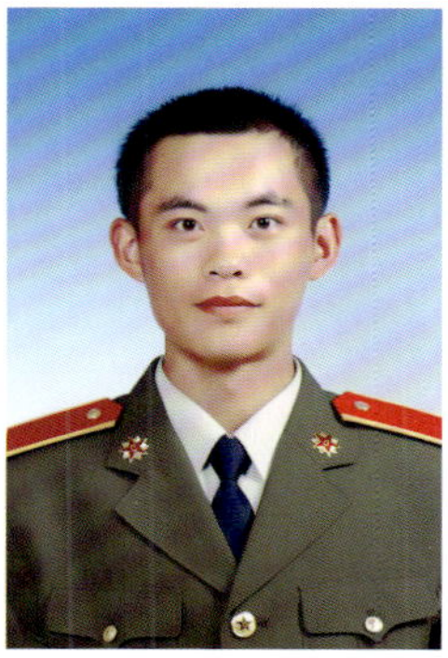

离国际名校的道路还有多远

口腔医学系　胡 月

百年大计，教育为本；教育大计，教师为本；教师大计，师德为本。自我校的精品战略开展以来，陆续涌现出了很多精品教员，其中有资历高深的院士，各个学科的带头人，也有新兴起的年轻教员。教师是人类灵魂的工程师，是提高国民素质和全社会水平的主要力量，是学生成长的引路人。然而什么样的老师才是合格的老师？什么样的教员才是精品教员？

有人说精品教员必须在其所在的领域有较大的影响力，对科学问题有独到的见解；也有人说，精品教员要以教育为重，能培养的人才越多才越配称精品教员；有人甚至悲观地认为精品教员只是个称呼，任何教员只要精心准备一节课就很有希望评选上精品教员。

不能说这些人的说法不对，但未免太狭隘了。古人云："一日为师，终生为父"，这不仅仅是对老师的一种尊重，更是对老师的一种要求和标准。教师之所以伟大，就是因为他们对学生有相当深远的影响，这种影响可能是长久的，是一生一世的。一名真正的精品教员确实需要扎实、丰富的文化知识为功底，这样他才能有知识可传，如果教员的知识不扎实，想必教出的学生也不会有多优秀。除此以外，教员更要有优秀的人格、正确的人生观、世界观、价值观、健康的心理，帮助我们积极乐观的面对人生、社会。就像绝大多数人，当他离开学校、离开老师多年后，老师教授给他的知识或许忘得差不多了，但是，他依然记得当初教他的老师，因为是老师教会了他做人，老师的魅力影响了他。

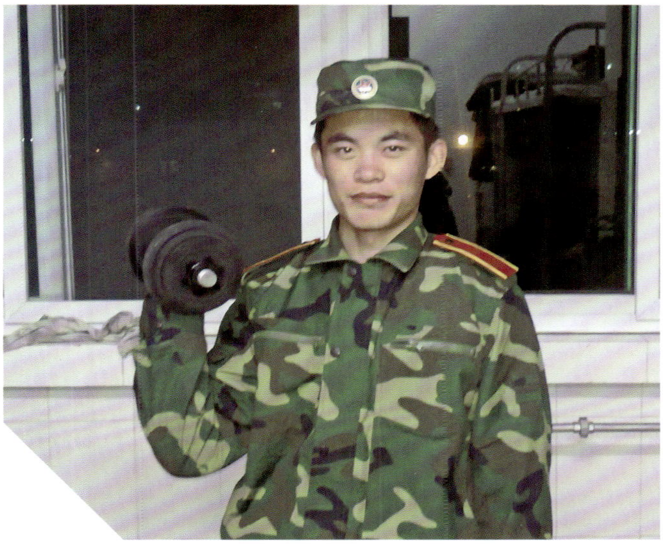

钱老曾说过"我们一定要培养会动脑筋，具有非凡创造力的人才"。从长期发展的角度想，我们身边具有创新思维的人确实少之又少，更多的是听老师话，会考高分的"人才"。作为精品教员应该以学生长远发展为根本目的，一个学生再听话，他所学的知识都已经是"过时"了的，我们的发展甚至是社会的发展只能永远跟在别人的屁股后面，要想走在科学的前沿关键在于能不能利用学过的知识伴着创新思维去探索。本着培养人才的思想，我校大部分精品教员在授课的同时，鼓励学生们发散自己的思维，大胆去猜测，将某领域研究热点、思想灌输给学生，逐渐告别了照着课本念的授课时代。鞠躬院士说过只教知识不教学生研究知识，学生不能通过教师学到创新能力，那再好的老师充其量只是好的"教书匠"。李云庆教授也告诉过学生们，书是写给学生们看的，而教师应该利用课上时间，尽可能多地讲些书上没有的东西。

随着精品课程的展开，学生们学习的积极性逐步在提高，学生们学习的兴趣上来了，那我们就有希望培养出更多的创新型人才，这样我们学校离国际先进的研究型军医大学还会远吗？

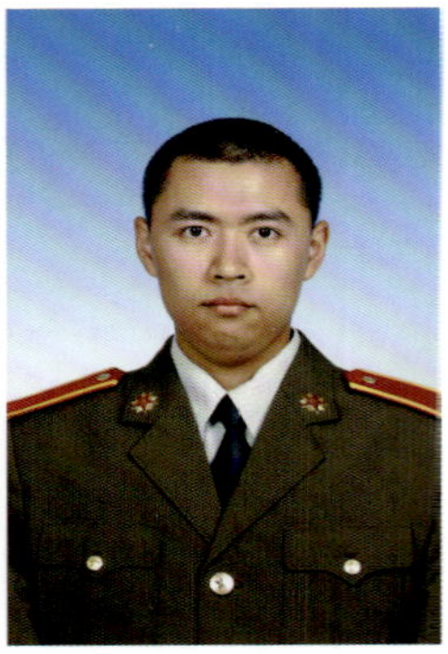

创造精品，追求卓越

口腔医学系　胡志察

学校实施精品战略已有四年，我虽未能全程体验，但就入校这一年多来，也已经是受益匪浅。我觉得：创造精品，就是追求卓越，追求完美。

精品课与一般课的直观感受上的差别，就体现于课件制作。精品课的课件一定是好看，实用的；相比之下，一般课的课件就要粗糙些：背景与字体颜色的搭配、文字与图片的比例等都有待改进。在上过的为数不多的精品课中，我觉得，精品课件能够长时间地吸引我的注意力，让我集中所有的精力跟着老师走。哪怕我前一天的睡眠质量不太好，只要老师一开讲，就能迅速地调动我的积极性，让我自觉地思考课堂上提出的问题，授课效果非常好。然而精品总是少的，有一些课讲授的时候就搞不透，课后要花比课时还多的时间复习，简直是在自学。精品老师确实有其独到之处。

在我的印象中，无论是课堂上的精品课，还是礼堂里的精品报告，讲授人从头到尾不仅十分流利，而且字正腔圆，条理清晰，让我一听就能明白。而在有的课上，老师显然有些准备不足，在不少的幻灯上停顿、思索，然后才继续讲述。这可能不太影响课堂质量，但与精品确有不小的差距。虽然没有人能做到对所有的知识点熟烂于心，需要有一个温故的过程，但我觉得不应该把这个过程呈现在众人面前。精品老师就精在把这个过程安排在台下，即所谓“台上十分钟，台下十年功”。精品，精在准备。

我没有目睹精品老师们的准备过程，只能靠上课的感受来推测：各种各样的图片一定是精心挑选过的；条理清晰、口齿流利的讲授一定是课前看过不止一遍的；大量的幻灯动画和颜色选择一定是细心比对过的。当然，我没有制作过课件，不知道具体的还有哪些细节。但是，就我的感受而言，精品教员的准备工作肯定非常充分：你想到他考虑了，你没有想到的他也考虑了。所以，精品课总能给人带来新的感受，因为我们可以从中学到新的东西，以后考虑问题也能更多、更全面。在这个考虑的过程中，我们想到了新的问题，产生了新的想法，在追求卓越的道路上就更进一步。

“滚滚长江东逝水，浪花淘尽英雄”。诚如杨慎所言，历史只认精英，只留下精品。自然从来只遵循“优胜劣汰，适者生存”的丛林法则，要想在当今竞争日益激烈的时代中立足，甚至有所发展，我们就只能不断超越自我，追求卓越，追求完美，追求精品。

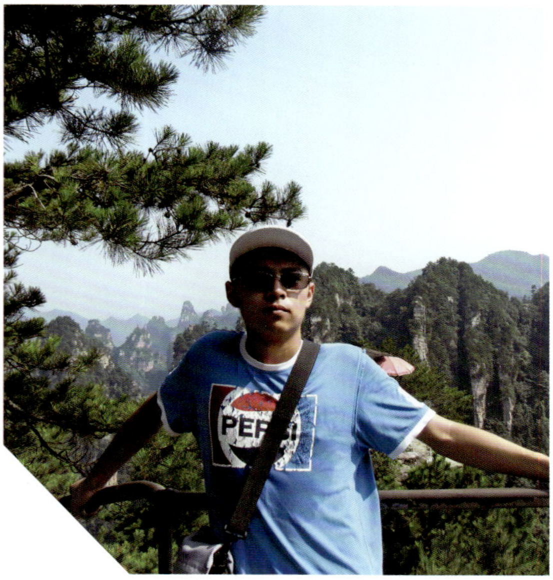

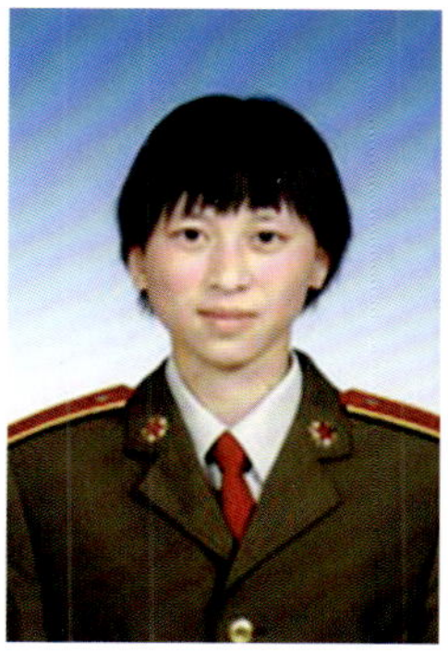

当精品成为一种精神

口腔医学系　李 静

喜欢用“奔腾不息”来形容滚滚的长江水，但我知道总有一天它会干涸；喜欢用“闪烁不止”来形容夜空中的星星，但我知道总有一天它会陨落；喜欢用“屹立不倒”来形容巍峨的山峰，但我知道会有一天变得沧海桑田……是不是所有的东西总有一天都会消失得没有踪影？是不是没有什么能够永恒？是不是所谓的“永远”只是一个人类无法企及的奢望？不，我要说有一种东西它是永恒的，那就是——“精神”。

“勤劳勇敢、自强不息、精忠报国、见义勇为、尊师重教、尊老爱幼……”这些是我们传承千年的中华民族的精神，历史变迁、分分合合、盛世繁华、战火硝烟，唯一没有改变的就是这种精神，反而历久弥新。从校长实施精品战略的那一刻起，一种精神便如草原上的点点星火，在秋风的帮助下迅速蔓延开来，其中精品课程、精品教员的评比不正是弘扬着一种“精益求精”的精神吗？

当夜幕降临，盏盏电灯取代了太阳的工作，办公桌前弯曲的身躯、实验室中依然忙碌的身影彰显的是“白加黑，五加二”的精神。课堂上，精美的幻灯、精巧的动画、滔滔不绝的讲授，让那些枯燥难懂的知识点变得生动活泼起来。没有了“灌输式”、“填鸭式”的教育，取而代之的是“启发式”教学，一个个巧妙的设问，引导我们自己思考，与教员之间的讨论交流使上课不再是死记硬背，而成为了一次探索知识的旅程，充满了美妙的际遇；理论与实际临床案例的结合，是知识成为了一种武器，可以供我们灵活使用。这样一堂精彩的授课是教员课前心血的结晶，从构思到准备，也许经历了无数次的删改，好与不好没有明显的界线，但是精益求精的精神促使他们一次有一次地修改，不断追求着完美。课堂下，对于我们的疑问仍旧不辞辛苦地解答，并且在课外科研中给予我们帮助。这又是怎样的一种无私奉献的精神？

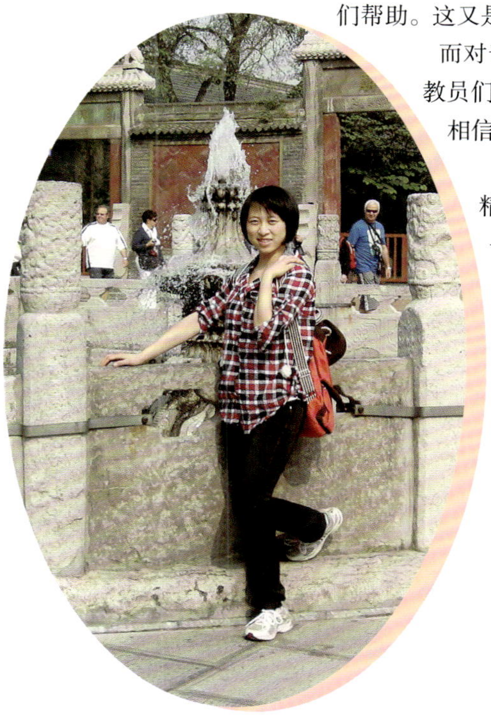

而对于作为学员的我们，学到的不仅仅是单纯的知识，更是精品教员们的那种精神，对于工作的精益求精，对于学生的认真负责。相信沐浴在精品精神的阳光下，我们的人生会变得同样精彩。

当精品成为一种精神，阳光洒满了校园；当精品成为一种精神，未来充满了希望；当精品成为一种精神，国际名校是一种必然；当精品成为一种精神……

就让我们去学习，继承和发扬这种精神，让它成为一个永恒，去激励一代又一代的四医大人！

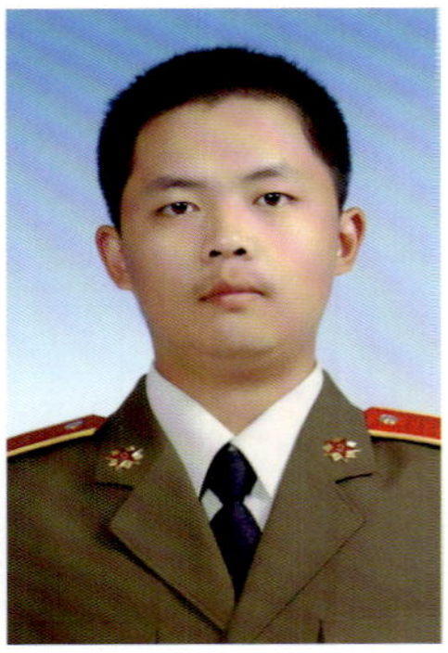

《精品课程谈》感想

口腔医学系　薛聪

精品理念，就是努力用最先进的思想、最优秀的师资、最前沿的内容、最适当的方法和最优越的条件，传授最有用的知识、培养最优秀的人才、产出最精尖的成果，为部队提供最优质的服务。这既是几十年来四医大“创精品、育精英”办学特色的发展，更是应对体制编制调整、发扬办学传统优势、培养高素质创新型军医的必然选择。

学校党委就明确指出，“精品战略是科学发展观在四医大的实践载体”，目的是以精品的标准推动学校全面建设实现发展方式的转变；具体到教育训练工作，就是转变育人发展方式、提高教学能力、提升育人水平。几年来，我们正是围绕教学能力的提高，大抓了精品课程建设，把20项精品工程内容全面融入教学过程，让我们的学生尽量享受到最好的教师、最新的内容、最有效的方法。教学内容、教学水平，比以往几十年均实现了“质”的飞跃。

几年来，全校师生的教育观念、治学标准和改革精神焕然一新，形成了以追求精品为核心、富有四医大特色的教育价值观。如在学科建设上，强调“高起点建设精品学科”，搭建高水平人才创新平台；在人才培养上，强调“永远向前走，否定到最后”的批判精神，形成追求真理的教育风格；在基础教育上，坚持用高水平科研带动高水平教学，用科技进步促进教学水平提升；在专业教育上，提倡“固本强身”，既突出军医核心能力培养，又传授具有自主知识产权的医疗绝活、绝招、绝技。实践证明，追求精品的教育价值观与全校师生的行动相结合，引领着全校教育教学改革的不断深化。归根结底就是因为我们选择了精品式发展的道路，把提升育人质量作为四医大科学发展、创新发展与内涵发展的突破口，把精品战略作为解决制约学校发展主要矛盾的实践载体和基本路径。

通过实施精品战略，全校师生的教育观念、治学标准和改革精神焕然一新，形成了以追求精品为核心、富有四医大特色的教育价值观。如在学科建设上，强调“高起点建设精品学科”，搭建高水平人才创新平台；在人才培养上，强调“永远向前走，否定到最后”的批判精神，形成追求真理的教育风格；在基础教育上，坚持用高水平科研带动高水平教学，用科技进步促进教学水平提升；在专业教育上，提倡“固本强身”，既突出军医核心能力培养，又传授具有自主知识产权的医疗绝活、绝招、绝技。实践证明，追求精品的教育价值观与全校师生的行动相结合，引领着全校教育教学改革的不断深化。

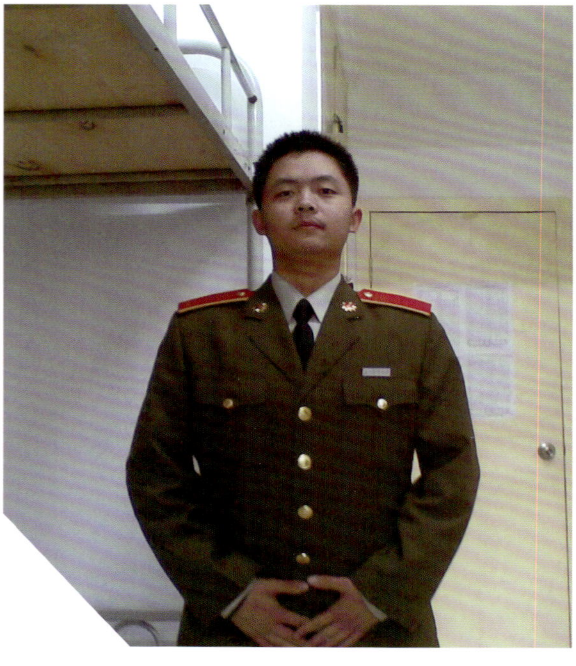

军歌行——赞精品战略

口腔医学系　吕俊超

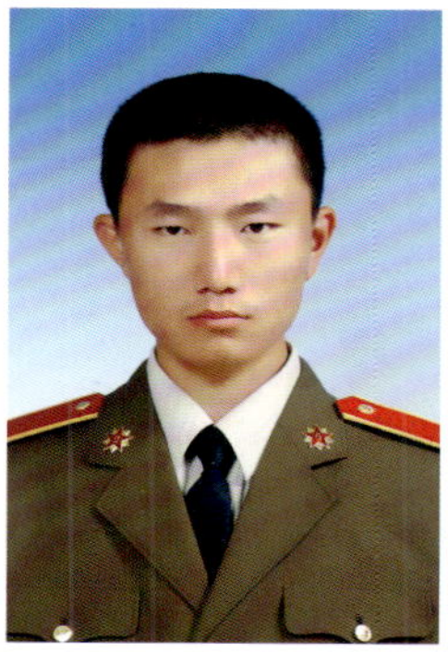

四医儿郎 精品工程抒端详；
至精至爱 回馈母校报爹娘；
效国效民 坚守夜哨由何妨；
天地玄黄 月伴星辰岂苍凉；
精品战略 阳光治校放光芒；
军威飘扬 旌旗百万吓天狼。

五千奔袭 耐力顽强铸辉煌；
八一长枪 百步之内必穿杨；
体能过硬 我辈达优不轻狂；
不骄不躁 沉着应战气高昂。

知识考试 稳若泰山不慌忙；
学子刻苦 三绝韦编不回房；
精品教员 诲人不倦鬓泛霜；
学富五车 万卷医书腹中藏；
才高八斗 学海逍遥自徜徉；
再战夺魁 国际先进我最强！

书声琅琅 余音婉转绕雕廊；
队列行行 军容严正好儿郎；
铁骨铮铮 引吭一曲士气昂；
迷彩茫茫 急行十里重背囊；
呼号重重 震耳欲聋胜霸王；
夜影幢幢 悬梁刺股为国防。

军歌行 军歌行
医术卓越 莘莘学子受启蒙；
姓军为军 威武军魂贯长虹；
教学精品 披荆斩棘捣黄龙；
四医铁师 傲视天下谁与同？

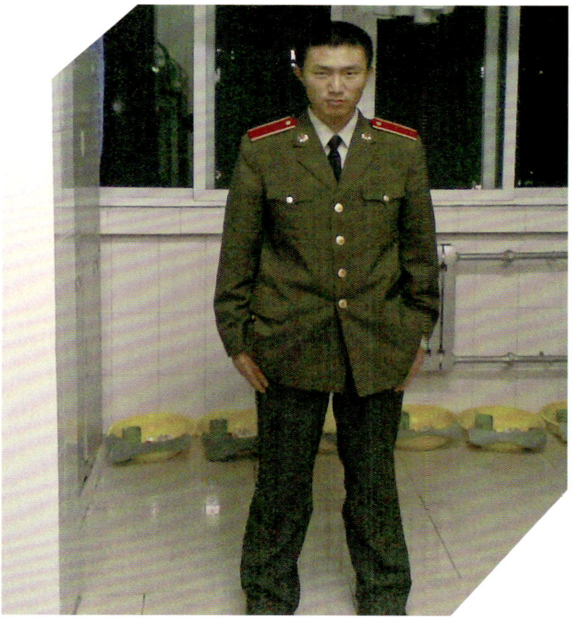

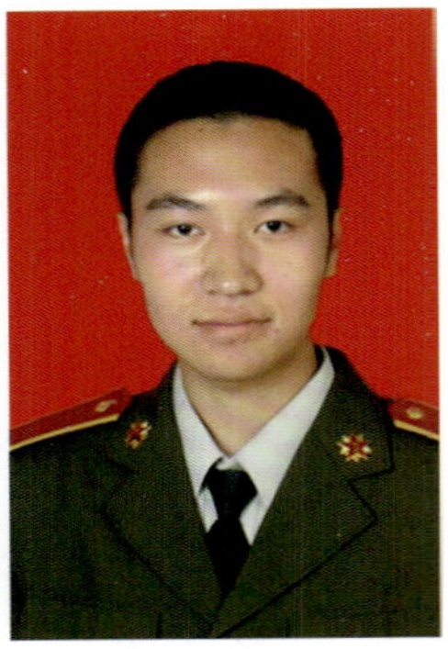

精品造精英 精英铸精品

口腔医学系 赵聪

在四医大，有这样一群人。身着军装，他们站在三尺讲坛，无私地向学员传述知识。他们踏实勤恳，认真对待每一堂课，精心准备每一次的幻灯片，课上仔细讲解，课下耐心答疑，将教学工作当成一个神圣事业，把知识留下，把精彩送给学员。他们就是，精品课教员。作为一名教员，你们别无所求，只想把知识传授给可爱的学员，你们别无所爱，只想把全部身心扑到热带的教育事业中去。你们怀着对学员，对学校，对军队，对党的忠诚，踏出了美丽的人生轨迹。

自从我校开展精品课教员评审活动以来，涌现了大批把教书育人放在第一位的优秀教员。其中给我印象最深的当属解剖学教研室的李金莲老师。

初识李金莲老师，是在解剖学的新生见面会上。起初并没有对李老师有什么特别的印象，只是觉得她是一个比较严厉的女老师。因为我们刚从西安交大比较自由的学习氛围中回到军校，李老师在见面会上就给我们打好了预防针，叫我们摒弃交大时期的散漫学习方式，一定要紧绷神经，抓紧学习。当时听到这席话并未在意，但在之后的学习中才深深体会到李老师朴素的表达后面蕴含的深意。医学学习不同于工科学习，是十分严谨的。我想如果没有李老师当时的教诲，我也不可能意识到这一点，有可能在今后的工作中对待人体就跟工科生对待各种机器一样粗莽。李金莲老师的课堂是活跃的。虽然她讲述的是较为枯燥和抽象的形态学，但是李老师特别注意理论与实践的结合。几乎每节课李老师都会在讲完一个解剖结构之后给我们列举一些相关病例供我们讨论，这也加深了我们对当堂课的理解，同时也锻炼了我们的发散性思维，为今后临床思想的形成奠定了很好的基础。最让我感动的是李金莲老师的敬业精神。李老师已经是年过五十的人了，但是李老师每天仍然工作到晚上十一点。她有文章要审阅，有自己的科研任务要完成，同时还要负责大部分的人体解剖和神经解剖理论课教学。但是我们可以看到，李老师在每一个方面都完成的非常出色，这靠的都是李老师身为精品课教员所有的敬业精神。

其实，在精品课教员评审活动中，像李金莲老师这样的老师比比皆是。他们都秉承着教书育人的宗旨，奋斗在自己的岗位上，成为各自岗位的精英。在学校“精品战略”的引领下，精品课程越来越多，精英教员更是层出不穷，正是这些精品课程和精英教员为我校的腾飞奠定了坚实的物质基础，让我校在成为国际知名的研究型军医大学的道路上又迈出了具有历史意义的重大一步。

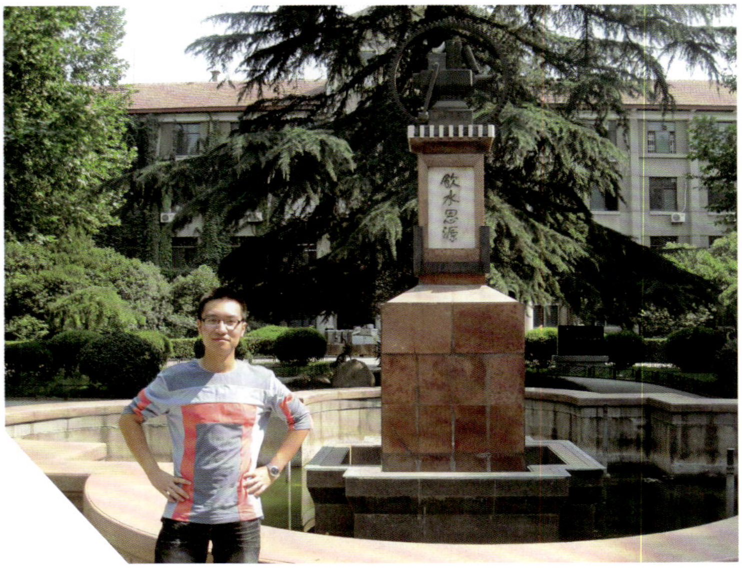

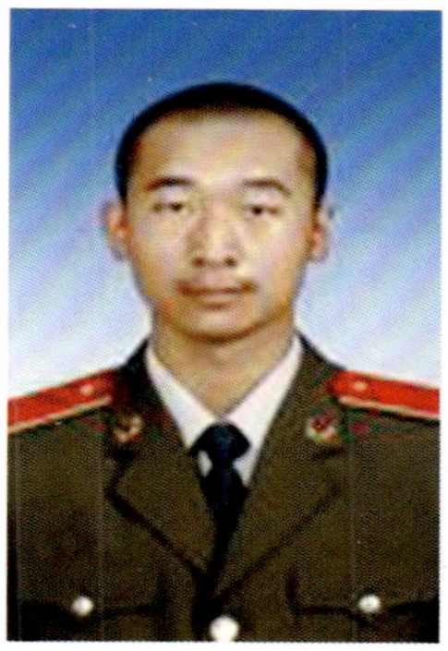

精品出真知

口腔医学系　柏强善

精品战略实施几年以来，学校教、医、研各条战线取得了可喜可贺的成就，教学环节捷报频传，先后涌现出几批精品教员，并有几个教学团队入围国家级教学团队，几门课程入围国家级精品课程。精品教员评审活动的开展为教学质量的提高和一系列成果的取得注入了新鲜的血液，提供了强劲的动力。

教育有两个层次，一个教书，一个育人。一个好的老师，一个精品教员，至少在教书方面很出色。比如生化教研室的赵晶教员。她讲课思路清晰，表达清楚，而且最大的特点是语言非常吸引人，比较幽默，而且往往能做恰当的比喻使讲述的内容鲜活起来。比如，她在讲酮体那一时，就把葡萄糖比作大票，把酮体比作小票。机体在一般情况下用大票，大票不足时用小票。英语教研室的姜冬蕾教员，每节课都能以不同的方式授课。比如上周的两节读写课以教员的讲授为主，本周就以学员回答问题或讲解为主，下周则将学员分两组，以比赛的形式检验学生对课文的掌握情况或习题的完成情况，这样保证了课堂的多样性和趣味性，学生积极性高，不感到枯燥乏味。还有很多教员经常给学生讲解学习方法及要领，或者提出问题，设置悬念，引发学生思考，交给学生一种思维方法。教育还有一个层次就是育人。有一位外国专家在看了中国的医学教育教材后，说这根本就是在教兽医，因为他发现我们的教育中人文、社科的比重太低了。北京大学孙冬冬教授在我校讲座时提到美国医学教育中人文社科方面的内容占25%，而中国只有5%，其中大多数是马克思主义，中国特色社会主义理论，涉及人文社科的内容少之又少。在医患纠纷日益严重，有些医生只顾挣钱，只考虑职称名望的今天，医德医风建设显得尤为重要。我们虽然已学问为本，但毕竟还是德育为先。解剖教研室的武胜昔教授就是注重德育的典范。武教授最主要的一个特点就是在教书的同时要育人。一般在上完前一节课后学生都很疲惫，利用课间十分钟趴在桌上睡觉。第二节上课后需要一段时间把精力集中到课堂上来。这时武教授就先用诙谐幽默的语言跟大家开个小玩笑或讲个小故事，然后再将小故事中的大道理讲给同学们听，并叮嘱同学们好好学英语，珍惜战友情谊等等。这样既集中了大家的注意力，又给人以启发，受益匪浅。还有我们敬爱的迟素敏老师。迟老师以前得了胆囊息肉，做手术把胆囊摘除了。后来她子宫里又长了一个低度恶性的肿瘤，又做了左侧卵巢和子宫全切手术。经历了这么大的磨难，迟老师仍然非常乐观、自信。她说活着一天，就要活出一天的精彩来。“我觉得作为一个教师是一件很荣耀的事。站在讲台上，很多学生在用渴望的眼光看着你，然后你讲的每一点，开始他都不懂是怎么回事，听你讲完之后他豁然开朗，那时候我觉得非常满足。一旦站在讲台上就跟医生站在手术台上一样。我有时候一天会安排六节课，上到五六节的时候其实已经非常累了，但是没上课的时候你感觉到累，一开始上课就

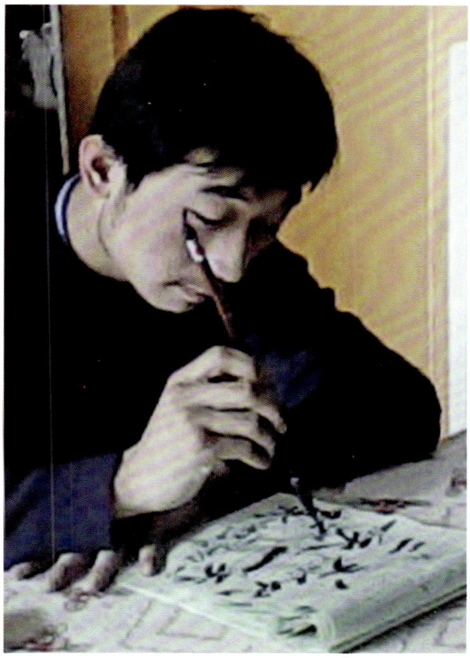

什么都忘了。”迟老师在接受记者采访时这样说。我觉得这就是对学生最好的教育。每次想起迟老师的事迹，我总是暗暗激励自己，一定要乐观顽强，努力拼搏。我觉得我们在接受传统的医学教育的同时，也该更多的接受这样的教育。

总之，精品教员评审活动的确极大地推动了教学质量的提高，使全校师生受益匪浅。但是这些评审都是在教员精心准备的条件下进行的。如果有一天我们的每一位教员都把每一堂课讲出精品课的水平，则是我们学生最大的福祉。当然，学生自身的努力也是对全体教员辛勤劳动的最大的肯定与支持。精品出真知，让我们共同拼搏，为建设国际先进的研究型军医大学而努力奋斗！

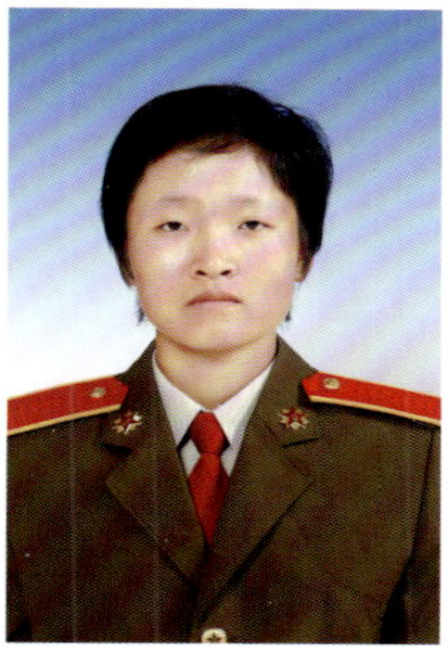

春风化雨——从精品课堂到精彩年华

口腔医学系　边培育

我曾无数次为自己的选择感到庆幸，庆幸在我人生的转折点，选择了娃军为兵的理想，并从此踏上峥嵘军旅；庆幸在我学业的特殊阶段，选择了四医大，并能沐浴她改革的春风，见证她改革的硕果。

经历迎评一战的“魔鬼训练”，迎评二战的挑灯苦读，迎评三战的恪守军纪……从体能、思维、作风各个方面，我都得到了锻炼和提高。然而，最令我刻骨铭心的应是精品课程的开展。精品课堂，寓教于乐、于思、于用，让我真正地体会到学习并不一定要时时刻刻的“学海无涯苦作舟”，更要主动发觉学习的乐趣，品味学习的魅力。然而多数人很难自己获得这种主动，因此需要独特的教育方式加以引导，需要优秀的教师文化加以熏陶。精品课堂，恰恰起到了这种至关重要的作用。

精品课堂，寓教于乐是主题

从“满堂灌式”的枯燥单调到联系实际的多姿多彩，我们“痛苦地快乐着”。医学本身就是一门高深莫测的文化。尤其是基础医学，曼妙的神经骨骼，神奇的肌肉构造，复杂的分子机制，扑朔迷离的病因，纷乱复杂的症状……一切都让我们手足无措。看着一本本厚厚的教材书，学什么，怎么学？我感觉无从下手，无所适从。幸好有精品教员精美的幻灯片消除了课堂的单调；形象生动地解说简化了复杂的机制;一遍遍的示范加深了我们的理解。临床病例的融入，不仅让我们对每一种疾病有了直观的认识，更增加了我们对医学的深层理解和对医学知识探索的兴趣。

精品课堂，教员学员双主角

传统的教育模式，老师是主体，老师在讲台上古今中外，天文地理，旁征博引，侃侃而谈。而同学们可能如同雾里看花，水中望月，不知其所以然。这种教学模式既是老师智慧的贬值，又是对学子求知的敷衍。然而在精品课堂上，学生也成了主题。老师与学生共同担任了课堂的主角。老师教学以学生为根本出发点，既让学生易于接受，又能引导学生向更高更深的层次发展。在课堂上，老师最常说的就是“授人以鱼不如授人以渔”，知识可以忘掉，但学习方法、思维方式可以让我们获益终生。我们不再是单纯被动地接受者，而是积极主动的思考者。有时，老师提出一个个相关的问题，而此时的课堂，俨然成了我们比拼知识的擂台。有时，我们像一群实习医生，在病例讨论中各抒己见、尽展才华，真正体会实践的乐趣；有时，我们会自选课题，搜集资料，模拟答辩，成了名副其实的学者；有时，我们忘掉了自己学员的身份，因为一个问题与教员辩论不休，只是因为心中铭刻了樊校长的那句“永远向前走，否定到最后”……这些，都是我们主动汲取知识的过程。整个过程中，我们忙碌着，紧张着，充实着，不仅加深了对某一个知识点的理解，而且体会到了老师的辛苦，同时也锻炼了团队分工合作的精神。这种经历让我们终生难忘，终生受益。

精品课堂，学习效率是关键

精品课，讲的是精品，要的是效率。教时的浓缩，为的是不再是打疲劳战。教员把课堂的每一分钟都安排得恰到好处。每一个问题都分析得巧妙得当，课堂效率得以大大提高，我们的积极性也随着收获的增加而提高。整个课堂氛围浓厚，教员学员精神饱满，教室里洋溢着施教与求知的气息。

精品课堂给我们提供了一个教学相长的平台。在这个平台上，我们的学而不厌，促成了教员的精品课程；教员的诲人不倦，成就我们的精彩年华。

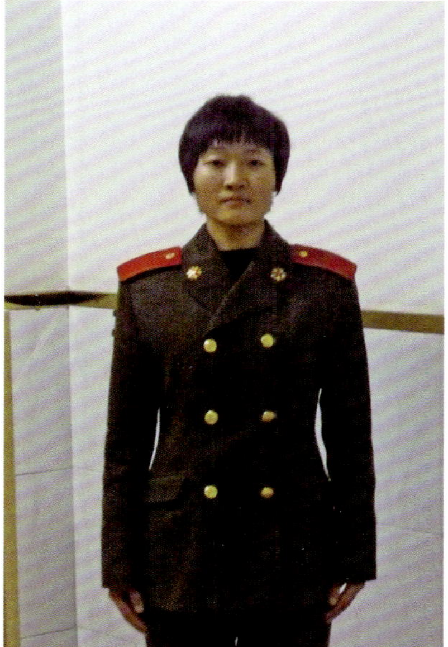

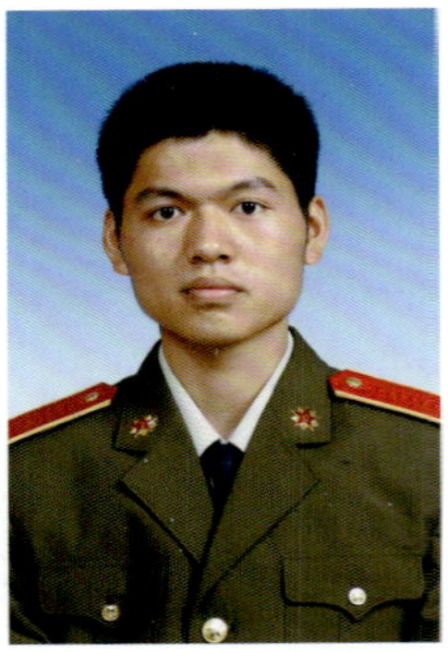

课程精讲，精品助腾飞

口腔医学系　蔡国洪

才，国之栋梁也。
何以得之？以教。
夫子于其生年始践行“因材施教”，后人皆赞之，然，仿之者甚少。
于今之大学，亦难为，则何如？唯有精教、精学。

精品、精品，何为精？
师为之。
寝难安，食难咽，忘我只因“精品讲堂”摆当前。
字字千金，千锤百炼，句句得以万重言；
条条点睛，查书万卷，点点得以牵其源。
慎言慎语，只求不为废语多言，不让真言潜溜；
慎举慎行，力争眉目间尽透英明睿智，举止中尽显温文尔雅。

精，精为难化易，繁从简；
精，精为图以示，明以晰；
精，精为当适时，一言妙语以活堂；
精，精为需细处，一螺一母以精筑。

精品，精品，何为精？
生为之。
高质眠，营养餐，蓄能只为“精品讲堂”摆当前。
堂前预习，寻疑觅难，只待老师堂中一一解决；
堂中听课，全神贯注，旨把老师所授一一囊获；
堂后复习，不遗余力，力争堂中所获一一消化。

精，精为潜心学，不以问为耻；
精，精为听为主，不以记为劳。
精，精为严纪律，求学不忘尊我师；
精，精为勤思考，精学不忘活以用。

话为空，践为实，百印精品笑长虹；
情为深，意为浓，师生互信坚如钟。

漫漫求学路，
艰难如萦雾般蒙眼；
潺潺强校程，
困苦似猛虎样挡道。

我等正风华正茂，意气方刚，因此，
要强，
强筑国富强之基；
要勇，
勇添校腾飞之翼。

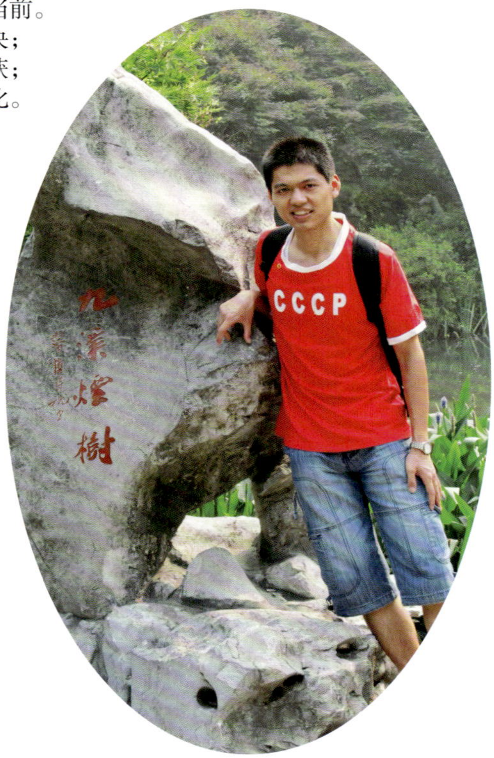

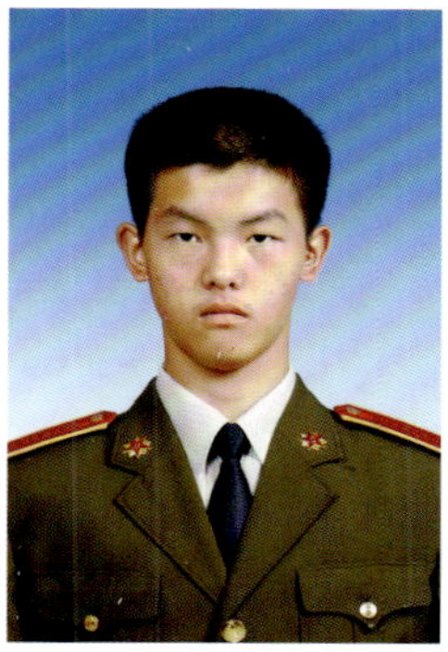

话精品

口腔医学系　董辉伟

我校精品教员这一战略的实施，既体现了学校对成才育人的高度重视，也体现了对多年来全身心投入教育事业的教员的充分肯定。学员收益颇丰，赞不绝口。

精品课堂的内容丰富而重点突出，知识有深度而讲解易懂，语言幽默，妙趣横生，是我等学员在课堂上高度兴奋，仿佛在享受一顿盛宴，不知不觉一节课就过去了。

数学教员李克坚，很年轻，思维敏捷，一个个数学难题在他的引导下攻无不克。他手上的粉笔就像一把利剑，一下下击破难题的堡垒。课余时间，他还会给我们播放当今网上最流行的音乐、MV和其他视频等，开阔了我们的眼界，丰富了课间生活。

解剖教员李辉，基本功过硬，对于复杂的解剖过程讲解思路清晰，在病例分析中偶尔还带有小幽默。记得第一节课，他并没有直接讲解解剖课程的繁重，而是放了他们同学聚会时为四医大生活所做的DV。当看到他们由懵懂的青年入校到毕业各奔东西，成家立业，再次相聚，回首往事，我们不禁感叹逝水流年。不须更多话语，便深得教员规劝我辈珍惜大学生活的良苦用心。

近代史教员屈新儒，知识渊博，熟知各国历史及政策，见解独到，并能大胆陈述出来，使我等思维有了更多的扩充，为今后学术上的诚信做了很好的铺垫。尤其是他的语言十分幽默，上他的课，我们总感觉精神饱满，从不会开小差儿。

精品教员出精品，精品课中出精彩。从这趣味无穷，知源不断的课程中，我深深体会到教员们为此付出的艰辛。寒星点点，是谁在高楼上秉灯备课，是谁在计算机房一遍又一遍的增添课件，是谁在厚厚的书籍中为学子提炼精华。课堂上您热情高涨，但您那黑圆圈告诉我您很累，您声音清晰洪亮，但您不断地喝水暗示了你嗓子的疲劳。

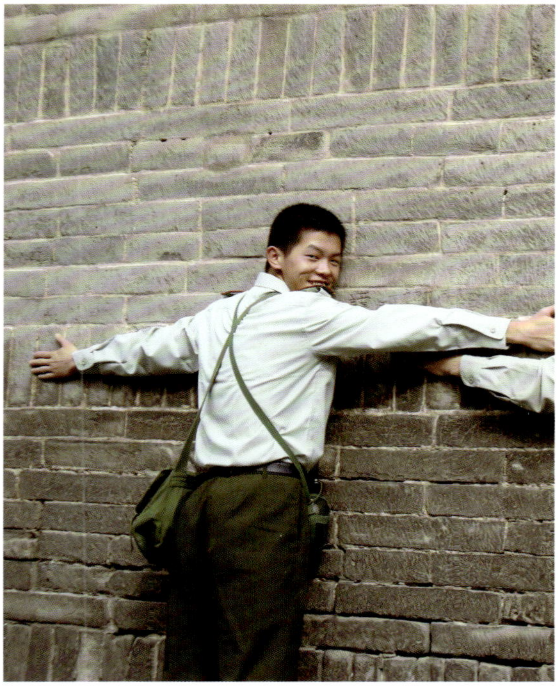

世界上有三种职业最光荣，一是教书育人，一是济世救人，一是保家卫国。因此，这身着军装站在三尺讲台上为大家讲授着医学知识的精品教员无疑是世上最光荣的人。

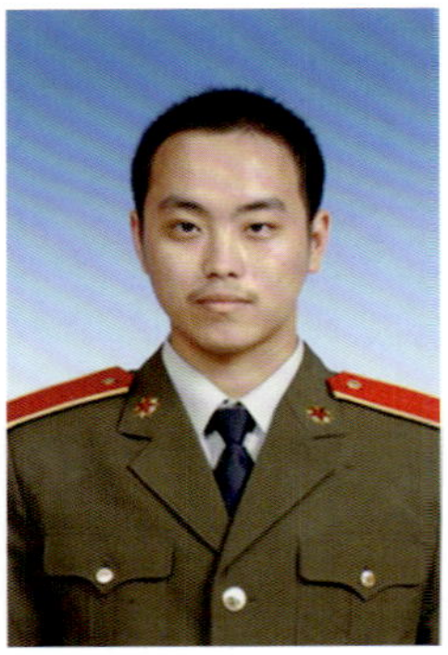

我眼中的“谢教员”

口腔医学系　陈海文

他的个子不高，长的也不帅，甚至还有一点小胖，他也很少有抑扬顿挫的指点江山和激昂文字，但是，他的课依然广受学员们的喜爱。他用他特有的幽默与启发性的授课感染了所有人。这，就是政治理论教研室的精品教员，谢鹏老师。

谢教员很会说，一个知识点，可以正说、反说、甚至可以从侧面说，知识在他的手里，仿佛不仅仅是知识，更是一把钥匙，开启着我们思维的新天地。

课堂上，谢教员问我们，人类战争的根源是什么？马克思说是帝国主义，邓小平则说是霸权主义。谢教员如是说：这既是由于物质的绝对稀缺性更是人类的本能决定的。难道你没发现人类崇拜的偶像多是成吉思汗、拿破仑一类的制造战争的强者吗？难道你听过有人崇拜“菜青虫”吗，有人崇拜蚂蚁还把它作为图腾的吗？他总是用幽默的话语一针见血地指出问题。

幽默使他的课变得富有吸引力，而启发性的质疑则让他的课更具感染力。

在探讨各种问题时，谢鹏教员总是提出许多为什么，让我们去想、去猜、去质疑去探讨。例如讲到中美关系时，谢鹏教员就问，为什么中美关系时好时坏？为什么在历届总统任职演讲上，均以贬低中国为荣，却在任职后却又南辕北辙，积极开展与中国的关系？为什么奥巴马上台之初，一改旧弦，一年四访中国，却又在如今百般刁难中国？一个个纷繁复杂的问题背后，又到底是什么主宰着国与国之间的关系？这就是他的方式，他所推崇并且践行着的教学方式。在提出一个个问题之后，在让我们思考交流之后，他又通过一个又一个细节的提示，让我们自己去探寻问题的关键所在，构造出自己的思维王国，得出自己的答案。这就是所谓“自己的答案才是最好的答案”的由来吧！

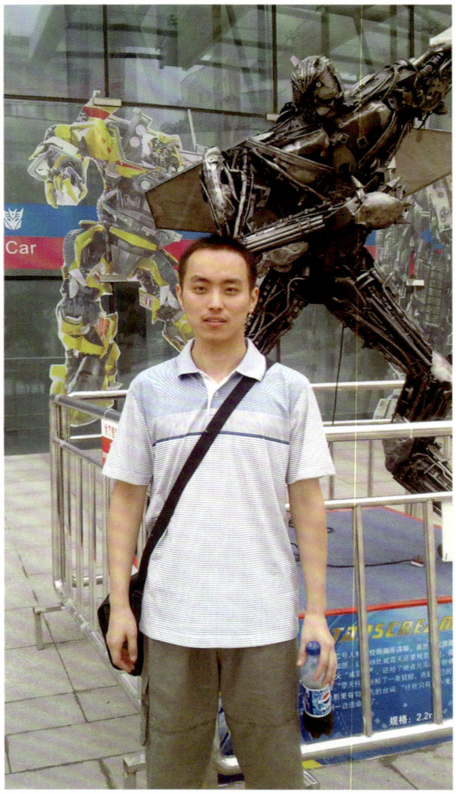

除此之外，时不时几个“新鲜词汇”，突如其来的一段点睛之语，都使得他的课堂笑声不断，却又回味无穷。师生间的互动与交流也就变得自然而又顺理成章，思维的碰撞产生的火花也就更加深刻而富有活力了。

我以为，当今时代的大学生，不仅要有文化，更重要的，是有入木三分的思维力。文化知识可以通过灌输、通过学习获得，而这种思维力往往是需要特殊的训练才能获得的。一名精品教员的过人之处，就在于他不仅能够教授学员足够的文化知识，还能锻炼出学员深刻而独到的思维。我想，谢鹏教员无疑是符合这一点的。因此，在我的眼中，谢鹏教员是当之无愧的精品教员。

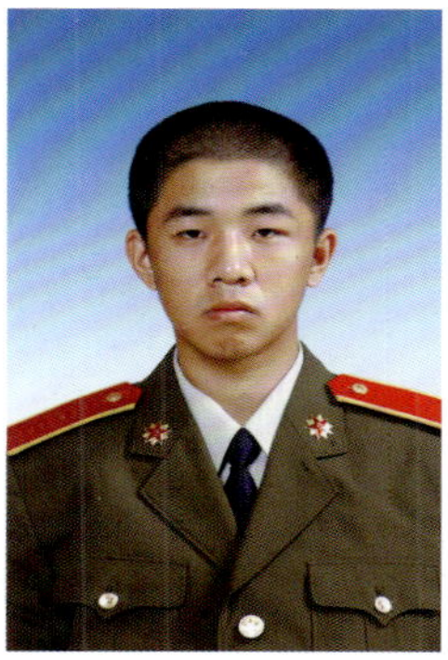

收获的季节

口腔医学系　程畅

当科技楼下的月桂又开成一川淡紫色的微澜，当学员广场上的梧桐叶又铺下一层季节的想念，当薄暮的斜阳又将秋日的校园点染成绰约的暖色，当教室里的精品课又让求知若渴的我们流连忘返，我知道，这是一个收获的季节。

——题记

我常常会幻想，当很多年后曾经的同学们又聚在一起，将会如何回忆第四军医大学这所承载过我们成长和梦想的母校。也许我们会想起熹微的晨光里出操的号子吹散氤氲的薄雾，也许我们会记起楼下的落花倾吐短浅的凝伫，也许浮现在我们脑海里的是训练场拼搏的乐与苦，也许涌上我们心头的是自习室奋斗的酸与甜。但是，我们一定不会忘记的，无疑是大学时光里那一堂堂曾令我们流连忘返的精品课。

精品，每当提起这个词，作为一个四医大人，嘴角浮起的绝对是一丝心照不宣的得意。精品立校的四医大人一直以来都是追求卓越精益求精的，精品战略的实施和精品工程的建设让我们四医大取得很多骄人的成绩，精品课教员评审活动就是精品系列重要的活动之一。精品课教员评审活动，让教员们去做精品，学员们去品精品，教学相长，受益匪浅。

本来冗长繁复的医学知识，在精品课教员们的妙语连珠、笑语解颐之下，似乎都变得浅近易懂，常常让大家有醍醐灌顶的快感。而课上时而进行的互动、讨论更让本来就妙趣横生的精品课更加精彩纷呈。至于那些评选出的精品教员，一张张可爱的面庞让大家难忘：生理教研室的裴建明教授，同学们亲切地叫他裴老板，因为裴教授上课的风格豪放、语调慷慨激昂，颇有豪绅巨贾之风，听他的课，不但思路清晰重点明确，更有酣畅淋漓的快感，让人听后大呼过瘾；心理教研室的施旺红教授，人称施大神，是剖析心理的高手，课上常常与大家进行互动，妙语解颐，他教的森田疗法一课相信同学们还印象深刻。还有很多的精品教员，都曾在课上用自己的独特魅力让大家深深折服，真可以说是百花齐放百家争鸣。

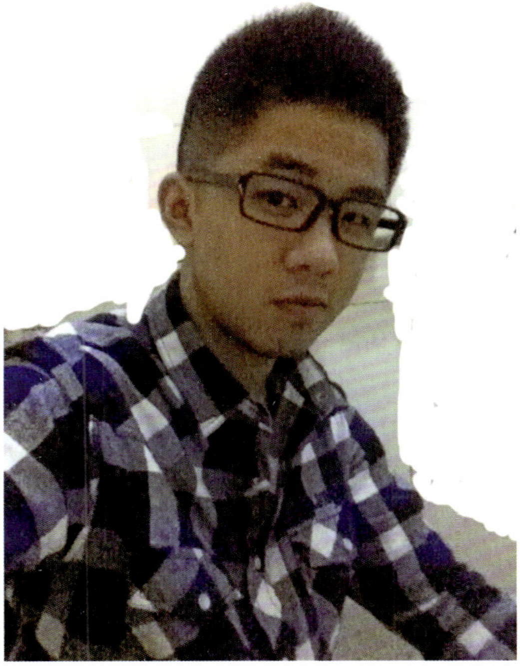

从精品课教员评审活动为起点，精品渐渐成为了我们四医大人一以贯之的习惯。教员们上课奉献精品，学员们学习追求精品，学校的建设力争精品，在我们的字典里，每一页都要写满精品！

精品是一种态度，力求卓越精益求精；精品是一种追求，马不停蹄只争朝夕；精品是一种习惯，敢为人先始终优秀。从精品课教员评审活动开始，我们开始以追求精品的态度去收获精品建设的果实，相信我们的第四军医大学，能在这个收获的季节，弦歌不辍，精品不竭！

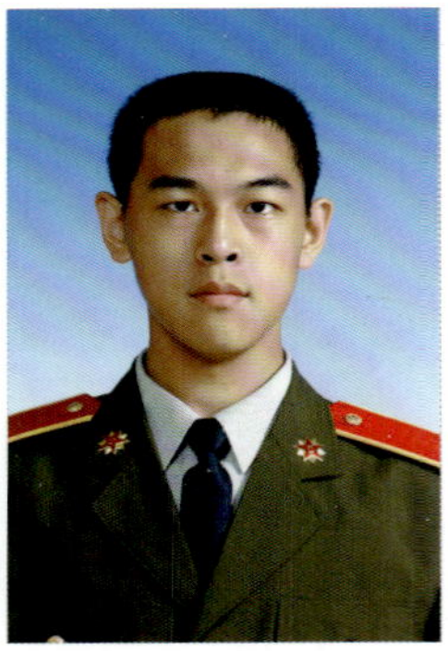

精品课程 绽放精彩

口腔医学系　方 超

读万卷书，行万里路。书，为我们行走人生奠定了基础，然而路漫漫其修远。精品课程的号角吹响于天际，带给我们的不仅仅是一位位良师益友，更是我们漫漫征程的指路明灯。想精品、讲精品、做精品、出精品，是这样的一只支队伍，为学生铲除了荆棘，消除了迷茫，让学生在知识的海洋中更加如饥似渴的摄取着营养。

最激烈不过层层的严格选拔，让您从人群中您脱颖而出；最细致不过您认真的推敲，力求授课内容的严谨；最辛勤不过您忙碌了一天，回到家中仍然反复试讲到深夜；最美丽不过三尺讲台上后您的英姿飒爽，您将每一个转身演绎成优雅的舞姿，每一句话语都谱写成最嘹亮的歌；最公正不过专家评委的火眼金睛，用一生的沉淀留下最宝贵的意见；最自豪不过您获得精品教员这一殊荣时脸上泛起淡淡的笑容。是您让学生感受到了学习的快乐、知识的美妙，是您为学校的腾飞添羽加翼，是您给教师这个职业做了最生动的诠释，您有着这样一个光荣的名字——精品教员。

一个人的精彩只是偶然，一群人的精彩才能将整体带向新的至高点，才能让精品成为一种习惯。精品教员是一支不断前进的队伍，既定的方向目标得以长期坚持，方可有所成就。人人想精品，人人创精品，至善至美的理念让这支队伍不断的自我完善，不断地发展壮大，呈现出欣欣向荣的进步景象。随之提高的授课质量，为学生搭建了更优良的发展平台，在塑造合格的医药卫生人才的过程中真正做到“赢在起跑线上”。

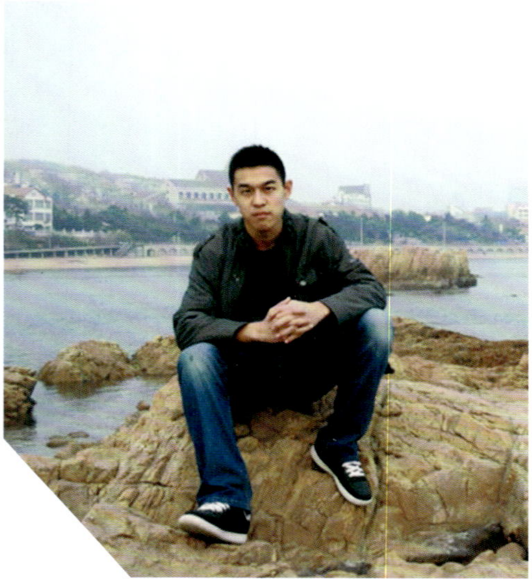

能够乘上精品之风是幸运的。我们置身于此，感受着精神的熏陶，耳濡目染、潜移默化。精品教员，不仅仅是高水平的知识传授者，更是行走人生的榜样。他们严谨的作风、认真的态度以及恢弘志士之气，无一不给我们留下深刻的印象。身临课堂，便如沐春风，心旷神怡，受益匪浅。随着精品课程的不断推进，精品教员的队伍也将迅速壮大，四医大作为精优人才的摇篮，必将培养出更多医药卫生事业的栋梁，建设国际先进的研究型军医大学的宏伟蓝图也必将早日实现。

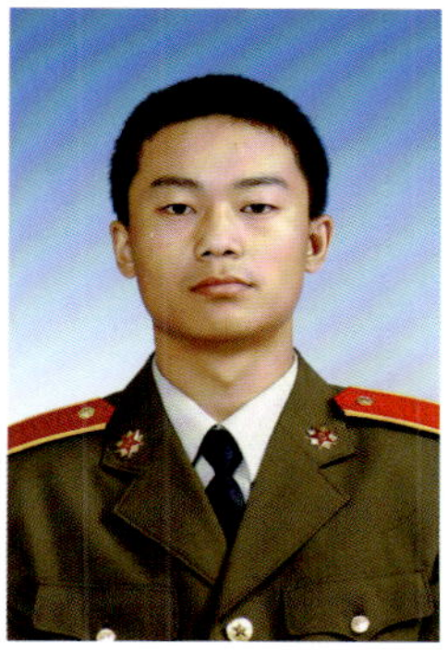

数风流人物，还看今朝

口腔医学系　冯晓东

枝头上的花朵开了又落，不知不觉之间，自己已在这所学校度过了三个年头。

今年是精品治校的第四个年头，精品课程也刚刚办过第十二个百场。从当初的精品学科到现在的精研名科。四医大人走过了这些不平凡的年头，这四年，在历史的长河中，或许只是短短的一瞬，但对于四医大人而言，它是四医大踏步前进的几年。在这短短的几年里，四医大在各方面有了显著的发展。四医大人用自己的实际行动谱写了一篇蚕蛹化蝶的篇章。

在学校浩浩荡荡的精品洪流中里对我触动最深的的是一名名风格迥异，但又都勤勤恳恳教书育人的教员。其中记忆最深刻的是：对新生的严厉要求的李云庆教授，上课时的兢兢业业的张生勇教授，站最后一班岗时充满不舍与留恋的刘新平教授。

说句老实话，由于李云庆教授当时对大家要求很严厉，我对他有的只是敬畏与害怕。他让我想起了电视剧里拿着大大戒尺的私塾先生，不听话就打手心。现在想起来，正是当初李教授对我们的严厉要求，才有了我们医学学习的扎实基础。从一个整体认识身体，真正明白：牵一发而动全身。

每当走过口腔系门口走廊时都能看到张生勇教授的照片，下面写着一行小字：做一名合格的大学教师。这时，我都会努力回想起教授给我们上课时的情形，可往往想起来的只是，在那个不变的讲桌上放着一个不怎么新的茶杯，张教授站在讲台上对学生的疑问进行详尽的讲解。或许，这就是一名合格的大学教师的形象吧。

第一次接触刘新平教授是在那个流传着“分生生化，必有一挂”的大二，当时的自己还延续着大一时的懵懵懂懂，过着上课睡觉，下课撒尿的单调生活。直到后来遇到了刘新平教授。上课伊始，就觉得她确实和其他人不一样，总是爱拖堂，总是上课是好像很开心的样子。疑问一直持续着，直到后来到她上最后一节课时，我才知道这是刘教授的最后一节课。我才明白为何她讲课时总是一直讲课连下课的铃声都没有听到；才明白每一次她课时，总是很开心的样子。原来这是一位老兵在站她的最后几班岗。

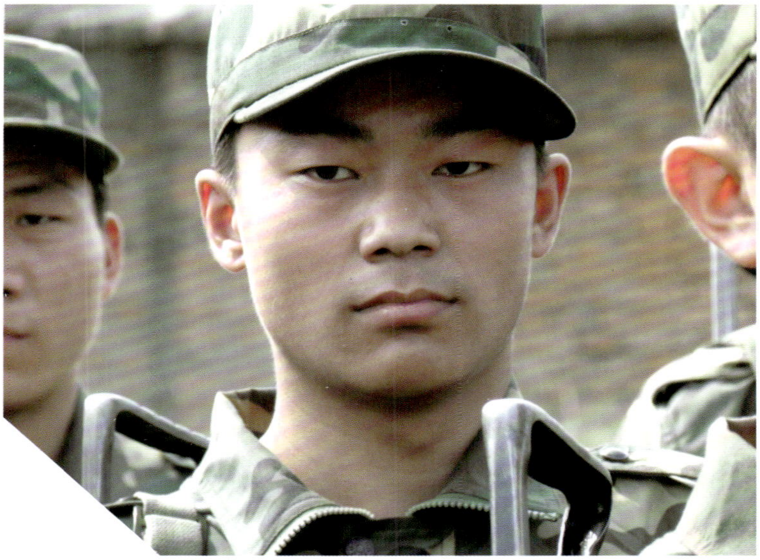

他们只是很多四医大教员的缩影。在四医大之中，有着更多这样的教员，他们有着相同的名字：精品教员。他们用自己的实际行动实现着这所大学的目标：创精品，育精英。

自信人生二百年，会当击水三千里。在这样的大学氛围之中，在这么多精品教员孜孜不倦的努力下，我相信，在不久的将来，我们一定会生活在国际知名的研究型军医大学之中。

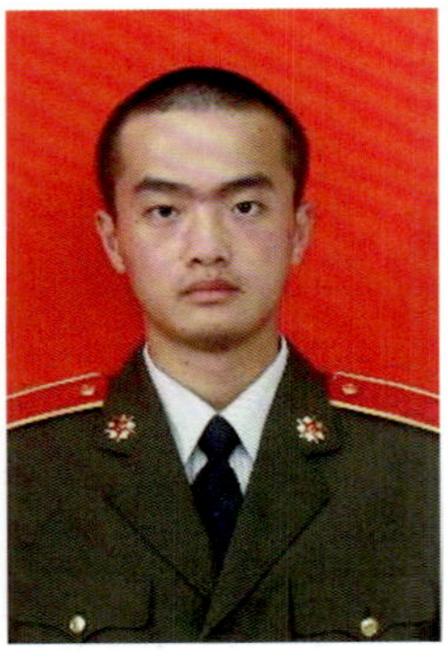

精品感言

口腔医学系　葛家祺

2007年7月精品课程启动，到今年的现在，已经四年了，已有近千位教员参加了课堂初评，并且最终产生了数百位精品课教员。这其中不仅有院士，有将军教授，更有一大批中青年教学骨干，同时还涌现出了一些双精品教员。可以说，正是应为他们那种无私奉献的精神，抱着对教学的满腔热情，才会这么努力，这么奋斗。尽他们的最大努力，只是为了让授课变得深入浅出、精彩生动、幽默诙谐、风趣潇洒，使得我们能很好得掌握知识，获悉技能。他们以名师的渊博知识和治学理念滋润着军营青年，以名医的高超艺德和绝佳风范影响着未来医生。

“大学者，非有大楼之谓也，有大师之谓也。”学生对专业和事业的选择深受大师们的影响，如果一门课程的讲授令人激动且充满学术想象力，那么最有才华的学生就会被吸引过来。学校实施精品课程，其目的就是推动教育改革的不断深化和人才培养质量的不断提高，而精品课教员不仅仅是对教师单方面的要求、鼓励、褒奖，更是对教育培养更多优秀学员的一种期待和鞭策。然而，这就大大加深了教员的工作负担，他们为了台上的一个半小时，往往需要在课下准备很长时间，课件的高质量要求，上课时间的把握，课程覆盖面的完整，讲课对学生的吸引力，知识结构的合理，对前沿知识的采用等等，无一不要求着教员花费大量的时间去准备。但是他们无一丝怨言，而是尽他们的最大努力去完成他们应该做的，并且在原有的基础上努力提高着自己的学识，以便能让学生学到更多更好的知识。

毫无疑问，教师是个辛苦的职业，他们为了学生无时无刻不在奉献着自己，而我们四医大的教员更是辛苦，因为他们付出了比之前更多的汗水，更多的时间，更多的精力来努力使自己的教学变得更加精品。我觉得我们应该理解教员，也要努力地配合教员，尽量能让教员少一分辛苦，多一份安慰，能让教员知道他们的付出绝对是值得的。

精品课程充分体现了教育之美，是艺术和科学的完美结合，这种美能激智、能发辞、能怡情、能育德。所以，四医大这几年来一直坚持走精品路线，事实也证明了精品路线的正确性。我相信，教员们的付出将会收获巨大的回报。正是有了他们，四医大才得以精益求精，更上一层楼。在这里，我要感谢这些教员，正是有了他们，我们学员才得以学习得更全面、更系统的知识，才能为自己将来的工作打下良好的基础。

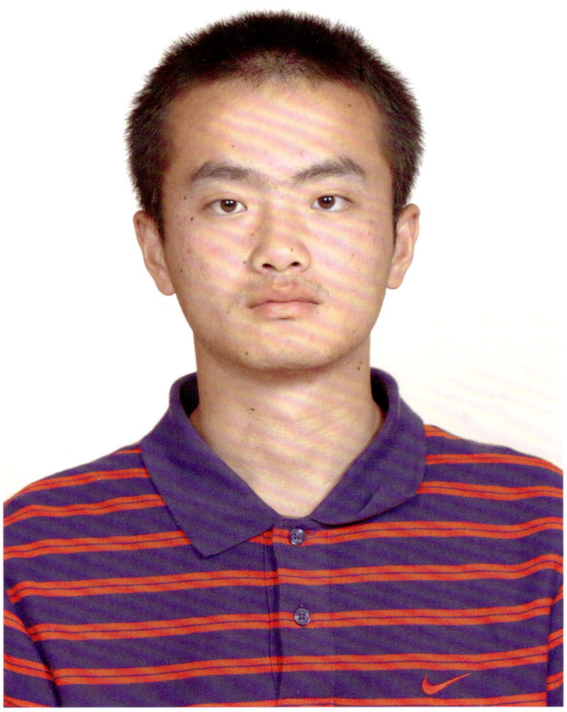

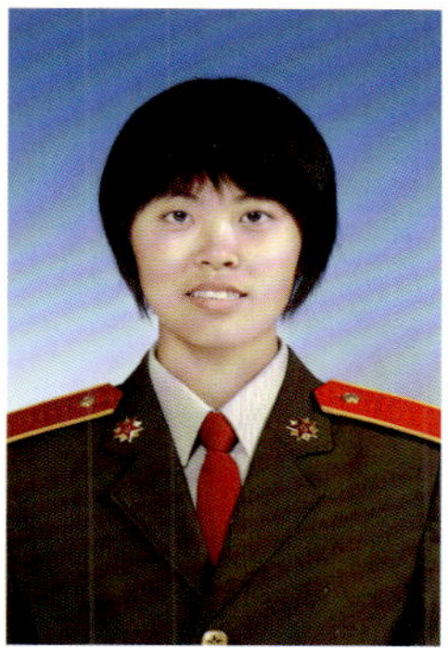

精品课程谈

口腔医学系　郭金帅

自2009年起，樊校长提出了“精品工程”，从此，我们便被带领着，走上了“精品战略”的道路。其中，与我们本科生关系最密切的莫过于精品课程了。

本学期，药理教研室的张蓉教员为我们讲授了一节精品课程《M胆碱受体阻断药》。通过这次课的学习，我更为深刻地体会到了精品课程对于我们学习知识、掌握方法和提高能力的重要性。

张蓉教员的课很有自己的特点，她首先向我们展示了验光配镜和肠胃痉挛的图片，留下悬念——这些实际生活中的应用和今天的课有什么关系呢？从而引出了M胆碱受体阻断药。紧接着，她列出了本章节的重点难点，和各个部分需要掌握的程度，让我们在听课之前对章节内容有个大致的了解。授课过程中，教员不断地自我发问或者偶尔向我们提问，调动我们积极主动地思考，使我们的思路始终跟着老师。张蓉教员的授课思路很清晰，纵横交叉。横向，每种药都按照药理作用，对机体各系统影响、临床应用和不良影响等几个方面来讲解；纵向，她会把以上几个方面的内在联系加以阐述和解释，加深了我们对知识的理解程度。授课结束，我们有一个随堂自测，几道小题，涵盖了本节课的重点知识，巩固了本节课的学习内容，能让我们及时发现哪些知识学得不够扎实，或是掌握得不够准确。下课后，我们填写授课评价表。

精品课程，使我感到受益无穷。教员人人出“精品”，学员个个享“精品”。教员的讲授不仅内容精练、层次分明，而且针对其课程特点，重点难点突出。教员的授课形式多种多样，运用了各种启发式教学的方法，比如：课堂提问、反复发问，推进了师生互动，调动了我们的自主积极性，培养了我们分析问题、解决问题的能力。教员恰当地利用多媒体，视频、Flash等等，增强了课程的趣味性，提高了我们的学习兴趣，让我们在获取知识的同时，也体验到了科学的魅力。

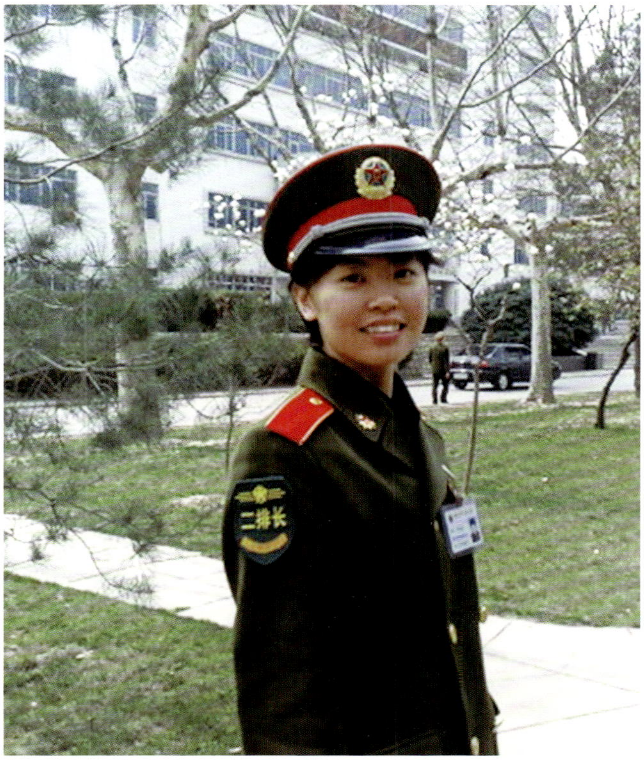

精品课程，不仅我们学员受益匪浅，我相信每一个精品教员也是受益者。教员在精心准备课程的同时，对自己也是一个锻炼和提高的机会。授课结束后，我们对教员的授课评价，能及时向教员反馈他的授课情况，使教员了解自己的长处和短处，以便在以后的教学中加以利用和改进。

精品课程，人人精品，人人受益。

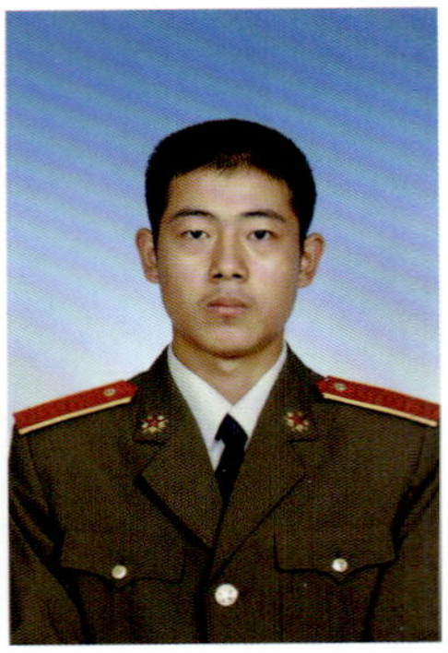

创精品 育名师

口腔医学系　郭蕾

精，就是要尽自己所能做到优秀，在学习、工作中做到精益求精。“创精品，育精英”，正是这种求精的氛围，让身处其中的每一位教员、学员都会有一种积极向上，争取第一的心态。

精品教员的评选就是精品工程中的一项，身处四医大，每一位教员都会以成为精品教员为目标，更会以能成为一名精品教员而感到无比的荣耀。

在一所优秀的大学，教员的实力可以说是毋庸置疑的。但是，话说“人外有人，山外有山”，所以，强中更有强中手，在强手中争取做到更强，方能称得上卓越超群。精品教员的评选，在这一方面起到了更大的推动作用。因为有了精品教员这一代称，所以教员有了奋斗的目标，他们要授精品课，争做教员中的精英。有了目标，就有了动力，为了优秀，他们努力向前，为了卓越，他们执着的脚步更加坚定。然而，他们的这一切的努力都是为了让我们更加的优秀，为了我们的成才。为了我们，曾经他们不辞辛苦，如今，他们更加辛劳。

在此，我们感谢教员的辛劳。他们为了备课可以工作至深夜；他们为了将知识准确地传达给我们，他们可以翻遍数十本文献资料；他们为了我们能够更好地理解掌握，他们不辞辛苦，可以将已经讲过的问题重复数遍，数十遍而从未厌倦。这就是我们的教员，兢兢业业，勤勤恳恳致力于教书育人这一职业。

如今，我们感恩于教员的努力。为了做到更优秀，他们可以花费数天的时间准备一节课；为了做到知识的准确无误，他们可以坐在电脑前查遍所有相关的资料；为了我们的学习，他们为想出一种更好的方法而耗尽脑汁。他们“躬身为桥，挺身为梯”，是他们的努力让我们得以做得优秀，是他们的精品授课让我们对知识掌握得更加牢固，是他们奇思妙想让课堂气氛更加活跃，让我们对学习的兴趣更加浓厚。我们感谢他们为我们做出的努力。所以，我们会更加的努力，更加勇敢地斩断前进路上遍布的荆棘，跨步向前。

精品教员的评审，不仅有着严密的程序，更有着严格的规定。在教学方面，不仅仅以教员的教授为重点，更重要的是学员的掌握，当堂对知识的理解接受的多少；传统的以教为主为主的教学模式已经逐步改变，更多的是给予学员更多的自由时间，给予我们更多的自由发挥的空间，而教员教的方法更具有灵活性、高效性。因严而精，正是这种求精的方式，营造了浓厚的追求卓越的氛围。身处这样的环境，我们有了更多的责任与压力，我们要追求卓越，不断超越，也许这是我们学员为了报答教员那份恩情唯一能做的吧！

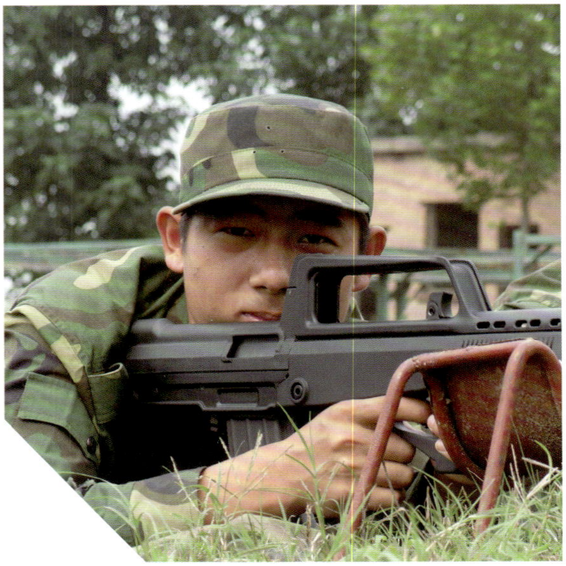

在精品的洪流中，让我们同一起教员追求卓越，不断超越自我，超越极限，成为精英人才吧！让我们为了早日建成国际先进的研究型军医大学而不懈努力奋斗！

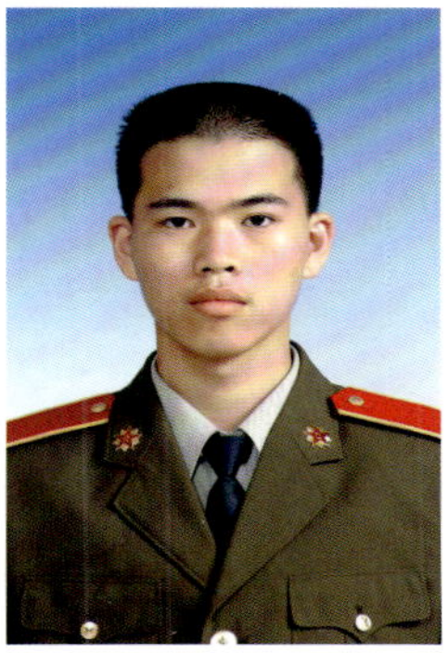

扬精品课程 树优良学风

口腔医学系 林彬

精品信号划长空，举校师生齐动员。
十大精品上台阶，精品课程力当先。
励精图治谋发展，谱写四医新诗篇。

一
精细选拔广纳贤，名师评委公正言。
集思广益评精品，英才辈出益教学。

二
精湛功力创学术，各科教学显精尖。
灯火图书伴明月，夜半钟声刚入眠。

三
精心授课育人才，辛勤劳苦为学员。
幻灯演说凝汗水，辩论答疑聚慧言。

悠悠一载三百堂，共创精品入课堂。
四次腾飞创佳话， 精品课程塑辉煌。
更望学子共勉励， 弘扬医大振中华！

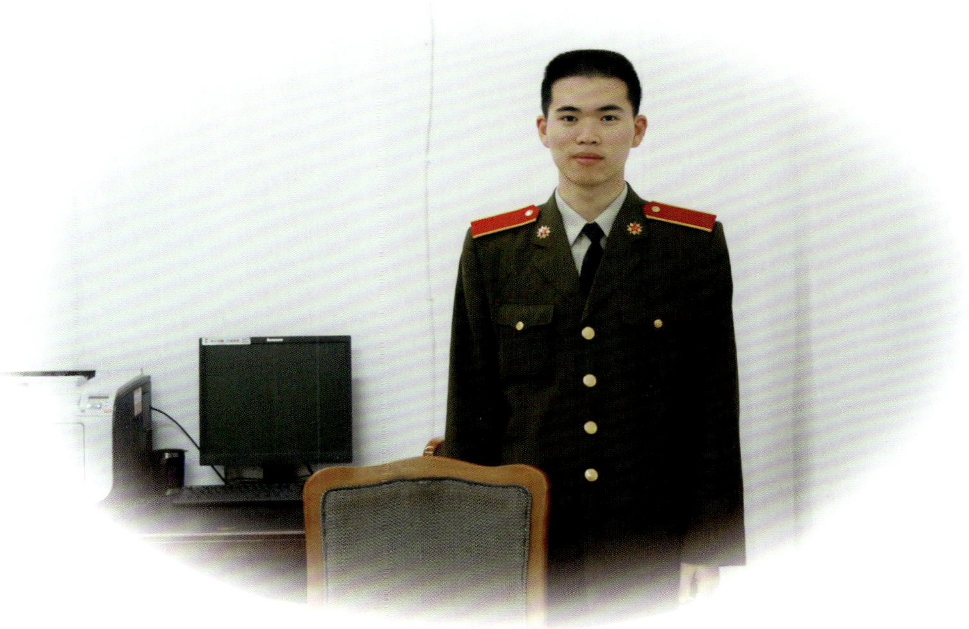

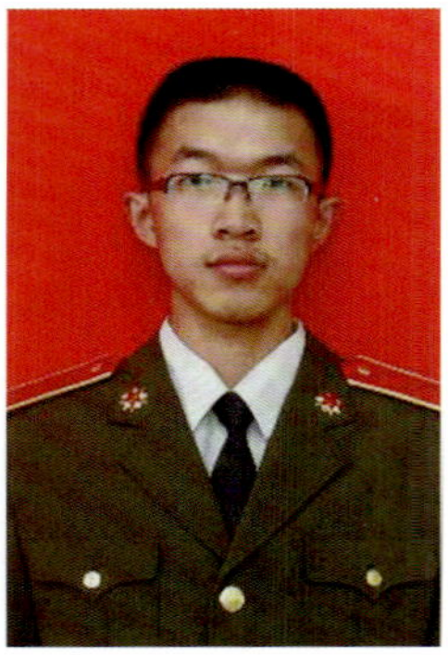

忽如一夜春风来，千树万树梨花开

口腔医学系　侯德晖

建设国际先进的研究型军医大学需要大量精英人才，创精品，育精英也需要大量精品教员。随着樊校长一声令下，我校的精品课教员评审活动开始了。正如一夜春风来，千树万树梨花开，学校的大量优秀教员浮出了水面。

最近在网上看到，中国的大学教育有个通病，就是教师重视自己的科研项目而忽视教书育人的基本任务。我想，这个现象之前在我校也是存在的吧。

自从精品课教员评审活动开始以来，学校的风气应该说是发生了巨大的变化。教学和职称挂钩，教学和工资挂钩。同时，学校对教学的重视也唤醒了教师对教学的重视。瞬时间，各科老师齐上阵，抓教学，重视授课质量，全校一片热火朝天的教学盛况。

不得不说，学校的举措是十分明智的。在精品课教员评审活动开始后，我看到了老师们制作精美的幻灯片，精心准备的讲稿和认真负责的授课态度。老师的认真负责带动了学员的听课热情，学员的听课热情又激发了教员的授课热情，于是形成了一个良性循环。于是，在课堂上我们常常能看到这样的景象，就是教师充满激情地授课，学员积极踊跃地配合教员，时不时还有些笑声传出，这才是课堂应有的景象啊。

我是非常支持精品课教员评审活动的，在我心中，教师的主要任务就是教书育人，“师者所以传道授业解惑也”，韩愈这样说。就算升格成为教授，那也是教书授业的意思。如果因为实验科研项目而忘记了教书的本职任务，把育人作为科研的附属品甚至多余的东西，那我只能表示难以理解不能接受。那样的教授当不起“教授”这两个字，“实验师”这个称号明显更加适合他。

开展精品课教员评审活动以来，我们开拓了视野，掌握了更加牢固的知识，还见识到了各种各样有趣的课堂模式，比方说讨论课。在我们近期举行的生物化学讨论课中，各位同学精心准备，在台上为我们奉献了一份份精彩的演说。经过这次活动，大家既丰富了知识，又增长了自信，可以说是获益匪浅。而这一切，可以说全部是精品课带来的好处。

“忽如一夜春风来，千树万树梨花开”。在精品课教员评审活动的“春风”吹遍四医大时，越来越多的好处浮现了出来。不过我相信，只要学校继续把活动搞下去，即便现在是寒冬，也会有越来越多的鲜花盛开！

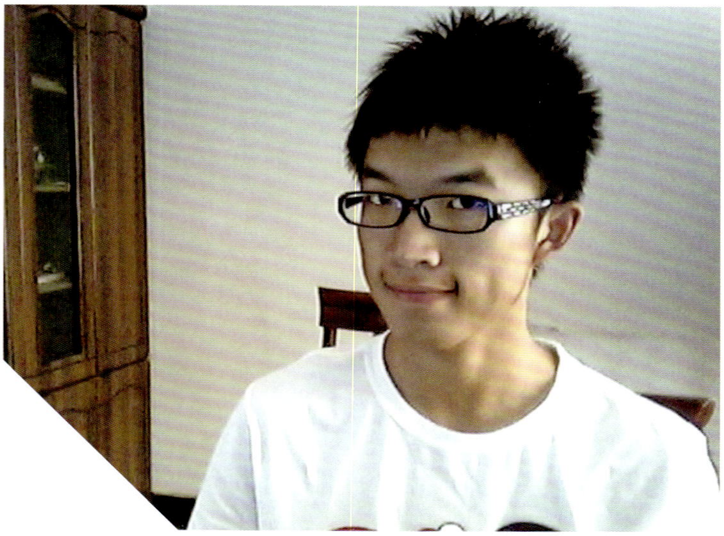

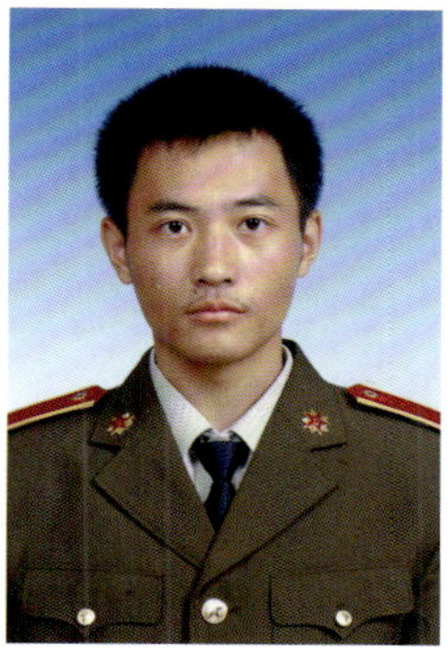

精品教员哺育精品学员

口腔医学系　胡浩

一个学校，特别是一个大学，能鹤立于众多高校，能从众多名校中脱颖而出，要靠它所走的不同一般的路线，所实施的不同一般的战略。而我们四医大，正是靠它实施的“精品战略”，走的“国际先进研究型军医大学”路线，才在各军队院校中倍受瞩目。“国际先进”“精品战略”，看似是一个个高不可攀的目标，其实它们的提出为学校前进的方向指明了道路，也为学员努力地方向指明了道路。在校快一年的时间里我们耳濡目染了“精品战略”，从“精彩年华”、“精品讲座”、“精尖成果”等等到与我们学员关系最为密切的“精品教员”，无一不透露着一切做到最好，一切做到比别人更好的壮志雄心。

以前以为老师教书育人，劳苦功高，一样可敬，但如今“精品教员”却告诉我们老师也是要分“层次”的。“精品教员”考验的不仅是老师的基本功，不是老师的专业知识有多渊博，它考验的是老师如何把他的知识顺利有效地传递给学生。每门课有不同的老师教，每天有不同的课程，这些老师当中不乏精品教员，从他们身上我们能明显感受到“精品”和“非精品”之分。精品教员身上有股强烈的责任感，那就是要把学生教会，哪怕他们一遍又一遍地讲解。我记得物理教研室的杨继庆教授曾经在上某一节课的时候跟我们做过承诺，一定会让我们弄懂课上的难点。我相信老师把这一章这一节的知识反复讲了那么多年那么多节课后，心理难免有些厌烦，然而精品教员们就是能不厌其烦，不断地传道授业解惑。对于我们来说，理解了一个难点、掌握了一个重点便是完成了一项任务，减少一份压力，对于他们来说应该是最大的欣慰了罢。精品教员们不仅教人求知，而且教人求真，在为人处事上诲人不倦。有时候看到我们懒懒散散、不思进取的样子，他们会很心急，因为他们已经不能心平气和、平易近人地与你讲道理了，而往往是用严厉的口吻、急切的言辞或提点或训斥。解剖教研室的李云庆教授对于我们显得比较神秘，因为本该他上的课却都没上，因此他是何许人也，在我们中间不乏猜测。然而在本学期仅有的一次课上，在他训斥了一个迟到而未打报告的学员之后，那堂课鸦雀无声。还有教学实验中心的田琼教授经常会在选修课上教导我们做事要细心、脚踏实地，不可投机取巧。在我眼里，她是一个非常正直的人。不能有任何理由去埋怨或不理解，因为爱之深而责之切。同样我深刻记得在一节细胞生物学讨论课上李郁教授与我们的谈话，生活不易，时光勿浪费，学习真本事真知识才能为我们赢来更好的生活。

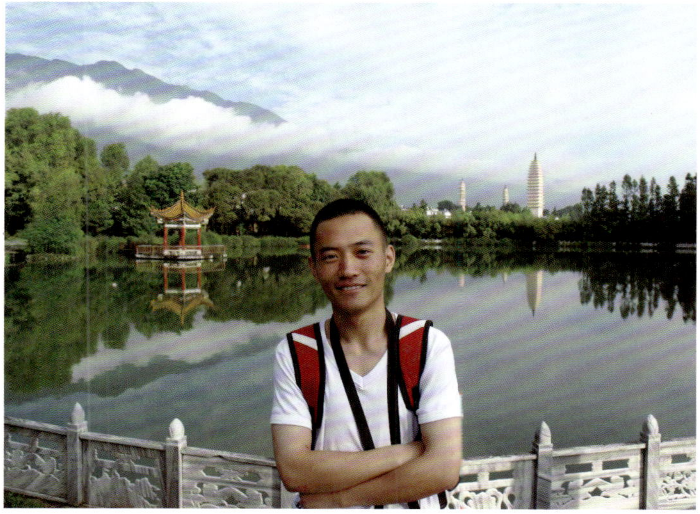

随着第一批、第二批、第三批……一批又一批老师被评为精品教员，老师的门槛抬高了，我们却享到福利了。在这样的情势下，在这么多精英的哺育教导下，我们为什么不激流勇进争做“精品学员”呢？

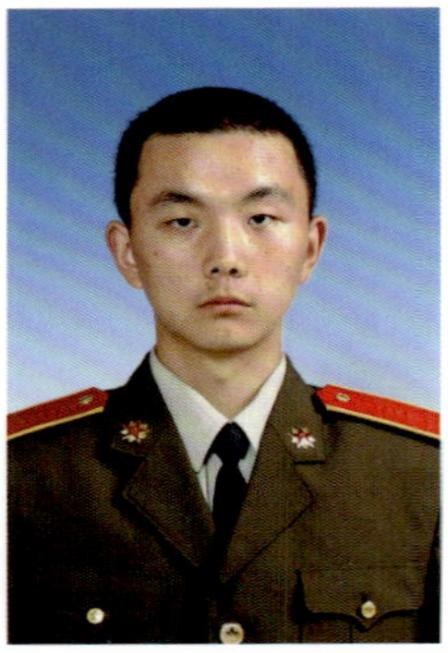

我心目中的精品教员

口腔医学系　李晓旋

老师像一根蜡烛，燃烧着自己，却照亮了别人……

在人生的旅途中，有一种陪伴，为我写下了生命的成长；有一种关爱，让我感受到了无尽的真情；有一种影响，镌刻了思想的印迹；有一些人，她们“春蚕到死丝方尽，蜡炬成灰泪始干”的奉献让我刻骨铭心、难以忘怀……“老师”这个光辉的代名词，已深深烙在了我的心里。

屈指算来，至今为止，曾经教过我的老师可真不少，他们在我的脑海里留下的印象或认真，或慈爱，或睿智……但令我印象最深刻的却是四医大的精品教员，他们用无数的汗水为我们铺就了一条通往成功的大道，在他们的眼里，无数的莘莘学子是他们挚爱的婴孩，在他们的心中，无数的关怀将造就他们孕育国之栋梁的基石。

人们常说老师是辛勤的园丁，为祖国孕育未来的花朵，为祖国孕育未来的希望。而对于我们第四军医大学的精品教员，不仅仅要在课上兢兢业业地为我们“传道、授业、解惑”，而且要在课下熬到深夜，只为在下一堂的课程中，能带给学生一次难忘的经历和体验。这就是四医大的精品教员，这就是那一只“五加二，白加黑”的精英师资队伍，这就是那支不怕苦，不怕累，崇尚使命的精品师资队伍。我们因精品工程能让学校涌现出这么一批优良的教师而感到骄傲，我们因曾被这样一批优秀的精品教员教导而感到自豪。

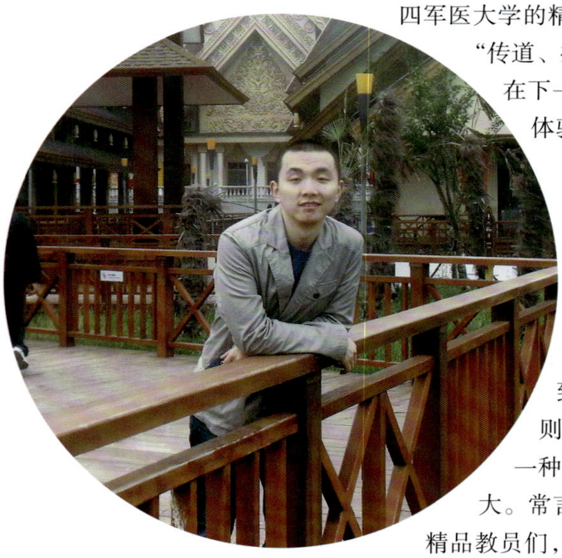

有一种品质叫无私奉献，它让我们体会到了生命中最美丽的事物。有一种境界叫无欲则刚，它让我们找到了生命中最真挚的祝福。有一种力量叫无坚不破，他让我们体会到了信念的强大。常言道：“十年树木，百年树人”，而四医大的精品教员们，却将这“百年”的事情在五年时光中完成，我想这需要的不仅仅是毅力，更重要的是拥有无比坚定的信念。而正是这种信念，才让我们可以徜徉于知识的海洋，自由地翱翔在思想的天空里。

时光荏苒，岁月如梭。转眼间，两年半的时间已经过去了。但是，在耳边依稀回荡的仍是那精品教员在课上的谆谆教导，在眼前浮现的仍是那精品教员在讲台上的飒爽英姿，在心中留念的仍是那精品教员与我们一起交流的美好时光。

四医大的精品工程仍在发展，精品教员评选一届又一届的开展着，我相信，四医大的精品教员们必将用他们那不变的信念，为国家和军队建设延续那永不磨灭的图腾……

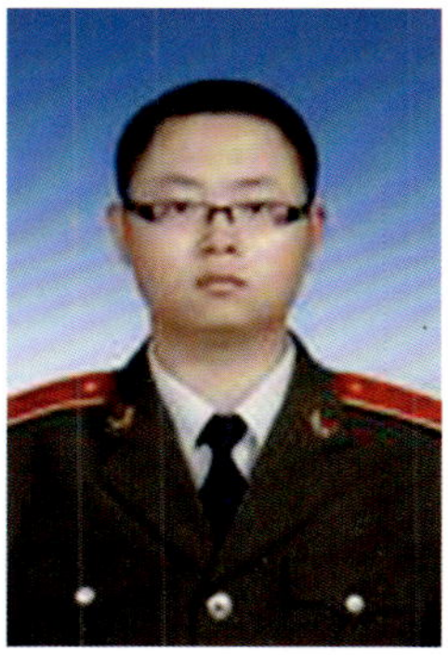

精品之火　可以燎原

口腔医学系　焦健华

“精品”是相对于“凡品”而言的，是因为其优秀的品质而存在。精品课程从无到有，从少到多，水平从低到高，已经不仅仅是简单的优质课评选，更体现了四医大人目标高远、艰苦奋斗的精品精神。正是这样生机勃勃的精品之火，已经逐渐形成燎原之势。

精品之火，在名校扎根。其实世界上每一所知名大学的成功都是源于其培养的精品人才。比如英国剑桥大学的宗旨是培养改变世界的人才，而美国的西点军校，即便是学生再优秀，也只有百分之八十的学生能够毕业。名校的高标准、严要求是他们立足于世界大学之林的根基。四医大是在抗日烽火中建立的，历经悠悠沧桑，能够成为有名望的军医大学，靠的也是精品。精品不仅是比人家技术好，更要解放思想，敢于引进最先进的技术和创新性人才，开拓创新。只有有这样的良好传统，才能在激烈的竞争中永保自己的特色。精品课程正是将学校的优势发挥出来，让学生更加喜欢上课。这种优质的教育资源使我们学起来更加轻松。只有这样建设，学校才有希望成为真正的国际名校。

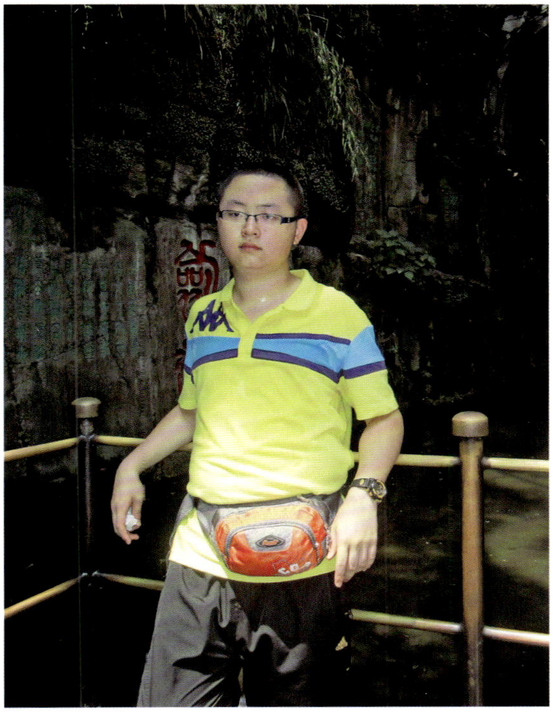

精品之火，指引前方。医学之所以神圣，应当在于医德高尚和医术高超。这也正是我们的老一辈校友和老师们用一生来践行的。老师们在精品课程中，也加强了我们品德方面的教育。有时候，上一堂课收获最大的应该是教员们教书育人的勤勤恳恳和搞科研室的严谨认真。真是这种德才兼施的教育方法让我们受益匪浅。有的教员用自己上大学时的经历与我们进行交流，使我们产生强烈的共鸣。由此可见，精品课程不仅给老师一个更好的舞台，也让教员们站在学生的角度思考问题，两者相辅相成，自然相互促进。教员们都在争创精品课程，学员们自然也不会落后，言传身教是最好的教育。

精品之火，可以燎原。精品课程已经在多个学科进行，相比之前已经有了很大的进步。但是距离学校的目标还比较远，尤其是在课程上还没有进行全英语教学，距离临床实践与基础知识挂钩的目标还比较远。但是，精品课程之火，已经由一小部分科目转向大多数科目，现在也逐渐扩展到专业课以外的科目。正是相互比拼，争先创新，才让我们的精品课程之火在四医大成燎原之势，为四医大的精品建校添上了浓墨重彩的一笔。

精品课程，正以它独特的魅力为我们学校注入勃勃生机。也正是在精品课程的洪流中，我们学员才能汲取精品精华，展现精彩年华！

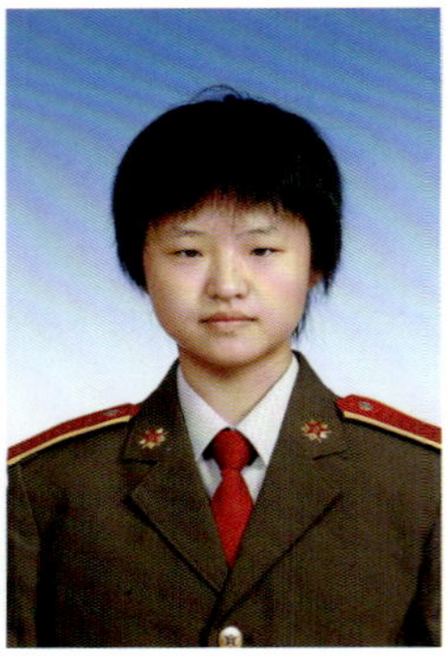

谈“精品课教员评审”

口腔医学系　李进晶

为实现建设国际知名、国内一流的“四型”大学目标，全面提升我校本科教育质量，我们学校在本科教学中实施《精品课程计划》。这是我校为提高全校教员课堂授课水平、提高学员对课堂教学满意度的又一重要举措，主要目标是教员人人要出“精品”，教研室个个要有“精品”，让每个学员能享受到“精品”，体现我校作为全国重点大学的水平和实力。

精品课教员的评审活动以“打造精品课程、提高教学质量”为指导原则，充分体现了“以人为本、因材施教、循序渐进”的科学理念，可以充分发挥教员和学员两个主体的作用。通过教员集体备课、集体把关，专家教授现场听课、评教评学等手段，达到改进授课方式、提高教学水平的目的。而且进一步调动了广大教员和学员的积极性，充分发挥教员的教学特长，培养拔尖人才，提高教学效益，为推动学校“精品课程”建设、创造“教学品牌”起到积极的促进作用。

“精品课程”的讲授内容以《人才培养方案》和《课程标准》为依据，精练内容，突出重点，授课方法结合了本门课程的特点，力避“灌输式”、“填鸭式”教学，充分运用各种启发式教学方法，推进师生互动，培养学员分析问题、解决问题的能力，提高学员的学习兴趣和课堂吸收率，让学员在获取知识的同时体验科学的魅力、感受教员的风范。

历时不短的评审活动并没有虎头蛇尾，反而是随着时间的推移，更加受到全校各级领导，员工及学生的高度重视，严密组织。而且评审活动以点带面，掀起热潮。各单位都以本计划实施为契机，发挥“精品课程”的示范和带动作用，在单位掀起人人重视教学、人人参与教学、人人专心教学的教学练兵高潮。这项活动通过完善机制，得到了显著的效果。但各单位要戒骄戒躁，进一步完善教学管理的长效机制，激发教员参与“精品课程”活动的热情，为教员提供必要的条件，巩固形成的精品成果，确保教学质量的稳步提高。

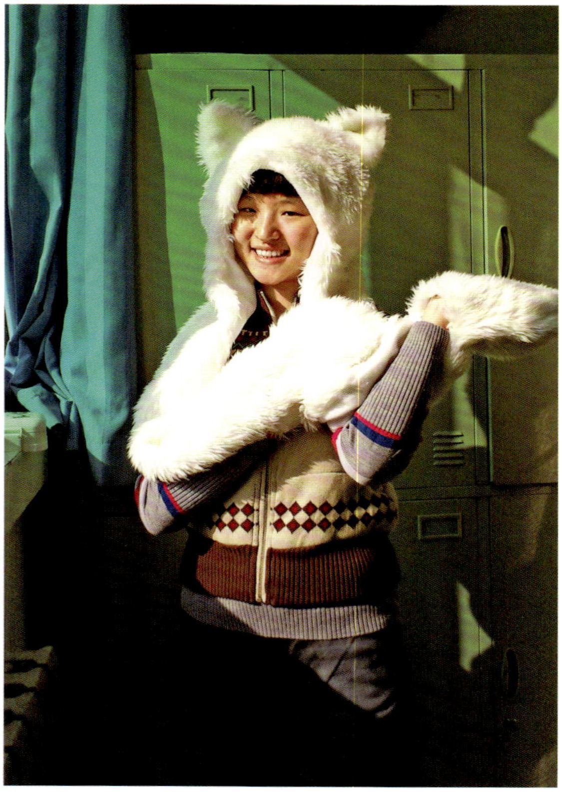

通过实施该计划，在教学中树立“精品”意识，打造“精品课程”，培育一流师资，最终为我军国防卫生事业培养一流的军事医学人才奠定基础。

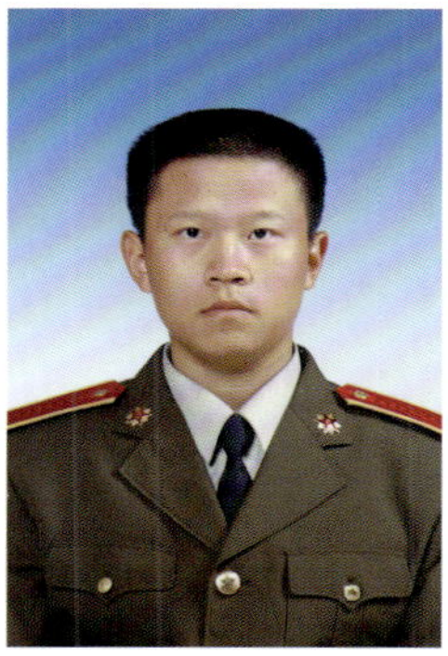

三尺改革，彰显大学大作为

口腔医学系　李若凡

两年以前，09级新生端坐礼堂，聆听第一场精品讲座。那晚，我们记住了一位不拿讲话稿、不讲空话的大学校长，也是在那一晚，我们正式加入了一场追求精品的改革。

由此上溯两年，仅仅上任35天的樊校长，在学校主持了“精品课程”的千人启动大会。那天，四医大借此重申了对社会、对军队、对学生的责任与良心。

在我眼里，精品课程有些特殊，它仿佛是常伴精品洪流一旁的汩汩清泉，不事张扬，却坚定地与主流干道共同涤荡前进道路上平庸的泥沙。没有大礼堂那样灯火辉煌的场地，没有校常委出席的掌声雷动，但精品课程确实以踏实、稳重、沉默的性格让更多的学子获益匪浅。也许哪天，日复一日的课堂上会出现两三老人，随手携一沓试卷，不慌不忙地于教室无人处落座；也许哪天，直到课前小憩醒来，才会发现今日上课改为了教员报告；也许哪天，甚至在下课前十分钟，突然得知今天要做一份本堂课的知识测验。这种种的迹象提醒你，教员申请了精品课。然而，仅此而已。

是的，确实仅此而已。教室后的专家不会打断课程，不会课间讲评；申请精品课的教员也不会反复操练，不会安插“学托”。这些在小学、中学就习以为常的形式，在这里，被摒弃了。于是在几次精品课后，我们真正喜欢上了这种方式。它纯粹，学生的课堂表现、课后成绩完全取决于教员授课质量；它有效，申请精品课的教员一定会以超乎寻常的精力去为学生准备一场知识盛宴；它简约，所有评审基于日常课堂程序，不会占用过多的资源和时间；它可持续，精品课程不会对教员作一概的肯定，其肯定范围仅限于某位教员的某次课，而那些非精品课程的空白就是教员继续追求精品的动力。

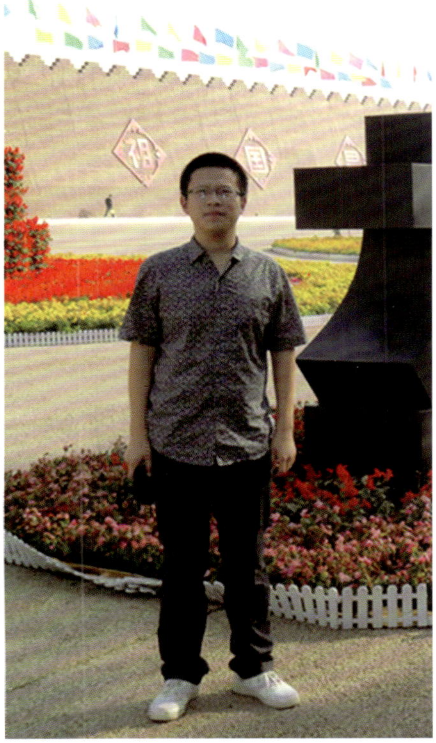

本科教学工作评价是“精品课程”当之无愧的试金石。正是专家组严格、全面的要求，成就了精品教员大放异彩的一段辉煌。时至今日，我还可以记得迟素敏教授自信、镇定、精彩的授课，还可以记得药立波教授课后樊校长对我们的希望和要求。当专家用教案、时间、内容等层层指标来提高教学要求时，我们看到的是精品教员依旧滔滔不绝、亮点不断的授课。课堂授课的A级水准，体现的是精品教员的实力，体现的是四医大的远见！

如果说，“精读名品”“精新药物”等重头精品工程为四医大的精品之路萌发了大量成果，那么，“精品课程”才是将这些成果惠及广大学员的桥梁。作为精品工程的一部分，精品课程无疑会为学校的精品之路奠定牢固的基石。而这块基石，因其对教员授课质量、学员学习长才的关注，必将成为一所大学责任和良心的见证。选择在这个时代进入四医大，亦即签订了一份追求精品的意向书，这对我们，对军队，对社会，都是幸运的。

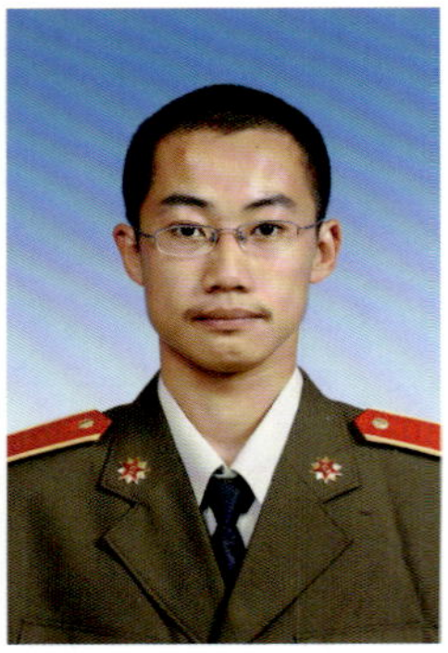

精品良师树人才

口腔医学系　刘冰

不知道从何时起，本还年轻的我已经开始感叹岁月无情的流逝。作为一名大四学员，我还能时常想起当年刚刚来到四医大的情景。一路看来，作为一所正在阔步前进的军医大学，四年来母校改变了很多，但是我总记得一个人，他好像是母校的一个魂，一直伫立在那里，伫立在我的心中，从未改变，他就是名师李继硕教授。李教授是躬身为桥，挺身为梯的好老师的典型，我至今记得他说过的一句话，姑且将它作为这篇报告的开头。

“一个医生，一个老师，就应该耐心地看好每一个病人，认认真真地对待每一个病例，带好每一个学生，把你所掌握的，完完全全的传授给他们，不搞那些虚的假的，不要失去自己的信仰。”

什么是精品的标准，我想我说了不算，但李教授的这就话我觉得就是一个很好的标准。在四医大四年了，得到了许多老师的教诲，真的感受到很多老师确实继承了李老的优秀品质，成为了学员心中的精品教员。当然这与学校大力推行的精品战略是分不开的，精品战略自2007年实施以来，全校上下都特别重视，教员认真准备，专家组认真审核，作为学员我特别感谢精品教员的这一项举措，这使得教员的授课水平得到了明显的提高，为学员获得了真正的实惠。

作为教员，他们一定期盼学员的肯定，因为授课质量的最直接受益者是学员，金杯银杯不如学员的口碑，我想成为一个众望所归的好老师一定是广大教员心中所梦寐以求的。所以我们可以看到，科技楼的灯经常到深夜还亮着，那是他们在备课；我们可以看到，许多老师下了课还不走，那是他们在给学员答疑解惑。因为这样，我们才听到课堂上独辟蹊径的讲解，才有了美轮美奂的课件，才有了不断提高的执业医师通过率，才养成了全校上下尊师重教的良好作风！

作为全程参加教学评价的学员，当年的一幕幕感人的场景仍然时时浮现在我的眼前：忘不了军体教研室教员在寒风中为我们加油鼓劲，忘不了免疫老师挺着六七个月的身孕陪我们到深夜，忘不了计算机教研室的周教授顶着花白的头发一遍一遍为我们讲解枯燥的机械操作，忘不了，忘不了……忘不了的东西太多，它们铺成了一条条通向成功的梯，引领着我们走向未来，也引领着四医大走向国际。

坐在课堂里的生活即将结束，但我忘不了这些精品的良师，他们是一座座灯塔，而精品工程则是源源不断的燃油。我们每个人的生活都将不停歇地走下去，希望四医大的精品工程越办越好，四医大在国际化道路上越走越远，到那时每一个母校的老师都能自豪地喊出：“我是精品！”到那时，我们可以在世界的每一个角落骄傲地说“我是四医大人！”

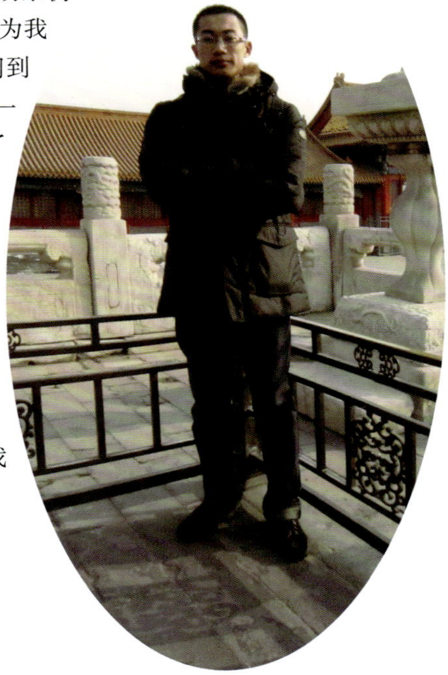

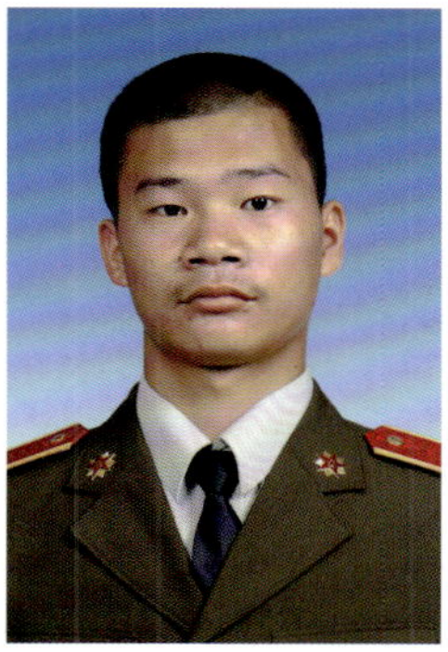

“精品”四年

口腔医学系　刘趁心

在四医大这座校园里，“精品工程”成为了人们耳熟能详的词语。我也确确实实地感受到了这所多少有点老气横秋的大学在这一雄才大略的政策的推动下慢慢地重新焕发了青春的光彩。这一切不能不说是一个奇迹。而精品课程，作为若干精品工程的一部分，起到了举足轻重的作用。

从2007年开始到现在，精品课程已经走过了四个年头，是校党委为实现建设国际先进的研究型军医大学的目标，全面提升我校本科教育质量而实施的高瞻远瞩的一系列工程的一部分。作为精品课程的较早的受益者，自己有幸能在这四年内享受这一知识的饕餮盛宴。在这里，我能切实感受到了学术的魅力，在课堂上，有年迈将军级教授那睿智渊博的学识，亦有年轻教员热情奔放的谈吐。而作为学生的我也能参与进来，积极献言献策，不仅提高了教员的授课水平，也促进了我们学习能力的提高。这最初接受这一切的时候，我们每一个人都抱有兴奋而热切的心态期待着每一堂精品课，在这样的课堂里，学术的魅力吸引着我们每一个人学生和教员，极大地提高了学生的“学”的能力和教员“教”的能力。我想，正因为有了这一切，才使我们能够在2011年的教学评价中，在教学质量这一环节取得了A这个令其他院校艳羡的成绩。

在这四年内，我欣喜地看到了学校的变化，一个个大奖的取得，都使我感到自豪，学校的每一份成就，都使我感到欣喜。在看到学校取得那么多辉煌成就的同时，不禁为自己的不足而羞愧，我一直都不能将自己划归为“精品”这一范畴，所以多少有点惭愧，总是以为自己或多或少地辱没这所雄心勃勃的“世界名校”。在这个地方学习生活了将近四年了，耳濡目染终究还是有些感慨的。精品课程给每一个学生提供了公正公平成才的平台，让每一个学生都能学得好而且还能会学习，在校园网上我看到了樊校长在谈精品课程的时候引用的联合国教科文组织国际教育发展委员会在《学会生存》这份著名的报告中的一句话：“如果教育要继续成为一个生机勃勃的有机体，能够运用智慧和精力去满足个人的和社会发展的需要，那么它就必须克服自满和墨守成规的缺点。教育必须经常检查它的目标、内容和方法。”我想，精品课程的所做以及它所带来的这一切，不正是这一句话的最真实的写照么？

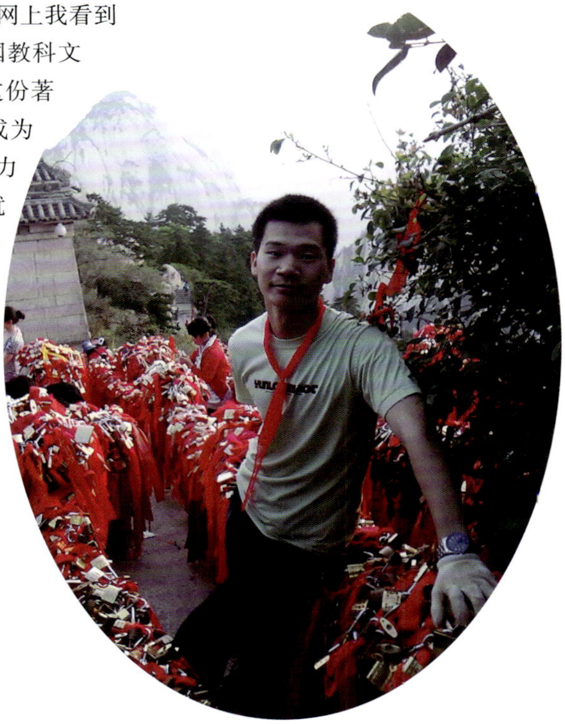

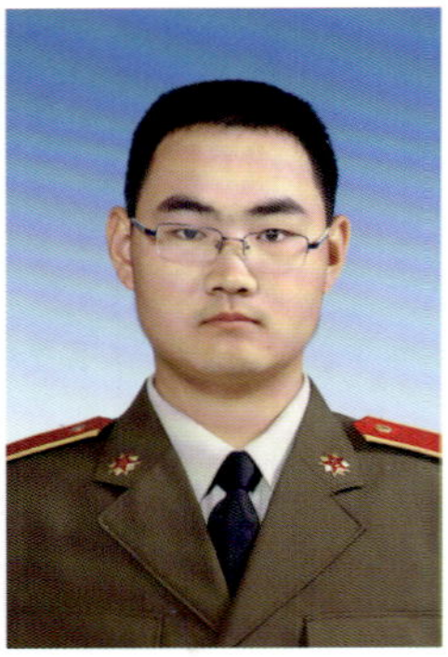

一堂课 两标签——品神经生物学教研室游思维教授的授课理念

口腔医学系　刘海啸

清秋逝去，楼宇间的初冬悄然涉足。刚刚听完游思维教授精品课的我，走在去实验室的路上，缄默不语。凉风袭，衣轻摆，头脑中还在反复思索着他提出的关于中国教育成效的设问，暗暗为我们青年人的创新精神而忧心，心底又为他那负责的授课精神而深深感动！

事实上，这两点早已成了标引游教授授课风格的两张标签。

在游教授看来，“创新型人才”的理念，意味着启迪性的课堂和思辨式的学习。课堂中，那些专业知识，一板一眼地灌下来，确能加深印象，好比皲裂的荒土上降了一场甘露。但真正能在学员成长中留下深刻影响的，永远是对知识和方法的升华。这堂课开篇，回答钱老“何以为中国培养出创新人才”的世纪之问，他便径直把课堂的主题引向了一个寻常课堂无法企及的高度。

寻常人，撞了南墙总会回头，而创新性人才意味着，即便撞了也不轻易回头——能用崭新的方式跨过坎，才是胜者！游教授对学生的要求是，作为将来的创新型人才，知识的边疆应延展的宽阔而辽远，思维的折点要辗转的缜密而迅捷！

学习像一杯白开水，放了盐它才是咸的，加点糖它才会变甜，若是干巴巴的一味填鸭，永远也变不出一点味道。正因为如此，游教授的课堂上，永远都强调自主的思维，永远都鼓励辩驳的勇气，永远都赞赏创意的萌芽！知识是一颗水晶球，有了创新的光芒，五颜六色才会折射到知识的每个角落，晶莹闪烁。正如樊校长一句“永远向前走，否定到最后”，青年人的这些思考与创意出来了，引领一个民族发展的希望就出来了，教育的真正目的才可能达到！

若与将来数十载漫漫从医之路相比，一堂讲座，九十分钟，只不过是分针滴滴答答的又往前挪动了一圈半，白驹过隙，忽然而已。但对学员成长的启迪作用，早已飞离了钟表上轨迹的禁锢。每当听到创新精神升华之处，便觉恍惚中，时光停滞，岁月静好，待到从如沐春风的心灵共鸣中回过神来，心灵跨度，宛若千年。忍不住在半夜梦醒之时反复琢磨那绕梁余音，是千帆过尽后的领悟。

多年后回首，褪尽风华的本科课程中，驻留在脑海中的印象必定所剩不多。一个个教员都音容退没，但游教授所强调的创新意识与探索精神，他引发的学生们对教育成效的思考、对自我成长的反思，必定还在指引着一代代学生的成长方向。

游教授课堂的另一标签是“责任”二字，人皆言其重于泰山，可游教授对学生的负责精神，已升华成了一种习惯！

起点低、成效大，是游教授授课一贯的风格。“学生听不懂，是我们教员最大的罪责！”承诺郑重，掷地有声，感动了一代代学子，鞭策着一批批教员。讲得出一两节精品课，并不见得就是精品教员；但把学生成长的需要始终放在第一位的教员，永远退不出精品的行列！

“以前，这堂课是鞠院士给大家上，现在换了我。院士换个博士，看似亏了，但我有一个承诺：一堂课下来，保证让同学们不觉得吃亏！”未等话音隐尽，四面掌声四起。事实上，他真的总能做到。一次偶然的机会，曾瞥见过游教授的手稿，内容充实而精当，每一笔勾勒，每一记批注，都记载他对课程的一丝不苟，对学员的尽心尽责。

在游教授心里，精品是一种意识，要精在点点滴滴——不成熟、不精细不出手；精品是一种精神，要精在科学远见——不引势、不领潮不出手；精品是一种追求，要精在前瞻创新——无新意、不前沿不出手；精品是一种境界，要精在方方面面——不系统、不完善不出手；精品是一种执着，要做到精益求精——不改进、不更新不出手；精品更是一种责任，是承担教学育人的责任，是引领教学改革潮流的责任，也是面向全校师生示范辐射的责任！

在学校精品战略旗帜的引领下，像游教授这样拥有自己独特课堂理念的教员已经越来越多。“教得透思想，学得到思维”已成为很多教师的授课准则与课程目标；“精品课程”、“精品教员”已成为老师们最引以为荣的名片；“育精英，创精品”的航向标，已经在这精神浇灌的沃土上深深扎根，并以其先进性和时效性触动着兄弟高校们的神经！从这一角度来看，希望的火炬已在精品教员们的课堂中擎起，创新而完善的精品治学理念，必将把这所研究型的军医大学推向一个国际先进的辉煌明天！

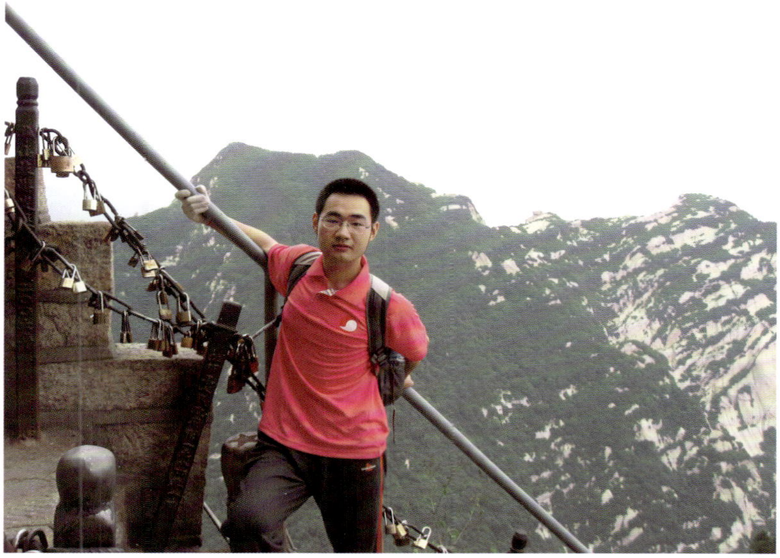

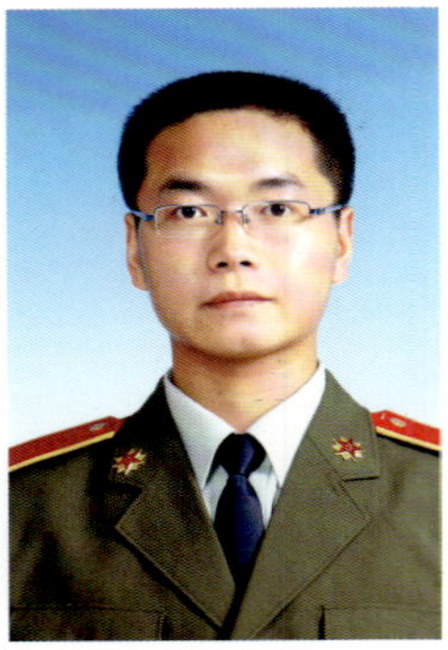

师风沐浴耳目新 建设精品奉献勤 国之栋梁潜心育

口腔医学系 刘 羿

师者，所以传道授业解惑也。

老师，不仅仅是给学生灌输书本知识，更重要的是激发兴趣，启迪思维，传授方法。

自从学校实施精品战略以来，精品课程的高潮一浪高过一浪，我们坐在精品课堂里更是感到荣幸。太多的精品课程值得我们去回味，太多的精品课教员值得我们去记忆，病理学与病理生理学教研室的师建国教授就是其中一位。

当我们虔诚地捧着病理学教科书急切地翻到肿瘤这一章时，我们既为自己将要学习这种严重危害人类健康和生命的疾病，这个医学研究的重要课题而激动，又有一丝担忧，这一章会不会很复杂、很难学，而师教授打消了我们的顾虑，他把一节节课变成了一场场故事会。

讲到肿瘤的形状，他有“广州老军医‘肉乳囊结纷飞——亏亲’的诊断”；

讲到肿瘤细胞的异型性，他有“湖南老乡‘胞核认得像姜’的逸事”；

讲到良性肿瘤和恶性肿瘤的区别，他有“方素芬转副营”的故事；

讲到肿瘤的命名，他有“病母名恶，瘤恶母良”的传奇；

讲到肿瘤的组织来源，他有“肩上林神奇”的见闻；

讲到癌与肉瘤的区别，他有“大年起净转”的传统文化故事；

讲到致癌物，他有“多压方案无真知”的深刻见解；

他更把自身比作肿瘤细胞，时而立定不动，时而跳来跳去，时而欲穿墙而过，形象、幽默地讲解肿瘤的演进和转移；

……

太多太多的笑闻与趣事，从头到尾，他的课堂成为了学员兴趣最高、热情最大、笑声最多的课堂。同学们都开玩笑说，“师教授以前是说相声的！”郭德纲算什么！我们爱上了师建国！

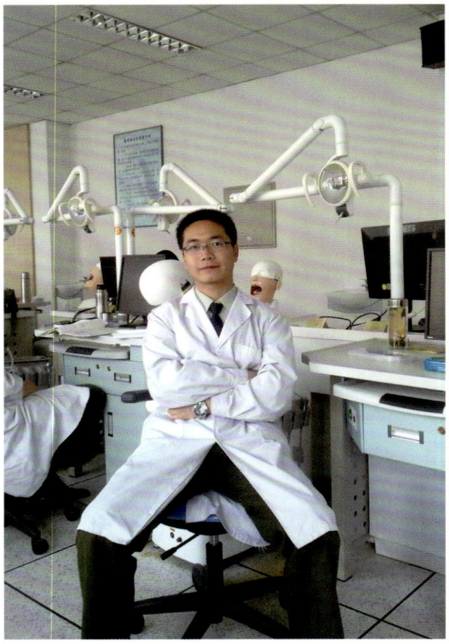

课堂上不仅有这么多的轻松幽默，还有师教授循循善诱的深入思考与科学的学习方法。

他诱导我们根据肿瘤的性质和特点思考肿瘤的恶变、影响与预防等等，不仅学会了知识，而且学会了思考。

师教授的教学深入浅出，形象幽默，便于记忆，易于理解，给人留下了深刻的印象，复习的时候看到那些记忆口诀仍不禁会心一笑。

师建国教授以科学的教学方法、清新的教学风格、高超的教学艺术活跃在三尺讲台，为广大学员“传道授业解惑”，深受大家的喜爱。而师教授只是全校优秀精品课教员中的一位，只是满园精品之花中的一朵，在全体教员和学员的共同努力下，我校的精品课程一定会精益求精、愈来愈精，精品建设一定会更加热火朝天，由我们撑起的四医大的明天一定会更加美好！

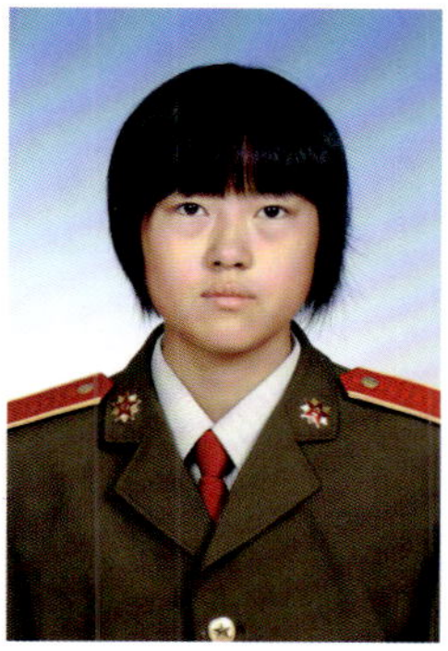

听精品课程 做精品学员

口腔医学系　吕苇

三尺讲台,总是演绎着很多的精彩，留下让人回味无穷的片段，就像一部精彩的大片。精品课程，就再一次论证了这个真理。

从2007年武胜昔教授第一次讲的精品示范课以来，精品课程已经讲过了几百次，这其中不仅有院士，有将军教授，更有一大批中青年骨干，他们或深入浅出，或精彩生动，或诙谐有趣的授课，深深地吸引了我们这些渴望知识的学员，让我们从中领会到更多，记住的更多。他们以名师的渊博学识和先进的治学理念滋润着军营青年，以名医的高超医德和绝佳风范影响着未来的医学生。

“大学者，非谓有大楼之谓也，有大师之谓也。”学生对专业和事业的选择深受大师的影响。如果一门课程的讲授令人激动也充满艺术想象力，那么最有才华的学生就会被吸引过来，或者被创造出来。正所谓抓好本科教学工作就是抓住了大学教育和人才培养的核心，推进精品课程的实质就是推进教育改革的不断深化和人才培养质量的不断提高。精品课程除了是对教员授课能力的要求，更是对教育培养更多优秀学生的期待和鞭策。

精品课程充分体现了教育之美，是教育与艺术的完美结合，这种美能产生更加具有才智与美德的学生，并促使他们走上高超艺术与高尚医德并行的路。

教学相长，寓教于学。学校开展的精品课程很好地阐释了这一点，老师课前精心准备，上课或中英结合，或见解精辟，学生积极配合，踊跃回答，结果得到促进的是双方，而作为我们，更大的优势在将来，从现在起，我们就比别人更早的锻炼自己的综合能力，这就是赢在起跑线上。

按照精品课程的设计计划，在形成第一个“百名精品课教员团队”后，学校允许并鼓励已获评的精品教员再次申报精品课，目的是让精品教员承担更多的教学任务，使更多的课程成为精品课。可喜可贺的是，在第六个百场终审中，基础部病原生物学教研室赵亚教员以深刻的授课艺术再一次博得了评委的高度评价，成为第一个拥有“双精品课”的精品教员。

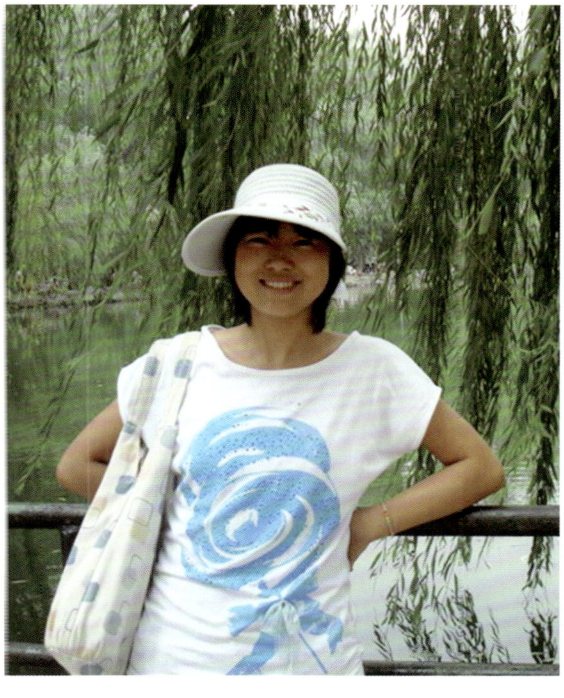

学校为了进一步推进精品课的建设，从2009年6月起，学校要求精品课教员有计划再次申报精品课，要求各单位每月申报的精品课授课计划中精品课教员的比例不低于10%。

在教员和学员的共同努力下，我们学校的精品课程一定会越办越好，而我们学员的前途也必将是一片光明。

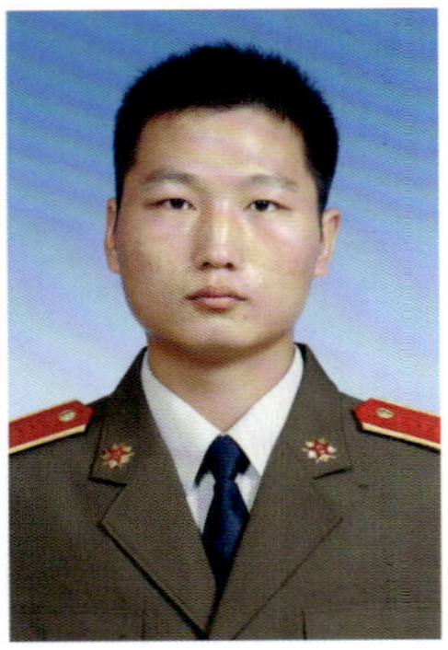

精品课程 美丽心灵

口腔医学系 马文瑞

“四度春风化绸缪，几番秋雨洗鸿沟。黑发积霜织日月，粉笔无言写春秋。蚕丝吐尽春未老，烛泪成灰秋更稠。春播桃李三千圃，秋来硕果满神州。”这首诗表达了莘莘学子对于天下老师的尊敬。桃李不言，下自成蹊。四医大的老师，不管是年长的教授，还是年轻的讲师，他们中的很多人都还有一个响亮的名字：精品课教员。

这是一种荣誉，但更是一种高尚的姿态，是四医大老师的魅力人格。它体现的是老师对学员的无微不至的关爱。传道授业的工作，全国的老师都在做，但是四医大的老师硬是把课程做成了精品！老师们在自己的专业研究水平上全国领先甚至世界领先，但从来没有忽视教导自己的学生，因而他们选择了精品来表达自己深厚的情怀！

感念老师，您是辛勤的园丁，是人类灵魂的工程师。从我踏入四医大的课堂开始，就一直在享受着四医大老师带来的清爽而优雅的教育。老师们守着三尺讲台，向讲台下的我们传授知识，做人的道理。铁打的营盘流水的兵，学生的面孔年年不同，但是老师们都会一直在那里，静静地帮助着我们。

也许老师的苦心我们当时并不懂，但是有一天当我们明白时，我们真的应该感谢老师们的苦心。老师希望每个学生都能成人，成为人格健全的人，懂得尊敬师长、懂得公序良俗。要成才，先成人，老师的一言一行、一举一动，潜移默化的影响着我们。

也许老师的垂范使我们受益终身，但在老师那儿已经成了他们的习惯。作为一名教员，真正的灵魂工程师，他们所追求的不再是名和利，不再是虚伪与浮夸，他们安于做教师的清贫，为人师表的尊严。

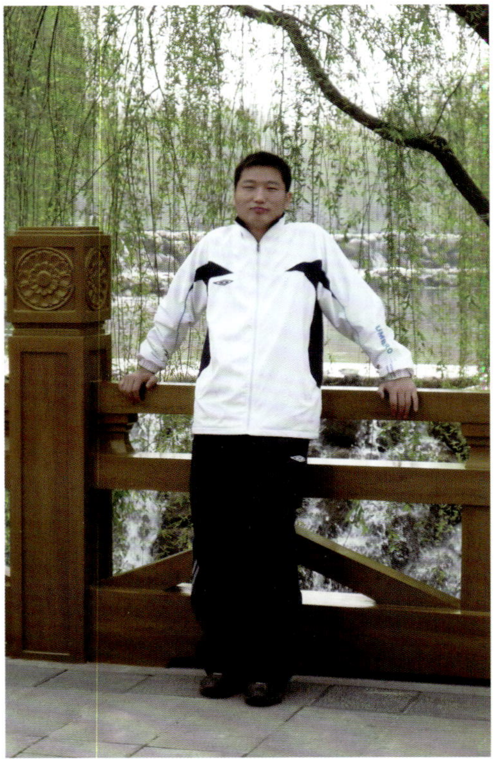

学为人师，行为世范，这是对教师最高的期望；人类灵魂的工程师，这是对教师最高的推许；像蜡烛，燃烧自己，照亮别人，这是对教师最高的赞美。一名真正的教师，就是一根标杆，一座灯塔，可以超越，但不能倒下，可以熄灭，但不能消失。

躬身为铁桥，挺身作钢梯。在我的眼中，四医大拥有一所大学最可宝贵的财富，一大批精品教员，这是千百座灯塔，照亮了四医大的前程！让我们向着四医大的老师们致敬！

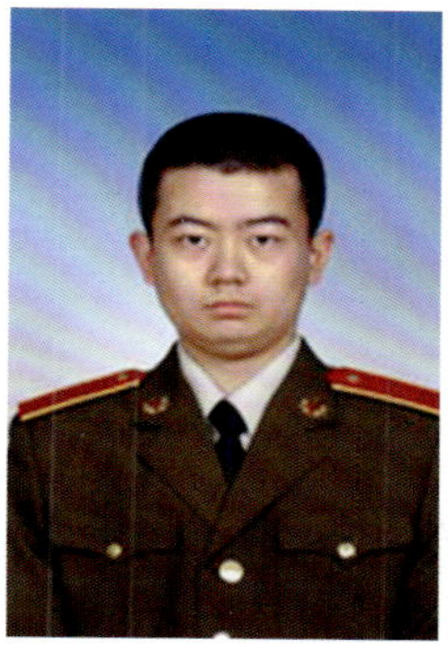

今朝更有才人出 独领风骚耀苍穹

口腔医学系　牛思航

“大学者，非谓有大楼之谓也，有大师之谓也。”大学是一个人专业与事业的起航点，对每个学生都有深远的影响。其中最直接又最深刻的便是教员的影响，教员的每一堂课不仅仅是知识的传授，更是育人的殿堂。精品课程以其艺术与科学的完美结合，影响着未来的栋梁。

在精品战略的指引下，我校于2007年7月启动精品课程。这不仅是提高教学质量和实施教学改革的需要，也是我校建设国际先进的研究型军医大学的需要，符合教育规律和院校发展规律，可谓是顺应潮流，合于其时。精品课程得到了教员们的支持与响应，他们积极申请参加选拔，无论是教授院士还是讲师助教都努力走上精品课堂，讲授精品课程。精品课教员授课生动幽默、风趣潇洒，以其丰富渊博的才识和艺德俱佳的人格魅力，深深地吸引着莘莘学子，对学员的成长发展产生了积极深远的影响。

精品课程受益最大的便是学员们了。最直接的反应是上课睡觉少了，听讲多了；说话少了，提问多了。同学们的兴趣提起来了，学习动力强起来了，学习效率高起来了。正是由于精品课程和精品课教员，学员从中体会到科学的艺术之美，拥有了探索科学奥秘的渴望之心，向往着自己在科学道路上的奋勇拼搏。每个学员充满了为理想和责任而奋斗的不竭动力。

而对于教员，成为一名精品课教员不仅是肯定，更是一种赞扬。肯定是对教员出色完成本职工作的肯定，而赞扬则是为精品课教员能够培养出更多优秀的学员而赞扬。在精品课堂上，教员传道解惑，怡情育德，教学相长，寓教于学，充分体现了教育之美。更多的教员努力成为精品课教员，更多的精品课教员想要成为双精品课教员。这样的精品教育之风，给我校的教育环境带来了无限的生机与活力，成为教育改革强有力的助推器。

学员喜欢上精品课，品味精品，享受精品，培养精品之风；教员喜欢上精品课，传授精品，感悟精品，播撒精品之种。在精品的环境中，才有学员们的精彩年华，才有教员们的精品硕果。四医大，在精品战略的指引下，在精品课程的推动下，不断向着国际先进的研究型军医大学的目标而努力前行。相信拥有了精品课程，便是拥有不断前行的不竭动力。一代又一代的四医大人在精品课程的光芒下，必将取得新的更大的辉煌。

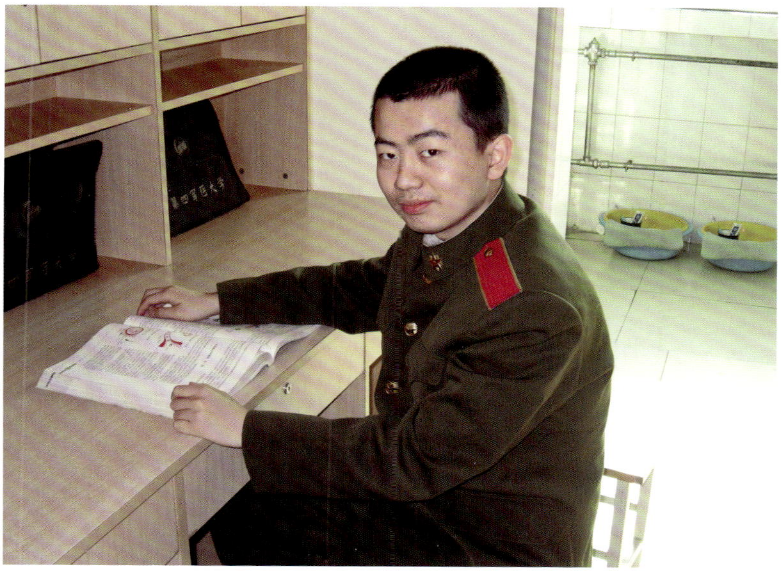

精品孕真知，精品出精品。今日我们沐浴在精品之风中，明日我们收获精品的硕果！

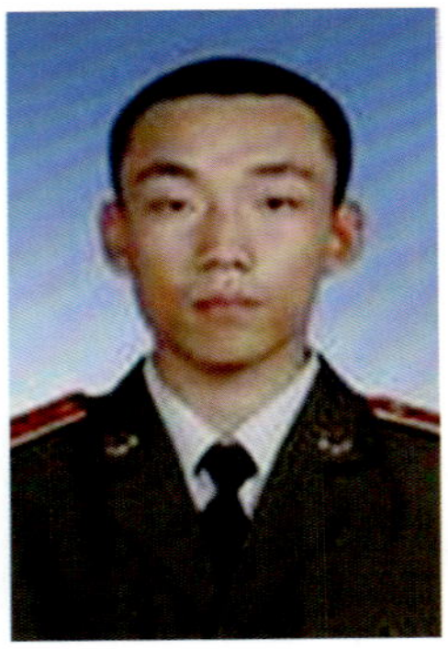

盛景中，何处开桃李

口腔医学系　张 勇

不得不承认，教育已经成为衡量一个国家综合实力的重要因素之一。

在世界经济蓬勃发展，改革进程不断深入的今天，国家的昌盛繁荣绝不仅仅单纯的局限于经济、军事、政治等硬实力，更多地取决于文化、教育等软实力。这不仅适应了社会发展的一般规律，更具有鲜明的时代性。

第四军医大学作为一个在国内，乃至国外都有影响力的知名军队医科大学，其能否适应不断变化的科技革新，不断培养军队“留得住，用得着”的高素质新型军事人才就显得尤为重要。而实施精品战略就是迈向目标的第一步，开展精品课教员评选活动自然就成为其中至关重要的一步。

精品课教员评选活动是我校于近期开展的一项与教学授课关系密切的活动。通过采取教员授课、专家评选、学员反馈、综合测评等形式，准确评价教员的授课情况，学员对知识的理解掌握情况，从而进一步深化对学校的教学工作的安排。不可否认，这一活动的开展对学员、教员、学校三方都有广泛的现实意义与潜在的影响。

首先，对于学员而言，活动赋予学员的选择权和评价权能使学员认真听讲，充分把握受评教员的讲课风格，高效率地把握所学知识并对其产生更加深刻的理解。同时，学员能够更加灵活地适应不同的授课形式，相比于单一的接受同一种讲课风格而言，更能培养学员在不同授课背景下的适应能力和应变能力。

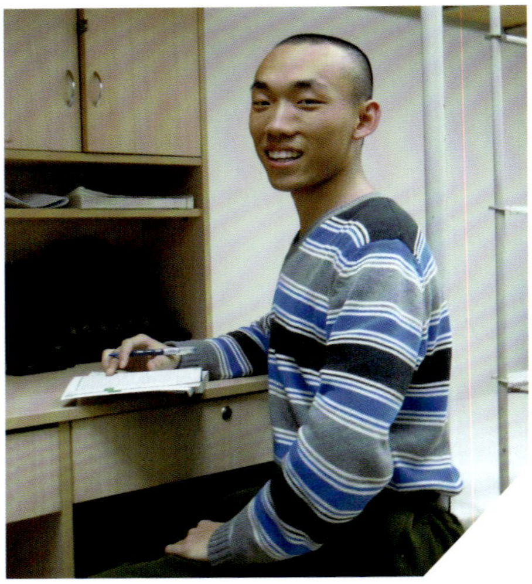

其次，对于教员而言，一方面通过与学员在讲课内容形式等方面的沟通，能有效地查找在教学方面存在的不足。教育是双方的，它是老师与学生之间在知识与思想之间产生的碰撞，因此通过接受学员的反馈，能促使教员在讲课过程中，根据不同层次不同特点的学生采取相应的授课模式，进而提高整体的教学水平。另一方面，教员作为引导学生主动地汲取知识的载体，其影响力是不言而喻的。换句话说，教员可以潜在地影响学员的学习兴趣。因此，精品教员的评选可以使教员充分意识到其在教育过程中所扮演的重要角色，加强对自我身份的客观评价。这不论是对于学员还是教员自身都是有益的。

最后，对于学校来说，评价其好坏的一个重要指标就是其所培养的学生能否适应社会的发展，满足时代进步的客观需要。而老师就是这一进程的动力。尽管在大学阶段，学生应有充分的自学能力，而不应仅仅依靠老师。但由于老师所具有的特殊作用决定了其在教育中的重要地位。精品教员的评选能够有效地评选出优秀的、合格的知识引导者和素质教育者，潜移默化中决定了我校的未来发展前景，推动了学校实施精品战略的进程，为实现“建设国际先进的研究型军医大学”的宏伟蓝图提供强大的动力。

学校优劣要由学生的素质和成绩说明，学生的优劣要靠老师的知识和素质培养。因此，只有充分认识到教员与学员的紧密联系，将其作用达到最大程度的发挥，才会使学员、教员、学校都获得益处。学校虽然取得较大的成绩，但止步不前就意味着后退。只有不断进取开拓创新，才会取得更大的成功。

盛景中，何处开桃李：四医大，只待嗅芬芳。

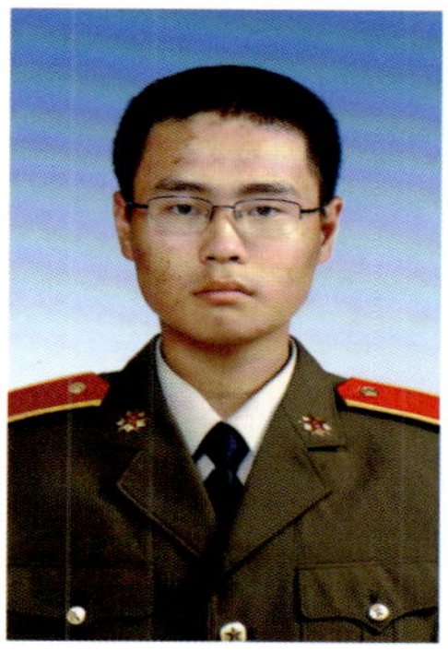

精品教员促成长

口腔医学系　沈硕

生活，总是在细微处让人成长，不经意间，蓦然回首，发现自己，已不再懵懂，不再青涩，不再彷徨。粲然一笑，我们会找到值得自己感谢的人。

曾经，我也是那些无知少年中的一员。刚入学的我，在忙忙碌碌中有些迷失，指路的方向标，明明在那里，却是如此的不真切。然而，最温暖的场景，总出现在阳光刺穿层层乌云，释放出光和热的时候，那一刻，人们心中的希望之火，会再次熊熊燃烧。

教学评价，是我们与学校并肩战斗的记忆。经过这一次宝贵的机会，使得'精品战略"这个词，铭刻在了内心深处，谨记于心。我们也不会忘记，当我们燃烧我们的能量，做出最大努力的时候，谁曾给予我们无私的帮助。

精品教员评选，让心目中"大师"的形象不再遥远，恰恰相反，那么的平易近人，颠覆了我过去的想象。从未想过，在国内外名声赫赫的专家教授，长江学者们，能够面对面地为我们普通本科生学员指点迷津。更有学校中的教学骨干、学术新星对我们的倾囊相授。他们用自己的一言一行，一笔一画感染着我们，举手投足之间，我们领悟到了医学的真谛。不禁从内心最深处产生一股暖流，它告诉我，我所生活的大学校园里，还会有这样一种力量，点亮前行的灯，指引我们走上真正的成长之路。

精品教员的称号，不仅仅是一种荣誉，更是一种责任。在它的背后，是无数莘莘学子殷切的目光，和学校发展建设的重任。这是一种压力，更是一种动力。也许我们只能看到他们在讲台上的意气风发，口若悬河，更看重他们光鲜的荣誉。可有谁又曾想过，他们为此付出了多少精力，牺牲了多少时间，又放弃了多少机会？而他们的付出仅仅是为了自己吗？不，扪心自问，其实我们学员才是最大的受益者，这才是他们真正的追求啊。我们应该学会感恩。

感谢他们无私如斯，我们才能在学校这片沃土之中汲取养分，茁壮成长。解剖教研室李云庆教授，学术顶尖，治学严谨，严格对待每名学员，为我们打开通往医学世界的第一扇大门；武胜昔教授，风度翩翩，平易近人，把要点难点梳理的井井有条，带我们走向神经科学的神秘世界；英语教研室王卉副教授，认真负责，学富五车，让我们明白学习英语不仅要学习这种语言本身；病理教研室师建国教授编出了有病理特色的"单口相声"，让本来难记的病理难点，瞬间无比生动；军体教研室田明国教授，不顾高龄，不惧严寒酷暑，在学校迎评的战役中，始终与我们战斗在一起；生理教研室裴建明教授，风趣幽默，贴近学员，课堂气氛异常高涨，引领我们探究生命的机理；政治利润教研室谢鹏讲师，思想深邃，乐观向上，告诫我们不能混吃等死……例子不胜枚举，我们感动过，思考过，欢乐过。我们在不知不觉中成长，这是他们给予我们的无尽宝藏。

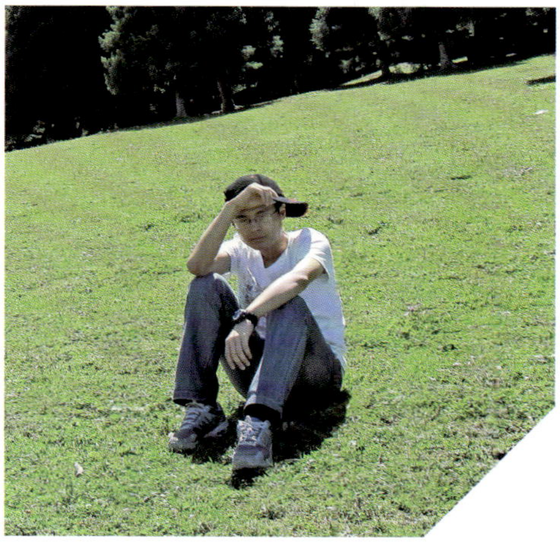

事实强有力地证明，精品教员评审，不是一种形式，而是切实关系到学校利益的重大举措。只有这样，才能将学校的本科教育更上一层楼，才能为军队培养出，医术更高超、医德更高尚的青年军医，才能让我们在一个更优渥的环境中成长。迟早有一天，我们的学员，将会在世界中立足。

等到那一天，也许教员们会倍感欣慰，而我们，再回首，重温自己成长之路之时，会发现，他们的身影一直都在，轮廓那样清晰，从未别离。

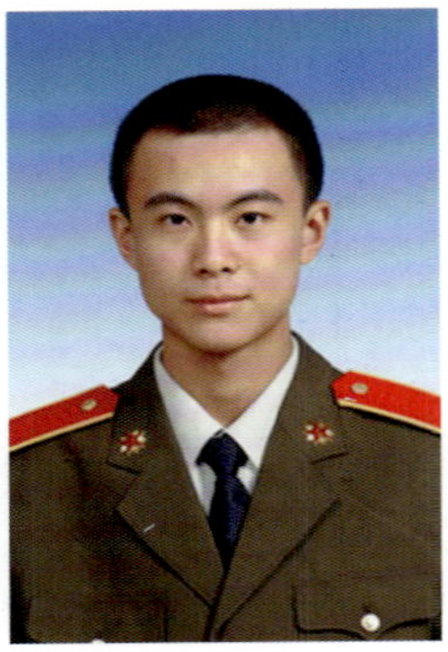

精品的颜——精品教员颂

口腔医学系　隋秉东

每一次坚守都那么执着，
每一回讲解都那么凝神，
每一抹色彩都那么浓烈——
在这个满载精品的课堂上，
我听见了希望的呐喊。

希望啊！
您的到来让它不再渺茫，
白衣之下，是您精中求精的追求；
军绿之中，是您精益求精的承诺！

没有贵贱，不分长幼，
用臂膊里的丝丝温暖，
抚慰求知的渴望；
以雪白里耀眼的橄榄绿，
守护蓝天与飞翔。

您寻觅着白求恩的精神，
您追逐着南丁格尔的脚步，
您秉承着四医大人的信念——

披一身圣洁，点亮了希望；
拥一身戎装，诠释着使命；
怀一身绝技，默谱精品的乐章。

不弃，不离，
为我照亮前进方向，
留一份深情，人们不忘；
留一缕阳光，加倍辉煌！

看吧！那寥廓的万里长天，
有精品之光闪烁。
来吧！朋友，
让我们携手唱出青春的激荡！

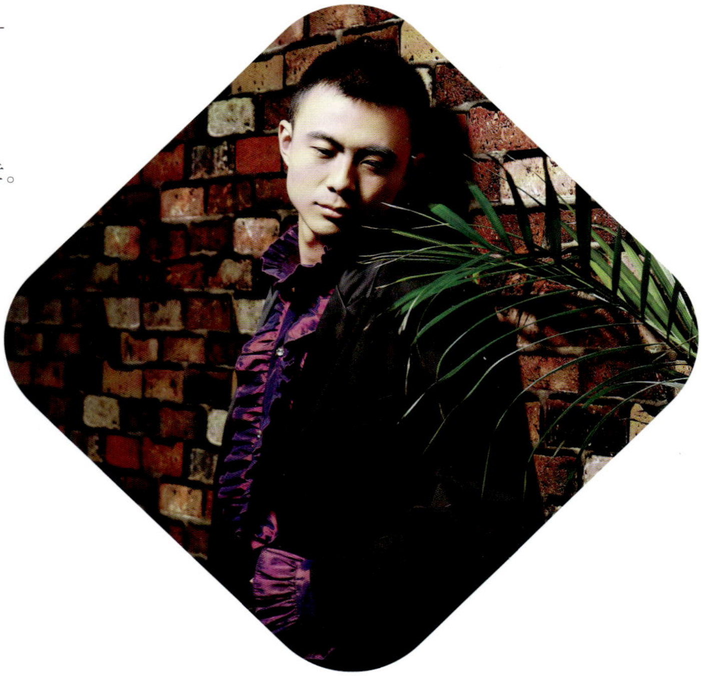

我看精品课

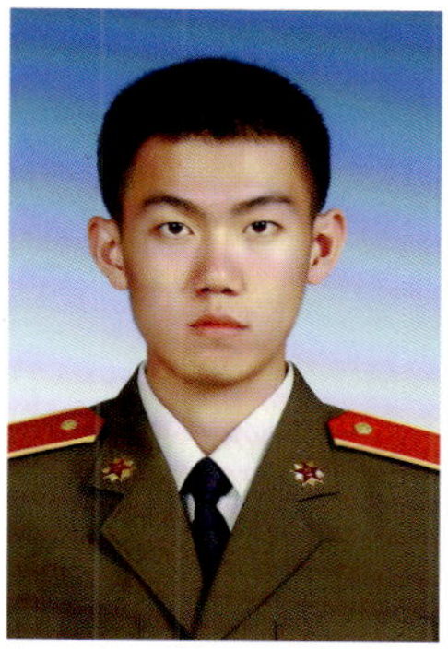

口腔医学系　隋熠

精品的意思就是精良的、上乘的东西。学校现在大力开展精品课的建设以及精品教员的评选，旨在提高课程质量，让教员的水平更高。“工欲善其事，必先利其器”，学校的根本就是育人，只有教学是精品，教出的学生才会是精品！

来到学校已经一年多，作为一名军校学员，我们的任务就是每天认真学习、训练，努力提高自身素质，为成为一名优秀的人民军医做充分的准备。学校领导也是大力推行精品课程，目的就是提高教学质量，为我们谋福利，这点我们也是有深深地体会。给我们上过课的每一位精品教员，都给我们留下了深刻的印象。一节课的时间，我们学会的不仅是书本上的知识，更是一种学习的方法和态度。

上个学期我们学习了《人体解剖学》，解剖教研室的教员就给我们留下了深刻的印象。比如可敬可爱、学识渊博的李云庆教授，作为教研室主任，他每节课都是比我们早到教室，并且在课下也是不厌其烦地给同学们讲解知识，生动形象的课件也表现出他备课的认真；有诙谐幽默的武胜昔教授，“既教书还育人”也是他的一贯风格，在他的课堂上，我们不仅学到的知识，还给我们很多人生的启迪；有以严厉著称的李金莲教授，所谓“严师出高徒”，李教授的课上我们是一点也不敢开小差，学习效果自然很好。还有李辉、王亚云副教授，他们不仅授课认真负责，小课学习中，他们更是针对每一个同学的问题“对症下药”，好多同学在其有针对性的指导下成绩逐步上升。总之单给我上过解剖学的教员，给我的影响就如此深刻，其他的课程也是各有千秋，最终受益的都是我们学员，我们也为此感到庆幸。

由此可见，学校的精品课程不仅使各位教员的教学水平有所提高，对学校的教学团队建设有所帮助，而且归根结底还是我们每一位学员的受益最多。“男怕投错行，女怕嫁错郎”，我们来到了四医大这个推行精品，创造精品的学校，相信未来的我们都会感慨当初来到这里的幸运。

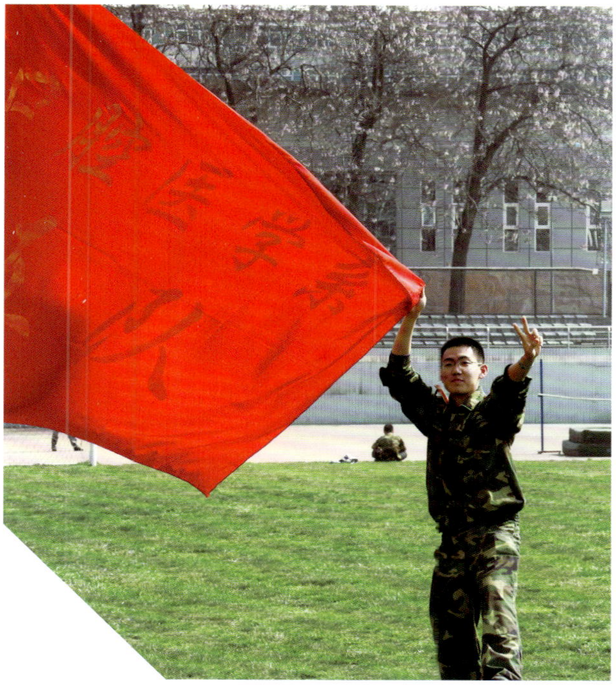

精品课程是学校开展精品建设不可或缺的一部分。一个精品教员、一堂精品课程，换来几百个精品学员，或许未来会从中走出很多精品人物，学校何乐而不为呢？作为一名学员，我十分庆幸我能赶上学校的“精品时代”。相信在校领导的指导以及各位一线教员的努力下，我们会更加奋发努力，向成为一名优秀的人民军医的奋斗。今天我们以四医大为荣，明天四医大以我们为荣！

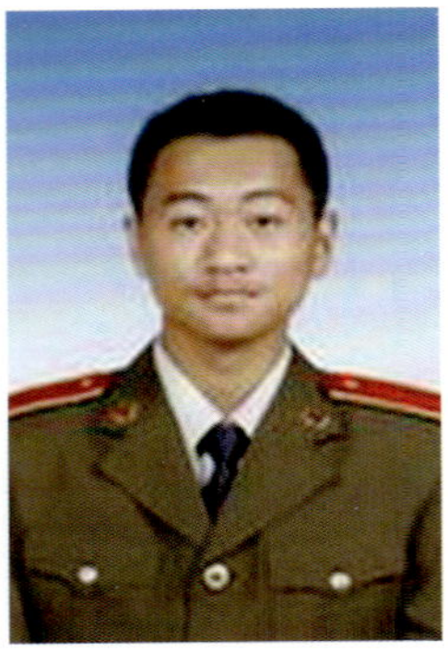

我们发展的不竭动力

口腔医学系　田泽庶

一个国家，可能并没有雄厚的经济基础，可能并没有各领域最出色的精英，但如果有独特并适合自己的发展道路与方针战略，那么他终有一日可以稳健的屹立于世界。我们中国，做到了。

一个学校，可能并没有一流的硬件设备，可能并没有最知名的学者，但是如果有了这么一个独特并适合自己的治校方针与战略，向着目标稳步向前，那么她终有一日也一定可以成为国际名校。我们整个四医大，都在努力拼搏着。

这几年来，在精品战略的指引下，我们四医大正在一步步稳健的走向教育国际化。精品战略确实改变了我们每一个四医大人的生活，改变了我们的四医大，并改变了我们对整个社会的影响力。作为精品战略中至关重要的一项，精品课程与精品教员的评选活动对学员和教员乃至整个学校都产生了深远的影响。对于教员来说，成为精品教员不仅能得到物质的嘉奖与巨大的荣耀，最主要是得到了认可，实现了自我的价值。在这样的激励下，我们的每一位教员在这项活动中都秉承着“生命不息，求精不止”的信念，努力让自己的课程成为精品，努力让自己成为精品。在评比的过程中，作为一名学员，我深深地感受到教员的教学水平得到了显著的提高，综合素质与能力也得到了大幅度提升。每一名教员都在“求精”的道路上挥洒着自己的汗水，使得求精成为了潮流，最后所有的教员成长了，我们四医大的教学团队就真正的变得更加强大，更加有战斗力。

我们的教学团队强大了，成为精品了，最受益的就是我们学员。在精品教员的精品课程中，知识的形式变的更新颖，更易于接受，更便于理解记忆。我们学员的学习更加轻松，成绩更加优异，思维与视野更加宽广，这无疑也为我们精彩的年华添上了一笔。我们的学员看着教员的提高并以其为榜样，同样走上“求精”的道路，并一天天成长着。

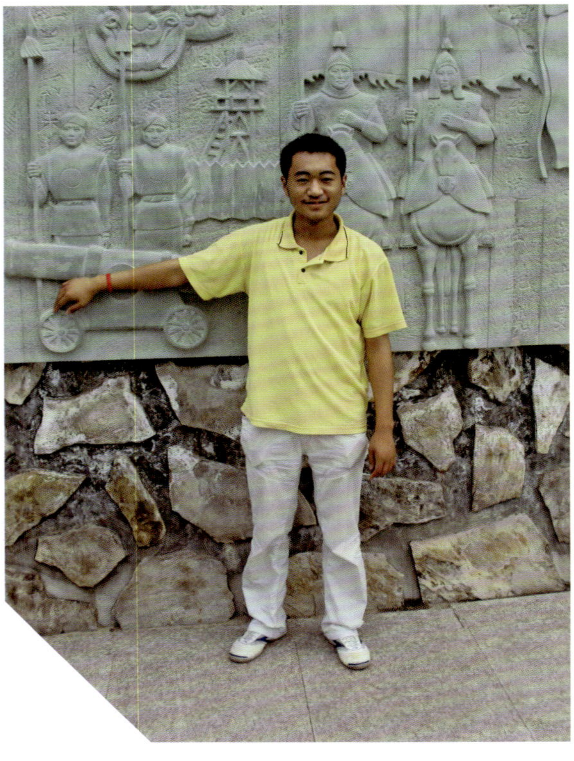

就这样，在精品战略大方向的指引下，在精品课程与精品教员的评审活动的开展中，我们教员进步了，我们学员进步了，我们学校进步了，我们在一步步稳健的朝我们的目标迈进。我们四医大培养的人才的国家更有建设性，对社会的影响力越来越大，名气越来越大，然而这不竭的动力便源自我们的这一治校战略。

以前，我们的四医大或许并没有最一流的硬件设备，并没有最知名的学者。但自从我们有了精品战略后，我们有了精品的课程，有了精品的 教员，教育了精英的学生，为社会和国家创造了精品，我们便可以建造大楼，创造大师，并且还有源源不竭的发展动力。

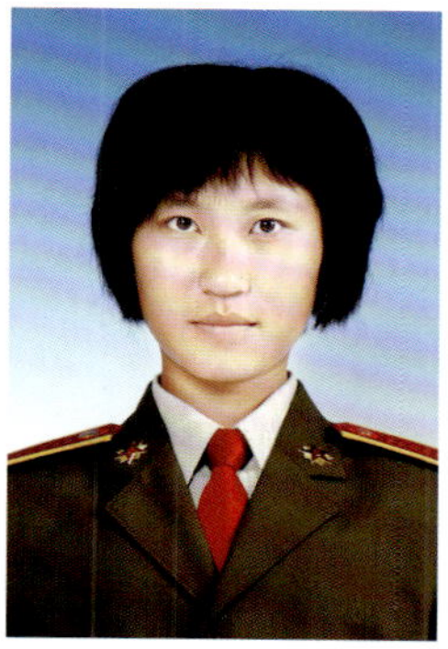

呈现教学之美 展现师者之魅

口腔医学系 王丁一

在我校浩浩荡荡的精品战略大潮中，精品课程于2007年7月正式启动。那些名师的渊博学识和治学理念滋润着我的心灵，激励着像我一样的广大本科生学员。精品课程呈现教学之美，这种美能激智，能发辞，能怡情，能育德；精品课程展现师者之魅，这种魅能期待，能诱人，能创造，能鞭策。

教师的才艺，可能让课堂漾起的只是一种“兴高”的水花，而教师的异才，可能让课堂激起的却是“采烈”的浪花。病理教研室王瑞安主任以“平常路，非常道”的授课方式，通过“白马非马”这一看似矛盾的理论，引发着刚刚接触专业课的我们深深的思考：原位癌真的是癌吗？子宫内膜原位癌的未婚女性真的有必要切除整个子宫吗？病人的命救回来了，可是生活质量的保障呢？王教授那标准的美式发音，激情的手势动作，耐人寻味的课堂发问，让我们真正感受到：发挥异才，成就教学异彩。

如果离开语言的交流，课堂教学就将是一张失血的脸，显得苍白无力。听了生化教研室赵晶副主任的精品课程，你一定会感叹语言的艺术。“良言一句三冬暖”，赵老师的声音美得让人陶醉，那或精彩生动，或幽默诙谐，或风趣潇洒的语言富有人情味和趣味，同时又不失理性。让人于轻重缓急间，抑扬顿挫处细细地品悟。“安其学而亲其师，乐其友而信其道”一个老师若有魅力，学生就喜欢多亲近，聆听其教诲，让教师魅力呈放异彩。

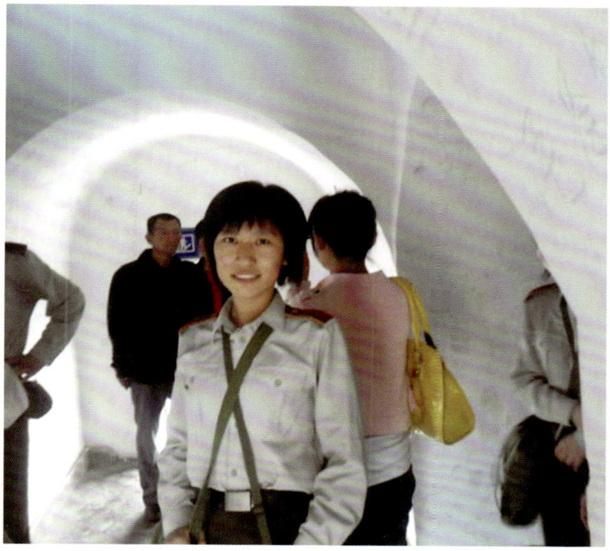

我是一棵绿树，沐浴着智慧的阳光，在您知识的土壤里，茁壮成长。依稀记得刚上大二学习神经解剖学时，那一个个抽象的结构，一条条复杂的神经通路，让我陷入崩溃。那一天，像往常一样，准备再一次接受痛苦的洗礼。武胜昔教授风度翩翩地走上讲台，并没有急于讲课，而是和同学们亲切地聊上几句，您的风趣幽默使我对于神经解剖学的畏惧顿时转变为专心的听您的每字每句。清晰的教学思路，灵活多变的幻灯演示，这堂《基底神经节对运动调节》精品课把我带到了多彩梦幻的科学世界。从此以后，我便像向往幸福一样地幻想着在您所教的这门学科里有所创造。

牵引一股波涛行走的，可能是它身边的一段岸；牵引千条江万条河，后浪推着前浪向着同一个既定方向前行的，则只能是那众望所归的大海。召唤一只鹰飞翔的，可能是它寻觅着的一个瞬间目标，而召唤所有雄鹰、鲲鹏日复一日，年复一年飞越征途的，则只能是那博大、高远的蓝天。驱走一片黑暗的，或许是一束烛光，而驱走整个世界黑暗的，则必定是那普照人间的太阳。在樊校长精品战略的牵引下，全校师生员工向着共同的目标“国际先进性研究型军医大学”奋斗，相信我们的目标很快就能够实现。

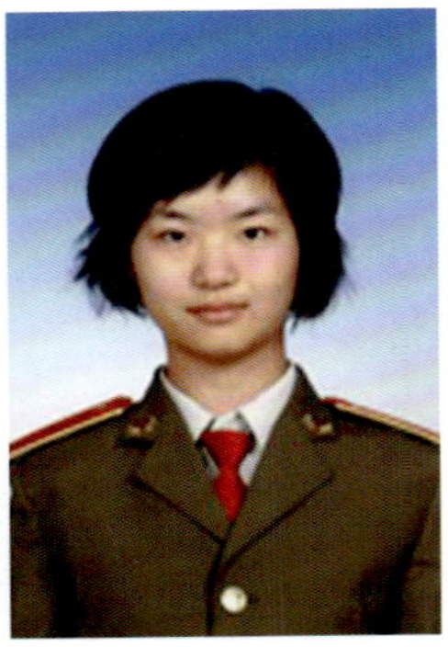

处处精品样样红

口腔医学系　王 烁

秋天的风，夹杂着丝丝瑟意。而四医大的校园，仍充满生机。是精品的力量，精益求精的精神，阳光的校园，阳光的心，在燃烧着四医大的激情。

雁过无痕，光阴如白驹过隙般在指尖流过。在这一年的大学时光里，我们接触了精品，感悟了精品，又在受益于精品。

课堂，是我们最向往的地方。教员的诙谐幽默，或严谨不苟，或平易近人，都让我们对课堂对教员产生无限的敬仰。还记得那节精品课，是一场关于由南沙群岛主权问题而引起的世界纷争的大讨论。教员收集了大量的资料，在她的循循善诱下，我们一步步走进她的“陷阱”，任她带我们进行一次又一次的头脑风暴。

那是一节难忘的课，因为它让我们学会了在愤怒的情况下冷静的思考，在复杂的表象中看清事物的本质。我想，一场真正精品的课，其所交给我们的不仅是知识的掌握，也是方法的掌握，更是人生的感悟。

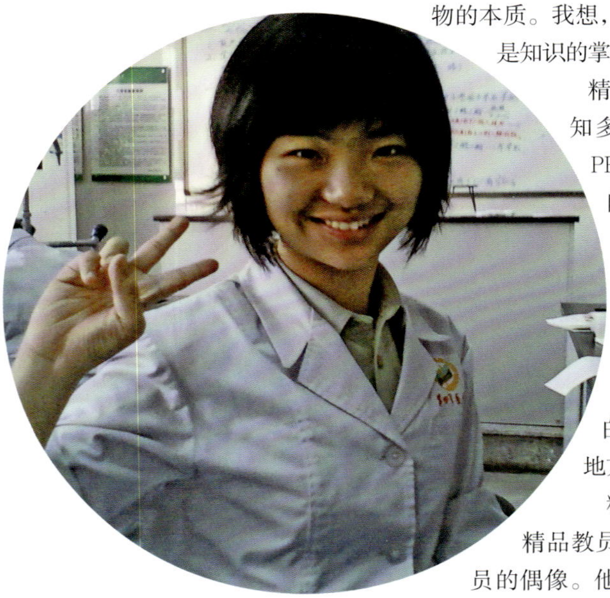

精品的课是由精品的教员努力而来的。不知多少次的浏览网页，才找到一张合适的PPT图片；不知多少次的计时，才掌握时间到分秒不差；不知多少次的试教，才换来一次的完美无缺。我们看到的只是他们的光鲜，又有多少人会想到他们晚上家里亮到后半夜的灯，想到他们在呕心沥血。

没错，这就是四医大，一个五加二，白加黑的地方。一个为了学术废寝忘食的地方，一个争做精品而在所不惜的地方。

精，就是精挑细选，众里挑一。这就是精品教员的精髓所在。他们是四医大的栋梁，学员的偶像。他们把毕生的所学化作甘露，滋养着每一个对知识饥渴的我们，带我们在书海里遨游，在人生中探索。没有他们的指引，我们就会像是迷路的孩子，茫然而不知方向。我们尊敬他们，爱戴他们，感激他们。因为他们的存在，课堂变得如此的精彩，知识得到如此的升华。

我们是幸运的。成长在这样一个大的环境下，有追求精品的学校，追求精品的教员，使我们也有了追求精品的动力。现在的我们是受精品熏陶的学员，但只要我们努力，日后也定会成为创造精品的教员。

在四医大的校园里，处处皆精品，精品样样红。而我们是四医大的希望，四医大的精神需要我们传承下去。我们要努力，我们相信，长江后浪推前浪，今年花似去年红！

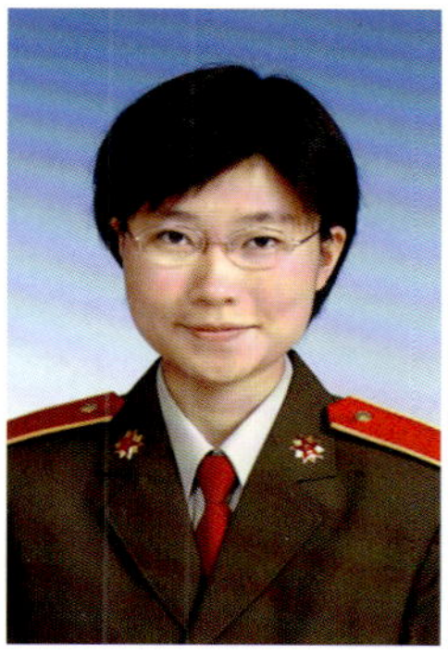

在精品之光下茁壮成长

口腔医学系　王 微

身为2007级本科学员中的一员，我是幸运的。因为从进校伊始，我们就赶上了学校精品战略的大潮，精湛医术、精英人才、精品课程、精彩年华等等一系列活动的展开给我们带来视听觉上的盛宴，更带来头脑风暴般的洗礼。而在这一个个精品项目中，与学员关系最密切的莫过于精品课程了，教员讲得精，学员学得勤，教学相长，互利双赢。

在精品课堂上，我们学到的不仅有经过精心准备编排、结构合理的基础知识，更有某一学科领域最前沿的进展与创新。依稀记得，基础医学课上武胜昔教员的风趣幽默，李金莲教员的娓娓道来，胡三觉教员的和蔼可亲，鞠躬教员的学识渊博。进入临床课程学习以后，又有雷伟教员丰富的人生阅历，丁杰教员儒雅的绅士风范，安家泽教员对课程的精心设计和精准把握。一堂堂丰富有趣的精品课让四十分钟不再枯燥乏味，往往下课时间一到，同学们还都沉浸在刚才的氛围里一遍遍回味。

然而，母校的精品精神不仅仅停留在课堂里，更凝聚在一个个爱岗敬业、尽职尽责的精品教员身上。09年的暑假，外语教研室的老师承担起我校三位入选2009年全国大学生英语竞赛总决赛学员的培训强化工作。在那些炎炎的夏日里，在几位精品教员的带领下，我们反复研习往届获奖选手的视频；准备演讲的稿子逐字推敲，一遍遍推翻重来；训练即兴演讲时又思维高速运转，激烈碰撞。吃了多少苦，流了多少汗，我们不清楚，但我们清楚的是，老师们精益求精、追求卓越的精神一直在潜移默化地影响着我们，不仅仅在暑期的培训里，更被我们带到了全国的总决赛中，展示我军医大学学员的风采！

如今，作为即将毕业的我会带着每堂精品课上的精彩回忆，每位精品教员身上的一份份精心，踏上下一步深造的旅途。相信母校建名校创精品的精神也会在未来的科研生活中一直激励我、鞭策我，陪伴我左右！

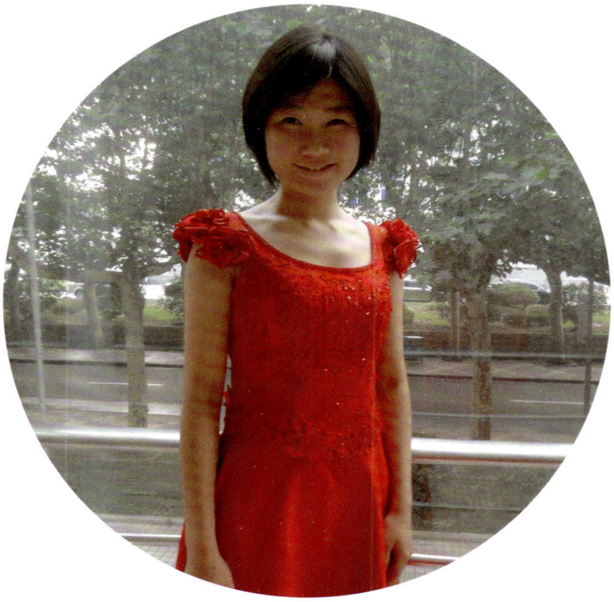

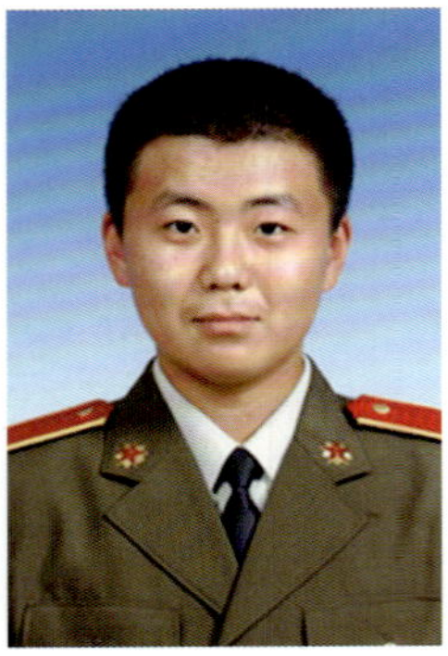

精品是首歌

口腔医学系　王振宁

不知不觉间，我们已经在精品的阳光下沐浴三年多了，对于精品我们并不陌生，它凝聚着无数四医大人的智慧与力量，承载着未来的希望与梦想。在这三年中我深深地体会到：精品是首歌。

十八大精品工程如春风化雨一般，深入了校园的每一个角落，全校上下，每一个人都在为精品而努力，都在向着“人无我有，人有我优，人优我精”的精品最高境界而努力。“人人争精品，人人创精品”成了每一个四医大人日常生活的真实写照。

对于我们学员来说，三年来最让我们感到深入人心、受益匪浅的就是学校的精品课程建设。精品课程可以称之为老师的心血之作，从课堂的第一分钟，到结束的最后一分钟都贯穿着老师的精心安排。老师的幻灯变得越来越图文并茂、丰富多彩，让我们在不断的视觉冲击中理解并记住一个个凝练精要的知识点。有了好的幻灯，老师讲起课也是挥洒自如，我们听得惊喜连连，很少觉得乏味困倦，整堂课犹如浑然天成，没有一句多余的话，听后让人感到意犹未尽。

还记得药理学教研室张峰老师的倾情讲授吗？她将十几年的精湛医术浓缩于40分钟的课堂中。从病例的选择、知识的讲解中，我们都可以充分体会到张老师丰富的经历和精炼的医学修养以及高尚的医德情操。她用生动的实例、幽默的讲解、真实的幻灯带领我们进入药理学知识殿堂。张峰老师以一个医者、一名教师以及一位朋友的身份为我们指明了道路。课堂中笑声、掌声不断，张老师的精品课就像一首动听的歌，深入我们心中。

精品课程给老师提出更高要求之后，也激励了我们努力奋斗的决心。我们知道那一张张精美的幻灯片，那一堂堂动听的精品课是老师们在繁忙的工作之余利用休假、耗尽心血百炼而成的精品，是他们渊博学识与丰富临床经验的结晶。我们怎能不怀着一颗感恩之心学得更加认真刻苦一些。

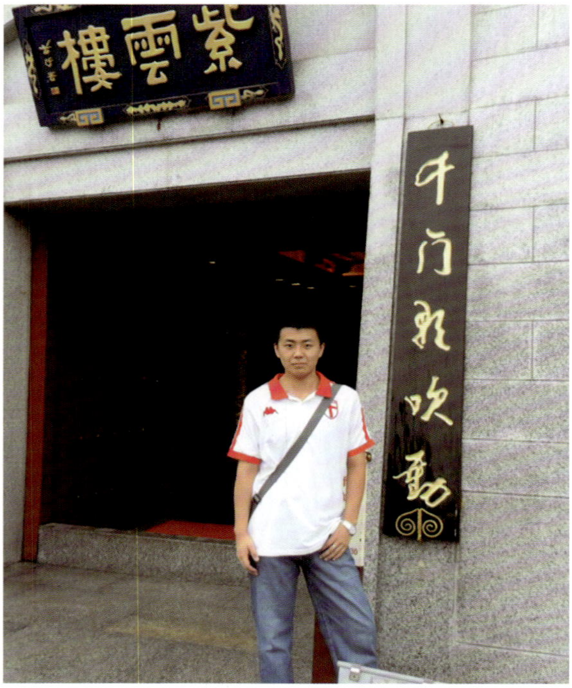

几年的学习生中里听过不下几十节精品课，可以说堂堂精彩、节节惊艳。领略过鞠躬院士的大家风范；亦见识了胡三觉教授的严谨；朱妙章教授的耐心；武胜昔教授的深入浅出；郭学刚教授的风趣幽默；张峰老师的言传身教以及郑淑园老师的图文并茂。每一位的老师的教诲都犹在耳畔，他们与他们的精品课一起，成功的走进了学员的心里，历久弥新。

一首好歌，绕梁三日，不绝于耳。一节好课，醍醐灌顶，受用终生。拥有如此良好的学习环境，我们一定要懂得珍惜。在四医大的精品春风中，我们一定要珍惜好每一节课，唱好这首人生之歌，共创四医大美好的未来。

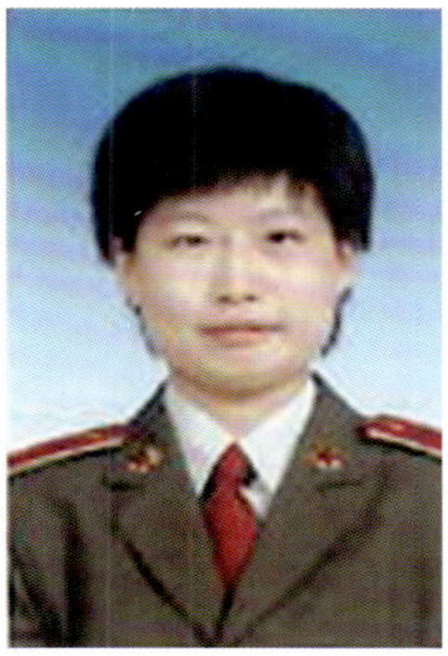

琢 玉

口腔医学系　吴瑞鑫

和氏璧在未经加工时，与普通的石头无异，卞和牺牲了双足也没换来楚王的青睐。然而，当人们剖开它，雕琢之后，从此成为无价之宝。我常常想，其实每个人都是一块璞玉，只有历经雕琢之后才能成就其价值。

每一节精品课的准备应该也是一个雕琢的过程吧，把尽可能多的精华、新鲜的信息融入到有限的课堂时间里，在传授基本知识的同时，更要重视方法与思想的培养，还要配合活泼生动的课件，以及让同学们乐于接受的讲课方式……做到这一切所要花费的时间、精力之多可想而知。

记得姜茹老师给我们上的《立体化学》这节课刚好是她申报的精品课。后来她问我们喜不喜欢精品课，二百来号人一块大叫“喜欢”；想不想多上几节精品课，呼声震天，“想！”姜老师特开心地笑了，接着说：“准备这样一节课很费心的，那份课件准备了有一个月，反复地改啊改……不过我想要是我们教研室每位教员每学期都能准备一到两节这样的课，几年积累下来不就能把我们的化学课全都打造成精品了？”那一刻觉得自己特幸运，可以走进四医大学习，因为这里的老师如此敬业。

优秀的人才需要优良的机制与环境来引导激励培养。因为自我雕琢的过程总归是痛苦的，要克服惰性，摈弃安逸，使自己保持一种昂扬奋进的精神状态，同时还要能抛弃浮华，宁静致远。当我们的大学形成这样一种人人争做精品的文化氛围时，身处其中，你会不自主地加快脚步，想要把身上的每个细胞都调动起来。而当这样的校园文化成为一种文化传统流传下去时，这所大学的未来将不可估量。

精品工程的最大受益者毫无疑问是作为学生的我们。每当遇上精品课，同学们的听课热情都会异常高涨，课堂上的那些瞌睡虫也会抖擞起精神，课堂气氛也优于平常，听课效果不言而喻。

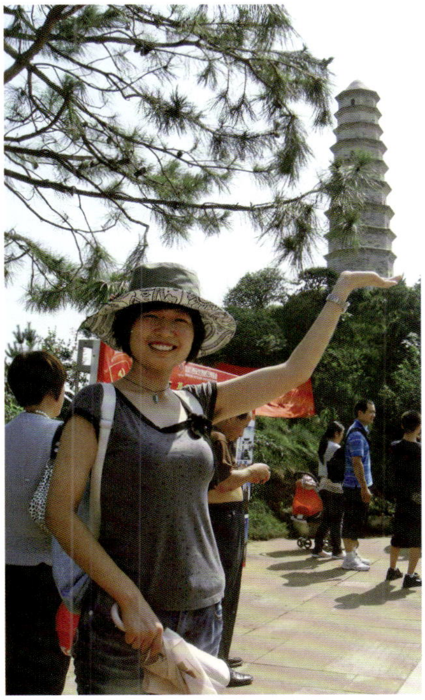

“医学教育是精英教育，医学生将直接面对的是生命，好的医生不能像流水线那样大批量生产。”那我们以精英的标准要求自己了吗？我们会成为精英吗？我们要从大学教育中收获些什么？随着时间流逝身心成长，总是会有新的答案。

思绪像这样漫无边际纷飞的时候，我多是在校园的花树下徘徊。阳光，鸟语，花香，落英……行走在四医大的春天里，总是抑制不住心中的欣喜，似乎能感到生命握在手中沉甸甸的质感。在这样的季节，这样的心情里，总是觉得一切都欣欣向荣，勃勃生机，总是想要大喊：年轻真好！年轻的我们，每个人都是一块璞玉，“潜光晋野，抱璞未理”，我们都有成为璠玙的潜质，当外在条件都具备时，究竟能否成为美玉，决定于我们自己这双雕琢的手。

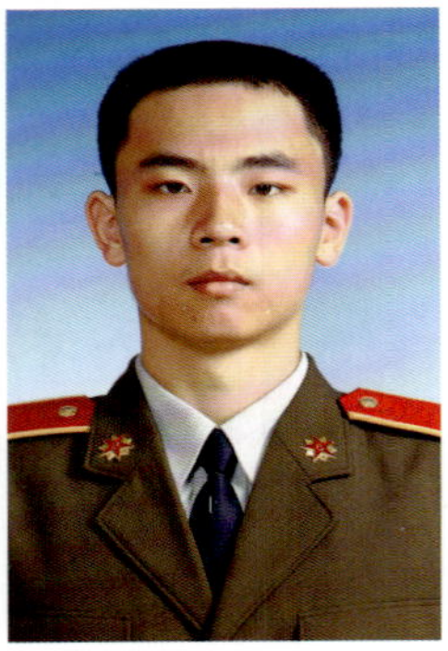

精品中成长 在精品中蜕变

口腔医学系 吴晓东

蓦然回首，今年已经是我在四医大学习生活的第五个年头。07年刚入校的时候，正是我校实施精品战略的第一年。也正是在这一年，“精品教员”这四个字第一次进入我的脑海，走入我的生活。

当了近20年学生，从来都是老师评价学生。精品教员评审却要求学生评价老师，这一角色互换让我很是新鲜。而随着时间的推移和精品教员评审活动的进一步开展，这种新鲜感渐渐被取代。取而代之的是一次感慨，一份崇敬，一种行动。

我会感慨，我感慨四医大精品教员的风采。在医院，他们是一代名医，悬壶济世。在教研室，他们是学术精英，科研出众。有人说名医不一定会讲课，有人说名家不一定会传道。但我所看到的精品教员，个个都是名师。他们的讲解深入浅出，层次清晰；他们的幻灯简洁明了，重点突出；他们的表达绘声绘色，引人入胜。不得不说，正是因为有这样优秀的精品教员，四医大的教学质量才能得到保证。建国际名校，精品教员不可或缺。

我会崇敬，我崇敬四医大每一位精品教员的付出。身担临床、科研、教学三大任务，一个教员如果不额外付出是不可能讲好一堂精品课的。不难看出，每一堂精品课都倾注着精品教员心血。理论讲解上有教员们的细心编排；列举病例时有教员们的精心挑选；幻灯制作上有教员们的用心布局。正是这些细节，决定了一堂精品课的质量。记得一次精品课上，老师打开幻灯片时我无意间看到了幻灯的最后修改时间，竟是凌晨3点24分！因为老师这样的付出，作为学生的我们又怎能不生崇敬之情？

我会行动，我行动于四医大精品教员的谆谆教导。有学术精英为我们答疑解惑，有当代名师教我们苦海求学。作为一名学生，我们还有什么理由不行动？仅仅感慨老师渊博的知识、崇敬老师的精神是不够的，也不是每一位精品教员希望带给我们的。唯有从自己做起，学习老师的刻苦，学习老师的付出，成为精英才是所有精品教员最希望看到的。而时间宝贵，五年的大学时光转瞬即逝。所以，如果想成为未来精英，如果想无愧于老师们的谆谆教导，就必须从现在做起，行动起来。

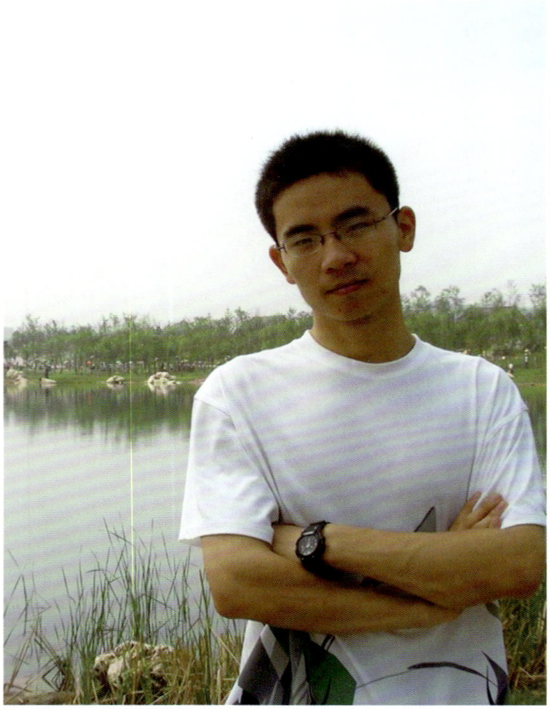

因为有了精品教员的教导，我在不断成长。因为有了精品教员做榜样，我开始蜕变。从一个医学的门外汉成长为一个合格的医学本科生，从一名地方高中生成长为一名合格的人民军医。感谢您！老师！带着您的教导，我一定能在今后够的人生中画出属于自己的精彩！

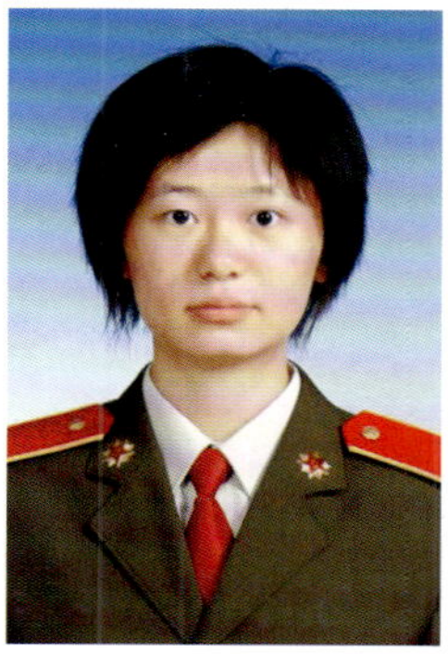

精益求精 止于至善

口腔医学系　项 捷

“必修课选修，选修课不修”、“上课不睡觉，人生不完整”……这些“不二法则”是流传在全国各大高校论坛上的“经验之谈”，也从一个侧面反映了现在高校本科生的学习现状。2007年，是我被第四军医大学录取的一年。而让我至今倍感幸运的是，这一年也是学校开始实行“精品课程”的一年。

踏入这所医学的殿堂，走进授业解惑的教师，我并没有看到论坛上所讲述的地方高校的上课场景，反而感受到非常活跃的气氛。教授是各领域的专家，许多还是学科带头人、相关领域的指向性人物；同学们是从全国各地考过来的精英，拥有活跃的思维和刻苦的钻研精神。能够在这样的课堂里学习，我感到非常兴奋。老师们幽默的比喻，深入浅出的讲授，严谨的态度，细心地答疑解惑，让我们获取的每一份知识都是精品。在课堂上看不到睡觉和说笑的同学，有的是积极地配合，踊跃的提问，同学们尽可能地发挥自己的才智，思考问题，提出新的构想，让师生双方都获益匪浅。

大学五年的课程，我们接触过太多的精品教员，他们的精品课更是给我留下了深刻的印象。一堂精品课，不仅有热心教学、乐于教学、善于教学的老师，也有勤学善问、积极主动的同学。在精品的课堂上，不是知识的灌输，而是思想的启发；不是教师的独白，而是师生思想的碰撞和灵魂的对话；不是事先预设的，而是动态生成的；老师们不仅教学生学会，更教学生会学。他们的课从不拘泥于课本，而是立足于最重要的知识点，进行大量的延伸，我们不仅可以最有效地获得知识，同时也了解了相关的进展，以及老师们自身的研究成果。无论是精彩的讲述，还是精美的幻灯，都向我们展示了四医大老师的风采。为了回报老师们对我们的孜孜教诲，彻夜苦读，求知若渴，积极参与科研等等成了我们的习惯。我们知道学校的精品课程计划是为了让我们学生受益，那我们就应该用自己努力回报老师们的辛勤和学校领导的良苦用心。

潮平两岸阔，风正一帆悬。在学校精品战略的指导下，精品课程的教员们一直用自己的付出践行这句话。作为未来的军医，我们要永远抱着精益求精的态度，不断的追求医术精湛，追求科研的创新。四医大的未来需要每一位老师和学生共同书写，我相信在精品工程的大旗下，我们这一代的学习和工作一定会在四医大的历史上记上重要一笔。让我们共同努力添上这浓墨重彩的一笔吧！

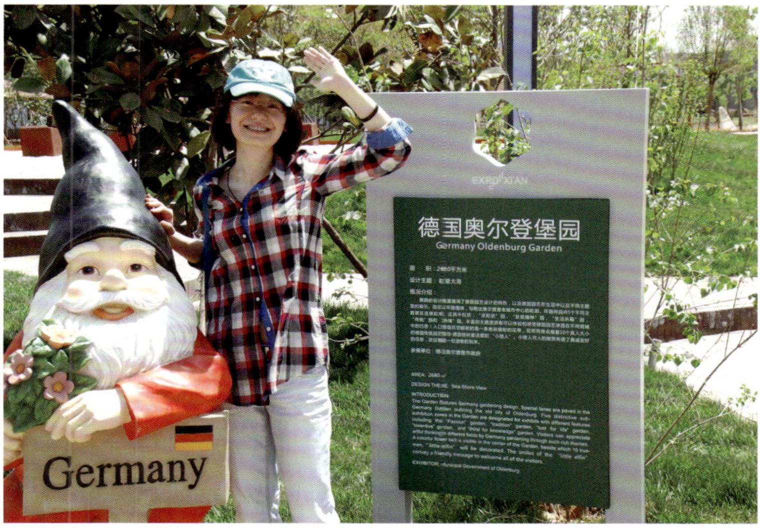

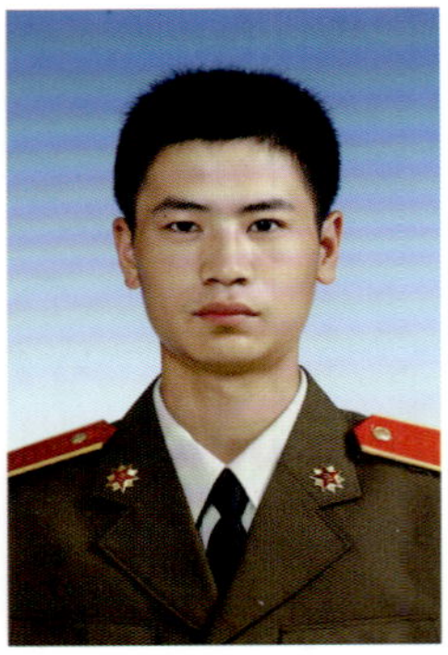

感受精品课程

口腔医学系　肖强强

在学校“精品战略”的指引下，在追求精品、创造精品的潮流中，精品课程已如雨后春笋般在四医大这座华府里生长、蔓延。精品课程带给我们学习生活一种新的境界，以新的视角传道授业。精品课程让创精品成为一种习惯，让精品成为一种传承。

精品课程就像一个精心打磨的玉器，融入了教员的智慧，它让听课变成一种享受。课程一开始便会有一些引人入胜的故事，比如某结论的研究过程，某科学家的奇闻异事，以及某种疾病的现实联系。这些故事唤起了我们的兴趣和积极性，这些精心设计的小片段让我们能够马上进入上课状态，并与教员产生默契。课程中，制作精美的幻灯片让知识变为一种艺术。我们面对的不会是一些干涩的文字和粗糙的图形，而是一张张精美的图案，一帧帧巧妙的动画，足以极视听之享受。

精品课程恰是一座精心设计的桥梁，灌注了教员的心血，它使上课成为一种交流。告别了传统的填鸭式教学，三尺讲台不再像一个鸿沟，老师在那头，我们在这头，而是成为一个桥梁。教员把互动交流作为教学的重点，意在发挥我们的大胆思维和创新精神，在交流学习进步，在互相的沟通中提升素质。精品教员适时活跃气氛，淡化了师生之间那种高低身份，真正意义上达到一种学术自由的氛围。我们可以大胆假设，大胆质疑，在与教员的互动中扩大知识面，扩展视野，以积极的态度听课，提升自我。

精品课程使优秀成为一种惯性，成为我们学业的起跳板、助推器。在追求精品那种一以贯之的动力中，精中求精、精益求精俨然让教学进行了一次跨越，提升了一个档次。起点高然后才能登高望远，精心准备的课程既涵盖了关键知识点，又浓缩了丰富的扩展知识，这种“精”标准的培养是起跳板，使我们能够以高于同类院校学生的位置搞学习，以先于他们的角度看问题，最终达到青出于蓝而胜于蓝的成效。精品课程已成为一种文化，我们沐浴其中追求精品，感受到的是一种迫切的知识需求感和急切的追求优秀的意识。这种助推器作用让我们每一个学员不甘人后，加足马力，梦想精英，追赶精英，优于精英。

感受精品文化，我们从精品课程中学习，从精品战略中受益，作为四医大的一员，我们也会把追求精品作为座右铭，使之成为一种习惯，并沿着精品的足迹前行、成长、长才。

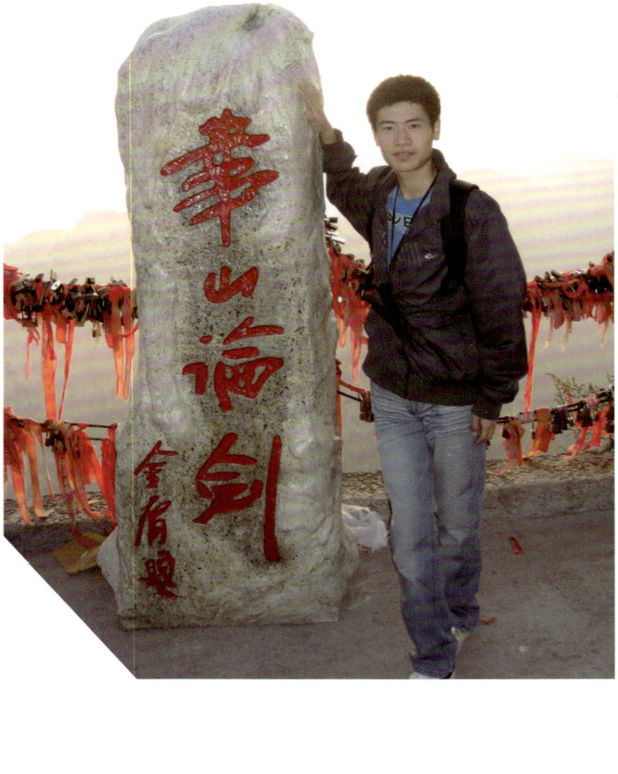

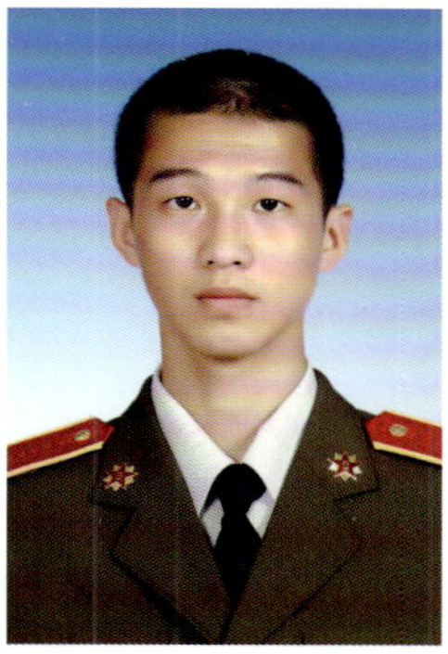

风化雨 桃李芬芳

口腔医学系 熊延路

老师，一个平凡而伟大的职业，一声温暖而严肃的称呼，从古至今，正是他们的努力，铸就了一批批高尚的灵魂；正是他们的汗水，汇聚成为一道道知识的河流，他们的成就是整个人类文明的延续，他们的功绩推动了科技发展的车轮。

他们是当之无愧的灵魂工程师，是万千饱含希冀与渴望的生命的引路人。

时间的脚步跨越千载，空间的指针定位到中国西安，历史的回忆翻开一页页第四军医大学的校史，我，作为一名光荣的第四军医大学的学员，深深为我的老师、为我的母校感到骄傲与自豪。在四医大合校五十多年里，一代代四医大的名师学者，以高尚的师德修行，高深的师学造诣，为国家，为军队，为人民，培养了一批批品德高尚，技术精湛的人民军医，使四医大成为名符其实的军医摇篮。

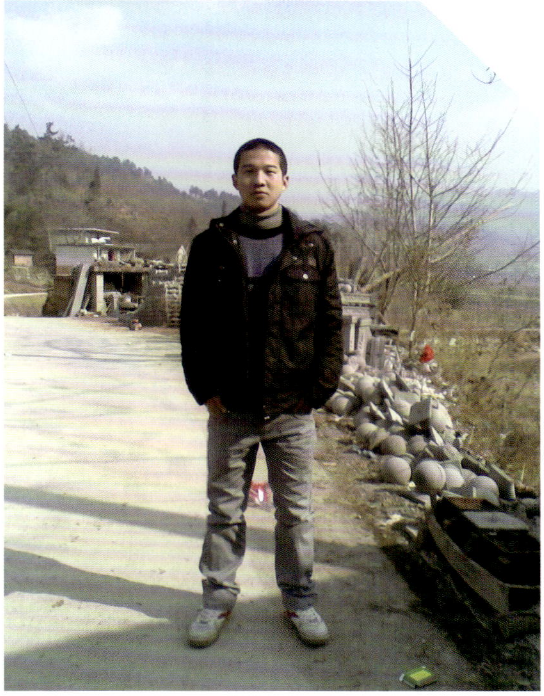

然而，迈进新世纪，四医大的脚步却不停止，为了建设国际知名、国内一流的研究型军医大学，更好地为国家，军队和人民服务，学校在本科教学中实施了“精品课程”，造就了新时代的“精品教员”，弘扬了老一辈四医大师者的精神，开创了新一代四医大群星灿烂、英才辈出的局面。这累累硕果，让我们，当今四医大的本科学员感触颇深，获益匪浅。

首先，是学习的重点突出了，学习的思路更清晰了，知识的掌握更牢固了。教员们用自己的智慧和汗水将要教授的知识制作成一张张精美的幻灯片，不仅涵盖了书本上的知识点，还涉及了许多课外的相关知识，内容精练而不空洞，知识广博而不杂乱，重点突出，易于接受。

再者，就是学习的兴趣浓厚了，对科研的热情、对职业的渴望加深了。教员们结合各个学科的特点，综合运用各种教学方法，推动了师生互动，培养了我们学员分析问题、解决问题、的能力，极大启发了我们的学习热情，启迪了我们对知识科研的探索，使我们成为学习的主动者，成为课堂的主体。

最后，教员们饱含热情的讲授过程，抑扬顿挫的声音基调，宵衣旰食的教前准备都给我们留下了不可磨灭的印象，他们的大师风范给了我们极大的鼓舞，让我们深深感受到人民教员的平凡与伟大、辛勤与高尚，更加坚定了我们学员奋斗的方向，使我们不断提高自己，努力成为合格人民军医。在将来的岗位上，我们将学习教员们的精神，全心全意为人民服务。

时光飞逝，岁月如歌，逝去的名师学者正如那苍宇的浩瀚星空，赋予我们满腔热情与不竭动力，而当今的师者学人，则如那燃烧的太阳，炙热的光芒指引我们不断前进的方向。

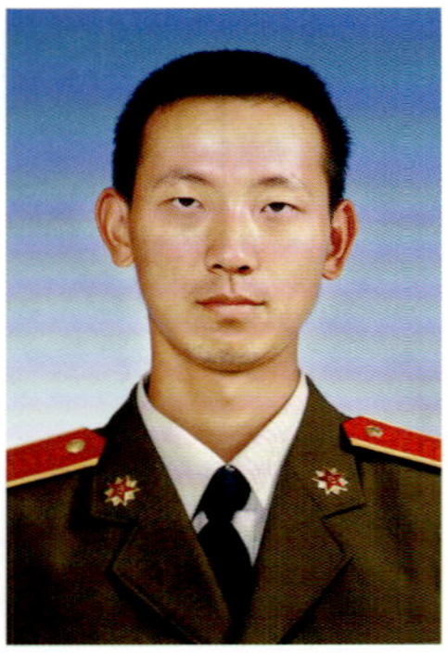

让智慧之光洒满校园

口腔医学系　徐 力

在疲惫地准备高考的日子里，总喜欢幻想象牙塔里的大学生活，想着那时的我们可以自由自在追逐梦想，日未出而学，日落未仍学，就像70年代末的庄稼人在自家的一亩三分地上辛苦耕作，没有了生产大队的限制，他们的生活活泼而生动。那时的我们可以坐在草坪上，吸取智慧的光芒；可以站在老师的讲桌旁，聆听智者的声音。聆听智者讲述关于实验、关于学术、关于人生，这一切都可以让我们受益匪浅，在光芒之下，逐渐成长。

如今我已是四医大一名在校大学生，从一入学就听说了“精品课程”，知道学校在本科生教育上下足了功课，相比较高中，硕士博士的稀少，大学遍地是博士，给我们上课的老师们都就是精品教员，三级教授、院士。这让没见过世面的我，受宠若惊。

精品课往往生动有趣，处处闪耀着智慧的光芒，它的出现使我们不再局限于课本，而是教会我们如何去思考，去创造。一堂精品课下来，总能让人收获不少，更让我们感受到了名家的风采。

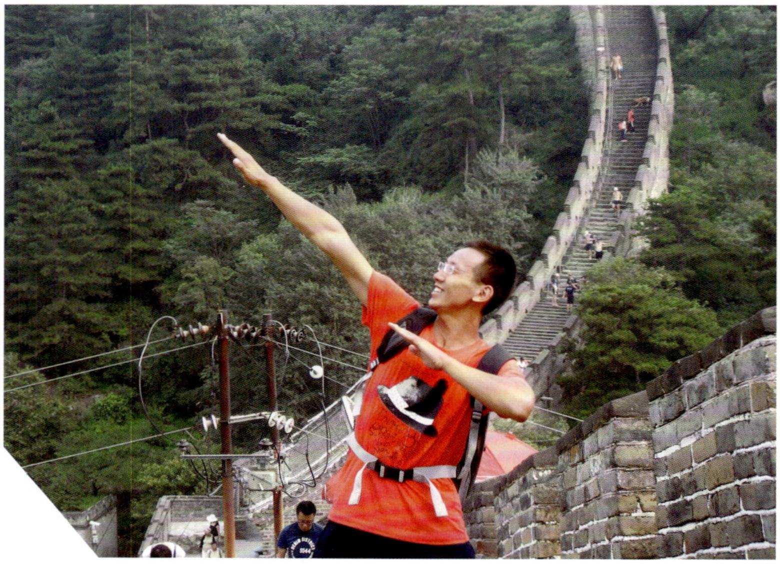

生化教研室的药立波教授，这位将军教授向我们展示了她活跃的思维，岁月沉淀在她身上的是微笑、是知识；化学教研室的张生勇院士，他的谦虚给我留下了深刻的印象。大师们也是平常人，和我们一样每天上班，每当我在校园里碰到这些前辈时都会由衷的叫声“老师好”。

毫无疑问，精品课程和精品教员的开设，让四医大的老师们在忙着自己的研究时，又肩负起教书育人的职责，每一节精品课都凝聚了教员们几天甚至几星期的心血，他们也想方设法把幻灯做得简单点，知识点深入浅出，教学水平显著提高。而学员们在这样的环境中，如饥似渴的获取知识，为成为一名合格的军医打下了坚实的基础。特别是那些学校的牛人教授们，他们对我们面对面的授课，让我们感受他们渊博的知识、人生的智慧，这一笔无价的人生财富，使我们终身受益。

我想，精品课程并不意味着就是那么一节课，每一节精品教员们上的课就能称之为精品课，因为我们有理由相信，精品教员们深知“精品”这两字的含义，本来就出色的他们一定会更加出色。作为学员，我们接受老师们毫不保留的惠泽，我们应当感谢他们，感谢学校，感谢一系列的“精品战略”。

今天我以四医大为荣，明天四医大以我为荣，当智慧的光芒洒满校园时，你我正在这里朝着军医的梦想努力前进着。

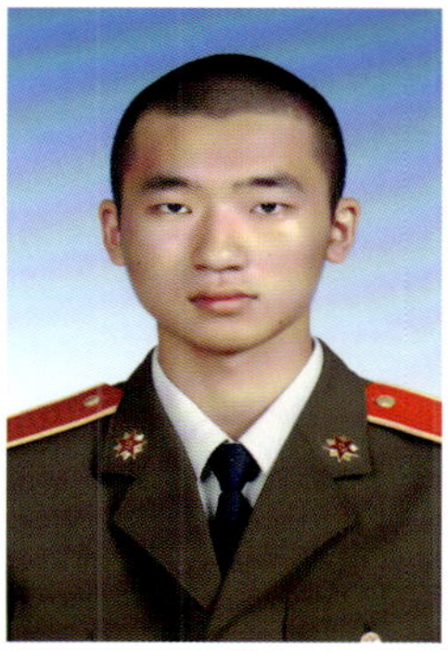

我的神经科学基础第一课

口腔医学系　徐 鹏

步入大二，我们迎来了相比大一来说更多更难的专业课，在学习经验交流会上，大三的学长们给我们指出了神经科学基础是这一学期中的一个难题。听完之后，心中油然而生一种恐惧感。怀着这种又期待又恐惧的的心情，我终于迎来了神经科学第一课。

出乎意料的是给我们上神经科学基础的第一课的教员并不是我们课前所揣测的李云庆教授，而是另一位教授——武胜昔。

课前总以为神经科学基础这门课程是一门比较枯燥，比较乏味的，然而，在武老师的精心讲解之下，我发现神经科学基础这门课程虽然比较繁杂，但其中却充满了无穷的奥妙。我想这就是精品课程与普通课程的最大差别所在吧，神经科学基础这门课程犹如充满一充满迷雾的花园，在拨开层层迷雾之后，映入眼帘的便是那美不胜收的百花争艳的景象。武老师这堂课并不是讲的特别深入，只是浅谈一番，武老师给我们像介绍他的朋友般介绍了脊髓、小脑、端脑、脑干、以及间脑的概况，虽然听起来信息量相比以前的专业课有点大，但是武老师的讲课方式让我的神经一直兴奋着，教书与育人两方面的完美交叉让神经科学基础这门课闪烁的迷人的光辉。另外武老师恰到好处的介绍，虽然不太深入，但却给我们很好的构建了神经科学基础这门课的大体骨架，让我清晰地看到在神经这个看起来就很杂乱无章的世界里，竟然有自己的一套管理系统，就好像我们人类分工明确的现代社会一样。这不仅缓解了我心中对神经科学基础这门课的恐惧感，而且激发了我好奇的心理，让我对以后的更加具体更加有趣的神经科学的课程充满了无限期待。

神经科学基础第一课就是神经科学的启蒙课，而精品教员武老师在第一课上就好像一位启蒙老师，在传授知识给我们的同时，与常规老师不同的是他没有迅速地给我们揭开神经科学的面具，反而还不断地为神经科学这门课增添更加迷人的面纱。教给我们学习的方法，鼓励着我们自己主动地去学习，主动地去揭开神经科学基础这门课的庐山真面目，踊跃的去探索那还不为人知的神经大世界的无限奥秘 。在教书的同时，武老师还不时穿插上自己的一些人生小故事，这不仅给那高度紧张的大脑带来了阵阵清风，而且小故事中隐藏的一些为人处世的小诀窍使我们的人生经历得到了丰富。

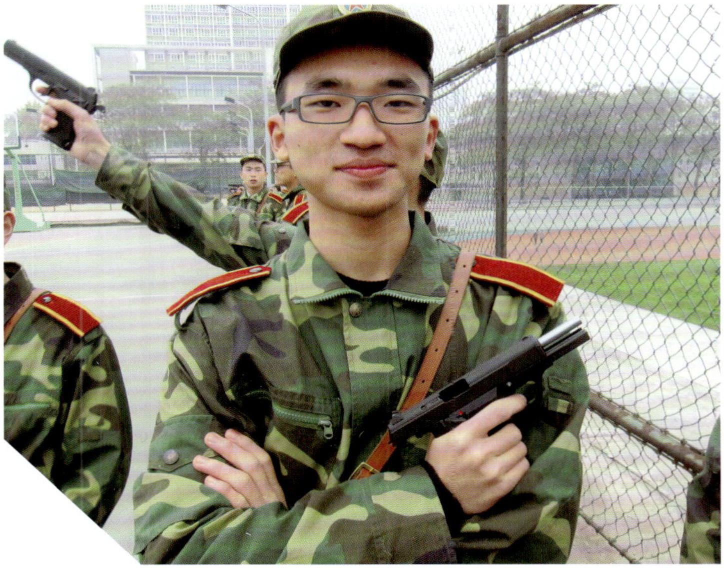

我的神经科学第一课虽然只有短暂的80分钟，但因为有了武老师的独具匠心的讲解，这一课已经深深地隽刻在我心中，值得我不断去回味、去思考、去学习。

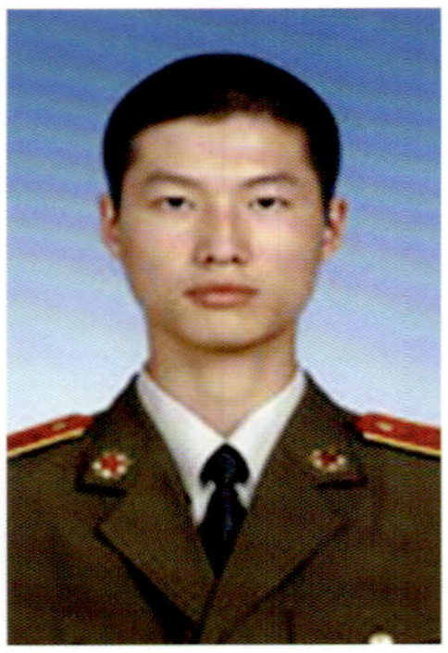

学精品 用精品

口腔医学系　张顺

励精图治精品战略全面开花，精益求精四医大人大放异彩。

寒冷的冬天雪中送炭可以给人以温暖，而一个好的方针政策的实施可以壮大一所大学。几年以来，我校精品战略的实施便如同雪中送炭一般给学校带来了勃勃生机，为学校的发展注入了新鲜的血液。从塬多峰少、将多帅少、僧多粥少的三多三少到现如今的全国科技进步一等奖的三连冠和全军全国院校争相报道学习的四医大现象以及近几年来SCI论文发表全国医科类大学连续夺冠。这些如此惊人的转变，如此巨大的功绩皆得益于精品战略的实施。而精品教员的评比活动则是其中的亮点之一。

大学的学习应该是主动求知的过程，应该是学生思维高度发散极富创造性的，而不是传统教学的满堂灌。我校自实施精品战略开展精品教员评比活动以来，可谓从上到下焕然一新，涌现出一批精品教员，打造出各类精品课程，造就了“5+2”、“白加黑”的四医大人精神。作为一名四医大学员，得益于精品教员评比活动和精品课程，我的感触颇深。在这个人人求精的活动中，教员的教学质量自然上了台阶。课堂上那一张张精美的幻灯片既生动又形象，把原本抽象的概念形象化，清晰明了；授课中，教员循循善诱、细致耐心，把我们的思维带入了一个医学神秘的花园，我们徜徉其间，探究人体的奥秘；课余时间教员积极组织开展讨论课，以学生自主探索为主跟我们一起遨游知识的海洋；实验课中，教员制作的一个个生动的模型让我们有了深入的认识。这些非传统教学方式的转变正是精品战略推动下的精品教员评比活动开展所取得的成果。

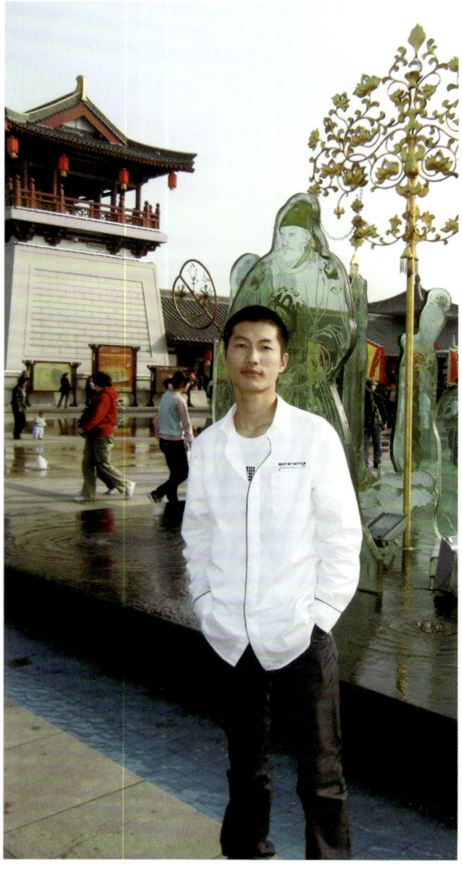

在这项活动的推动下，各科教员学精品，用精品，讲精品，人人争当精品教员，也正是在这种全校上下人人争当精品教员的推动下教学质量也得到了非一般的提升。试想如果没有精品教员评比活动的开展，教学活动怎么得以如此繁荣的发展，又怎会涌现出一批优秀的精品教员，教学质量怎会有飞一般的提升？作为精品战略的受益者，我的切身感受便是如此。

一个大学的任务就是要培养一批具有开放性思维的综合素质的大学生。我校结合“姓军为兵，服务人民”的宗旨开展精品教员评比活动，是由精品战略推动的，也是基于培养合格军医的目标，促进教学质量的提升开展的。这一活动使教员受益，学员更为受益。

“满园春色关不住”，而如今在四医大的校园里，精品战略的春风拂过，给我们带来的便是学校教育事业蓬勃发展的一派春色！

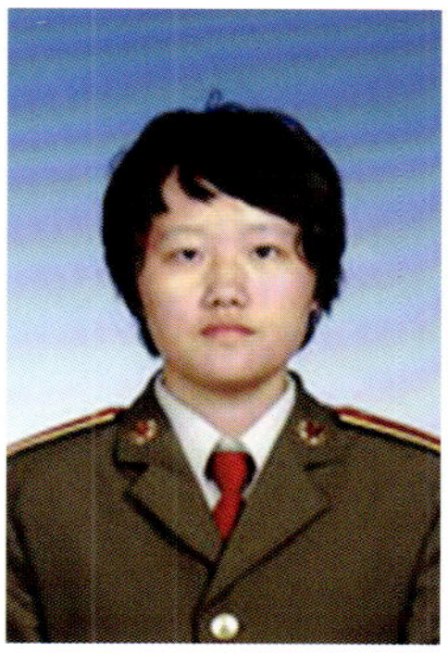

令"精品"缔造"巨人"

口腔医学系　张旭

牛顿曾经说过："我之所以看得远，是因为我站在巨人的肩膀上。"

我们每一个四医大人，都仿佛是在广博的医学海洋之滨捡拾贝壳的孩子，若想要在此领域有几分建树，必然也应寻找我们的巨人。

然而我们要问，四医大已经成为值得每个人依赖、能够使每个人依赖的巨人了吗？我想，没有人可以笃定地点头。所幸，2007年，精品课程活动横空出世，点燃了人们的激情，也畅通了成功之路。如今，我们可以说，缔造"巨人"，精品战略是必需，而key就在于拥有精品的教员。

不到两年，已有636位教员参加了精品课程选拔授课，有128位教员被评为精品课教员。参与精品课建设的教员人数之多、积极性之高，堪称全国典范。然而我认为，精品课教员评选活动的意义不在于投入海中的石子，而在于投入石子之后引发的巨大浪潮。这滔天巨浪注定会淘汰一批人，但也必定能成就一批人。

当我校精品课程之花绽放，包括"两院"院士、长江学者、将军级教授、总后"三星"人才、全军优秀教师在内的一批名教授纷纷登上讲台，成为四医大中最美丽最动人的风景。老教授们教书育人传道解惑，长久如此，桃李必艳艳，硕果必累累！

精品课的评选是一个公平竞争的舞台，只看水平，不问年岁。优中更精才是制胜之道。无论年岁几何，资历怎样，只要本领过硬，就是精品。英雄莫问出路，是否精品，一试便知。

当上精品教员固然是可喜可贺之事，如若落选，也并非不是塞翁失马。未经几番锤炼怎能锻出真金，不历几次剑斩怎会迸发火花？每一位教员都竭尽全力用深厚的底蕴、精心的准备、出彩的表现来捍卫自己的荣誉。

除此之外，精品教员的评选更是对四医大学员的一种督促。只有出众的教员便足以缔造出"巨人"了吗？难道精品工程在呼唤精品教员的同时不呼唤精品学员吗？这对我们学员来说是压力，却也是无尽的动力。这意味着我们每一个人都应该以崭新的面貌去为了学校和自己努力奋斗。

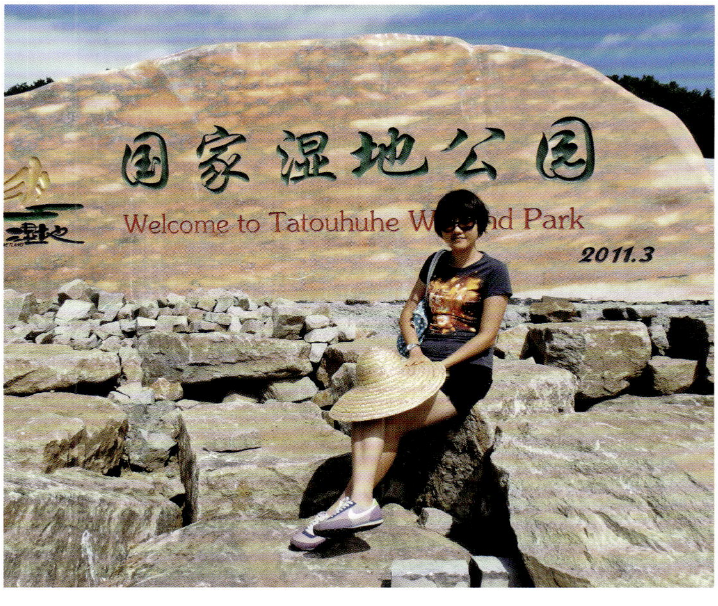

雏鹰展翅，老马奋蹄。全体四医大人上下一心，众志成城，缔造永恒的"巨人"。

蚕丝吐尽春未老，烛泪成灰秋更稠。在精品教员评选活动的引导下，我校必将涌现出众多人才，让巨人根基更稳，更加巨大，能够让每一个四医大人站在它的肩膀上眺望未来！

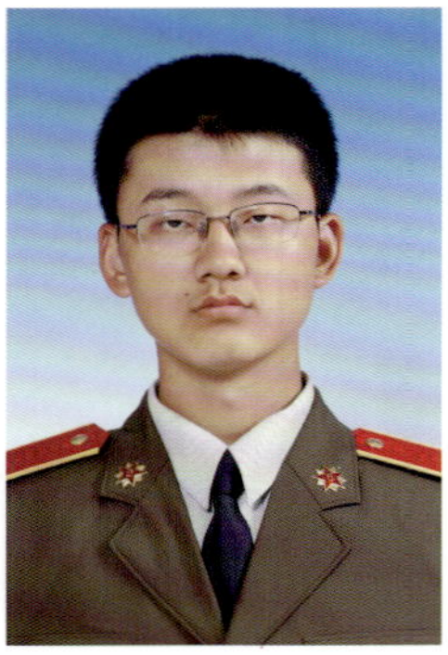

流 年

口腔医学系　张翼达

汗水映射年轻的光芒,
激情洋溢青春的赛场。
磅礴处似惊涛拍岸，
婉约时有曲水流觞。
精品路上，有老师的孜孜不倦的教诲，
阳光成才，是学校对我们的殷切期望。
精读名品，在大师的思想中静静感悟，
精品课程，帮助我们放飞理想的翅膀。
精品教员，是前进路上的照明灯塔，
精英辩坛，是智慧之光的激情碰撞。
一路欢歌，一路狂放，
一路挥洒，一路激扬。
梦想与拼搏齐飞，
青春共阳光一色。
一个舞步是一种飞跃，
一串音符是一次畅想。
赛场上时有呐喊阵阵，
教室里传来书声琅琅。
精品之路，必能云帆高招
阳光之歌，从来旋律激扬。

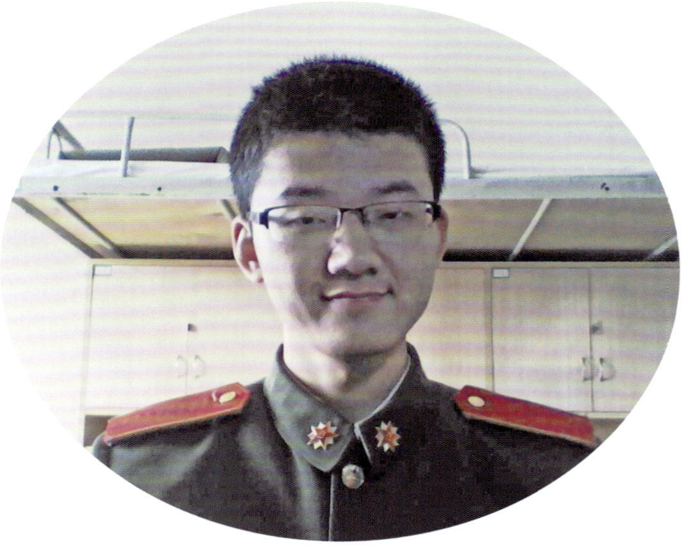

岁月如歌

口腔医学系　张翼达

一轮旭日，升起在世界的东方，你沐浴着晨曦，凝聚了多少代人的梦想，用忠诚写下对祖国的誓言

二校合并，从此插上腾飞的翅膀，伴随时代的洪流，你傲立潮头，载着对未来的憧憬，扬帆远航

三秦故地，朴实的黄土承载了五千年的厚重，你赤子般的情怀化为烈火，把汉唐风韵深深地融入血脉

四海九州，无数的英才在这里荟萃，你把浩如烟海的知识化为养料，送入根须，哺育着未来的栋梁

五载风雨，是精品战略的火炬照亮了前路，催生出一个又一个硕果，让世人为之惊叹

六十华诞，你用三军女兵方队为祖国献礼，天安门前的靓丽身姿，是爱我中华的又一次深情唱响

踏着岁月的音韵走来，声声悦耳，步步铿锵
高举时代的旗帜前进，次次飞跃，屡屡辉煌
两华精神，用生命称量责任之重
模范大队，用榜样点亮希望之光
躬身搭桥，挺身做梯，才有了先辈名师的谆谆教诲
至精至爱，效医效民，终成就四医大人的荣誉勋章
精品党课，放飞心灵接受党的指引
精彩年华，燃烧青春追寻爱的阳光
精品讲座，让先进的理念走进教室
精品课程，让科学的方法渗透课堂
精尖成果，是你在医学领域引领潮流的旗帜
精英人才，是你为中华民族挺起坚实的脊梁
精湛医术，你用朴实的话语指明前进的道路
精细管理，你以严谨的态度提供坚实的保障
精品战略，孕育了教育国际化的光明前景
阳光治校，必将成为精品之路的有力护航
一路走来，一路风雨
一路走来，一路辉煌
伴着时光的脚步渐行渐远
和着岁月的琴韵歌声悠扬
未来曙光召唤，只需信心满怀，昂首阔步
丹青妙笔勾勒，必有鹏程万里，青云直上

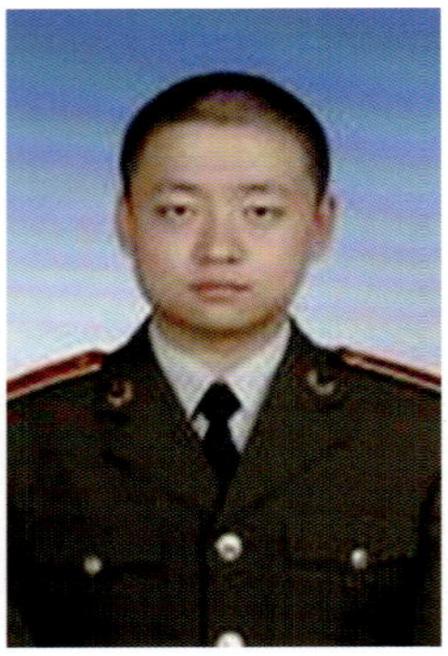

英语如此美丽

口腔医学系　司粒卜

英语是一门语言，语言的灵魂就是作为信息的载体，各种各样的内容赋予它灵魂。因此英语课不应当只是作为一门学术课程，而应当兼有文化的美感传递。所以英语老师对英语课程的讲授实际上是一次文化旅程。中文作为一门美丽的语言，尝试着去诠释同样作为一门古老文化的外语——英语。这毫无疑问是世界上最富有挑战而生动可感的事情。

陈杰老师穿着四医大文职制服出现在讲台上。今天他讲授的是《新视野大学英语》第二册的第五课《Graceful Hands》。这一课描写的是一位医务工作者与一位即将离去的老人的故事，细腻而感人。如果抛开生词和语法，这一抒情而富有生命力的诗篇般的课文真是一篇值得慢慢赏析的美文。

对课文的赏析开始了。陈杰老师熟练地分析着课文的结构，就好像精细谨慎的医务工作者正在进行缜密的解剖工作一样。很快，课文的结构水落石出。

我想，当作者第一次看到克拉克夫人时，他有理由感到非常惊讶。这位有着修长手指的老人，平静地死去，就好像她完成了一次长途的旅行，正在慢慢睡去。似乎她真的累了，她让所有的家人和朋友都走了，但是她对作者说：“你留下。”（You…stay…）

作者和我们有必要感到受宠若惊。为什么？当医务工作者留下的时候，我们感到一种神秘的力量使我们默不作声。患者给了医生难以置信的权利，在生命的最后一刻去完成生命中最漫长最艰难的苦旅。这一切，别人体会得到吗？

可是在陈杰教员的讲述下，这一切都是那样的清楚明白。也许，是时候让这位老人的生命走向终点了。她，克拉克夫人，七个人的母亲，十八个孩子的祖母，教会的积极分子，社团志愿者领袖，音乐会钢琴家，钢琴教师，普通而又不平凡的一生，轻轻地结束在重症监护室里。那一刻，医务工作者见证了，死亡不是灵魂的终结，而是永恒的开始，人生幸福的句号。因为克拉克夫人是一个好人，值得尊敬。

陈杰老师一直是冷静的，他没有像一个小学老师一样动情地声泪俱下，但是他作为一个男教员应有的沉稳被展现的淋漓尽致。他的声音坚忍而富有震撼感，我们在他的指引下，默默地看着重症监护室里发生着的伟大的一幕。

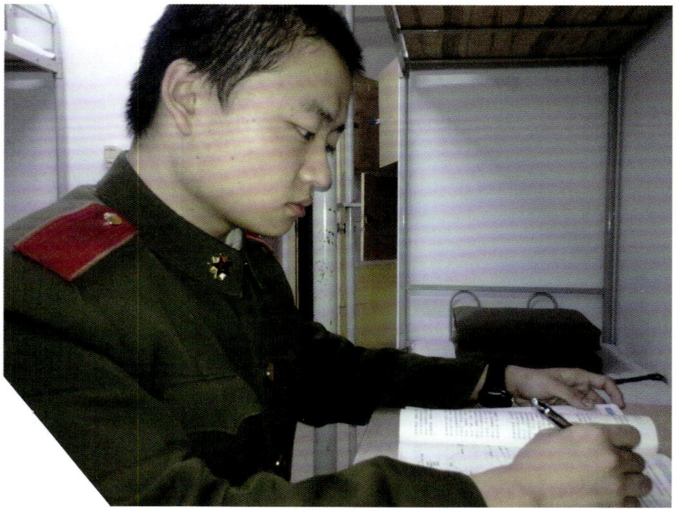

就这样，一堂课结束了。也许，我们对生命的理解才刚刚开始。感谢教员这么熟练的指引。我相信，这是一堂当之无愧的精品课，英语如此美丽。

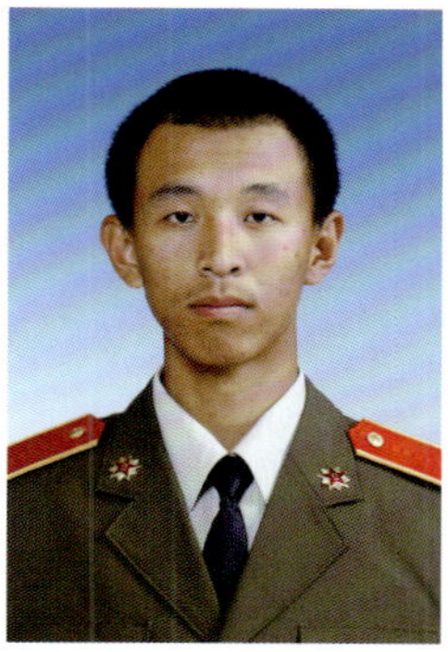

在精品中成长

口腔医学系　张钊

转瞬间，走进第四军医大学学习生活已经近三年的时间。在校三年适逢学校“精品战略”蓬勃发展的时期，作为一名学生确实从中收获颇丰，很荣幸能有这样一个机会谈谈我个人的成长与体会。

“精品课程”和“精品教员”是与我们学习生活直接相关的两项精品工程。当我第一次接触“精品”这个词语时，肤浅地将其与商品的“精美”相联系起来，认为一名精品教员、一堂精品课程应该是以华丽的语言和精美的课件牢牢地抓住学生的注意力。

大二的几节生理课使我对精品课程和精品教员有了更深刻的认识。由于之前基础知识薄弱使我对神经生理的学习没有信心。心想如果老师照本宣科，那么无异于我自己去读书，结果可能收获不大。在师生见面会上听说迟素敏教授是一名精品教员，于是期待着迟教授能将知识系统地教授给我们。时隔一年，迟教授为方便我们理解所列举的实例依然能够深刻地印在我的脑海里，也许细节的知识如今不能完全想起，但神经生理的知识网络却在迟教授的讲授中熟记于心。那时我认为一名精品教员，一堂精品课程不仅仅代表能让学生学好知识，更重要的是教授自己的思维，让我们学会思考问题。

课程结束后，我有幸到生理教研室参加课外科研，在教研室时常听到老师讨论教学工作，慢慢地我体会到，一堂精品课程虽只有九十分钟，但却需要大量的时间和精力去准备。期间也了解到迟教授经历过很多挑战，历经疾病和困难，今天的她依然保持着乐观的生活态度，我记得迟教授说过：“只要活着一天，就要活出生活的精彩。”心中顿生几分敬意。实验中又接触到高峰教授、裴建明主任、董玲老师，得到了他们悉心的栽培，从对实验探究的茫然到确定自己的方向，这过程中不仅仅有知识的提升，更让我找到了成长的方向。这种工作和生活态度至今仍然深深地影响着我的成长。直至今天，我才深刻地理解到一名精品教员，一堂精品课程，其效果不仅仅局限在课堂上，更能让我们学会如何面对生活，如何定位自己，如何实现自己的价值。

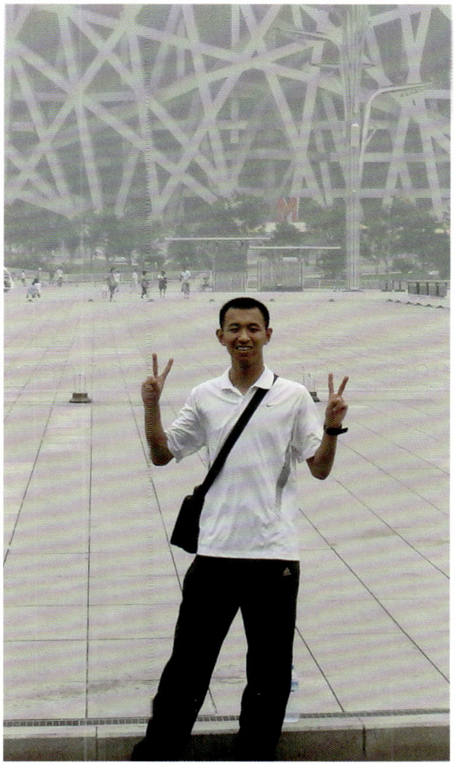

迟素敏教授也仅仅是众多精品教员中的一位，也许依然有优秀的老师今天还不是精品教员，但是他们身上却有着共同点，那就是他们时刻不忘自己的本职，时刻以精品要求自己，希望能将自己一生的所学所获传承给他们的弟子。四医大也正因为有这样一些甘为人梯、执着奉献的园丁，才有我们今天的成长和收获。在这些精品教员和精品课程的培育之下，我们今天是否也应该努力成为“精品学员”，未来在自己的领域中成为“精英人才”，我想，唯有如此才能使这些培养我们的恩师感到欣慰和满足。

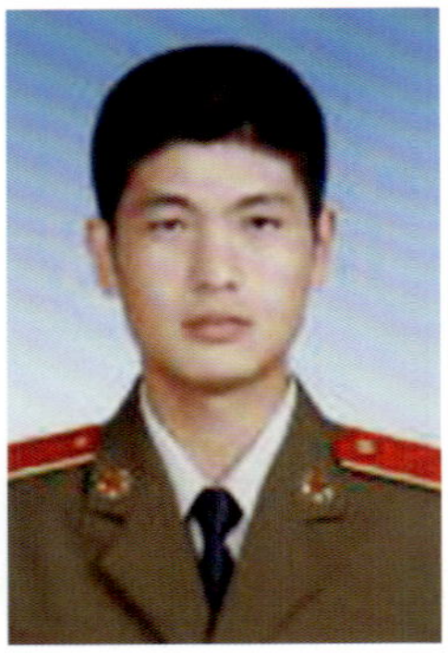

精品课 精品作

口腔医学系 张振江

我校一直重视教学工作，狠抓教学质量，自“精品课程”评审活动开始以来，教员积极参加学校初审，终审，形成了“课程门门争精品，教员人人创优秀”的良好氛围。教员们纷纷表示力争将自己的教学质量提升到更高水平，为推进精品战略及推进教育国际化贡献自己的一份微薄之力。

开卷未必有益，但听课必定有用，特别是精品之课，这是个真理，也是这段时间以来我在“精品课教员评审活动”课上的真实感受。

我有幸参加其中的听课过程，无论是兴趣的激发，课程的活动组织，还是内容的精彩，我都是感受到受益匪浅。下面我从几个方面把我的感受分享给大家。

一、教学的过程精致

从每一位授课教师的教学过程来看，都是经过了精心准备的，从导入新课到布置作业课后小结，每一句话都很精炼、每一个问题的设置都恰到好处。每位教师能根据自己学生的知识水平、认知能力设计教学的各个环节，在知识难度的把握上处理得很好，基本上都能做到突出重点，突破难点。

二、 教员的训练到位

新课改革中强调，教师要让学生“学会”变为“会学”，变“要我学”为“我要学”。也就是创设自由、和谐的学习氛围，把主动权真正交给学生，指导学生学会学习，提高学生的学习能力，掌握学习的方法。师者，传道授业解惑也。因此，把主动权交给了学员，学员学无止境。

三 、教员的激励到位

在本次活动中，多数教师的赞扬和鼓励不断。如“你真细心”“你真是生活中的有心人”“你知道的可真多”“你收集的资料很有价值”等等。这些看似微不足道的评价语言，在学生的心里却可以激起不小的情感波澜。对于整个教学效果的提高也起到了相当程度的积极影响。

现在大学的教育方法和社会一样，经历着一场空前绝后的变化，我校实行的精品课程这一重大举措，紧跟时代的潮流，为了提高教学质量，我校在全校范围评选精品课教员，在精品课上，学员们学习热情很高，教员不仅自己的专业知识非常丰富，而且用他们各具特色的教学风格感染着每一个学员，教员用一种强有力的亲和力把大家的思绪聚在他们所创设的氛围中，学员思维非常活跃，并能准确地抓住问题的核心，敢于且善于积极发言，并能积极地说出自己的想法和做法，教员一步步地引导，用形象的比喻把一个抽象的知识讲述出来，学员紧跟教员的思维一步步探究，这样的听课简直是一种享受，学员更能够充分理解课堂上的知识，上课效率自然很高。

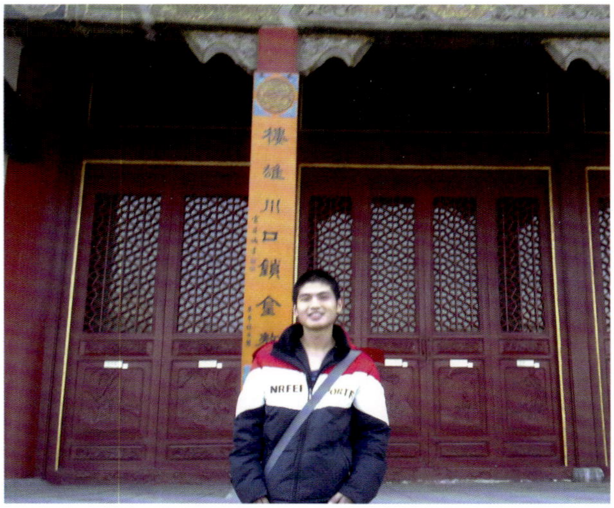

总之，教员教无定法，学员学无止境。何谓高效课堂，何谓有效的教学手段？我认为每位教员都有自己的风格，只要你的风格是为你所带的学生所量身打造的，就是高效的。每一节课都有它独特的韵味，因为它体现了学科特点，体现了所教学生的特点，真正体现了学生是学习和教学的主体，体现了人文精神。

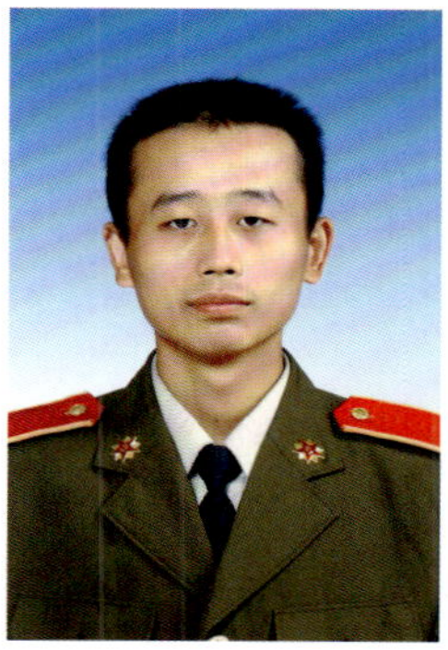

精品活动识良师

药学系　韩文祥

精品工程给了老师更多展示舞台，也让学员有了结识良师的好机会，这是我校精品教员评选活动给我最直观的感受。通过精品教员评选活动，我有幸认识了许多优秀的教员。聆听他们的教诲，才能收获知识，更能从中获得人生的道理，这也许就是精品教员的魅力所在吧。

师者，传道授业解惑也。其实每一个人都希望能遇到一位好老师来为自己解答疑惑，指引方向，而精品课程评选活动就为我们提供了这样一个绝佳的机会。

精品课作为一个展示的舞台，在前期经过了老师精心的筹划和准备，他们根据自己丰富的教学经验，同时充分考虑学生的各种因素，独具匠心地制作幻灯，安排课堂内容。听精品课，总是有一种引人入胜的感觉，在获得知识的同时也是一种精神的享受。在我看来这已经是一种艺术了，而每一位精品教员就像是艺术家一样，用知识的刻刀雕琢着学生的灵魂。

罗晓星老师知识十分渊博，又很和蔼，是给我印象最深的精品教员。罗老师讲课总是深入浅出，恰到好处地运用各种例子，本来枯燥的课程在老师讲解下变得生动起来，使我们加深了对知识理解和记忆。他善于启发，更鼓励我们拓展视野，提出新的思路，解决新的问题。充实的一节课，我们不但掌握了书本的知识，更开拓了思路。在课堂的小测验里，我总能很快地回忆起罗老师所讲的内容，轻松完成测验，这也多亏了罗老师生动的讲授。

课外的罗老师更像是一位充满智慧的长者和朋友，每次老师一下课，总是有很多的同学向罗老师请教各种问题。老师十分乐意和学员进行交流，每一次都能耐心地解答各种问题。其实罗老师在课外还有许多的工作要做，但是并没有因此而减少和学员的交流。我记得罗老师曾经说过，跟学员进行交流，能找到课程安排的不足之处，提高教学质量。罗老师一直是这样，怀着一颗对学员负责的心，努力把每节课做到完美。

精品工程让我们结识良师，享受精神的盛宴，有机会接触一个又一个的精品。在精品工程的过程中我们收获的不光有知识，更学会了一种精益求精的做事态度。感恩精品工程，它有催人上进的号召力，它有指明方向的指引力，让我们不断地努力学习，完善自我，做精英人才。

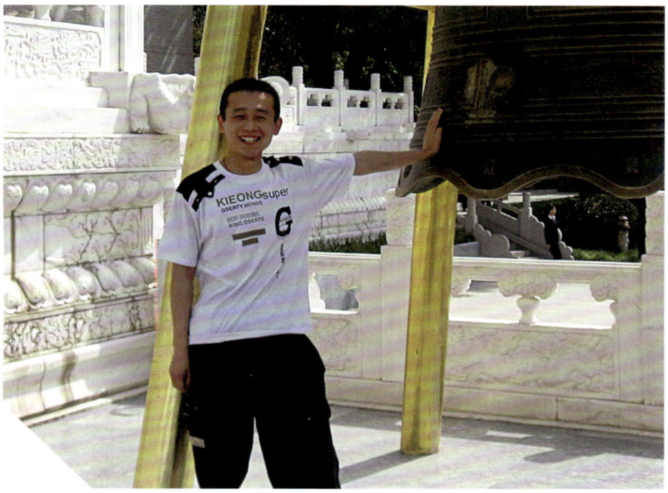

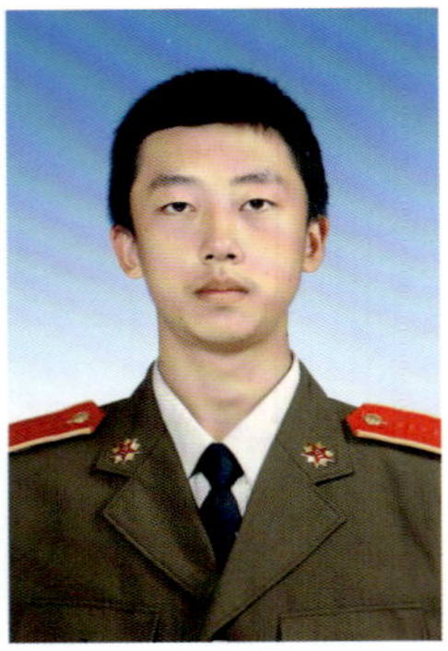

园丁赞

药学系　白皓天

笔蘸春光描红花朵蕾蕾，烛燃智火点亮星星颗颗，沉醉于天然药物化学的她乐此不疲。在她眼中，每一个听她讲课的学生都是我们四医大含苞待放的花蕾，是将来为学校、国家遮风挡雨的参天大树，而她自己，正是那润物无声的园丁……

她，正是天然药物化学教研室的老师——缪珊。

记得我们药用植物学的第一堂课就是缪老师授课的，起初我认为这是一门枯燥无味的课程，本来就对成千上万种的药用植物有心理上的抵触，并且因为要在为数不多的课时里给我们讲完那么厚的一本书，我想肯定是老师翻课件比学生翻书还要快。但是仅仅一节课过后我就知道我错了，缪老师讲课吐字清晰洪亮，语言不乏幽默风趣，课件主次分明，精致漂亮。一句“吸引人”已不足以说明老师讲课的功底，一句“负责任”亦不足以囊括老师精心的准备。为了能较好地掌握老师的授课内容，我把老师的课件拷贝回来，那个时候我才发现，原来同样一张幻灯片要我来做我需要至少半个小时，而老师每节课的幻灯片都有几十张甚至近百张，可想而知，为了我们学员能够更好地理解书本，能够对药用植物感兴趣，缪老师花费了多少时间去拍摄图片，去编辑幻灯，去备课。为了我们，老师，您辛苦了。

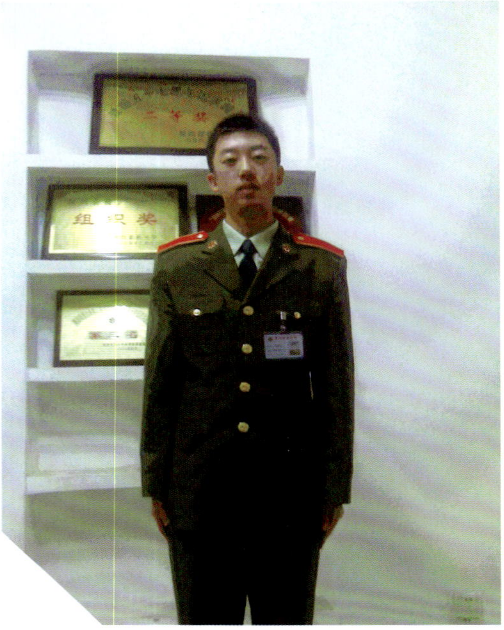

课程结束了，但缪老师对学生们的关心还在继续。老师担心学生对自己授课的方式不太适应或对授课内容有不理解的地方，主动与学生沟通交流，积极吸取学生们的意见和建议来完善自己。缪老师的水平不仅仅来自于她丰富的经验，更是因为她求知好学。在她和谢老师的带领下，我们圆满地完成了西安植物园之行，整个过程缪老师都仔细地听着植物园管理员的讲解，一边细致地观察着植物，一边听着讲解，一边细心地做着笔记，看着缪老师认真的样子，作为学生的我们深感惭愧。要知道，一个老师，要有怎样的上进心和责任感才能做到如此。看着老师对待这一草一木的态度，我们四十个学员无不被感染，都寸步不离地跟着老师和管理员，认真地吸取着老师和大自然给我们的养分。那个时候我才了解一步一个脚印地学习时心里的那种踏实感，而这一切都是缪老师教给我们的。

在四医大这棵参天大树越发生长庞大的时候，我们看到了这样一群人，一心为了这片土壤的肥沃，爱惜每一颗新苗每一朵花，不辞辛劳地耕耘，只为那收获的季节……

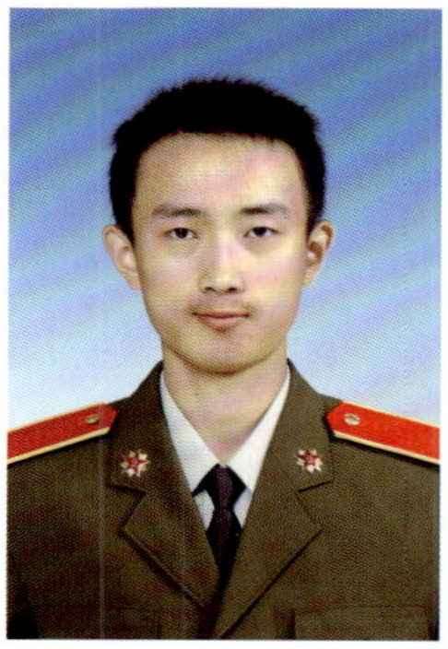

谢谢您，敬爱的何老师

药学系　宋元岭

第一次上何炜老师的课，我就被她那独特而有魅力的讲课吸引了。她在上课前二十分钟就到教室了，当我们都在诧异她为什么来这么早时，她笑着对我们说："第一次来上课总得和大家谈谈心、聊聊天啊，也好让我们互相了解一下。在课堂上我是你们老师，在课后我们都是朋友，大家放轻松点。"我们顿时都笑了。接着何老师问我们对上这门课程有什么建议，我们都踊跃地回答，表达了对这门课的期待。何老师开玩笑地对我们说："看来我的压力不小啊。"我们都笑了。然后她把这门课的内容，还有她们教研室正在研究的内容和我们讲了一下。我们顿时兴趣大增，对何炜老师的课也更加期待了。

当一声嘹亮的军号声响起时，我们都坐的端端正正的。何炜老师咳了一声开始了她的讲课。在讲课的过程中，她经常会联系一些真实的例子让我们听得如痴如醉。她的课件没有像很多教员一样那么多，也没有那么繁琐，但却很精炼。每一个幻灯片她都拓展了一些知识点，图文并茂，并将每一张幻灯片绘声绘色地讲给我们听，我们都听得津津有味。时不时地她还会给我们提一些问题，让我们站起来回答，课上我们踊跃发言，都想在老师面前留下美好的印象。

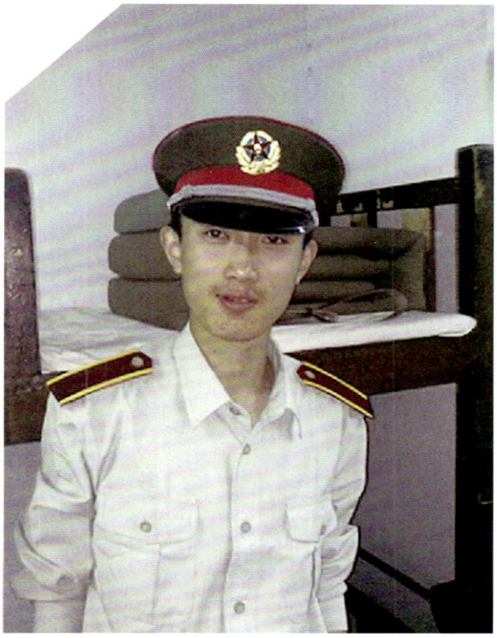

很快一节课就过去了，我们都在惋惜怎么时间不长一点时，老师这时突然来了一句："大家要劳逸结合嘛。"课间何炜老师把她赴澳大利亚学习的经历和我们分享，我们发现她不仅是一位好老师，更是一位好学生。课后我特地在校园网上查了一下何炜老师的资料，发现她的成就让我惊讶而敬佩。她年纪轻轻就已经是化学教研室的主任了，还担任着各种各样的职务，获得的奖项、荣誉也是一大堆，我开始从心底里敬佩这位慈爱的老师了。

课下，我们都围着她问这问那，她都不厌其烦的一一为我们解答。有机化学是一个很难的课程，上课的时候我们都很难把知识点消化完，她告诉我们下课后一定要认真复习，不懂的直接到教研室找她去，她的认真负责让我们着实感动。

何炜老师的课主次分明，讲的非常有条理，有层次。听她的课就像是一种享受，一门枯涩难懂的课程却被她讲得那么的有吸引力，她的很多话让我们在感动之余更能引起我们的思考。

在这样一位认真负责、亲切慈爱的精品教员何炜老师的教育下，我们没有理由不去努力学习，更没有理由辜负她的期望。我们唯有尽最大的努力好好学习去回报这位辛勤的园丁，回报哺育我们的四医大。

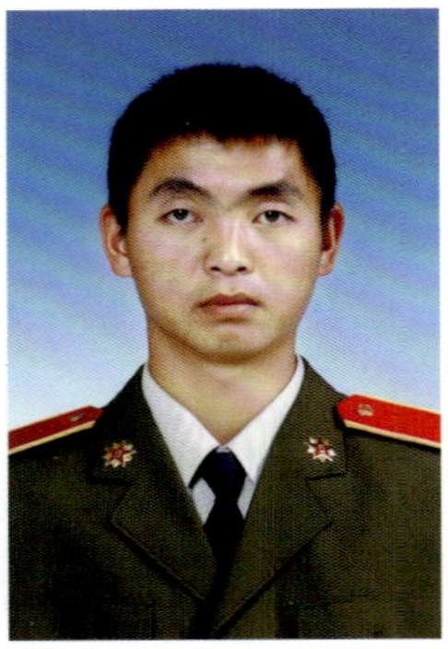

精品永驻 细水长流

药学系 王辉明

台上一分钟，台下十年功

要想取得理想的教学效果，充分的备课是前提条件。在讲授新课前，梅教授认真研读教材，明确每节课的教学重点、难点。根据每节课的教学设计精选典型例题和思考题，精心准备并反复改进自己的课件。精心选取和制作一些动画和精美图片，经过加工处理，尽可能形象、真实、完整地将一些关键知识点和环节展示给我们，他对学员认真负责的态度给我们留下了深刻的印象。在精心准备下，他对自己每节课所讲授的内容具有足够的熟练程度，因而能在课堂上用浅显易懂的授课方式加深我们对本节课所学知识的理解和记忆，增强了我们对学好该课程的信心。

注重教师课堂魅力的充分展示

上课的时候不照本宣科，在讲解清楚基本概念和基本原理的前提下，他尽可能多地给我们讲授自己对问题的理解、体会，指导学生把握正确理解。在讲授新知识点的时，他先做好细致认真的背景介绍。详尽的背景介绍有利于我们对知识的理解，启发我们的发散思维，同时一些名人故事、励志故事的讲解激励一些同学心绪澎湃很长一段时间。精心设计的课堂互动环节能有效地化解一些同学学习的疲劳。在课程的设计上增加了文献选读环节，通过给我们提供一些文献资料和途径，希望我们在课余时间多阅读文献，以此来让我们了解对本节所讲知识方面的研究现状。凭着高水准的学术水平，运用适当的教学方法，他让每一节课都变得精彩无比。

心到心的教育

老师充分联系学生的现实生活，把这门课变成一门真正对我们的生活、学习受益终生的课。教学内容上，他的课能体现学术性，让学生受益匪浅；教学形式上，他能受到学生的喜欢，让学生喜闻乐见。他精心提高学术水平，用心琢磨把握学生的心理，用心追求与学生的良性互动，用心地享受着我们因为喜欢这节课给他带来的快乐。在长期的教学中，老师和我们学生共同学习、共同进步、共同体验着成长的酸甜苦辣，共同融入并感悟着四医大，心中铭刻着至精至爱，效国效民的无限忠诚誓言。

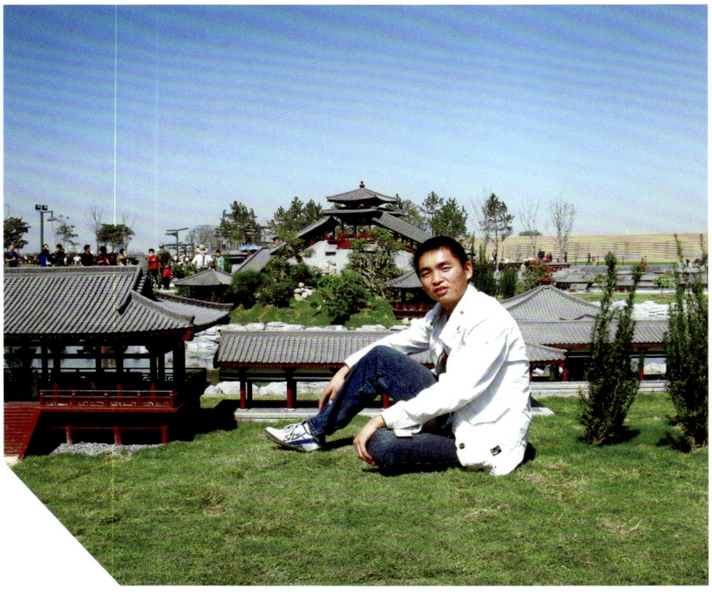

动力的源泉永不枯竭

在学校精品战略的激烈洪流中，学校的教学质量更上台阶，教员的教学水平更加优秀，学员学习能力和认知水平不断提高。学校、教员、学员，有无数的动力源泉推动着我们去攀登医学巅峰，为把我校建设成为国际先进的研究型军医大学努力奋斗！奋斗！！

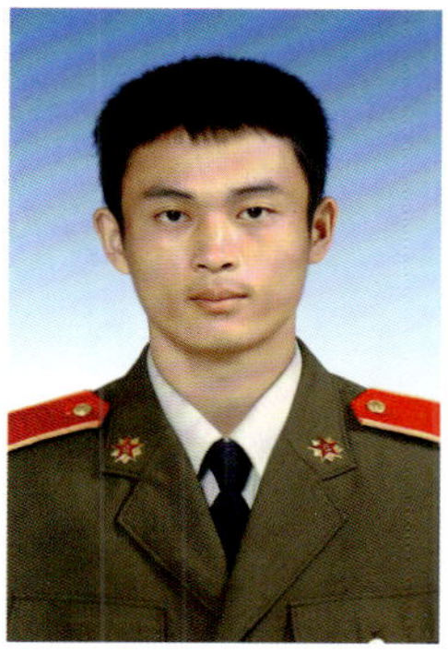

我心中的精品教员

药学系　王骏

在我们系有这样一名教员，三尺讲台上有他优雅诙谐的谈吐，办公室里有他精心备课的忙碌身影，闲暇的时候有他和蔼可亲的脸庞，他就是我们的药理老师——李小强。

为了学生的一切，为了一切的学生，李老师无时不刻为了每一个学员。在课堂上，李老师言语幽默，妙语连珠，风趣诙谐，经常引起同学们的阵阵掌声。他的讲课方式既拉近了师生之间的距离又使我们的注意力时刻集中。

药理课是一门相当难学的专业课，对于当时刚接触专业课的我们来说无异于天书。但李老师深入浅出的讲解为我们开辟了一条学习的全新思路，使我们每个人思路清晰，主次分明，有条不紊。听他的课就像和一位智者对话，他以灵活跳跃的思维不断对每一个知识点进行联想，使我们能够以最快的速度理顺每堂课的讲课思路，加深了对讲课内容的总体印象。在讲课途中李老师善于用小问题启发大家去探索更深层次的知识，鼓励大家拓展新视野，提出新思路，解决新问题，引导我们向知识海洋的更深处漫溯。一节课下来我们不仅扎实地掌握了书本上的知识，还学到了许多课外有趣的小知识和新的科研思路。

古人云："经师易遇，人师难求"，李老师不仅仅是一位经验丰富，知识渊博，视野开阔的"经师"，更是一个具有独特人格魅力的良师益友。课间休息，李老师能够融入在我们当中，他经常主动找同学谈心，问起同学们对本节课知识的理解情况，并深入细致地为同学们解答课上没听懂的疑点和难点。"授人以渔远胜授人以鱼"，闲暇之余，李老师给我们介绍了很多学习药理的好方法，自此枯燥的药理课学起来变得得心应手了。

课下，李老师对同学们嘘寒问暖，不论有什么烦心事，抑或是生活学习上的迷惘，李老师都是一个优秀的聆听者，他用自己的亲身经历鼓励我们要学会面对生活中的压力，化压力为动力去战胜困难。他很关心学员们的生活情况，贴心的温暖和细致入微的关怀赢得了大家的喜爱和尊重。他不仅仅是我们最好的老师，更是一位善于倾听乐于沟通的朋友，他用言传身教的方式为我们在求学之路上指明了方向，让我们在轻松的环境下更好的学习。

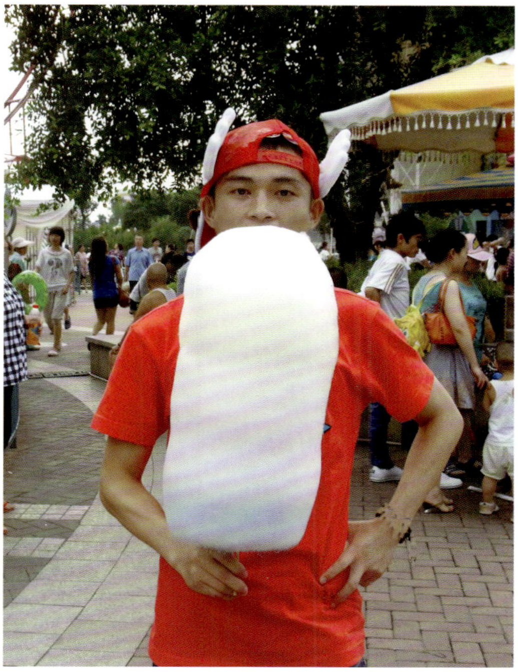

也许李老师教给我们的是药理课里很简单的知识，但是他却引领我们向知识的海洋更深处去探索。三分渊博，七分真诚，李老师不愧是一名有魅力，有学识的精品教员。

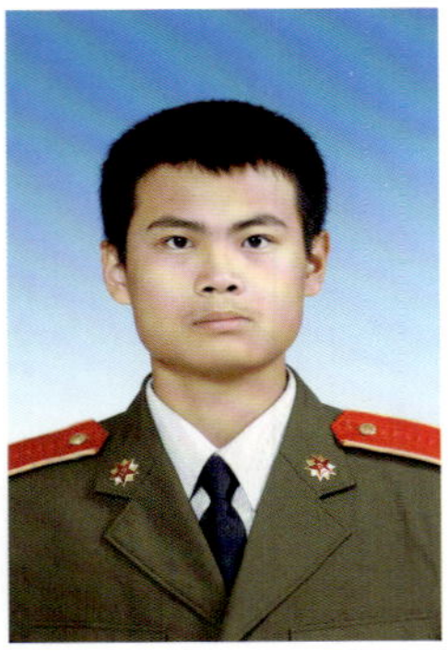

追求精品

药学系　赵卓

精品工程的春风感召了每个四医大人，使学校的发展驶向了又快又好的发展方向。其中之一的精品课堂更使我们学员受益匪浅，回味无穷。

我有幸听了一堂颜真教授的精品课。在课堂上，我们深深感受到了颜真教授对教学的满腔热情和对学生的负责态度，形象生动而又精美的幻灯，深入浅出而又易懂的讲解，无不体现了教员辛勤的付出与努力。教员将抽象的知识比喻成生活中的种种事例，不仅提高了课堂效率更大大激发了学生学习的欲望，再加上一些生动的例子，赶走了知识的乏味与枯燥，带给了我们更多的思考。正所谓“台上一分钟台下十年功”，没有教员平常深厚的专业知识与全面的学识是不会有课堂上精彩的演说。教员讲的细致，我们也听得投入，同学们不断汲取着课堂的精华，体会着学习新知识所带来的欣喜。两节课的时间转瞬即逝，颜真教授以一个全面的小结以及几个问题结束了课程，让我们巩固了知识又应用到新的问题中去。课下教员从良师成为了益友，耐心地解答同学们的疑问，消除了我们心中的困惑。

精品课堂中，授课已不再是单一的教员讲学生听的模式，已变成一种更为互动的形式，学生带着问题去听去思考，教员则更多地起到引导作用，启发学生如何去思考问题，如何去解决问题。在这种模式下，学生是主动的一方，对知识的渴求更多，也学的更深。当然，这对教员的水平也要求更高。然而，颜真教授在这方面做得很好，为我们点亮了前进道路的灯火，也是我们体会到了教授的良苦用心。精品课堂是一个平台，教员在其中大展神威，将死知识化为灵动的流水，让我们畅游其中，感受着学识的美妙。这就是教学的艺术，她将会深深留在我们心中，不会因时间而褪色。正如樊校长所说“精品是不随空间的扩张而缩水，要随时间的推移而增值”。

作为大三学生，我们是幸福的，因为在学校精品工程的阳光下，我们会茁壮成长，向着科学的殿堂不断进发，不断书写我们精彩的人生。相信四医大会在精品工程的指引下迈向新的、更高的腾飞，祝福我们的学校明天更美好！

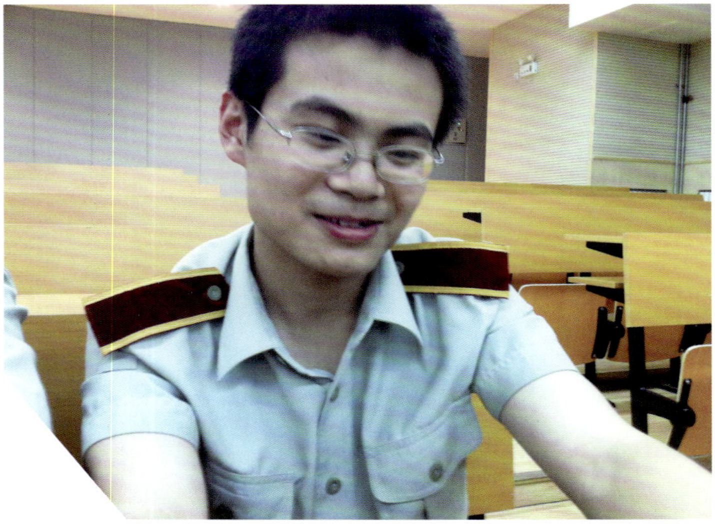

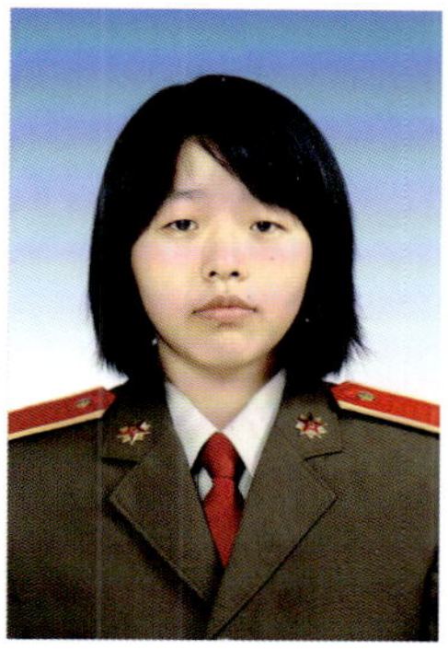

老师，您辛苦了

药学系　袁佳妮

时光荏苒，回首间，才发现这已经是我在四医大的第三个年头了。作为药学系的学员，我完成了各类基础课的学习，开始了自己专业领域的学习。药用植物学不仅因为是本学期的第一门专业课，也因为即将为我们授课的谢艳华老师，我满怀期待着。

当谢老师第一次走进我们的教室，走上讲台向大家微笑着打招呼自我介绍时，我被老师身上散发的亲切折服了，一种如沐春风的感觉油然而生。此时，我对药用植物学这门课产生了更加浓厚的兴趣，也期待着即将走进的那个充满泥土芬芳，沉淀着中华五千年文化的中草药的世界。

经过约两个月时间的学习，我们已经结束了药用植物学这门课的学习，并顺利通过了考试，谢艳华老师的身影也刻在了我们的心上。在理论课上，谢老师图文并茂，制作精美的幻灯片，思路清晰，易于接受的授课方式，课间休息时为同学们答疑解惑，给人留下了深刻的印象。在实验课上，谢老师忙碌在同学们中间，指导同学们切片，观察装片。谢老师的这种孜孜不倦的育人精神让我肃然起敬。在到西安植物园的四个学时的课外实习中，谢老师在带领我们进行实践课的同时，仍不忘记下植物园老师的授课内容。在谢老师身上，我看到了不满足于现状、求知若渴的学习精神，我想这也是四医大人都追求的精神。

药用植物学是由天然药化教研室负责授课的，而我在药研所参与课外科研。几次在路过谢老师的办公室时，我都看到老师埋头于教案，不辞辛苦地备课、修改幻灯、指导学生实验。这是我第一次如此深刻地感受到，老师在课堂上展示的每一张幻灯都是经过精雕细琢的，提出的每一个观点都是经过反复考证的，抛出的每一个思考题都是经过仔细思量的。这一切的一切，都时时刻刻在提醒我，要仔细听讲，认真思考，无论如何不能浪费老师的劳动成果、辜负老师对我们的期望。

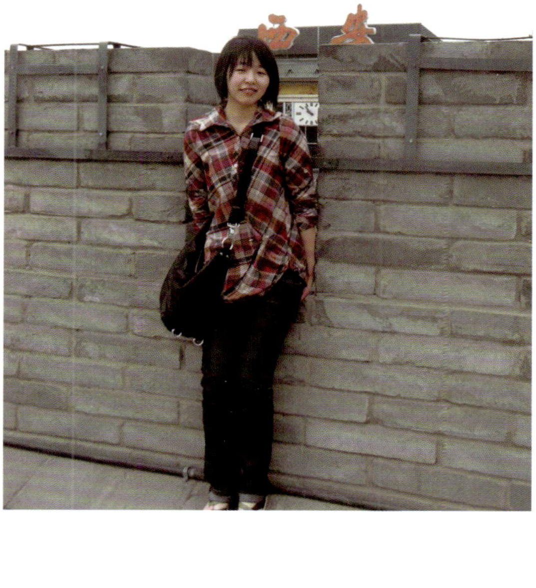

虽然这门课结课了，但我仍有些想法想诉诸笔端。我想，即使是很多年后，我也会记得有这么位老师曾带领我们走进了中医药的大门，为我教授了一门生动丰富的药用植物学课程。同时，仅仅四个学时的课外实践时间也让同学们意犹未尽，留下了深深的遗憾。在此，我有个小小的建议，希望在这门课以后的设置中，能够多增加野外实践的机会！

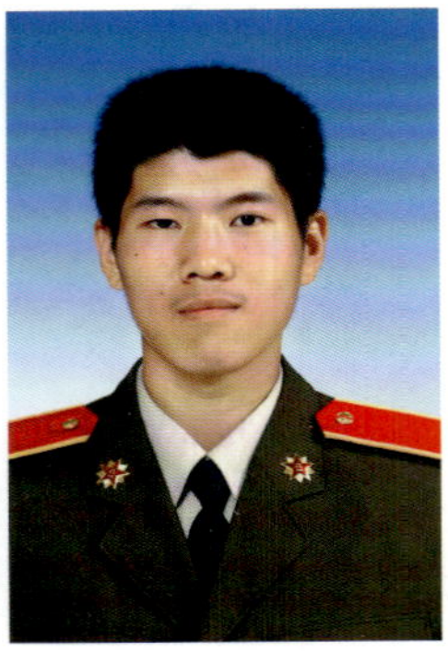

听刘水冰讲师讲课有感

药学系　张耀楠

虽然我们已经没有听刘老师的课有一段时间了，但她生动的课堂却一直在我脑海里，成为了不可磨灭的美好记忆留在我的脑海里。

我自认为不是一个特别爱把全部时间放在学习上的那种学生，但在她的课堂上我却发现了自己被刘教员那细心的讲课和声色并茂的授课深深感染了。我不能说她是给我上过课的所有教员中讲得最好的，但刘教员绝对是教员中为数不多的让我很快就能进入学习状态，并且愿意在自习的时候很愿意拿出书本去了解上课以外知识的教员。

刘老师好像总有一种吸引力，让我们不自觉得就进入了她的课程。在她耐心的讲解下非常难的知识点变得不像那么难懂了；之前预习的时候看不懂的知识点变得容易了；一些容易理解的问题在课上就现场记住了。我很享受这种欢快的学习气氛。在刘老师的带领下，知识不再晦涩，书本都显得是那么的亲切。我经常在想，是什么样一种精神，是什么样一种工作的态度，竟让我对刘教员的课如此着迷……

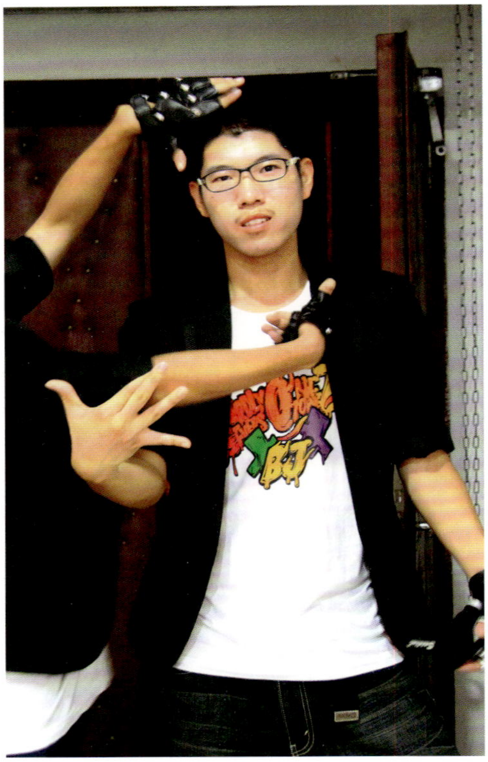

有一天我终于明白了，是在浏览系里网站查找学习资料的时候。在师资队伍里看到了我们敬爱的刘教员，上面写道：“刘水冰，女，博士，讲师。于2001年毕业于第四军医大学获医学学士学位，2005年获得第四军医大学医学硕士学位，2008年获得第四军医大学医学博士学位，同年晋升为讲师，是学校第九批精品教员……”原来是不折不扣的四医大人，那种为学员学好专业知识的无私的工作态度看来是早就如种子般埋在了她的心里，也埋在了每一个四医大学子的心田。

刘教员不仅在课上表现出了四医大人的认真负责的工作精神，就算是在平常的非上课时间，甚至是在休息时间，她都会不辞辛劳地解答我们通过校园网邮箱，手机短信和电话提出的课内或者课外的知识。我被刘老师这种以学员教育事业为己任的奉献精神所深深打动。

作为四医大一名普通学员，我没理由不在专业课上取得我能取得的最好成绩，以优异的成绩来回报这样一名优秀老师的谆谆教导。

我坚信，在一名名像刘水冰教员的共同努力下，我校的教育必将更上一层楼，学员学术水平必会有一个更高的水平，四医大的明天必将更加辉煌！

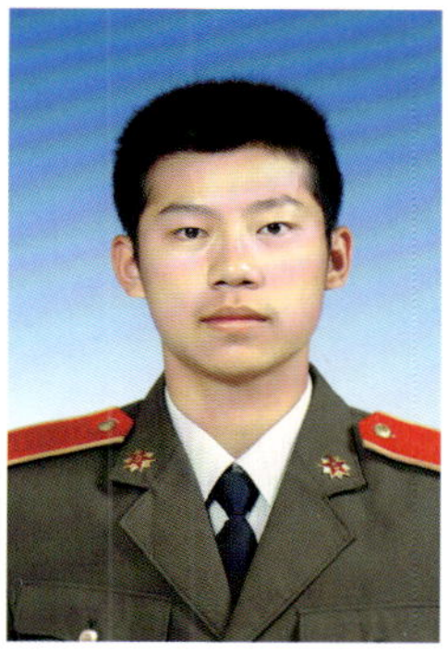

精品之核在于“精”——感悟王华教员之精品课

生物医学工程系　秦夏臻

第27届教师节来临之际，学院屡传捷报，继罗二平、龙开平两位优秀教师喜获军队院校育才奖金、银奖外，数理教研室主任屈学民教授、电子学教研室王华教员被评为学校第12期精品课教员。

实施精品课程建设，是建设国际先进的研究型军医大学的一项重大决策，是学校实施精品战略的核心内容。经过前两个百场精品课程的评价和建设，精品课程已经深入人心，得到广大教员和学员的认可，课堂教学效果和教学质量明显提高，精品课程建设进入到一个新的快速发展阶段。樊代明校长曾经强调，精品课程不是简单的一部书，而是学校本科教学的具体体现。作为精品课教员，不能仅满足于两个学时的精品课，而要通过努力工作，在授课实践中总结经验，摸索建立一套完整的精品课程体系。

精品课就课程而言,其内涵就是要求精，其“精”就在于：

一、具有先进的教育思想。课程所体现的教学原则和教育观念等应认真把握传授知识和培养能力之间的关系，以利于促进学生素质的提高；不断深化教学改革，在课程教学中贯穿教师为主导，学生为主体的现代教育思想，充分调动学生学习的积极性、主动性，着力培养学生的个性和创造力；遵循教育规律，体现现代教育科学的理论和原则。

二、具有丰富而新颖的教学内容。即注意追踪该学科的前沿，将最新的研究成果和进展展示给学生，有先进、适用的反映最新教学改革成果的的教材；有安排合理的教学大纲和教案，课堂信息量丰富。

三、精深的教学艺术。讲解生动通俗，详细得当，深入浅出，富于启发性；言简意明，重点突出，富于逻辑性；教学上注意直观性与生动性。

四、先进的教学方法和现代化的教学手段。理论讲授、课堂提问、学习讨论、多媒体课件、技术操作示范、作业练习等各种教学技术综合运用得当，注重因材施教。

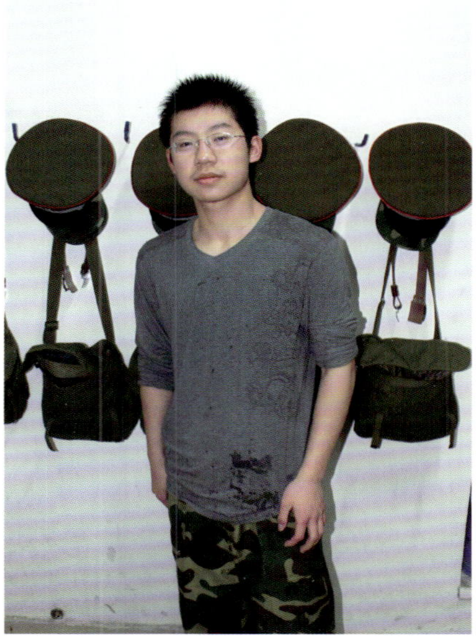

五、严格的教学管理。教师严格按照教学大纲与教学日志的安排进行授课，不迟到、不早退，不私自削减教学内容，严格课堂纪律；注意课后辅导，认真批改作业。

六、优秀的教学效果。传授知识准确、前沿，教案优秀，领导、专家、同行、学生测评优秀。其“品”就在于品牌和特色，具有独创性，“人无我有，人有我优”，有自己的“亮点”，而不是盲目地去模仿、克隆或抄袭。

通过在王华教员的《模拟电子技术》精品课上的学习，我觉得教员能够更加追求尽善尽美，我们就能更加投入到学习当中。在精品课上，教师们秉承着精益求精的精神，创造着一个个的精品。在教学改革上大胆创新，改革后学生的学习兴趣与学习积极性大大提高，教学效果有显著改善，教学质量得到提升，我们的学习热情也被积极的调动起来。

总之，精品课程的建设对于促进教育革新，推进教育改革，提升教学质量起到了重要的作用。

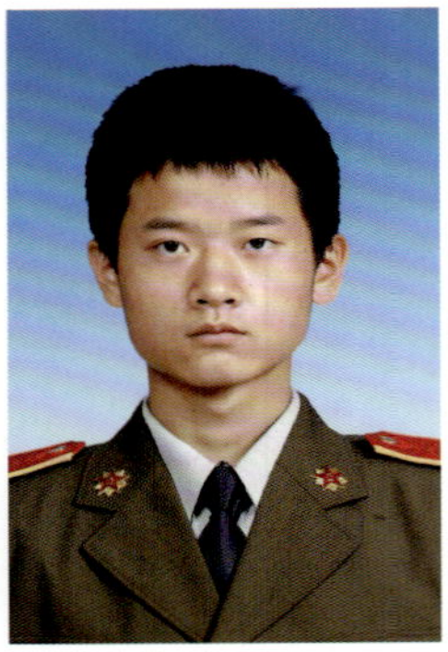

精品课程建设之感悟

生物医学工程系　安强

《礼记》中曾记载:“建国君民，教学之先”，邓小平爷爷说过“教育要面向现代化，面向世界，面向未来”，作为科教兴国战略的重要组成部分，教育在我国的现代化建设进程有着举足轻重的地位。但是，在新世纪教育教学制度改革日新月异的形式环境下，如何保持竞争力，不断地提高教学质量，培养高素质人才，成为各个高校建设的重中之重。作为学校精品战略的核心工程之一——精品课程建设在提高课堂教学水平和促进科研工作开展方面发挥了越来越重要的作用。

聚集优质的教育资源，提高课堂教学质量，使学生得到最好的教育，培养满足国家和地方发展需要的高素质人才，这是精品课程建设的出发点和归宿。作为2008年入学的学员，我有幸从一开始就接触到精品课程，见证了精品课程建设在学校教学工作当中从起步到发展壮大的整个过程，也由衷地为母校取得的辉煌成绩而感到自豪。继续教育大楼的规划建设与投入使用，国家级重点实验室的逐年增长，网络课程平台的建设与投入使用，实验大楼的重新规划与建设，课程体系的不断改革与应用，教育教学方式理念的转变，教学软硬件资源的完善与齐备，这所有的一切都是在精品课程建设的指导下所取得的成就。学科规划，师资队伍建设，教学内容及课程体系建设，教学方法和手段建设正有条不紊的逐一展开。而这当中，教材建设，实习基地建设，课件的制作和网络资源的利用对教学质量提高尤为重要。

三年半的大学生涯一路走来，校内的环境得到大幅度的改善，校科研经费逐年创下新高，学校的师资力量和科研能力不断提升，这所有的一切都在鼓舞着我珍惜资源好好学习。在良好的学习环境和学术氛围中，我深切地感受到了一种力量，这种力量激励着我主动去学习，去钻研，去创造，去面对失败和阻力，不断攀登科学技术的高峰。在这里，我们以理想为船，青春为帆，在知识的海洋里尽情地遨游，快乐地成长。

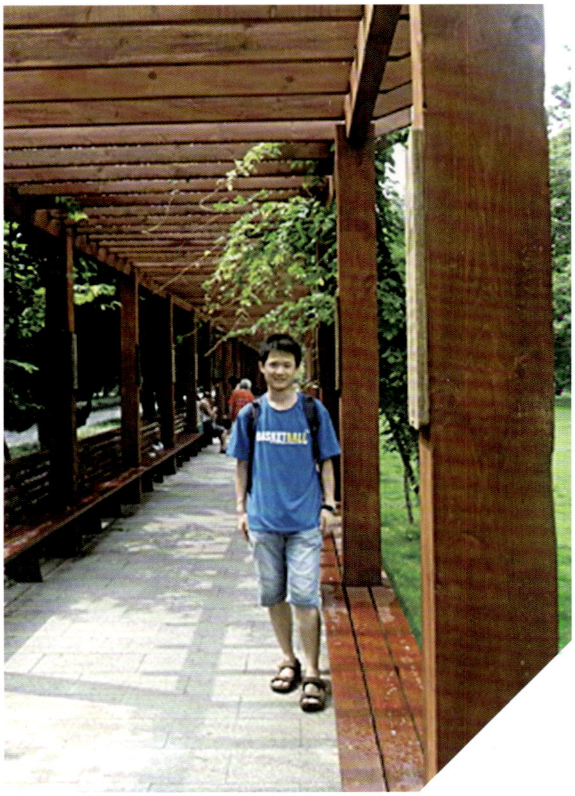

德育为先，学问为本，和谐为贵，进取为荣的校风，团结、求实、创新、献身的校训是激励一代又一代四医大人不断前进的原动力，而四医大人“立大志，成大事”的志向，终将而且已经化为“建国际先进的研究型军医大学”的实际行动，而在这前进的步伐当中，精品课程建设书写了浓墨重彩的一笔，在学校的精品建设洪流中越来越彰显出生机与活力。

最后让我们共勉：借精品课程建设的契机，在学校精品建设的洪流中书写出属于我们自己的精彩年华。

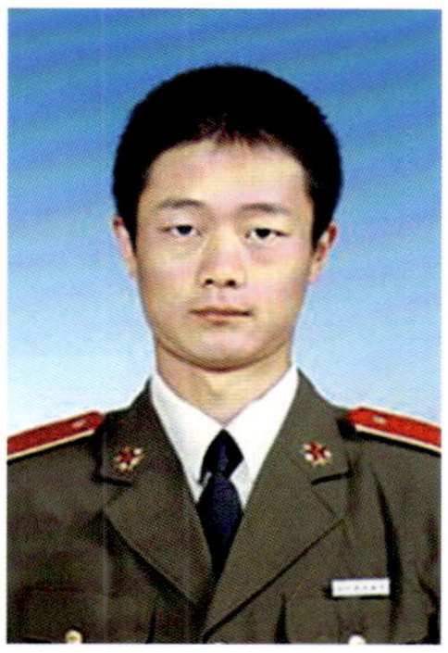

精品洪流 星光闪耀

生物医学工程学院 冯 帆

学校的目标是在建校八十（2034年）至一百周年时，把四医大建设成世界先进的研究型军医大学。“深谋远虑”也罢，“好高骛远”也罢，四医大这些年的发展，成绩是显著的。是什么成为发展的中流砥柱，又是什么让四医大人慢慢的摆脱掉“低不低，俯视平原；高不高，仰视高山”的“塬状态”？唯精品战略。

四医大的“精品风暴”，让路上的四方步变成了小跑步，夜晚的星星之火变成了灯火辉煌，胖子也都变苗条了。大学以教学为主，搞精品战略，精品课程首当其冲。但并不是每一个教员都可以被评选为精品教员，在听了基础部生物化学和分子生物学教研室傅海燕教员的精品评选课之后，我对我校精品工程之精品课程有了更加深入的了解和体会。精品课程是指具有一流教学水平的优秀课程，精品课程的建设要体现在现代教育思想，符合科学性、先进性和教育教学的普遍规律，也要引导教育教学的改革方向，鼓舞教员教学创新。对于精品教员的要求也是相当高的，它要求主讲教师师德好，学术造诣高，教学能力强，教学经验丰富，教学特色鲜明。

傅海燕教员在授课时，不但把大纲规定的基础知识讲得很清楚，而且把世界上最新的研究成果和进展适时地告诉了我们，并且讲的生动有趣，让我们做学生的爱听她讲课。傅海燕教员授课时尽可能地把自己知道了解的知识都告诉给学生，以诚相待，精者自成，讲课也自然洒脱，能把基础医学课程讲的如此有吸引力，除了坚实的基础，还有那时刻都存在的微笑。相信在我们学校的精品洪流中，耀眼星光不断，新星层出不穷。傅海燕教员定是其中一颗耀眼星光，照亮了她的学生。

精品课程是具有一流教师队伍、一流教学内容、一流教学方法、一流教材、一流教学管理等特点的示范性课程。而精品课程建设是我们学校精品战略的重中之重，经过几年努力，我们学校的精品课程建设取得了显著的成果。同时通过精品课程的辐射和示范作用，更多的教学团队和不同的教学科目都参与其中，这无不带动了各个学科的课程建设，促进了我校的教学水平和人才培养质量的提高。对我校的建设目标，即把四医大建设成世界先进的研究型军医大学，有很大的促进作用。精品课程的建立，也是为了这个目标而服务。

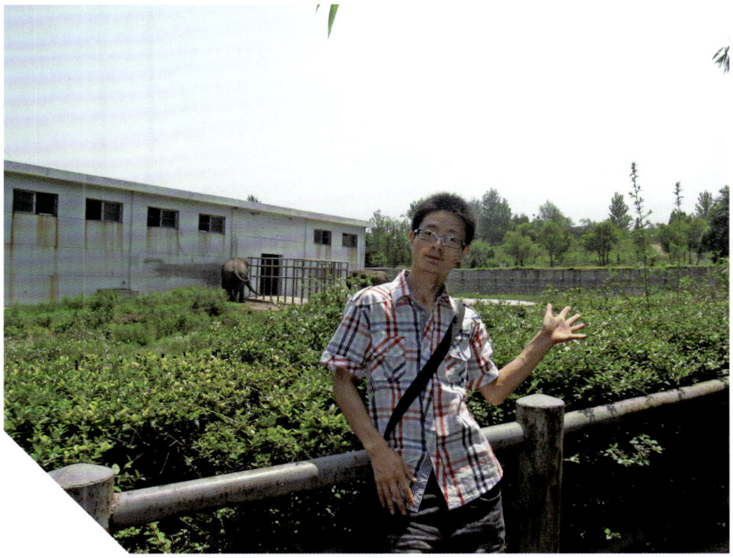

四医大校园内，不仅学生帮学赶超，一个个教学团队也都百家争鸣。作为四医大人，我相信四医大的精品战略是正确的，精品课程造就出来的精品教员是实力超凡的。

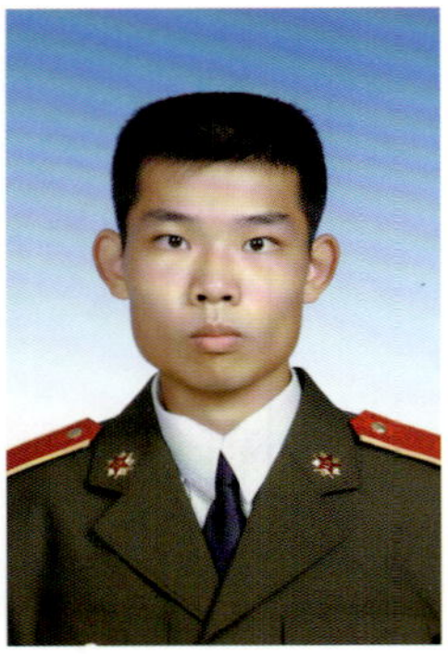

精品助我成长

生物医学工程系二队 伏丹晨

所谓精品者，不可谓之为大同也，不可为俗也，必有超于常物之处。精者，必是凝结着万分的投入与无尽的汗水心血。我们的精品课程正是这样。老师们经过不知多少次的备课、改进、试讲，不知在多少个夜晚，仔细推敲，反复斟酌，让每一个知识点更直接、更明确、更容易被接受，让学生在轻松愉快的氛围中掌握要点。自从精品课程开展以来，学员们受益匪浅。精品课程成就了精品教员，精品教员造就了精品学员。

精品教员人人都值得称道，这其中执教C语言课程的廖琪梅老师可算是首屈一指。初上她的课，第一感觉就是廖老师很的要求非常严格，课堂上，不仅要眼看耳听心想，手中的笔也不能停。一堂课下来，着实筋疲力尽。可是时间久了之后，我慢慢发现廖老师其实是一个很温柔的人。不管有什么问题，只要向老师提问了，总会得到圆满的回答；不管有什么建议，只要向老师提出了，就会得到明确的答复。正是廖老师的严格与温柔，让我们在课堂上不仅学到了知识，更学到了做人的道理。

廖老师曾说过，C语言这门课程，十分重视自己的思考与创新，要善于发现新颖的现实解决方法，而不要去照搬前人写好的程序和陈旧的思路，要学会拿回来，走出去。课堂上，她总是给我们提供一个前进的方向和前进的思路，然后放开手让我们自己走。同时，她还时常同我们说一些她自己的经历和学习的经验，希望对我们有所帮助。上廖老师的课，每一次都是一顿丰富的知识大餐，更是一堂生动的人生理论课。就是因为有了像廖老师这样的精品教员，有了这样精彩的精品课程，我们才能更好地拓宽自己的视野，增加自己的见识。

精品课程，培养的是精品的学员，践行的是精品的理念，传播的是精品的知识，贯彻的是精品的方针。精品课程，增长了学员的知识，培养了学员的素质，锻炼了学员的能力。精品助我成长，我为精品喝彩！

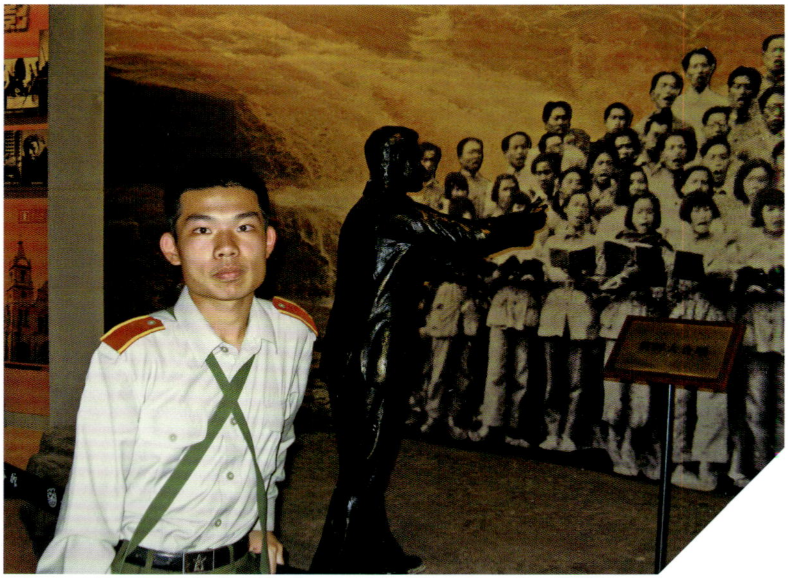

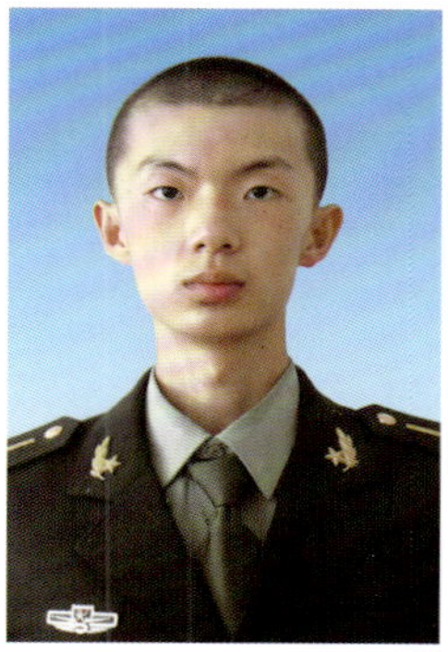

让思想再一次腾飞

生物医学工程系　伏志勇

教师的课堂教学应赋予教材鲜活的灵魂。

——董秀珍教授

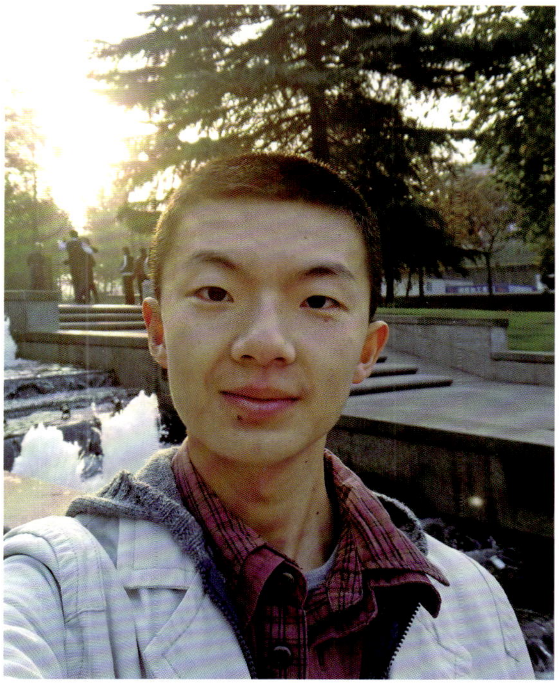

第一次接触与专业相关的课程，本以为严肃、单调的课堂，却让人耳目一新。在董教授的课堂上，多了一些欢乐，少了一些枯燥；多了一些活跃，少了一些沉闷；多了一些思考，少了一些盲从。在平静的课堂上，让思维一次又一次的腾飞，这就是董教授的精品课。

课堂上，董教授精心制作的幻灯中那些引人入胜动画、图片、声音、影像等等，让我们完全进入各科科学家的生动故事中，了解发明的过程，体会创造的艰辛，感受成功的喜悦；更会在教授的引导下，以旁观者的角度看待问题，最终升华到对整个过程的深刻理解。所以这不是一个普通的课堂。精品课上，课本仿佛都被赋予了鲜活的灵魂，栩栩如生，让人流连忘返。更能够在老师的引导下跳出书本，仰观宇宙之大，俯察品类之盛，让思想遨游在人生的海洋中。董教授还常常在课堂上介绍自己的学习体会和经验，让我们能够站在巨人的肩上包揽风景。有时候，董教授也启发式地跟我们一同展开讨论，让学科与现实更加紧密的联系在一起，着眼于现在，立足于未来，让思想再一次腾飞。

精品课堂的时间总是过得太快，在欢笑声和掌声中开始，又在一次又一次的欢笑声和掌声中进行，最后在更加热烈的掌声中画上了圆满的句号。这不仅是学术的课堂，也是人生的课堂。精品课不仅仅是在知识层面的教书育人，更是在人生道路上的言传身教。

如果说军校是一个大熔炉，那这些精品教员就是那熊熊的火焰。他们无私地奉献着自己，让我们每一个四医大人能在今后的道路上绽放花一般的年华。

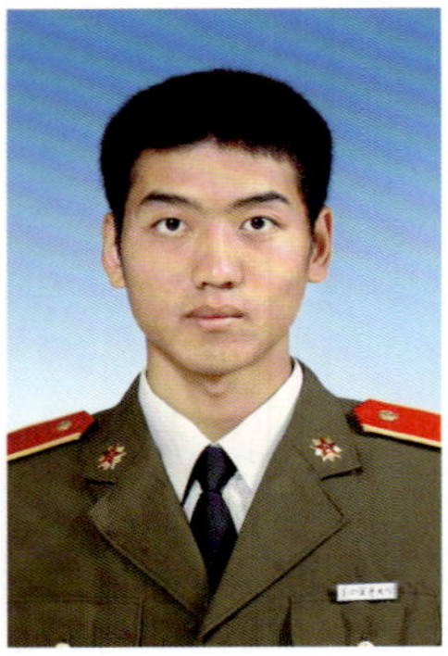

精品课听后感想

生物医学工程系　高 鹏

精品课程建设是学校党委实施精品战略、提高课堂授课质量和教学水平的一项重要举措，是学校精品战略的核心工程之一。而作为一名精品教员，在我校有着更高的荣誉和意义。它意味着一个教员的授课质量和水平达到了一个相当高的水准。在听过基础部武宇峰教员授课前后的相关课程后，我对精品课有了更深入的认识。

我是在大一的下学期进入到武教员的班上进行英语学习的。当时武教员还不是精品教员，他自己也对我们说，自己参加过几次终审，但是都没有选上。我知道学校评选精品教员的标准很高，要求很严，但是武教员课讲得不错，如果这样都评选不上精品教员的话，是不是要求苛刻了些呢?

直到当武教员评选上精品教员之后，我才发现原来英语课可以这么上，原来老师讲课可以如此精彩，原来精品教员的标准是如此之高，要求如此之严。我觉得武教员在评选上精品教员前后的授课变化可以反映出精品课程对课堂的改变和塑造。

首先是教学方式的变化。教员更多的会在课堂上以问题的形式启发学员而不是仅仅填鸭式的满堂灌。这样带来的好处是显而易见的，它既提高了学员的注意力又启发了学员的思维。帕斯卡说人是一根思想的芦苇，只有在课堂上经过认真思考的知识才更容易吸收，才更容易内化为个人的储备。

其次是多媒体手段应用的变化。之前教员的幻灯虽然内容上很丰富，但是形式单调，多媒体应用不多。英语是一门语言，多媒体应用在英语课堂上显得尤为重要。但是现在教员幻灯里面内容非常丰富，既有书本上重难点的体现，又有课外的英语资源。这样的课堂上下来觉得既轻松又丰富。

第三是课堂互动的增多。正如之前所说，英语不是教员讲就可以学会的，而是必须有开口说话，尤其是在公共场合开口说话的机会。而武教员作为精品教员就很注意这一点。他会为学员准备口语话题然后鼓励学员登台演讲。这样的形式学员英语和思辨能力自然会提高。

不仅仅是武教员，在听过多名精品教员的授课后所有学员都认为精品教员的授课更精彩，水平更高。我认为这直接得益于学校精品课程的实施。没有参加过精品课程评选的教员相信不会知道这样的评选会对教员带来怎样的改变，它不仅仅是一个结果，而是一个过程，一个改变教员授课思维和方式、提高教员水平的过程。校长比喻它是一个熔炉，的确如此，精品教员的荣誉标签只有经过千锤百炼才会获得，而这种千锤百炼的过程决定了精品课程的精彩。

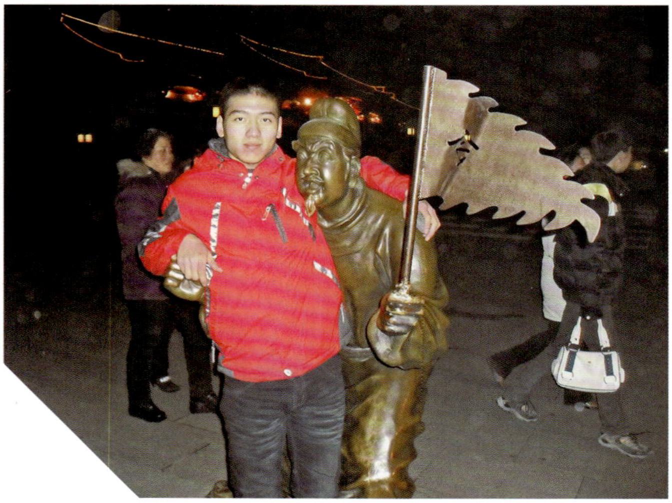

当然，精品教员的名额是有限的，但是教员授课水平却是可以不断提高的。如果每个教员每堂课都能达到精品教员的授课水平，那么四医大的本科教育势必会迈上一个更高的台阶，建设国际名校的目标就会早一天实现!

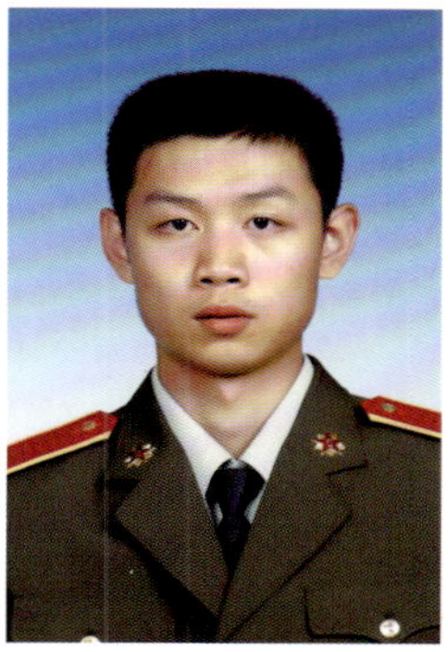

精品课程有感

生物医学工程系　李昊庭

在精品战略、阳光治校的正确引导下，我校的精品系列蓬勃发展，几乎每个四医大人都要求自己时时出精品。而精品系列中最让我们学员受益的莫过于精品教员和精品课程。

作为一名军校生，从踏入四医大的第一天起，我们就坚定了一个信念：习医报国。而学好专业是我们效国效民的前提。对于求知若渴的我们，精品教员、精品课程出现，如春雨般滋润了我们的心田。

在四医大，精品教员、精品课程，不仅是荣耀的象征，更是实力的展现。每一个精品教员都是经过多次考核，层层筛选产生；每一堂精品课程都是老师呕心沥血，废寝忘食的成果。在精品课堂上，精品教员授课基于课本又不照本宣科，既致力于精简知识点，又极力开阔学生知识面，真正做到了不温不火。他们从来不以学生考试为目的，而是注重学生对知识的理解与运用。他们引导学生学练结合，充分锻炼学生自主学习能力、创新能力、合作能力。他们清晰的幻灯、高亢的声音、幽默的话语时时刻刻都能抓住我们的注意，让我们积极思考，努力理解。

身为一名生物医学工程系的学员，我对以上几点感受颇深。我系的精品教员虽然讲授的基本上均是理工科知识，但是他们在教学过程中，十分注重医学观点的补充，例如在数理教研室的屈学民教授，在紧张开展正课之余，专门抽出时间为我们讲授医学物理讲座，让我们充分认识到物理在医学方面的应用；又如数理教研室的赵清波教授，每次讲解的概率论习题都是她精挑万选的与医学有关的题目，这些题目不仅能贴近我们的专业，还能很好的对概率论知识进行诠释。再如计算机教研室的廖琪梅讲师，在实验课上，我们总能看到她耐心帮助同学调试程序的身影，她时常鼓励同学们在学有余力之际，参与教研室的研究课题，通过实际运用加深对理论的理解。这样的例子还有很多，我系几乎每一个精品教员在授课时都能把握合适的度量，发挥生物医学工程专业特色，引导我们学员既不纠缠于高深莫测的工程科学，也不完全投身于医学理论研究。做到了适中、实用，为我们以后的生物医学工程科研工作打下了坚实的基础。

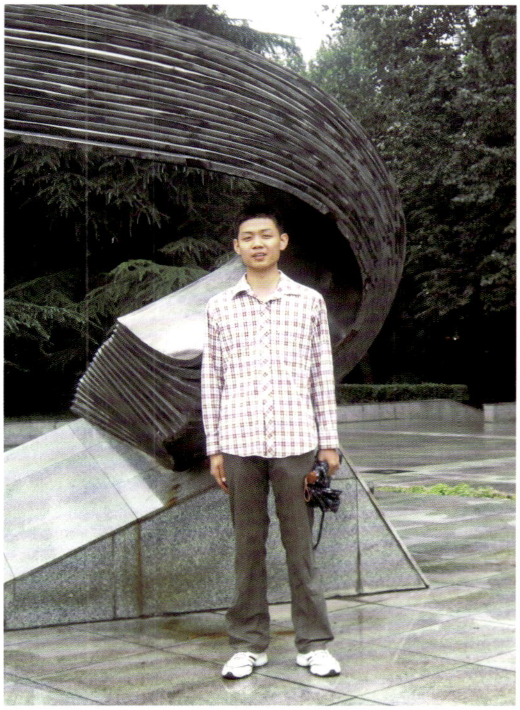

相信在精品教员、精品课程的正确引领下，我们能够勇攀生物医学高峰，研制真正属于自己的医疗仪器，为国家为母校增光添彩！

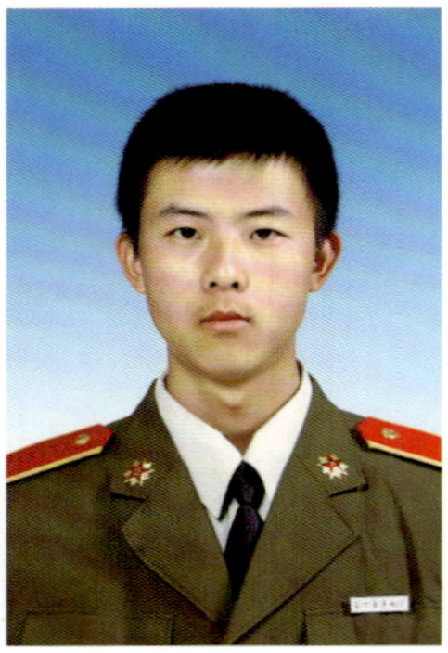

精品之中取精华

生物医学工程系　刘薪余

自学校精品战略实施以来，我们学校取得了国家科技进步一等奖多连贯和教学迎评全面胜利的骄人成绩，从而“四医大现象”这一新词汇也在教育界广泛被传播，今天的四医大是腾飞的四医大。

精品课程对我们学员来说最能体会到精品战略给我们带来的收益了。网络原理、电路等许多课程都参加精品课程的评比，与以往的课程相比，精品课在许多方面都体现了它的先进性。

第一，在授课时间方面，无论是在高中还是在其他的大学，老师总是很难把握好上课时间，要么是拖堂要么就是提前下课，想要准时下课成了一件难事。拖堂不仅不能够让学生得到很好的休息，而且时间一长会让学生产生厌学的情绪。如果每个老师都怀揣着无所谓的态度，这无疑在教育中孕育了一个毒瘤，严重影响了教学的效果，更加影响了学生以后的发展。为什么会出现这种现象呢，原因在于老师对课程内容的准备不够充分。有些老师是不能在规定的课时内将该讲的内容讲完，有些老师只是照本宣科地把书念完，而没有把本质的东西予以剖析，这并不是讲课而是在说课，这样又怎么能让讲堂之下的学生吸取到高浓度的知识呢？恰好相反，精品课就消除了这一弊端，规定要求教员对时间的把握就是要教员把该讲的内容都传授给学生，而且不造成学生的厌学感，使学生最大程度地学到知识。第二，精品课要求双语教学和嵌入与其相关的人文因素，这对于一个医科院校来讲是十分重要的，对于一个要走向国际化的学校和学生更是必不可缺的。从上课的教员开始学习相关的医学英语时，就潜移默化影响着我们学生，学习英语的目的是要应用它，双语教学就是要我们在今后的学习和工作中方便了解世界先进的思想，从而发展和强大我们自身，从跟紧时代的角色逐步转变到引领医学发展的领袖地位。

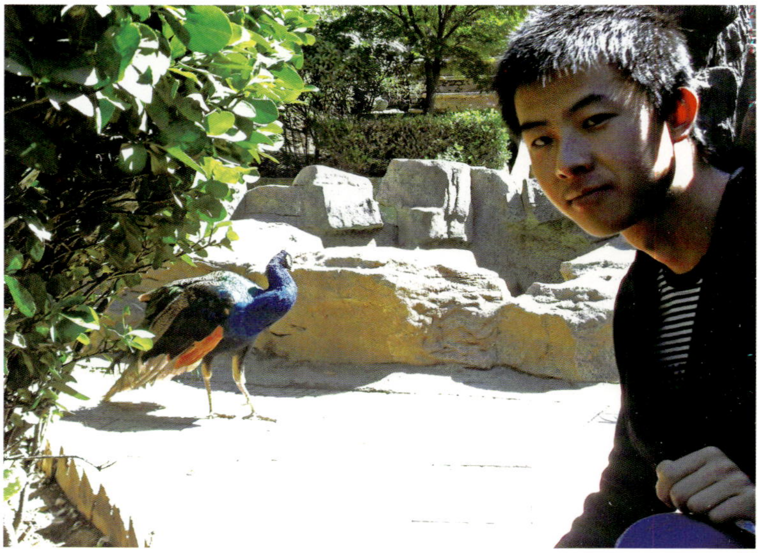

作为一名学员，精品课不仅让我高效率地完成学习目标，在精品中取得了精华，与此同时也锻造出了一批具有高素质、高能力的师资团队，为以后的教学和四医大的发展积蓄了力量。

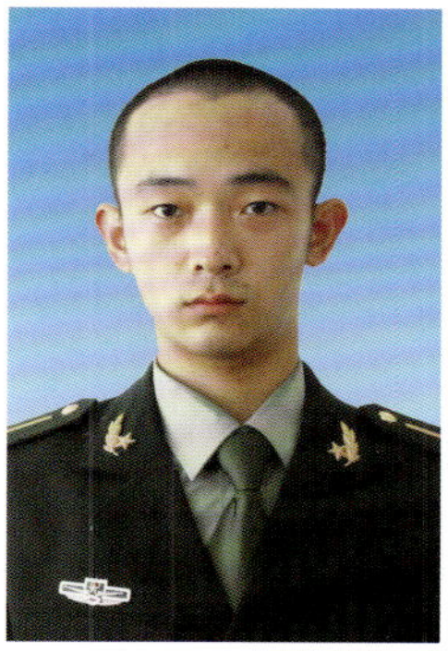

精品教员 大爱无言

生物医学工程系 颜泽栋

有一种人，他们虽然被一种纸醉金迷的享受和甜蜜的痛苦轻轻包围，但在选择的时刻，一掷千金的挥霍、灯红酒绿的奢侈，在他们心中都变成了浮云。他们用学富五车的知识、一丝不苟的作风，向我们昭示着人生中的大爱无言。他们被叫做精品教员。

一生充满传奇色彩的李青峰教授，实则是四医大精品教员中一道靓丽的风景。课堂上的妙语连珠，靶场上的英姿飒爽，战术场上的身先士卒，让我们在感谢之余，又多了一份感动，在感动之后，又多了一份钦佩，激励我们奋勇向前。

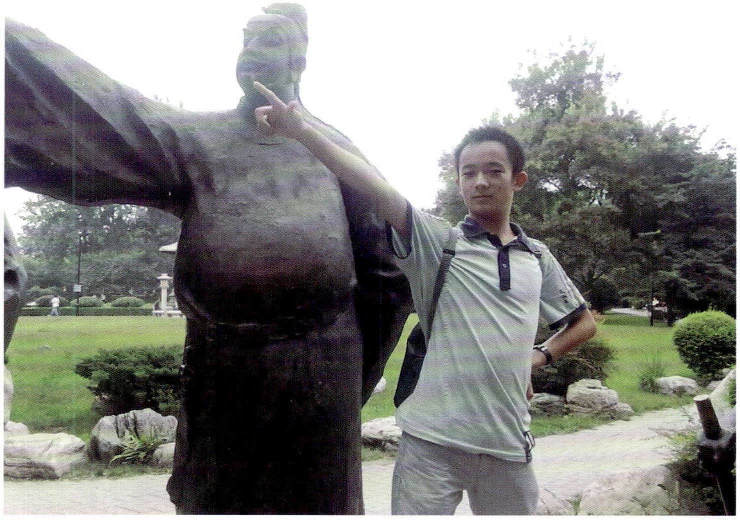

心中有爱，腹中有诗，李教授用他一生的经历与思想引领了一代代成功学员健康成长。每次上课前，他都会仔细、反复地推敲每一个细节、每一张幻灯片、每一段话、每一个问题都凝聚着他的心血。课堂上，李教授绘声绘色的讲解常常让我们听得津津有味。无论是精彩绝伦的说理，还是惟妙惟肖的举例，都显示了李教授渊博的知识和深厚的积累。时间虽带走了他的青春，但一代代学员们的羽翼渐丰是对他最好的回报。

师责昭昭，大爱无言。作为一名精品教员，李教授把对学员们深深的爱化为对待工作中的每一个细节。训练场上，他干净利落的动作示范，令我们大声叫好；靶场上，他细致传神的讲解又常常让我们茅塞顿开，射击成绩屡屡报优，是他让我明白了一名革命军人应该拥有一种怎样的气概与精神。

在精品教员的灵魂中，充满着的是一种高尚的师德。览尽乾坤、方知千史，李青峰教授，亦用一种无言的爱，创造了一种常人无法企及的奇迹。或许正如哲人所说，他在琐碎的工作中对真理永远怀着赤子般的虔诚，他的心弦永远奏响创造者的欢歌。

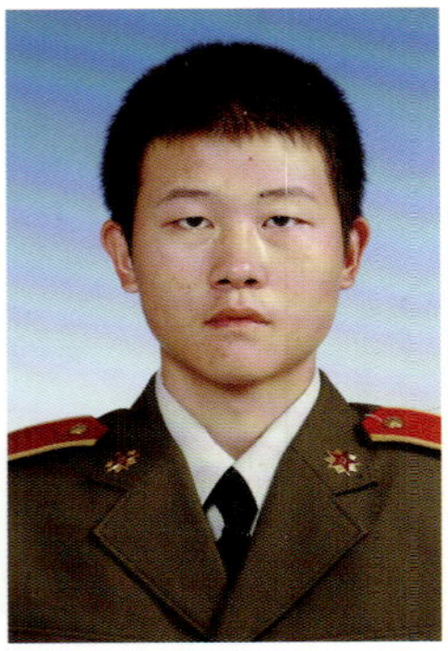

沐精品雨露 成精英人才

军事预防医学系 陈丞

银幕上的幻灯，一张张精美而新颖，牢牢地吸引着我们的眼球；老师的讲解，一句句生动而风趣，不时地引发着我们的深思……老师激情洋溢，学生全神贯注，师生互动气氛热烈，讨论交流各抒己见，随堂测验，趁热打铁加深理解……这便是一堂精品课程最真实的写照。

很幸运，我们恰逢腾飞中的四医大，正值精品的洪流席卷整个学校的大好时机。精品课程让我们摆脱了填鸭式的教学模式，让我们真正感受到了课堂上的乐趣，学习效果更是事半功倍。沐浴在精品的思潮中，从学校领导到身边的教员、科研、医务人员无一不投身于精品工程的伟大事业。作为四医大的一员，我们学员也应当从中感悟到点什么，从中学到点什么。我就时常反思，我们该如何借精品这场东风来乘风破浪，把自己塑造成一名精英之才呢？

首先应有思想上的转变，我们要有不成精英，愧对精品的意识。

台上一分钟，台下十年功，为了精品，教员们殚精竭虑，耗费了多少宝贵的时间才换来一堂精品课程。我们接受了精品的教育，倘若还不能把自己打造成精英的人才，我们愧对自己的机遇，更是无颜面对老师的栽培。

君子性非异也，善假于物也。能审时度势，利用周围有利资源帮助自己成长的人才是大智者。学习如逆水行舟，不进则退，当今社会竞争日益激烈，不管在地方还是在部队，没有一身过人的本领是没法找到属于自己的一片天空的。而如今全校上下都在如火如荼的建设着精品工程，这么好的机遇，我们若不珍惜，等到毕业后失去了，便会追悔莫及。

思想的转变是指引我们方向的罗盘，行动上的开始便是我们奋勇向前的双桨。那么什么才叫精品，我们又如何才能成为一名精英人才呢？

樊校长告诉过我们，精品是追求第一或唯一，它不随空间的拓展而缩水，可随时间的推移而增值。我们要做的是great而不是good，得过且过不是精品。

作为光荣的四医大人，我们应当自信，我们也有理由相信精英对我们来说不是遥不可及。我们要有敢于挑战的勇气和舍我其谁的霸气，相信自己，青春无极限，我一定可以。牢记校长的每晨三问：你想成为精英人才吗？你知道精英人才的标准是什么吗？你开始了吗？用它们来时刻激励着自己，生命不止，奋斗不息！

当然精英人才绝不会一味蛮干，他们会使劲，使巧劲，懂得如何让产出投入比最大化。因此我们不能只会埋头苦读，更要学会抬头看路。而四医大人的幸运之处就在于我们身边有很多引路人，他们得益于精品工程，又是精品工程的建设者和传递人。我们坚信在一代代四医大人的薪火相传之下，四医大名扬全球指日可待，而沐浴着精品雨露的我们也必将成为未来中国乃至世界医学界的精英人才！

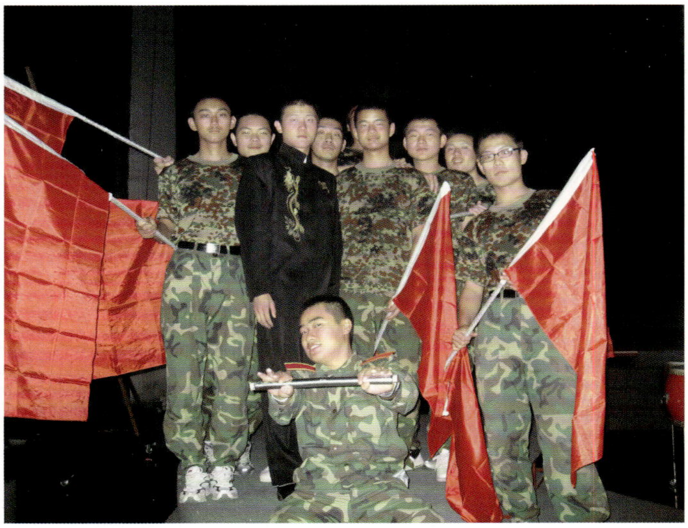

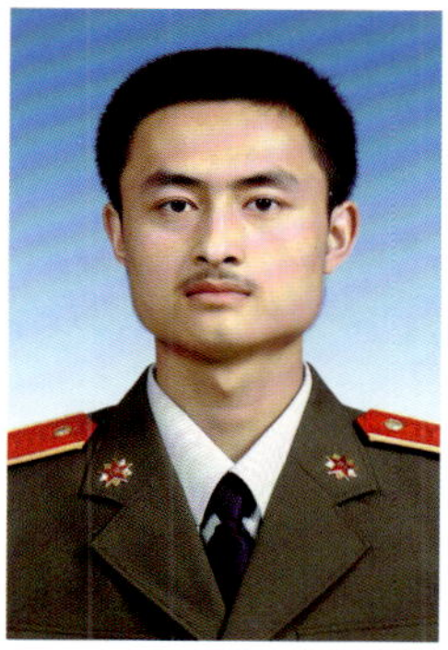

从课堂中看“世纪之问”

军事预防医学系　孔德钦

我们知道“钱学森之问”是需要整个教育界乃至社会各界共同回答的“世纪命题”。

大学是精英人才的主要“孵化”基地。大学的办学理念和办学层次，决定了人才培养的层次和水平，而真真进行人才培养的主阵地在于那一堂堂课程。

从小时候上学开始到现在，可以毫不夸张地说，我们在学校上过的课的次数比吃过的饭还要多，在这些各不相同的课堂中，有的诙谐幽默，有的妙趣横生，有的严肃谨慎，有的轻松活泼，其风格各具特色。那么，什么样的课堂才算得上是高质量的呢？经历了学校那么多精品课程的学习，我仿佛找到了答案……

传统教学的普遍现象是课堂上老师教书本，学生啃书本。老师的任务就是教，学生的任务就是学，好学生就是那些几乎能把课堂上老师说的每句话都背得滚瓜烂熟的“乖孩子”，评估课堂的好坏就是看学生记住了多少东西，考试的唯一目的也是如此。

与传统课堂相比，现代课堂虽然在教学理念和硬件设备上有了质的飞跃，但是在教学实施上还是或多或少的受到了传统教学观念的影响，有些教员仍然在不停地灌注课本上的知识，而同学们为了考试，不管课堂上讲的内容正确与否，也只是一味地去背诵。就算有人记住了全部的内容，可以想象，虽然他可能会得到很高的学历，但他绝对成不了真正意义上的人才。显然，培养出这样“人才”的课堂教学绝对是失败的。

其实，这样的课堂就是所谓的“填鸭式教育”，教师只是一味地灌输、灌输、再灌输，而学生只是盲目地背诵、背诵、再背诵，因此，学习变得异常的枯燥乏味，完全失去了学习新知识时应该具有的兴趣和激情。很多同学只知其然而不知其所以然，做不到对知识的融会贯通，不能对不同的情况作出灵活的处理。作为课堂引导者的教员，应该首先改变观念，课堂中对知识的教授固然重要，但更重要的是，要帮助同学们解放思想，引导同学们去思考问题，充分激发同学们的想象力和创造力，让属于同学们自己的思想自由飞翔于知识的蓝天。只有这样，才能在课堂产生互动，才能产生思维碰撞的火花。

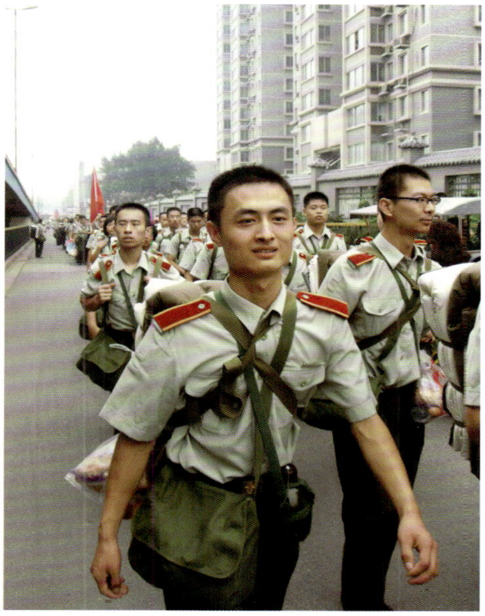

上精品课的老师在传授知识的同时，会给同学们留下很大的思考空间，不仅授之以鱼，更懂得授之以渔，会让同学们亲自感受到自己思考带来的快乐。只有这样，才能激发同学们的潜力和兴趣，才能创造真真的人才，其实，爱因斯坦的成功就是这个道理。在他看来，许多所谓常识的东西其实不过是幼年时代被前人灌输到心中的一堆成见，这些成见大多是由于我们只处于宇宙的一个局部领域而见到的特殊现象，并不是宇宙的一般规律，所以这些都是需要重新审核的。正是由于他的思想没被当时的观念所束缚，他才有机会发现了那么多真理，创就了像相对论等一系列不朽的惊世理论。

或许，精品课程的最大特点就在于将思考的自由权归还于同学们吧。相信在不远的将来，在精品课程的洪流中，钱老之问这个世纪命题必将会被圆满解释和解决，大量涌现的精英人才必将为中华民族的伟大复兴注入新的巨大的活力！

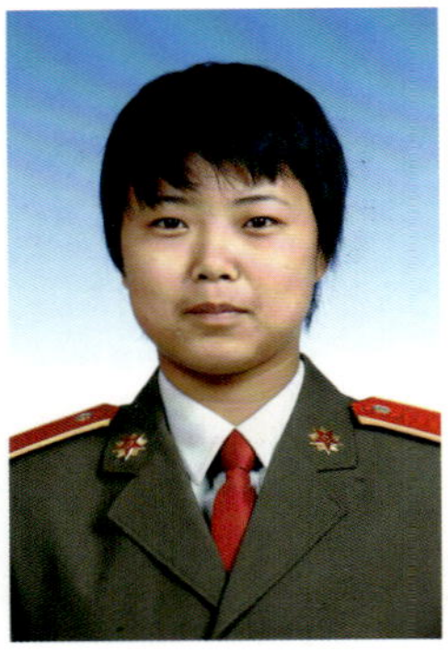

精品之风惊天雷

军事预防医学系学　刘婷婷

精品，她诞生之日，便注定要在四医大的史册镌上一卷熠熠夺辉的竹笺墨迹，力透纸背。精品，她推倒了堆叶如雪的残垣土坯，流下一股清新悠扬的沁香，润耳明目。精品，她犹如红艳如阳的灵犀花，以其积极、进取，追求完美，精益求精的姿态，向世人诉说衷肠。

精品，在这个无声的黑白世界，一举惊破天雷！

谈到精品，我想与我们学员息息相关的要属“精品课程”和“精品教员”了，精品授课着实给我们留下了深刻印象。当然这不仅仅是因为教员渊博的知识，更重要的是他们风趣幽默而又不失严谨的教学态度，他们苛求而又体恤学生的美好心情，他们时刻给我们传播新的理论、新的思路、新的境界，让我们能够站在巨人的肩膀上，离真理更近一层。

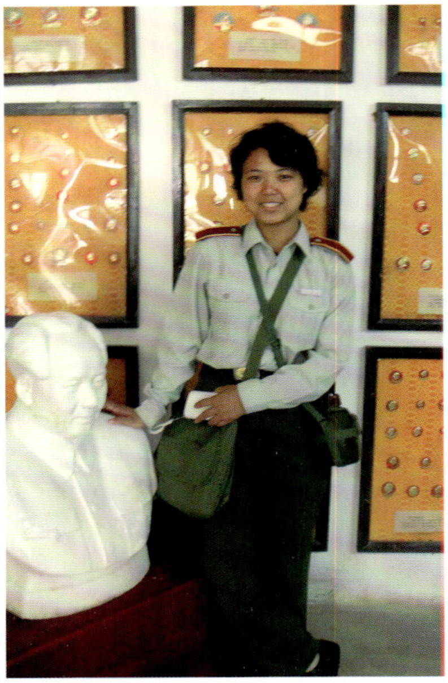

我记得内科教研室的史皆然教授，难忘他的“1/4+1,排除其他”牢记细菌性肺炎的诊断，“数字排序”记忆生化指标，痰液培养合格标准，还有“location”评估疾病严重程度。我想若不是史老师对教学、对学生充满着热情与希冀，又怎么会在诊疗与科研的百忙又忙之中，匠心独运出这些个巧妙的记忆方法来；生化教研室赵晶老师，温文尔雅，干练条理，“施舍竹竿”诠释出一碳单位。她站在小小讲台上，可那又偏偏不是尺寸之地，而是任由我们遨游的生化天地，任由我们策马奔腾的学术殿堂；政治教研室谢鹏，谢村长，诙谐幽默的授课方式，别出心裁，不仅仅抓住了同学们的注意力，还抓住了同学们的兴趣。这是我想到鼎鼎有名的大厨，既抓住了品客的眼球，又捕获了渴望美食的胃。

当然还有更多的优秀精品教员，更多的精品思想，我所提到的仅仅是冰山一角，精品之路宽且广，这也仅能是一隅之芳，但也足以幽香整座庄园。

但倘若“精品课程”仅是一枝独秀的存在，无法结合学生们的积极性，便也只能是束之高阁的“干将莫邪”，难以淋漓尽致地发挥其雄霸天下的功用。所以，在“精品”展开的同时，我们广大学生也尽力的投入到擂鼓震天的“精品状态”。“五+二”信手拈来，“白+黑”更是家常便饭，我们更尝试着以“精”要求自己，争取不负恩师之厚望，不辜母校之期望，“学、比、赶、超”的氛围也浓厚扎沉，同时大家也互帮互助，共同进步，将“同学情”“战友情”也演绎出洋洋洒洒的“精品情”。

精品战略像是下了一场及时雨，滋润了干涸的田野，浇灌了绿油油的禾苗青藤，任我们吸足了水分，挂出沉甸甸的果实。我们之所以双手向上，并不一定要摘到那最美的星辰，而是保持一种积极向上的姿态，不管风雨是否飘摇，电闪是否伴着雷鸣，我们都会风雨无阻地走下去。精品，精的意义也许并不是其本身，而是要唱响一种“精益求精”的氛围，使我们在国际洪流中始终保持积极向上的心态，努力与时代接轨。我们不怕平庸，怕的是甘于平庸！

精品之风，必将惊动天雷！

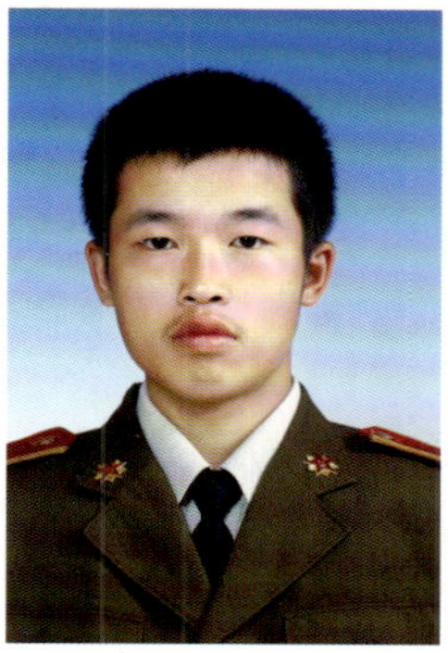

精品教员颂

军事预防医学系学　彭鹏

写在纸上的爱，一个早晨就可以读完，说在嘴上的爱，一转身就能忘记，而唯有师爱，母爱写在天空和大地，是世间永恒的爱。我们的精品教员们所付出的爱，就是这永远带着温暖与厚重的永恒的爱！

老师，您用人类最崇高的感情——爱，播种春天，播种理想，播种力量……

我们把老师比作红烛，照亮别人而把自己燃烧；

我们把老师比作园丁，培育桃李开遍天涯海角。

老师，您是美的耕耘者，美的播种者。

是您用美的阳光普照，用美的雨露滋润，我们的心田才绿草如茵，繁花似锦！

您为花的盛开，果的成熟忙碌着，默默地垂着叶的绿荫！

您的笑容是世界上最和煦的春风；

您的眼泪是世界上最名贵的珍珠；

您的皱纹是辛苦岁月霜雪雨的刻痕；

您的画像是勇敢和坚韧的象征；

您的关怀，让我们感受到长辈的慈爱；

您的鼓励，让我们扬起了奋斗的风帆；

您的渊博，让我们沐浴了知识的阳光；

您的奉献，让我们领略了师德的风范。

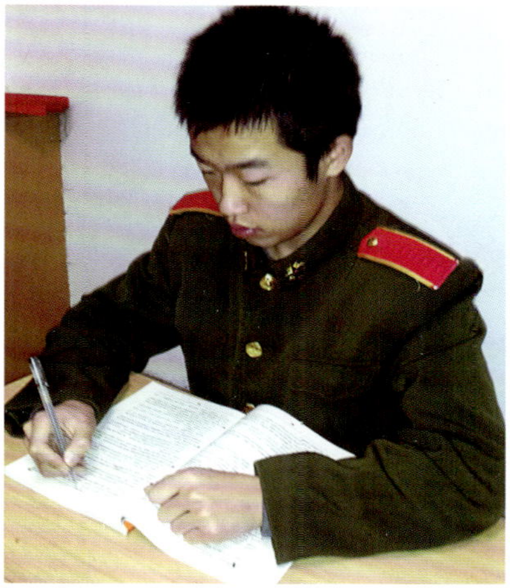

您如同溪流，没有江河奔腾的浪花，也没有大海壮阔的波澜，但山石间的那点叮咚，是您欢快的旋律。您如同星星，没有太阳耀眼的光芒，也没有月亮迷人的浪漫，但夜空中的那点光亮，是您生命价值的闪现。您如同沙砾，没有大山的伟岸，也没有溪流的悠闲，但山水间的那点铺垫，是您默默的奉献。

您多像那默默无闻的树根，使小树苗壮成长，又使树枝上挂满丰硕的果实，却并不要求任何报酬。

您给了我们一杆生活的尺，让我们自己天天去丈量；您给了我们一面模范行为的镜子，让我们处处有学习的榜样。

您是大桥，为我们连接被割断的山峦，让我们走向收获的峰巅；您是青藤，坚韧而修长，指引我们采撷到崖顶的灵芝和人参；您是春雨，连绵而柔润，滋润我们亟待成长的希望；您是寒夜中的火种，点亮了我们追求光明的向往。

您好比一架穿梭机，能带我们穿越历史长河；您好比一把钥匙，能帮我们打开迷惘的心锁；您好比一颗启明星，带领我们走向洒满阳光的天堂。

“创精品，育精英”是四医大精品教员们的矢志追求，每一位参加“精品教员”评审活动的老师，都是人类灵魂的工程师，唯有这光辉的名字，才有着像大海一样丰富、蓝天一样深湛的内涵！您们在我的心中，是“真的种子，善的信使，美的旗帜”。有人说，师恩如山，因为高山巍巍，使人崇敬。我还要说，师恩似海，因为大海浩瀚，无法估量。

在你们的带领下，我们全体学员立志　今天，我们以你们为荣；明天，你们为我们骄傲！

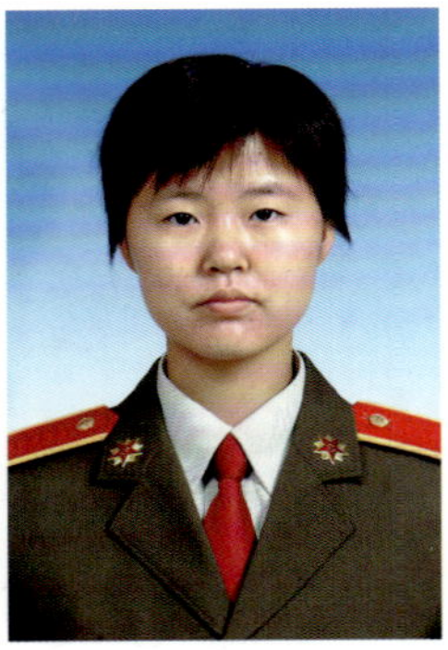

精品伴我行

军事预防医学系　王晓静

我啃着手指，瞪着一双好奇的小眼睛，跌跌撞撞地进入一片色彩斑斓的天地。一位长者等在那里，温和地招呼我，牵了我黏乎乎的小手，领我一步步走向竹林深处，他一路指点一路讲解，告诉我不曾了解的世界，应答我对于未知的渴望。

这是我对于师者最真切的想象，是我对于传道授业解惑最美好的描述。

而现在，我满怀深深的感激，坚定地相信，所有的这些都不只存在于我的想象和描述里。因为，我的大学，中国人民解放军第四军医大学，让这些都变成了现实。

作为一名普通的学员，我时时接触着精品课程和精品教员，从精品课程和精品教员的评审活动中感受到精品战略正如火如荼的进行着。

每一堂课，教员都精心准备，一丝不苟；每一个问题，教员都仔细思考，耐心解答；每一个知识点，教员都认真探讨，绝不敷衍。那些制作精美、条理分明的幻灯片，那些逻辑清晰、旁征博引的讲述，那些讲台上的奋笔疾书、神采飞扬，讲台下的平易近人、和蔼可亲，背后隐藏的，是他们崇高的使命感、强烈的责任心、对教学事业的无限热爱和很多很多辛勤工作的夜晚。所谓无私奉献，所谓无怨无悔，大约，就是如此了；所谓春风化雨，所谓润物无声，最多，也只能如此了。

记得诊断学的一节精品课上，由妇产科的穆润华教员给我们讲授病历的写作格式和要点。课前，我对于这节课根本不抱什么热情，觉得只要专业知识学好就行了，病历写成什么样没什么要紧的。但是，穆老师的这节精品课完全改变了我的想法。一上课，穆老师首先和张荣怀等教员一起为我们表演了一个小品，讲述了一个医生仅仅因为病历没有写得完整清晰而造成病人健康受损，从而吃了医疗官司的事情，让我们在捧腹大笑的同时也了解到病历书写的重要性；之后，穆老师又条理清晰、层次分明地为我们讲授了规范的病历书写方法，使我们很快就初步掌握了这一技能；最后，穆老师又给我们进行了课堂检测，再次为我们巩固了所学知识。这一堂精品课，我觉得既轻松愉快，又学到了很多知识。

精品课程，精品教员。它不仅作为一种方式和手段促进教学改良，提高教学水平，激励教员和学员不断发展，共同进步，同时也作为一个平台，让更多人了解四医大的精品战略，明白四医大的精品精神，瞩目四医大的发展与腾飞。

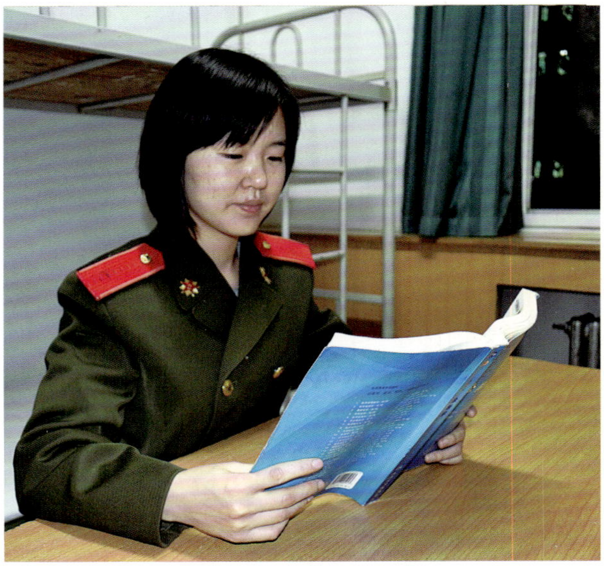

精品评审，评审精品。我深信，每一名四医大人都愿意为它而努力，而奋斗；每一名四医大人都愿意为它而孜孜以求，呕心沥血；每一名四医大人都愿意为它而竭尽忠诚，贡献全部的智慧与力量。这所有的一切，有关荣誉，有关理想，有关信念，有关使命，有关四医大的前途与命运——而四医大，与我们每一个人都休戚相关，荣辱与共。

那么，好吧，无需选择，也别无选择，就让我们同甘共苦，奋勇拼搏，伴随着精品战略的推行，紧握时代脉搏，搏击长空，擎旗潮头，为四医大的明天而一起奋斗吧！

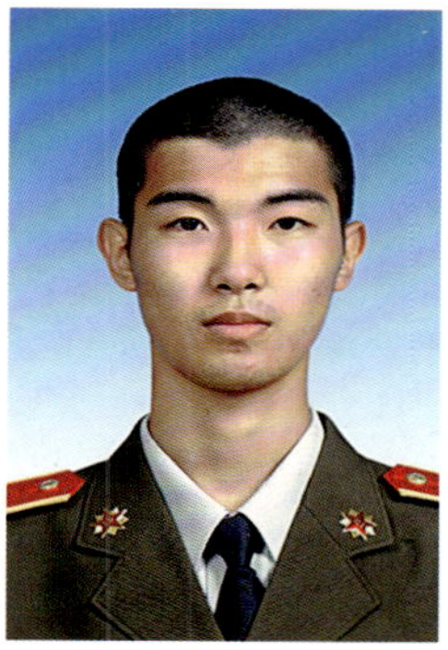

他们和我们

军事预防医学系　张德鑫

晨光中，踏着轻盈脚步而来的是他们；课间里，细致耐心解答我们心中疑问的也是他们；星光下，带着一身疲惫而归的还是他们，他们就是我们那可敬可爱的老师。

古人云，师者，传道授业解惑也。是老师带领我们遨游在无边无际的医学殿堂，是老师毫不犹豫地指出我们的错误，是老师不断地鼓励我们冲击高峰。

提起精品课，那真是让我深深陶醉其中啊！回想课堂上的每一秒钟，都深深地凝聚了老师精心备课与一丝不苟；课下的每一次耐心的回答，都体现着缜密的思考与无限的期望。制作精美、条理分明的幻灯片让我们清晰地记住了知识点，逻辑清晰、旁征博引的讲述让我们知其所以然，讲台上的奋笔疾书、神采飞扬和讲台下的平易近人、和蔼可亲让我们为老师的人格魅力所深深折服。

一堂精品课，四十分钟，这短短的四十分钟，他们不知反反复复试讲了多少遍，为的就是能把想让我们知道的知识全部教给我们，不浪费课堂上的每一分钟。润物无声，老师从没有给我们讲他们有多么辛苦，他们只是不断地鼓励我们用自己的头脑去思考、去学习。

一位老师最希望学生身上有自己的影子，因为他会高兴地说，这是我的学生；一位老师最恨的却是学生身上充满自己的影子，因为你只能作为老师的一个复制品，没有创新。

精品课到底带给我们什么了，难道仅仅是妙语连珠的讲解，难道仅仅是朗朗上口的记忆口诀，难道仅仅是吸引我们的生动的例子。不，绝不会只有这些，其实老师带给我们更多的是深深的思考。

我们到底要做什么样的学生，他们已经为我们铺下了一条平坦的路，这时需要做的不再是披荆斩棘般的奋斗，需要我们做的只是脚踏实地、一步一个脚印地走下去。

我们每天学习的就是老师为之奋斗的精品，我们跟随在创造精品的团队身后，我们就应该浑身充满“创精品”的气质，只有精品才是我们的创造目标，我们不做复制品，我们要做“第一”、做“唯一”。

精品课的内容好精彩，教员的精神更给力！

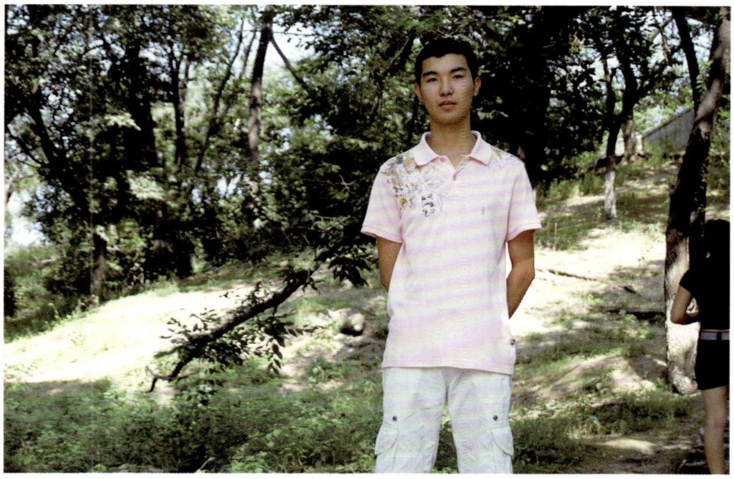

后记 POSTSCRIPT

《精品课程谈Ⅲ》是精品课程实施以来第八至十二场的阶段总结，记述了96位精品教员的教学内容简介和经验感悟，同时记载了100名学员的学习心得和对精品课的种种感悟。精品课程是第四军医大学精品工程建设系列活动的重要组成部分，它充分体现了我们四医大人甘于教学、乐于教学的精神风貌。它不仅是全体精品课教员，也是全体参评教员、学员、评审专家及各级领导和教学管理干部，乃至全体四医大人教育观重新塑型的集中反映。《精品课程谈》忠实记录了四医大人为精品课程所付出的努力，见证了四医大人在教学改革过程中所取得的些许成绩。

在各级领导与精品课教员的全力支持下，《精品课程谈》第三辑即将付梓出版，希望它能一如前两辑，给广大教员以积极的指导和帮助，也为实现学校“所有课程都建设成为精品课程”的目标注入更为强劲的动力。